DR. NICOLE SCHAENZLER / DR. MED. CHRISTOPH KOPPENWALLNER

Quickfinder Symptome

Was steckt hinter meinen Beschwerden?

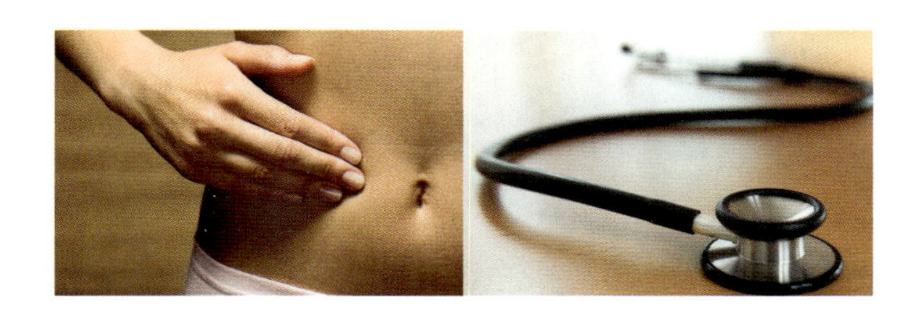

Vorwort

Beschwerden zu haben bedeutet meist krank zu sein. Deshalb bezeichnet die Medizin Beschwerden auch als Krankheitszeichen oder Symptom. Oft ist ein Symptom eindeutig und lässt auf eine ganz bestimmte Krankheit schließen – und mindestens ebenso häufig passt es zu einer Vielzahl von Krankheiten. Dabei ist das Spektrum meist beunruhigend breit gefächert, der banale Infekt ebenso wie die schwere Erkrankung möglich. Um den Kreis der infrage kommenden Krankheiten bereits vor Ihrem Arzttermin eingrenzen zu können, haben wir dieses Buch geschrieben. Es präzisiert Art, Ort, Dauer und Stärke des Symptoms und setzt es in Beziehung zu den Begleitbeschwerden. Das gibt Ihnen Sicherheit und beruhigt. Zugleich werden Sie durch die differenzierte Betrachtung eines Symptoms dazu angeregt, Ihre Beschwerden genau zu ergründen: Sind z. B. Ihre Bauchschmerzen eher in der oberen oder unteren Bauchregion lokalisiert? Bestehen sie andauernd, oder treten sie phasenweise auf? Sind sie eher brennend, stechend oder krampfartig? Diese systematische Beschreibung Ihrer Beschwerden weist den Weg zum passenden Krankheitsbild. Und es befähigt Sie dazu, Ihrem Arzt die entscheidenden Hinweise zur Sicherung der Diagnose zu liefern.

Der QUICKFINDER SYMPTOME umfasst mehr als 100 Symptom-Beschreibungen. Damit haben wir einen Großteil der hierzulande besonders häufig vorkommenden Beschwerden berücksichtigt. Im dritten Kapitel des Buches können Sie sich dann über die meisten der im Symptome-Teil aufgeführten Krankheiten, über ihre Ursachen und Behandlungsmöglichkeiten informieren.

Selbst für einen erfahrenen Mediziner ist es schwierig, alle Facetten eines Symptoms laienverständlich sichtbar zu machen, um dann zusammen mit den Begleiterscheinungen das für die eine Krankheit spezifische Muster offenzulegen. Doch war es unser Wunsch, eine Informationslücke zu schließen und Sie fachkundig darin zu unterstützen, Krankheitssignale rechtzeitig zu erkennen, damit Sie dann – wenn nötig, im Schulterschluss mit dem Arzt – aktiv Ihre Genesung vorantreiben können.

In diesem Sinn möchten wir Ihnen mit dem QUICKFINDER SYMPTOME ein klar gegliedertes, übersichtliches Buch zum Nachschlagen an die Hand geben, das Ihnen eine rasche Orientierung erlaubt. Mit zusätzlichen Hinweisen, wie dem, am besten gleich einen Arzt bzw. Notarzt zu rufen, wollen wir Ihnen wichtige Anhaltspunkte für die richtige Entscheidung liefern. Für den Heilungsprozess kann dies von entscheidender Bedeutung sein.

Dr. Nicole Schaenzler   Dr. med. Christoph Koppenwallner

Inhalt

1. Vom Symptom zum Krankheitsbild

Von der Symptom-Beschreibung und -Kombination zum möglichen Krankheitsbild – auf diesem Grundprinzip basiert das Kapitel „Beschwerden von Kopf bis Fuß“, das zugleich das Kernstück des vorliegenden QUICKFINDER SYMPTOME ist. Wie Sie einen optimalen Nutzen aus der Fülle an Informationen zu den einzelnen Symptomen und ihren spezifischen Merkmalen ziehen, erfahren Sie in diesem Einführungskapitel.

In der modernen Krankheitslehre unterscheidet man heute zur Sicherung der Diagnose in den meisten Fällen zwischen Krankheitszeichen, die der Betroffene als besonders auffällig wahrnimmt, und jenen, denen er für sein Krankheitsgefühl eher eine untergeordnete Bedeutung beimisst. Diese „Klassifizierung“ hat in der Regel auch der Arzt bei der Erhebung der Krankheitsgeschichte (Anamnese) im Blick: Anhand der Schilderungen des Patienten ermittelt er zunächst das Leitsymptom (Kardinalsymptom). Dadurch möchte er vor der eigentlichen Befunderhebung so viele Details wie möglich über diese Hauptbeschwerde erfahren, um sie dann in Bezug zu den begleitenden Symptomen zu setzen. Die Ergebnisse der Anamnese sind die Basis für den weiteren diagnostischen Prozess. Sie erlauben dem erfahrenen Arzt oft schon eine „Verdachtsdiagnose“ und sind richtungweisend bei der Wahl der adäquaten diagnostischen Maßnahmen (z. B. Laboruntersuchung, bildgebende Verfahren etc.). Diesem Ansatz folgt auch der QUICKFINDER SYMPTOME: Ausgangspunkt ist die Hauptbeschwerde und wie sie sich in einem bestimmten Körperbereich bemerkbar macht. Dabei werden spezifische Merkmale mithilfe eines übersichtlichen Schemas erfasst und dann in Bezug zu den (möglichen) Begleitsymptomen gesetzt. Die beiden ersten Spalten „Wie“ und „Wie noch“ beziehen sich direkt auf das Leitsymptom sowie auf jene Symptome, die in einem direkten Zusammenhang mit diesem stehen. Dagegen sind die Spalten „Zusätzlich“ und „Eventuell auch“ den charakteristischen bzw. möglicherweise vorkommenden Begleitsymptomen vorbehalten. Am Ende der jeweiligen „Kästchen-Zeile“ finden Sie dann die infrage kommende(n) Krankheit(ten).

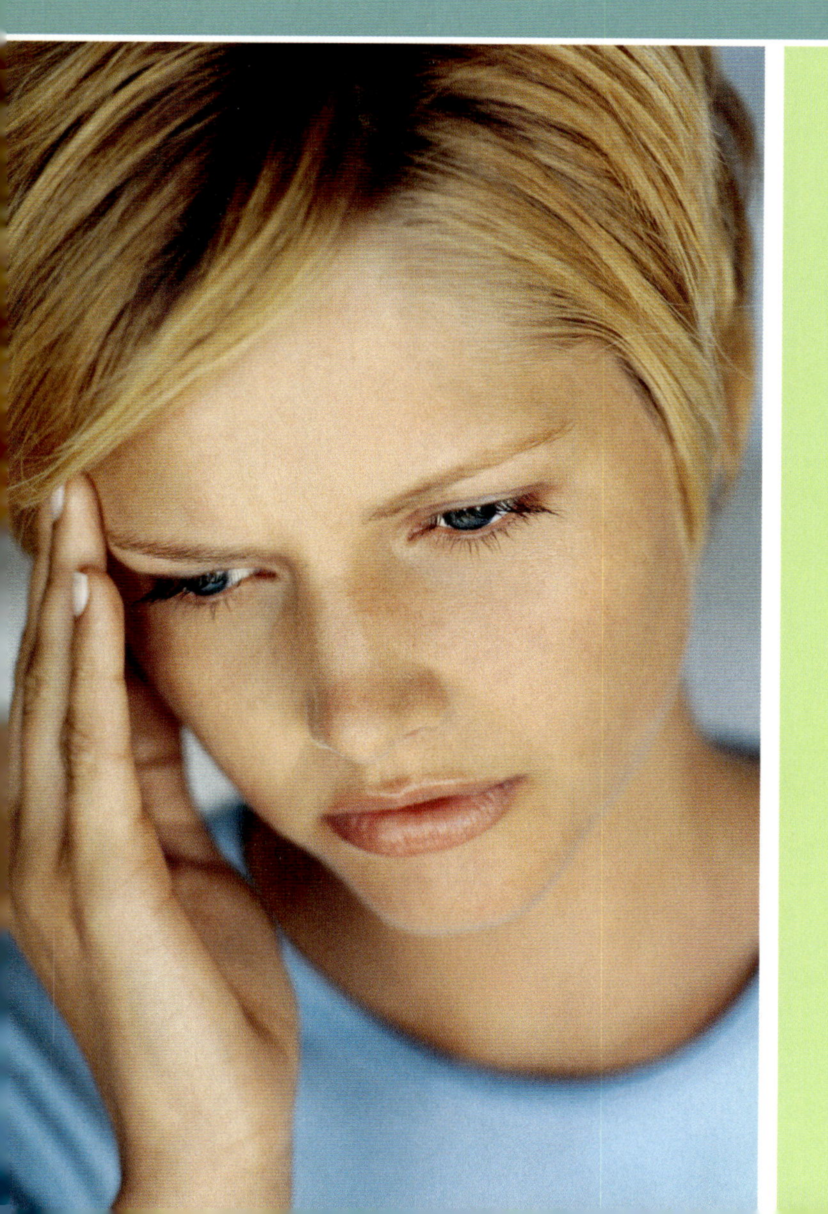

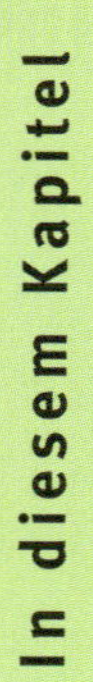

In diesem Kapitel

Leitsymptom und Begleitsymptome – verschiedene Facetten einer Krankheit

Differenzierung des Leitsymptoms

Oft ist ein führendes Symptom derart vieldeutig (und die Deutung damit ausgesprochen komplex), dass zunächst eine differenzierte Betrachtung notwendig ist, um herauszufinden, welche Krankheit die Beschwerde verursacht. Beispielsweise treten Bauchschmerzen bei mehr als 100 Krankheitsbildern auf. Die wichtigsten sind in Kapitel 2 „Bauchraum" unter den Stichwörtern „Bauchschmerzen, diffuse", „Bauchschmerzen, Oberbauch" und „Unterbauchschmerzen" aufgeführt.

Für die differenzierte Betrachtung des Leitsymptoms sind vor allem vier Aspekte richtungweisend: die genaue Lokalisation, die Art, die Stärke und die Dauer des Schmerzes. So schließen z. B. plötzlich auftretende, anhaltende Schmerzen im rechten Unterbauch eine Magenschleimhautentzündung oder ein Magengeschwür in der Regel aus, da sich in diesem Fall die Schmerzen an einem anderen Ort, nämlich in der oberen Bauchregion, bemerkbar machen würden. Dagegen sind Schmerzen im rechten Unterbauch eher für eine akute Blinddarmentzündung oder Eierstockentzündung typisch. Kommen noch weitere charakteristische Symptommerkmale dazu, wie z. B., dass die Schmerzen anhalten und/oder durch Erschütterung verstärkt werden, erhärtet sich die „Verdachtsdiagnose" Blinddarm- oder Eierstockentzündung weiter.

Auch die Art eines Schmerzes kann sehr aufschlussreich sein. Beispielsweise ist der Schmerz bei einer Gallensteinkolik dumpf, drückend und diffus im Oberbauch spürbar; zudem ist er sehr heftig, krampf- bzw. kolikartig. Gesellt sich nun eine Gallenblasenentzündung – eine häufige Komplikation des Gallensteinleidens – hinzu, wird der Schmerz schneidend, scharf und ist genau unter dem rechten Rippenbogen lokalisiert.

Auf die Symptomkombination kommt es an

Nachdem die spezifischen Merkmale des Leitsymptoms näher beleuchtet wurden, richtet sich das Augenmerk auf die Begleitbeschwerden und wie sie zum Leitsymptom stehen. Treten sie gleichzeitig mit dem Leitsymptom auf, das heißt, stehen sie in einem direkten Zusammenhang damit – z. B. Übelkeit, Erbrechen oder Durchfall bei Bauchschmerzen –, sind sie im QUICKFINDER SYMPTOME meist unter „Wie noch“ aufgeführt. Sind sie zwar häufige Begleiterscheinung eines bestimmten Krankheitsbilds, doch ein direkter Bezug zum Hauptsymptom ist nicht oder zumindest auf den ersten Blick nicht erkennbar, dann stehen sie in der Regel entweder unter „Zusätzlich“ oder unter „Eventuell auch“. Um noch einmal das Beispiel Blinddarm-/Eierstockentzündung aufzugreifen: Gegen eine Blinddarmentzündung spricht, wenn darüber hinaus ein gelblicher, übel riechender Ausfluss auftritt – ein häufiges Begleitsymptom der akuten Eierstockentzündung und im QUICKFINDER SYMPTOME dementsprechend in der Spalte „Zusätzlich“ aufgeführt. Damit wird deutlich: Durch das Hinzunehmen weiterer Symptome zeichnet sich oft bereits die Kontur der infrage kommenden Krankheit ab.

Jedes Krankheitssymptom wird individuell empfunden

Ob eine Krankheit mild oder schwer verläuft, ob sie rasch oder erst nach Wochen überwunden wird, hängt nicht nur von ihrer Ursache, sondern auch vom Allgemeinzustand und Alter des Erkrankten ab. So kann z. B. ein harmloser grippaler Infekt bei einem Asthmakranken Atemnotanfälle auslösen oder ein 75-Jähriger durch eine Salmonelleninfektion in Lebensgefahr geraten. Überhaupt sind ältere Menschen überdurchschnittlich häufig von besonders heftigen Krankheitsverläufen betroffen. Andererseits können bei ihnen typische Symptome einer bestimmten Krankheit auch fehlen oder durch andere unspezifische Symptome überdeckt werden. So können sich hinter einer plötzlich auftretenden Verwirrtheit eine Reihe von schweren körperlichen Erkrankungen, wie z. B. eine Lungenentzündung oder ein Herzinfarkt, verbergen. Um eventuelle Komplikationen zu vermeiden, sollten deshalb Ältere selbst bei zunächst harmlos erscheinenden Erkrankungen lieber frühzeitig einen Arzt aufsuchen, als erst einmal abzuwarten. Gleiches gilt für (kleine) Kinder oder Personen, die bereits durch eine chronische Erkrankung vorbelastet sind. Ohnehin ist der QUICKFINDER SYMPTOME nur bedingt geeignet, um akut auftretende Krankheitszeichen eines Kindes abzuklären. Erkrankungen verlaufen bzw. äußern sich bei einem Kind oft anders als bei Erwachsenen. Zudem nehmen Kinder ihre Beschwerden häufig anders wahr oder beschreiben sie nicht so, wie dies Erwachsene tun würden. Wenn Ihr Kind also über Beschwerden klagt, zu denen keiner der im Buch aufgeführten Symptombeschreibungen zu passen scheint, sollten Sie es unbedingt dem Kinderarzt vorstellen, der den Krankheitszustand Ihres Kindes richtig

→ Spezifische Symptommerkmale können wechseln

Es kommt vor, dass mehrere Symptome auf die gleiche Krankheit hinweisen, z. B. Fieber und Durchfall zum Magen-Darm-Infekt. Zudem durchlaufen manche Krankheiten verschiedene Stadien, wodurch sich Wertigkeit und Erscheinungsweise von (Leit-)Symptomen verändern. Dies kann zur Folge haben, dass ein bestimmtes Symptom erst Leitsymptom ist, aber in Kombination mit einem anderen Leitsymptom zum Begleitsymptom wird und an dieser Stelle nun unter „Zusätzlich“ aufgeführt ist. Ebenso kann ein unter „Eventuell auch“ aufgeführtes Begleitsymptom an anderer Stelle unter „Zusätzlich“ zu finden sein, weil dort das fortgeschrittene Stadium einer Erkrankung beschrieben wird.

einzuschätzen und dann die entsprechenden diagnostischen und therapeutischen Maßnahmen einzuleiten vermag.
Was für Kinder gilt, trifft auf Erwachsene letztlich ebenso zu: Jedes Symptom wird subjektiv wahrgenommen und kann daher von Betroffenem zu Betroffenem stark variieren. Auch der Kranke selbst mag an einem Tag ein etwas anderes Krankheitsempfinden haben als an einem anderen und dementsprechend mal mehr, mal weniger stark unter seinen Beschwerden leiden. Dies macht deutlich, dass Beschwerden – und der Umgang mit ihnen – nicht losgelöst von der Persönlichkeit des Erkrankten bzw. von seiner Lebensgeschichte und seinen Lebensumständen betrachtet werden können. Da der QUICKFINDER SYMPTOME aber allen Lesern gerecht werden möchte, bemüht er sich um Objektivität und weitgehende Allgemeingültigkeit der Symptom-Beschreibungen.

Hilfreiche Fragen auf dem Weg zur Symptomdeutung

Bleibt zu erwähnen, dass der QUICKFINDER SYMPTOME Ihre Mitarbeit voraussetzt. Hierbei kommt es vor allem auf eine gute Selbstbeobachtung an. Nur wenn Sie Ihre Beschwerden genau ergründen, bekommen Sie die entscheidenden Anhaltspunkte, die Ihnen helfen, die auf Sie zutreffende Symptombeschreibung zu finden. Mit folgenden Fragen können Sie Ihre Symptome präzisieren:

- ➜ Welches Symptom ist besonders auffällig? (= Leitsymptom)
- ➜ Welche weiteren Krankheitszeichen liegen vor? (z. B. Fieber, Übelkeit, Schweißausbruch = Begleitsymptome)
- ➜ Wo macht sich das Symptom bemerkbar? (z. B. im unteren rechten Bauch)
- ➜ Wie äußert sich das Symptom genau? (z. B. als brennender, stechender Schmerz, scharf begrenzt oder diffus)
- ➜ Wie stark ist das Symptom?
- ➜ Wie und wann hat das Symptom begonnen (z. B. ist plötzlich oder allmählich entstanden)? Und wie hat es sich entwickelt bzw. geändert (z. B. bei beginnender Blinddarmentzündung als dumpfer Oberbauchschmerz, der sich dann als scharf stechender Schmerz in den Unterbauch verlagert)?
- ➜ Halten die Beschwerden an, oder treten sie phasenweise auf?
- ➜ Gibt es auslösende, verstärkende oder lindernde Faktoren? (z. B. Verschlimmerung durch Bewegung, Besserung durch Liegen)
- ➜ Besteht ein zeitlicher Zusammenhang zwischen dem Auftreten eines Symptoms und der Einnahme eines bestimmten Medikaments? Wenn dies zutrifft, sollten Sie unbedingt mit Ihrem behandelnden Arzt sprechen. Eventuell empfiehlt er eine Änderung der Dosierung oder den Wechsel zu einem anderen Medikament.

Suchen Sie nun die Diagramm-Tafel/n mit Ihrem Hauptsymptom, und vergleichen Sie Ihre Beobachtungen mit den Informationen zur Symptom-Beschreibung. Diejenige, die Ihre Beschwerden am besten wiedergibt, führt Sie nun direkt zum am ehesten infrage kommenden Krankheitsbild.

Grenzen der Symptomdeutung

Mithilfe des QUICKFINDER SYMPTOME erhalten Sie wichtige Hinweise zur möglichen Ursache Ihrer Beschwerden – doch nur der ausgebildete Mediziner kann eine sichere Diagnose stellen, eine sorgfältige Untersuchung vornehmen und aufgrund der ermittelten Befunde dann die notwendige Behandlung einleiten. Hierfür ist er allerdings auf Ihre Angaben angewiesen: Je konkreter Sie ihm Ihre Beschwerden schildern können, desto genauer ist das Bild, das er sich von Ihrem Gesundheitszustand machen kann. Hier kann Ihnen der QUICKFINDER SYMPTOME wertvolle Dienste leisten.

→ Zur Auswahl der Symptome und Krankheiten

Wie viele Krankheiten weltweit vorkommen, weiß niemand genau zu sagen. Fest steht jedoch, dass jedes Jahr neue Gesundheitsgefahren z. B. durch bis dahin unbekannte Krankheitserreger bekannt werden, wohingegen die vollständige Ausrottung einer Erkrankung nur selten gelingt. Hinzu kommt, dass viele Krankheiten regional gehäuft oder ausschließlich in bestimmten Breitengraden auftreten, während andere Erkrankungen praktisch weltweit eine mehr oder weniger starke Bedrohung darstellen. Daher war es aus Gründen der Übersichtlichkeit notwendig, die Zahl der beschriebenen Symptome und Krankheiten zu reduzieren.

Auswahlkriterien

Berücksichtigt wurden nur jene Krankheiten und ihre charakteristischen Symptome, von denen die Menschen hierzulande besonders oft betroffen sind. Zugleich finden Sie im QUICKFINDER SYMPTOME nur Krankheiten, die sich durch körperliche Beschwerden äußern und die im Laufe des Lebens erworben werden, also nicht angeboren sind. Zudem haben wir auf einen Großteil der Infektionskrankheiten verzichtet, die in Deutschland – nicht zuletzt dank einer konsequenten Impfstrategie – keine oder nur noch eine untergeordnete Rolle spielen. Gleiches gilt für verletzungs- bzw. unfallbedingte sowie für verschiedene vorübergehend auftretende Beschwerden, die aus medizinischer Sicht keinen direkten Krankheitswert haben. Ebenso haben wir in der Regel keine Symptome berücksichtigt, denen psychische Erkrankungen zugrunde liegen oder die typischerweise im Rahmen einer Schwangerschaft auftreten. Darüber hinaus haben wir sämtliche Zahn(bett)erkrankungen außer Acht gelassen. In Bezug auf Kinderkrankheiten haben wir uns vor allem auf die Krankheiten konzentriert, die auch im Erwachsenenalter auftreten.

Von den mehr als 400 Krankheitsbildern, auf die die Symptombeschreibungen im zweiten Kapitel verweisen, haben wir für die im dritten Kapitel aufgeführten „Krankheits-Steckbriefe“ ebenfalls eine sinnvolle Auswahl treffen müssen. So konzentrieren sich die Beschreibungen auf Erkrankungen, die in Deutschland häufiger als 1 Krankheitsfall pro 100 000 Einwohner auftreten. Kinderkrankheiten werden nur dann aufgeführt, wenn sie auch Erwachsene betreffen. Ebenfalls wurden Krankheiten, die vornehmlich bei bestimmten Risikogruppen eine Rolle spielen, nicht aufgeführt.

Keine Regel ohne Ausnahme

Ein QUICKFINDER SYMPTOME, der z. B. beim Leitsymptom „Husten“ so häufige, in der Regel jedoch ausschließlich bei Kindern auftretende Krankheiten wie Keuchhusten oder Pseudokrupp, bei „blutigem Stuhl“ Typhus oder bei „Fieber“ Malaria unberücksichtigt lässt, erschien uns unvollständig. Zumal gerade Typhus und Malaria als Folge des regen Ferntourismus derzeit an der Spitze der häufigsten „eingeschleppten“ Infektionskrankheiten stehen.

Hinweis zum Gebrauch dieses Buches

Erläuterung zu Symbolen, die im zweiten Kapitel auftauchen:

‹ = niedriger als

› = höher als

→ = Verweis auf die Krankheit, unter der Sie im dritten Kapitel nachschauen können

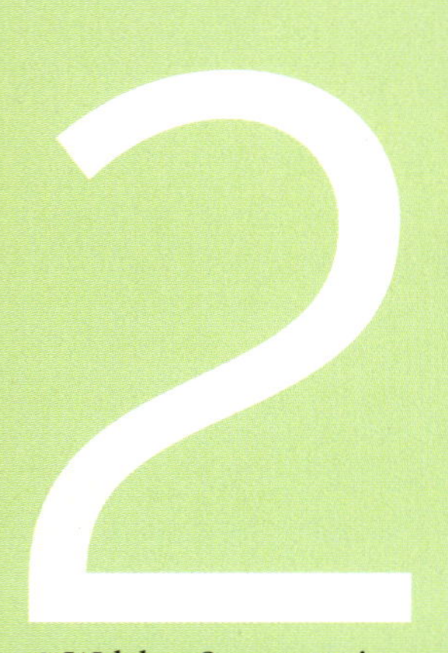

Beschwerden von Kopf bis Fuß

Auf der nebenstehenden Seite finden Sie die sieben übergeordneten Bereiche von „Kopf bis Fuß", in die die einzelnen Beschwerden eingeteilt sind. Dies ermöglicht Ihnen einen schnellen Zugriff auf die einzelnen Symptom-Beschreibungen.

➜ Welches Symptom ist vorherrschend? Wo macht es sich (am ehesten) bemerkbar? Schlagen Sie den entsprechenden farblich markierten Beschwerdenbereich auf, in dem das Symptom in der alphabetischen Reihenfolge zu finden ist.

➜ Oft bestehen mehrere Beschwerden gleichzeitig, sodass Ihnen vielleicht nicht ganz klar ist, welches das Leit- und welches das Begleitsymptom ist. Überlegen Sie, ob sich ein weiteres Symptom zur Abklärung anbietet, und lesen Sie an entsprechender Stelle ebenfalls nach.

➜ Gehen Sie nun die beiden links auf der Seite stehenden Rubriken „Wie" und „Wie noch" von oben nach unten durch, und stellen Sie sich die Frage, was auf Sie zutrifft. Beziehen Sie hierfür auch die rechte Diagramm-Tafel unter „Wann" mit ein. Lässt eine identische Beschreibung der „Wie"- und „Wie noch"-Tafeln zunächst keine Einschränkung auf ein einziges Krankheitsbild zu, gehen Sie gleich zum nächsten Schritt (s. u.) über.

➜ Lesen Sie in der entsprechenden Zeile, immer dem Pfeil folgend, weiter unter „Zusätzlich" – hier sind alle typischen Begleitsymptome des jeweiligen Krankheitsbilds berücksichtigt.

➜ Die Rubrik „Eventuell auch" gibt weitere Beschwerden an, die oft, aber nicht immer in Zusammenhang mit dem Krankheitsbild auftreten bzw. sich häufig erst im weiteren Krankheitsverlauf zeigen.

➜ Vom Symptom zur „Verdachtsdiagnose": Je mehr die beschriebenen Symptome bzw. die Symptom-Kombination auf Sie zutreffen, desto wahrscheinlicher ist es, dass Sie an der Krankheit leiden, die in der rechten äußersten Spalte unter „Siehe auch" aufgeführt ist.

➜ Handelt es sich um eine harmlose Erscheinung, die sehr wahrscheinlich von selbst wieder vergeht, reichen eventuell geeignete Selbsthilfemaßnahmen (siehe auch „Krankheiten von A bis Z", Seite 276 ff.) aus, um den Heilungsprozess zu unterstützen. Bei anhaltenden oder schlimmer werdenden Beschwerden zögern Sie jedoch nicht, einen Arzt aufzusuchen.

➜ Ansonsten gilt: Lassen Sie sich umgehend ärztlich untersuchen!

➜ Befolgen Sie unbedingt den Hinweis „Den (Not-)Arzt rufen" – in diesem Fall drohen lebensgefährliche Komplikationen, wenn nicht rechtzeitig ärztliche Hilfe angefordert wird.

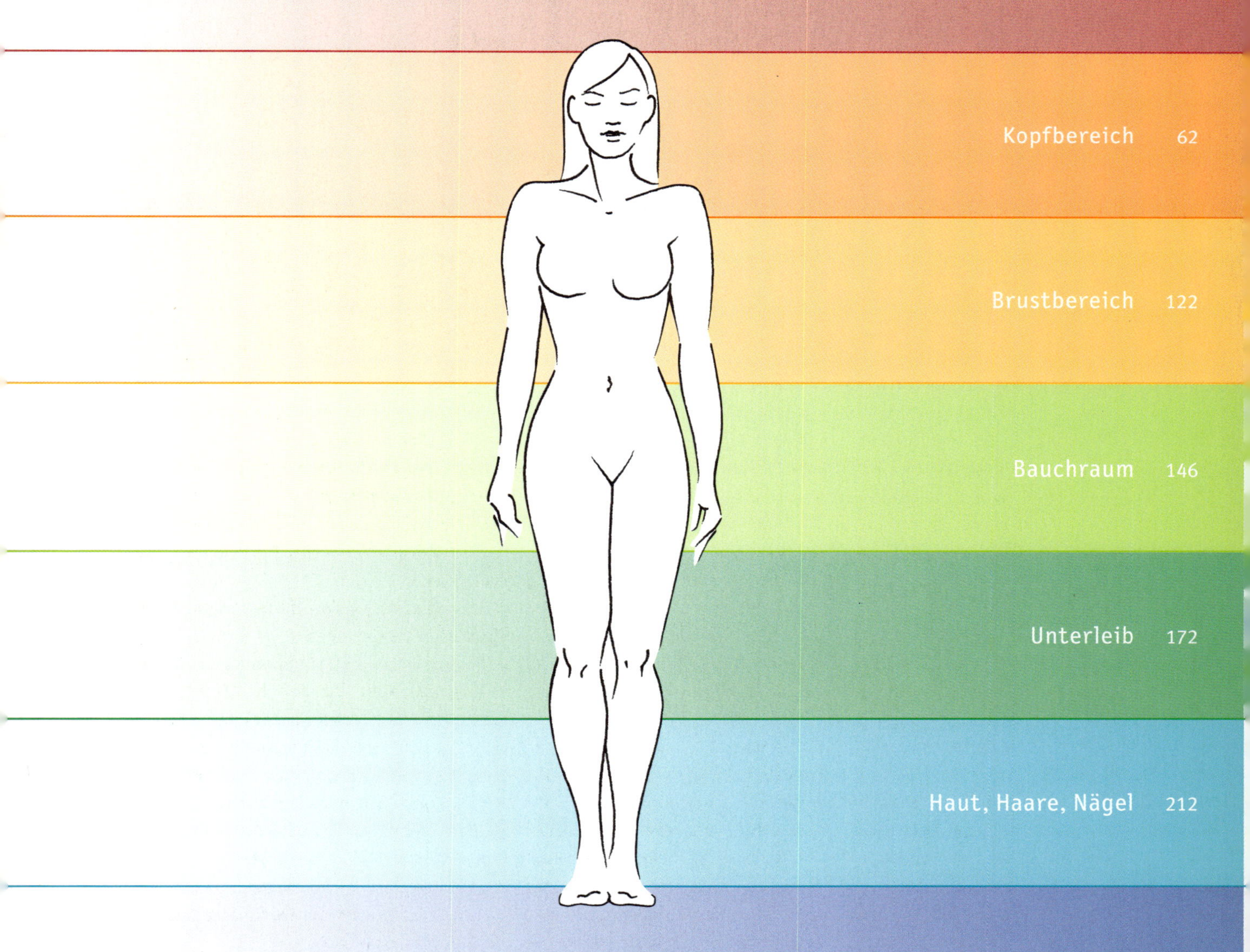

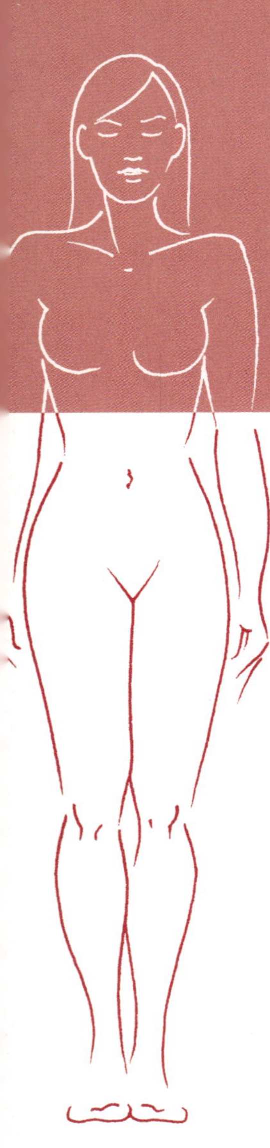

Allgemeinbefinden

Wer krank ist, leidet in der Regel auch unter einem beeinträchtigten Allgemeinbefinden. Mitunter kommt es jedoch vor, dass man sich unwohl oder in seiner Leistung eingeschränkt fühlt, ohne dass es (weitere) Anzeichen für eine Erkrankung gibt. Hält dieser Zustand länger an, sollte die Ursache durch eine ärztliche Untersuchung abgeklärt werden.

Fast immer zeigt eine plötzliche Änderung des Allgemeinbefindens den Beginn einer akuten Erkrankung an: Der Betroffene vermag sich nicht mehr richtig zu konzentrieren, er fühlt sich abgeschlagen und nicht mehr auf der Höhe seiner gewohnten Leistungsfähigkeit. Eine derartige Beeinträchtigung, die sich meist innerhalb weniger Stunden zu einem mehr oder weniger ausgeprägten „Krankheitsgefühl" verdichtet, zeigt die natürliche Reaktion des Organismus an, sich mit der Krankheit auseinanderzusetzen. Beispielsweise ist **Fieber** ein häufiges Mittel des Körpers im Kampf gegen **Infektionskrankheiten:** Die erhöhte Körpertemperatur sorgt u. a. dafür, dass bestimmte Teile des Immunsystems schneller arbeiten und dass mehr Abwehrstoffe produziert werden. Gleichzeitig werden einige Krankheitserreger durch das Fieber direkt geschwächt und verlieren dadurch ihre Angriffslust. Deshalb geht heute die Mehrzahl der Mediziner davon aus, dass gerade Fieber den Heilungsverlauf wirksam unterstützt. Nicht immer lässt sich die Schwere der Erkrankung an der Höhe des Fiebers festmachen: Bei gefährlichen Infektionskrankheiten, wie z. B. einer **virusbedingten Leberentzündung (Hepatitis)** oder einer **Tuberkulose,** ist die Körpertemperatur oft vergleichsweise mäßig erhöht. Ebenso sollten wiederholte Anstiege der Körpertemperatur ohne erkennbaren Grund (z. B. ein Infekt) nicht auf die leichte Schulter genommen, sondern ärztlich abgeklärt werden – auch wenn das Fieber jeweils nur gering erhöht ist und immer wieder von selbst verschwindet.

Handelt es sich um eine letztlich harmlose Erkrankung, deren Akutstadium mit einer angemessenen Therapie bald überwunden ist, bessert sich oft auch das Allgemeinbefinden wieder, sodass man innerhalb weniger Tage wieder ganz die oder der „Alte" ist.

Mitunter schließt sich an die akute Erkrankung eine längere Phase der Rekonvaleszenz an, die dann vom Betroffenen eine schrittweise Wiederaufnahme seiner gewohnten Aktivitäten verlangt, etwa indem er häufige kleine Pausen zur Erholung einlegt und/oder auf bestimmte Anstrengungen erst einmal verzichtet. Dies ist fast immer nach einer schweren Infektionskrankheit, wie z.B. einer **Lungenentzündung,** einer **Nierenbeckenentzündung** oder einer **Bauchspeicheldrüsenentzündung,** der Fall. Hierbei ist das Allgemeinbefinden ein wichtiger Gradmesser: Fühlt man sich wieder „topfit", kann man im Allgemeinen davon ausgehen, dass man auch wieder belastungsfähig ist.

Schleichende Veränderung

Mitunter kommt es vor, dass sich das Allgemeinbefinden schleichend, fast unmerklich verschlechtert. Oft können wir im Rückblick den Beginn dieser allmählichen Beeinträchtigung gar nicht genau benennen – dies gilt umso mehr, wenn Beschwerden uns zunächst nur geringfügig einschränken oder wenig „fassbar" sind. Gerade unspezifische Symptome wie **permanente Abgeschlagenheit, plötzlicher Gewichtsverlust** bei gleich bleibenden Essgewohnheiten, ständiger **Durst,** durchnässte Bettlaken infolge sehr **starken Schwitzens** in der Nacht, der wenig erholsame Schlaf durch häufige nächtliche Toilettengänge oder die **geschwollenen Beine** am Abend können erste Hinweise auf eine behandlungsbedürftige Erkrankung sein. Doch werden sie von vielen eher selten zum Anlass genommen, einen Arzt aufzusuchen. Wenn Sie das vorliegende Kapitel zu Rate ziehen, werden Sie jedoch feststellen, dass es sich hierbei um mögliche Krankheitszeichen handelt. Vor allem dann, wenn sie längere Zeit bestehen oder vielleicht sogar an Intensität zunehmen, sollten sie keinesfalls bagatellisiert, sondern durch eine sorgfältige ärztliche Untersuchung abgeklärt werden.

In diesem Kapitel

Allgemeinbefinden

Abgeschlagenheit und Müdigkeit

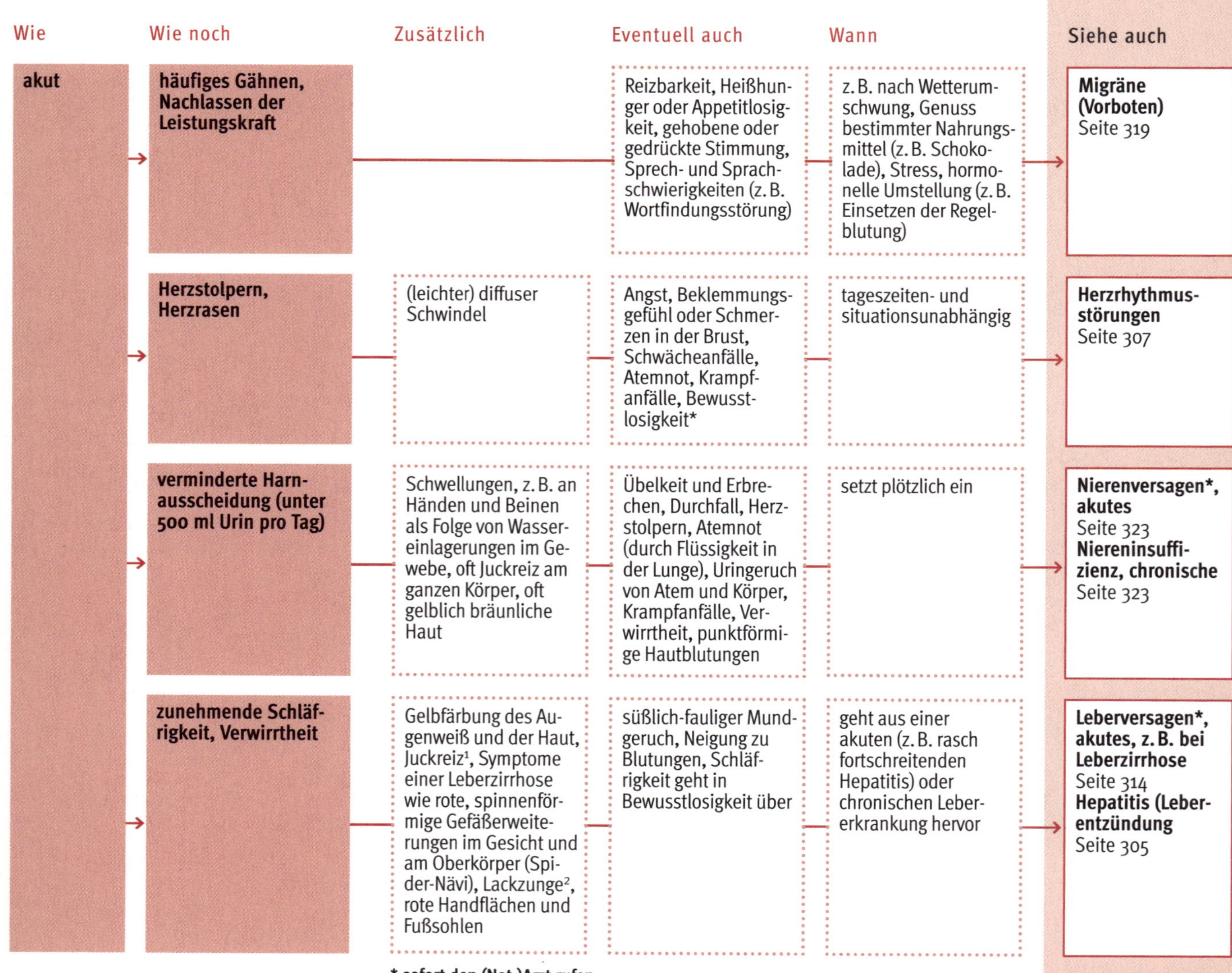

Wie	Wie noch	Zusätzlich	Eventuell auch	Wann	Siehe auch
akut	**häufiges Gähnen, Nachlassen der Leistungskraft**		Reizbarkeit, Heißhunger oder Appetitlosigkeit, gehobene oder gedrückte Stimmung, Sprech- und Sprachschwierigkeiten (z. B. Wortfindungsstörung)	z. B. nach Wetterumschwung, Genuss bestimmter Nahrungsmittel (z. B. Schokolade), Stress, hormonelle Umstellung (z. B. Einsetzen der Regelblutung)	**Migräne (Vorboten)** Seite 319
	Herzstolpern, Herzrasen	(leichter) diffuser Schwindel	Angst, Beklemmungsgefühl oder Schmerzen in der Brust, Schwächeanfälle, Atemnot, Krampfanfälle, Bewusstlosigkeit*	tageszeiten- und situationsunabhängig	**Herzrhythmusstörungen** Seite 307
	verminderte Harnausscheidung (unter 500 ml Urin pro Tag)	Schwellungen, z. B. an Händen und Beinen als Folge von Wassereinlagerungen im Gewebe, oft Juckreiz am ganzen Körper, oft gelblich bräunliche Haut	Übelkeit und Erbrechen, Durchfall, Herzstolpern, Atemnot (durch Flüssigkeit in der Lunge), Uringeruch von Atem und Körper, Krampfanfälle, Verwirrtheit, punktförmige Hautblutungen	setzt plötzlich ein	**Nierenversagen*, akutes** Seite 323 **Niereninsuffizienz, chronische** Seite 323
	zunehmende Schläfrigkeit, Verwirrtheit	Gelbfärbung des Augenweiß und der Haut, Juckreiz[1], Symptome einer Leberzirrhose wie rote, spinnenförmige Gefäßerweiterungen im Gesicht und am Oberkörper (Spider-Nävi), Lackzunge[2], rote Handflächen und Fußsohlen	süßlich-fauliger Mundgeruch, Neigung zu Blutungen, Schläfrigkeit geht in Bewusstlosigkeit über	geht aus einer akuten (z. B. rasch fortschreitenden Hepatitis) oder chronischen Lebererkrankung hervor	**Leberversagen*, akutes, z. B. bei Leberzirrhose** Seite 314 **Hepatitis (Leberentzündung)** Seite 305

*** sofort den (Not-)Arzt rufen**

[1] *siehe Seite 236* [2] *siehe Seite 121*

Abgeschlagenheit und Müdigkeit

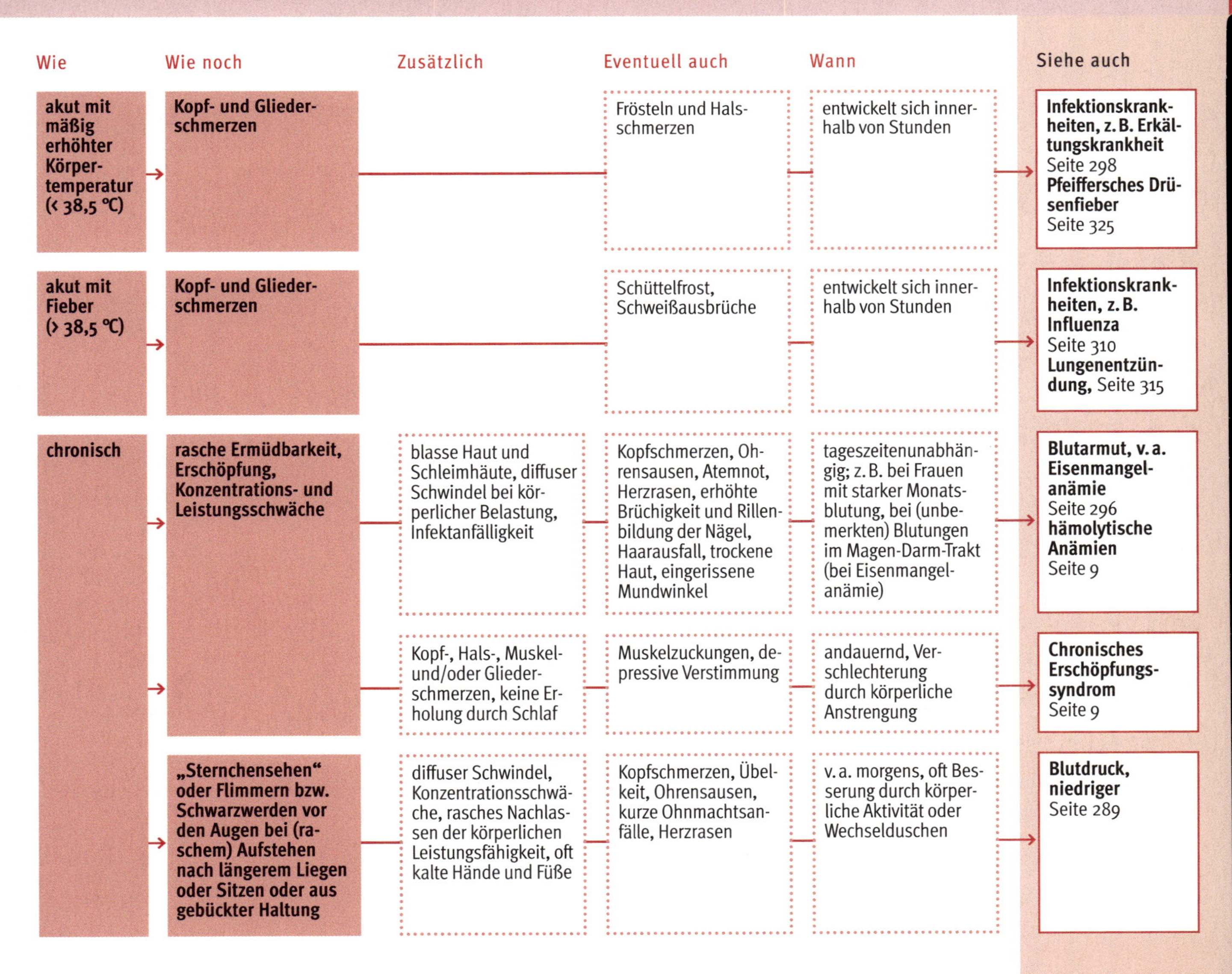

Wie	Wie noch	Zusätzlich	Eventuell auch	Wann	Siehe auch
akut mit mäßig erhöhter Körpertemperatur (< 38,5 °C)	**Kopf- und Gliederschmerzen**		Frösteln und Halsschmerzen	entwickelt sich innerhalb von Stunden	**Infektionskrankheiten, z. B. Erkältungskrankheit** Seite 298 **Pfeiffersches Drüsenfieber** Seite 325
akut mit Fieber (> 38,5 °C)	**Kopf- und Gliederschmerzen**		Schüttelfrost, Schweißausbrüche	entwickelt sich innerhalb von Stunden	**Infektionskrankheiten, z. B. Influenza** Seite 310 **Lungenentzündung,** Seite 315
chronisch	**rasche Ermüdbarkeit, Erschöpfung, Konzentrations- und Leistungsschwäche**	blasse Haut und Schleimhäute, diffuser Schwindel bei körperlicher Belastung, Infektanfälligkeit	Kopfschmerzen, Ohrensausen, Atemnot, Herzrasen, erhöhte Brüchigkeit und Rillenbildung der Nägel, Haarausfall, trockene Haut, eingerissene Mundwinkel	tageszeitenunabhängig; z. B. bei Frauen mit starker Monatsblutung, bei (unbemerkten) Blutungen im Magen-Darm-Trakt (bei Eisenmangelanämie)	**Blutarmut, v. a. Eisenmangelanämie** Seite 296 **hämolytische Anämien** Seite 9
		Kopf-, Hals-, Muskel- und/oder Gliederschmerzen, keine Erholung durch Schlaf	Muskelzuckungen, depressive Verstimmung	andauernd, Verschlechterung durch körperliche Anstrengung	**Chronisches Erschöpfungssyndrom** Seite 9
	„Sternchensehen“ oder Flimmern bzw. Schwarzwerden vor den Augen bei (raschem) Aufstehen nach längerem Liegen oder Sitzen oder aus gebückter Haltung	diffuser Schwindel, Konzentrationsschwäche, rasches Nachlassen der körperlichen Leistungsfähigkeit, oft kalte Hände und Füße	Kopfschmerzen, Übelkeit, Ohrensausen, kurze Ohnmachtsanfälle, Herzrasen	v. a. morgens, oft Besserung durch körperliche Aktivität oder Wechselduschen	**Blutdruck, niedriger** Seite 289

Abgeschlagenheit und Müdigkeit

Wie	Wie noch	Zusätzlich	Eventuell auch	Wann	Siehe auch
chronisch	**Antriebslosigkeit, Schlafstörungen**	pessimistische Weltsicht, Traurigkeit, Hoffnungslosigkeit, Gleichgültigkeit, Gefühl der „inneren Leere“ oder sich „wie gelähmt“ fühlen	körperliche Beschwerden ohne organische Erkrankung, wie z. B. Kopfschmerzen, Herzbeschwerden oder Atemnot, Juckreiz[1]	v. a. morgens	**Depression** Seite 294
	vermehrte Muskelsteifigkeit, asymmetrische Muskelschwäche bis hin zu asymmetrischen spastischen Lähmungen in Armen und Beinen, diffuser Schwindel	Taubheitsgefühl in Fingern, Armen oder Beinen, Schwindel, Gleichgewichtsstörungen, unsicherer Gang	Sehstörung auf einem Auge (bei geschädigtem Sehnerv nach Sehnerventzündung), Schluckbeschwerden, Blasen- und Mastdarmstörungen	beginnt oft vor einem Schub und dauert dann während des Schubs an; tritt mitunter unabhängig von einem Schub immer wieder auf	**Multiple Sklerose** Seite 320
	Schlaf- und/oder Potenzstörungen, Konzentrations- und Leistungsschwäche	stammbetontes Übergewicht[2], Vollmondgesicht, Stiernacken[3], Kopfschmerzen durch Bluthochdruck, oft Magenschmerzen, extrem starker Durst, Infektanfälligkeit	dünne, gerötete Haut mit Neigung zu blauen Flecken, rote Streifen z. B. am Bauch, Muskelschwäche, Stimmungsschwankungen, schlecht heilende Wunden, Akne	tageszeiten- und situationsunabhängig	**Cushing-Syndrom** Seite 293
	Gewichtsverlust	Husten, pfeifende, erschwerte Ausatmung; bläuliche Haut und Schleimhäute (Zyanose), Atemnot	fassförmiges Aussehen der Brust (nach vorn gewölbte Brust), Blutbeimengungen im Auswurf (bei chronischer Bronchitis)	tageszeiten- und situationsunabhängig	**Bronchitis, chronische/COPD** Seite 290 **Lungenemphysem** Seite 315
		starker Durst, häufiges Wasserlassen, Juckreiz am ganzen Körper, Appetitlosigkeit	Schweißausbrüche, Hungerattacken, nächtliche Wadenkrämpfe	tageszeiten- und situationsunabhängig	**Diabetes mellitus (entgleist oder nicht erkannt)** Seite 294

[1] siehe Seite 237 [2] Fettansammlung nur am Rumpf, Arme und Beine bleiben dünn
[3] Fettansammlung im Nackenbereich

Abgeschlagenheit und Müdigkeit

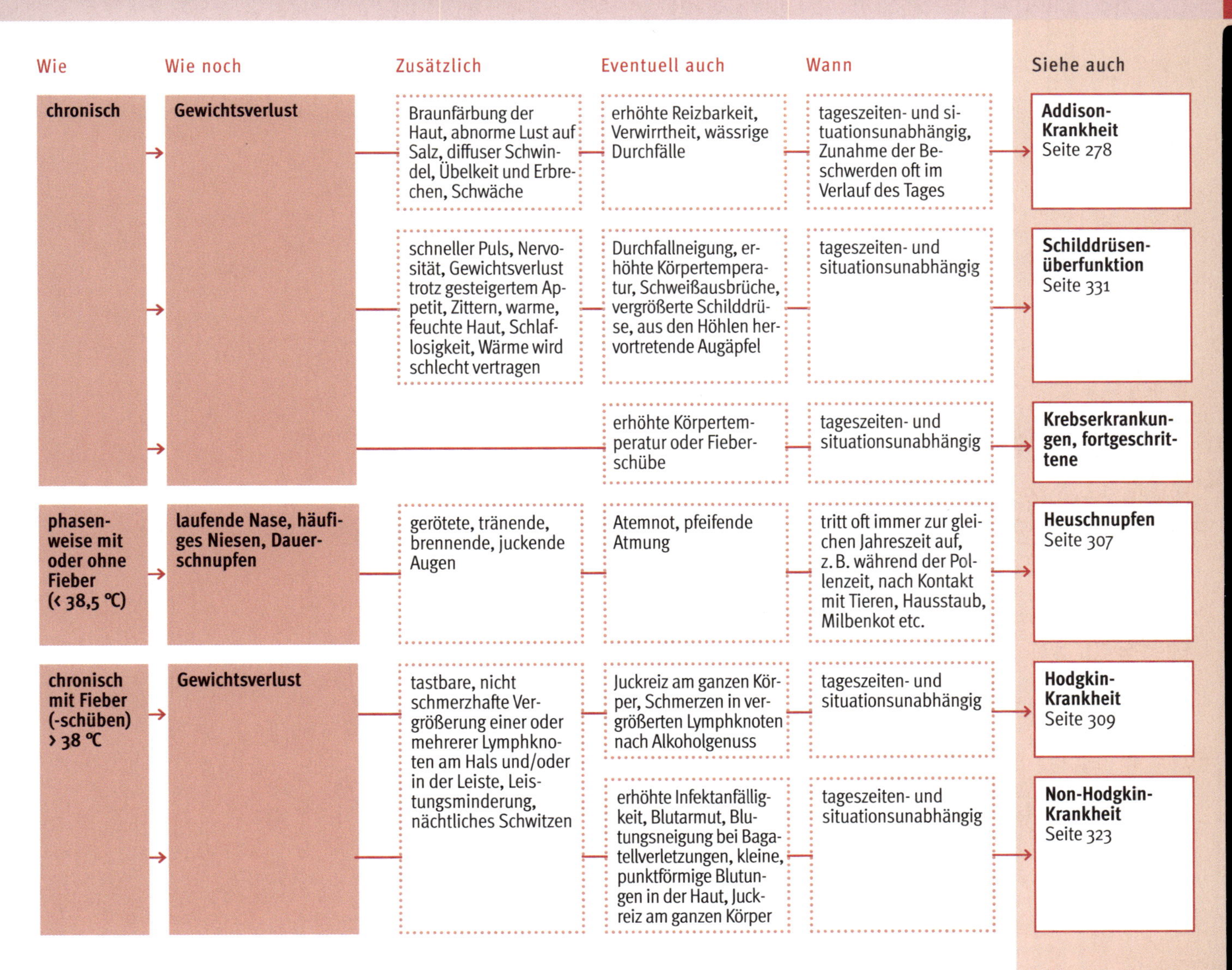

Wie	Wie noch	Zusätzlich	Eventuell auch	Wann	Siehe auch
chronisch	**Gewichtsverlust**	Braunfärbung der Haut, abnorme Lust auf Salz, diffuser Schwindel, Übelkeit und Erbrechen, Schwäche	erhöhte Reizbarkeit, Verwirrtheit, wässrige Durchfälle	tageszeiten- und situationsunabhängig, Zunahme der Beschwerden oft im Verlauf des Tages	**Addison-Krankheit** Seite 278
		schneller Puls, Nervosität, Gewichtsverlust trotz gesteigertem Appetit, Zittern, warme, feuchte Haut, Schlaflosigkeit, Wärme wird schlecht vertragen	Durchfallneigung, erhöhte Körpertemperatur, Schweißausbrüche, vergrößerte Schilddrüse, aus den Höhlen hervortretende Augäpfel	tageszeiten- und situationsunabhängig	**Schilddrüsenüberfunktion** Seite 331
			erhöhte Körpertemperatur oder Fieberschübe	tageszeiten- und situationsunabhängig	**Krebserkrankungen, fortgeschrittene**
phasenweise mit oder ohne Fieber (< 38,5 °C)	**laufende Nase, häufiges Niesen, Dauerschnupfen**	gerötete, tränende, brennende, juckende Augen	Atemnot, pfeifende Atmung	tritt oft immer zur gleichen Jahreszeit auf, z. B. während der Pollenzeit, nach Kontakt mit Tieren, Hausstaub, Milbenkot etc.	**Heuschnupfen** Seite 307
chronisch mit Fieber (-schüben) > 38 °C	**Gewichtsverlust**	tastbare, nicht schmerzhafte Vergrößerung einer oder mehrerer Lymphknoten am Hals und/oder in der Leiste, Leistungsminderung, nächtliches Schwitzen	Juckreiz am ganzen Körper, Schmerzen in vergrößerten Lymphknoten nach Alkoholgenuss	tageszeiten- und situationsunabhängig	**Hodgkin-Krankheit** Seite 309
			erhöhte Infektanfälligkeit, Blutarmut, Blutungsneigung bei Bagatellverletzungen, kleine, punktförmige Blutungen in der Haut, Juckreiz am ganzen Körper	tageszeiten- und situationsunabhängig	**Non-Hodgkin-Krankheit** Seite 323

Abgeschlagenheit und Müdigkeit

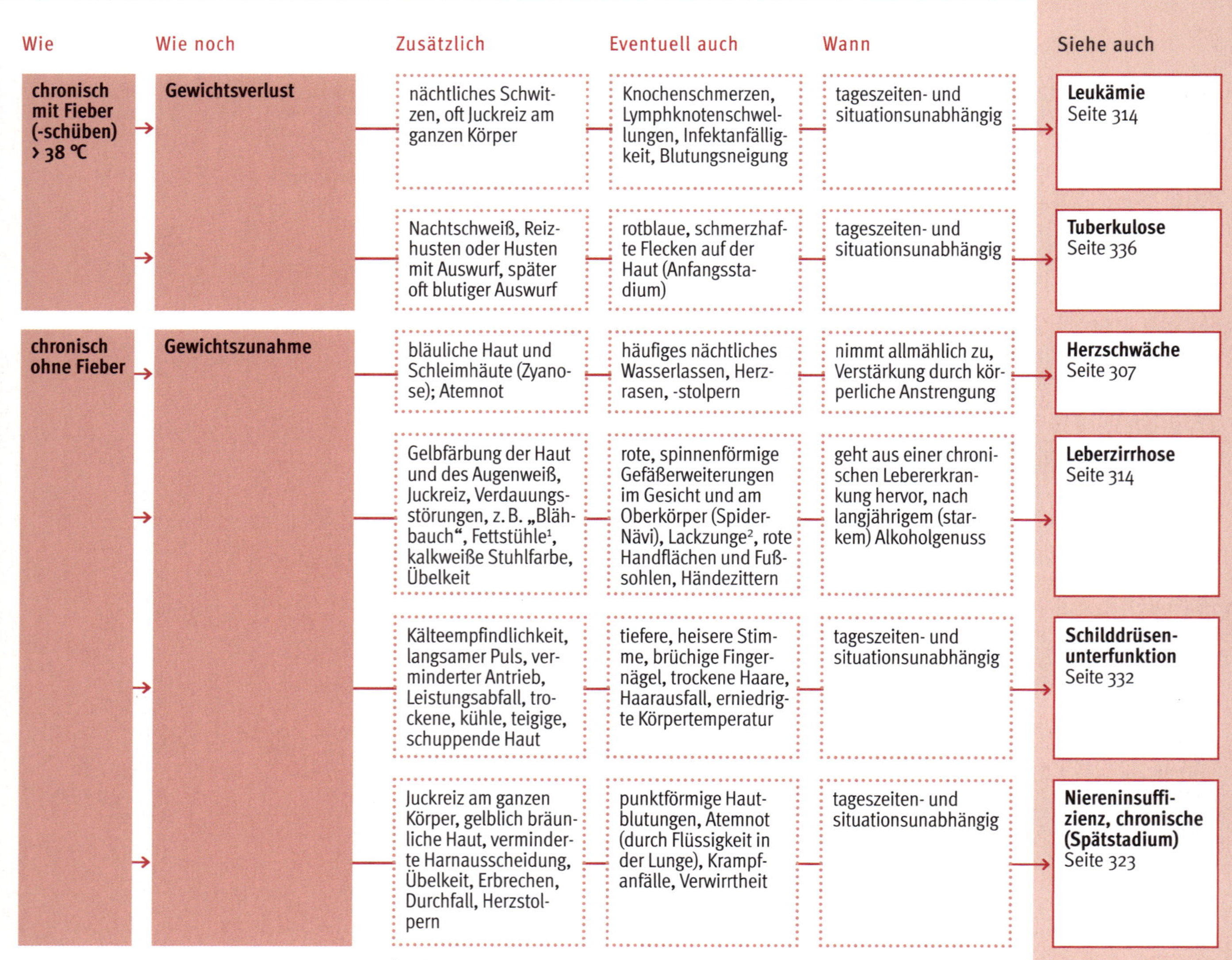

Wie	Wie noch	Zusätzlich	Eventuell auch	Wann	Siehe auch
chronisch mit Fieber (-schüben) > 38 °C	**Gewichtsverlust**	nächtliches Schwitzen, oft Juckreiz am ganzen Körper	Knochenschmerzen, Lymphknotenschwellungen, Infektanfälligkeit, Blutungsneigung	tageszeiten- und situationsunabhängig	**Leukämie** Seite 314
		Nachtschweiß, Reizhusten oder Husten mit Auswurf, später oft blutiger Auswurf	rotblaue, schmerzhafte Flecken auf der Haut (Anfangsstadium)	tageszeiten- und situationsunabhängig	**Tuberkulose** Seite 336
chronisch ohne Fieber	**Gewichtszunahme**	bläuliche Haut und Schleimhäute (Zyanose); Atemnot	häufiges nächtliches Wasserlassen, Herzrasen, -stolpern	nimmt allmählich zu, Verstärkung durch körperliche Anstrengung	**Herzschwäche** Seite 307
		Gelbfärbung der Haut und des Augenweiß, Juckreiz, Verdauungsstörungen, z. B. „Blähbauch“, Fettstühle[1], kalkweiße Stuhlfarbe, Übelkeit	rote, spinnenförmige Gefäßerweiterungen im Gesicht und am Oberkörper (Spider-Nävi), Lackzunge[2], rote Handflächen und Fußsohlen, Händezittern	geht aus einer chronischen Lebererkrankung hervor, nach langjährigem (starkem) Alkoholgenuss	**Leberzirrhose** Seite 314
		Kälteempfindlichkeit, langsamer Puls, verminderter Antrieb, Leistungsabfall, trockene, kühle, teigige, schuppende Haut	tiefere, heisere Stimme, brüchige Fingernägel, trockene Haare, Haarausfall, erniedrigte Körpertemperatur	tageszeiten- und situationsunabhängig	**Schilddrüsenunterfunktion** Seite 332
		Juckreiz am ganzen Körper, gelblich bräunliche Haut, verminderte Harnausscheidung, Übelkeit, Erbrechen, Durchfall, Herzstolpern	punktförmige Hautblutungen, Atemnot (durch Flüssigkeit in der Lunge), Krampfanfälle, Verwirrtheit	tageszeiten- und situationsunabhängig	**Niereninsuffizienz, chronische (Spätstadium)** Seite 323

[1] *siehe Seite 205*
[2] *siehe Seite 119*

Angst in Verbindung mit körperlichen Symptomen

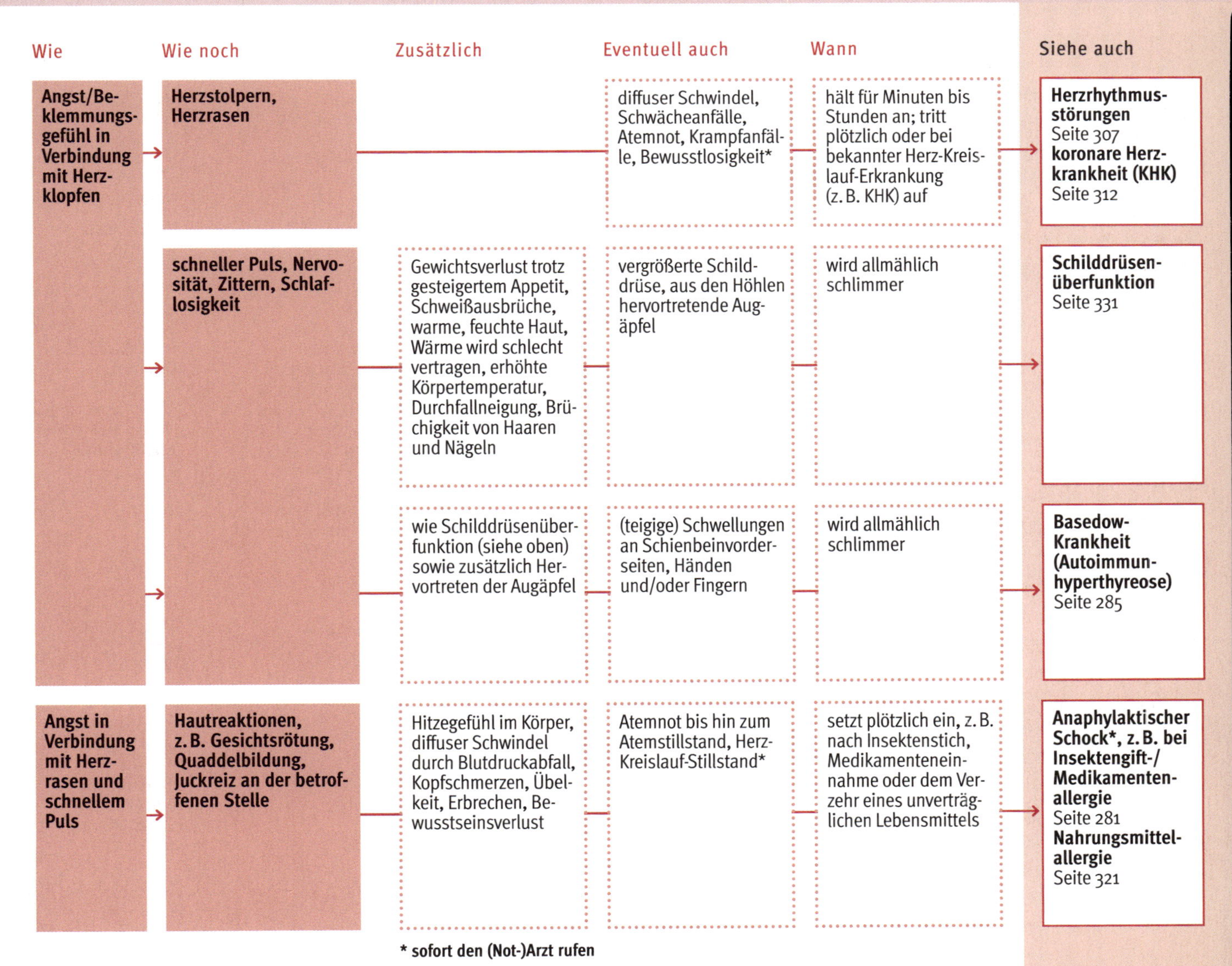

Wie	Wie noch	Zusätzlich	Eventuell auch	Wann	Siehe auch
Angst/Beklemmungsgefühl in Verbindung mit Herzklopfen	**Herzstolpern, Herzrasen**		diffuser Schwindel, Schwächeanfälle, Atemnot, Krampfanfälle, Bewusstlosigkeit*	hält für Minuten bis Stunden an; tritt plötzlich oder bei bekannter Herz-Kreislauf-Erkrankung (z. B. KHK) auf	**Herzrhythmusstörungen** Seite 307 **koronare Herzkrankheit (KHK)** Seite 312
	schneller Puls, Nervosität, Zittern, Schlaflosigkeit	Gewichtsverlust trotz gesteigertem Appetit, Schweißausbrüche, warme, feuchte Haut, Wärme wird schlecht vertragen, erhöhte Körpertemperatur, Durchfallneigung, Brüchigkeit von Haaren und Nägeln	vergrößerte Schilddrüse, aus den Höhlen hervortretende Augäpfel	wird allmählich schlimmer	**Schilddrüsenüberfunktion** Seite 331
		wie Schilddrüsenüberfunktion (siehe oben) sowie zusätzlich Hervortreten der Augäpfel	(teigige) Schwellungen an Schienbeinvorderseiten, Händen und/oder Fingern	wird allmählich schlimmer	**Basedow-Krankheit (Autoimmunhyperthyreose)** Seite 285
Angst in Verbindung mit Herzrasen und schnellem Puls	**Hautreaktionen, z. B. Gesichtsrötung, Quaddelbildung, Juckreiz an der betroffenen Stelle**	Hitzegefühl im Körper, diffuser Schwindel durch Blutdruckabfall, Kopfschmerzen, Übelkeit, Erbrechen, Bewusstseinsverlust	Atemnot bis hin zum Atemstillstand, Herz-Kreislauf-Stillstand*	setzt plötzlich ein, z. B. nach Insektenstich, Medikamenteneinnahme oder dem Verzehr eines unverträglichen Lebensmittels	**Anaphylaktischer Schock*, z. B. bei Insektengift-/Medikamentenallergie** Seite 281 **Nahrungsmittelallergie** Seite 321

*** sofort den (Not-)Arzt rufen**

Angst in Verbindung mit körperlichen Symptomen

Wie	Wie noch	Zusätzlich	Eventuell auch	Wann	Siehe auch
Todesangst/Vernichtungsgefühl, in Verbindung mit Enge- bzw. Einschnürgefühl im Brustkorb	**dumpfe, brennende oder stechende Schmerzen im Brustkorb, die in Schulter, Arme, Rücken, Hals, Kiefer oder Oberbauch ausstrahlen**	Herzrasen, Schweißausbruch (Kaltschweißigkeit), Blässe, Schwäche, kaum tastbarer Puls, akute Verwirrtheit (bei älteren Menschen)	Übelkeit und Erbrechen	tritt plötzlich, ohne erkennbaren Anlass oder in stressbelasteten Situationen bzw. unmittelbar danach oder bei bekannter Herz-Kreislauf-Erkrankung auf	**Herzinfarkt*** Seite 306 **schwerer Angina-pectoris-Anfall bei koronarer Herzkrankheit (KHK)** Seite 312
Todesangst in Verbindung mit Beklemmungsgefühl in der Brust („eiserne Faust") und starker Atemnot	**ausgeprägte Kurzatmigkeit, kaum oder nicht mehr hörbares Atemgeräusch, beschleunigter Herzschlag (> 120/Minute)**	bläuliche Gesichtshaut, Sprechschwierigkeiten, Erschöpfung, Verwirrtheit	spezielle Sitzhaltung: Oberkörper ist nach vorn gebeugt, Arme sind abgestützt	v. a. frühmorgens; nach körperlicher Anstrengung, aus einer Erkältung hervorgehend, nach Kontakt mit Allergenen (z. B. Pollen), bei extrem heißem, trockenem oder kaltem Klima	**schwerer bis lebensbedrohlicher Asthmaanfall bei Asthma bronchiale*** Seite 283
Todesangst in Verbindung mit starker Atemnot und atmungsabhängige Brustschmerzen, v. a. beim Einatmen	**bläuliche Haut und Schleimhäute (Zyanose), Husten (evtl. mit blutigem Auswurf)**	blasse, verschwitzte Haut, schneller und/oder unregelmäßiger Puls, rasche, flache Atmung, gestaute Halsvenen	Symptome einer tiefen Beinvenenthrombose wie Schwere- und Spannungsgefühl in einem Bein (ähnlich wie „Muskelkater"), schmerzhafte Schwellung des Unterschenkels oder Fußes	setzt plötzlich ein, dann schubweise Verschlechterung	**Lungenembolie*** Seite 315

*** sofort den (Not-)Arzt rufen**

Durst

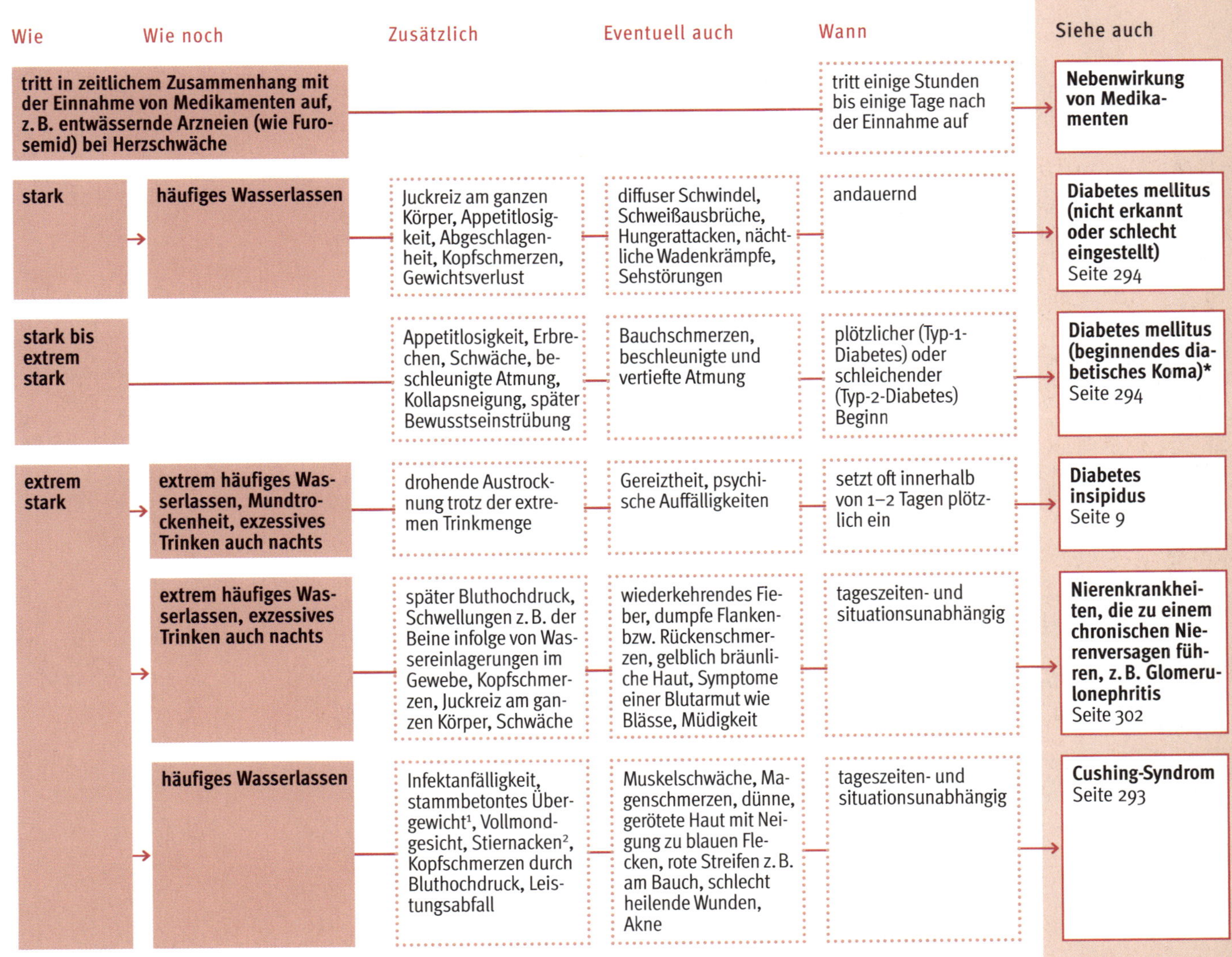

Wie	Wie noch	Zusätzlich	Eventuell auch	Wann	Siehe auch
tritt in zeitlichem Zusammenhang mit der Einnahme von Medikamenten auf, z. B. entwässernde Arzneien (wie Furosemid) bei Herzschwäche				tritt einige Stunden bis einige Tage nach der Einnahme auf	**Nebenwirkung von Medikamenten**
stark	**häufiges Wasserlassen**	Juckreiz am ganzen Körper, Appetitlosigkeit, Abgeschlagenheit, Kopfschmerzen, Gewichtsverlust	diffuser Schwindel, Schweißausbrüche, Hungerattacken, nächtliche Wadenkrämpfe, Sehstörungen	andauernd	**Diabetes mellitus (nicht erkannt oder schlecht eingestellt)** Seite 294
stark bis extrem stark		Appetitlosigkeit, Erbrechen, Schwäche, beschleunigte Atmung, Kollapsneigung, später Bewusstseinstrübung	Bauchschmerzen, beschleunigte und vertiefte Atmung	plötzlicher (Typ-1-Diabetes) oder schleichender (Typ-2-Diabetes) Beginn	**Diabetes mellitus (beginnendes diabetisches Koma)*** Seite 294
extrem stark	**extrem häufiges Wasserlassen, Mundtrockenheit, exzessives Trinken auch nachts**	drohende Austrocknung trotz der extremen Trinkmenge	Gereiztheit, psychische Auffälligkeiten	setzt oft innerhalb von 1–2 Tagen plötzlich ein	**Diabetes insipidus** Seite 9
	extrem häufiges Wasserlassen, exzessives Trinken auch nachts	später Bluthochdruck, Schwellungen z. B. der Beine infolge von Wassereinlagerungen im Gewebe, Kopfschmerzen, Juckreiz am ganzen Körper, Schwäche	wiederkehrendes Fieber, dumpfe Flanken- bzw. Rückenschmerzen, gelblich bräunliche Haut, Symptome einer Blutarmut wie Blässe, Müdigkeit	tageszeiten- und situationsunabhängig	**Nierenkrankheiten, die zu einem chronischen Nierenversagen führen, z. B. Glomerulonephritis** Seite 302
	häufiges Wasserlassen	Infektanfälligkeit, stammbetontes Übergewicht[1], Vollmondgesicht, Stiernacken[2], Kopfschmerzen durch Bluthochdruck, Leistungsabfall	Muskelschwäche, Magenschmerzen, dünne, gerötete Haut mit Neigung zu blauen Flecken, rote Streifen z. B. am Bauch, schlecht heilende Wunden, Akne	tageszeiten- und situationsunabhängig	**Cushing-Syndrom** Seite 293

*** sofort den (Not-)Arzt rufen**

[1,2] *siehe Seite 16*

Fieber

Wie	Wie noch	Zusätzlich	Eventuell auch	Wann	Siehe auch
akut mit mäßig erhöhter Temperatur (< 38,5 °C rektal)	**Kopf- und Gliederschmerzen, Abgeschlagenheit**	Halsschmerzen, beginnender Schnupfen	Frösteln, Husten	setzt plötzlich ein	**Erkältungskrankheit** Seite 298
	Müdigkeit und Abgeschlagenheit, laufende Nase, häufiges Niesen, Dauerschnupfen	gerötete, tränende, brennende, juckende Augen	Atemnot, pfeifende Atmung	tritt oft immer zur gleichen Jahreszeit auf, z. B. während der Pollenzeit, nach Kontakt mit Tieren, Hausstaub, Milbenkot etc.	**Heuschnupfen** Seite 307
	mitunter Fieber, zeitweilig auch > 39 °C, zunehmendes Krankheitsgefühl	Schmerzen hinter dem Brustbein, schmerzhafter Husten mit gelblich grünem Auswurf, Heiserkeit bis hin zum Stimmverlust	Erkältungszeichen, stärkerer oder – nach Abklingen des Fiebers – erneuter Fieberanstieg	setzt plötzlich ein und/oder geht aus einer Erkältung hervor	**Bronchitis, akute** Seite 290
	mitunter Fieber, zeitweilig auch etwas höher; Abgeschlagenheit und starke Müdigkeit	geschwollene Lymphknoten an Hals und Unterkiefer, oft auch am Nacken und in den Achselhöhlen; heftige Hals- und Schluckschmerzen; weißliche Beläge auf den Mandeln	Kopf-, Glieder- und/oder Bauchschmerzen, Husten, fauliger Mundgeruch, Hautausschlag, Gelbfärbung der Haut und des Augenweiß sowie Juckreiz [1]als Folgen einer Gelbsucht	setzt plötzlich ein	**Pfeiffersches Drüsenfieber** Seite 325
	Abgeschlagenheit bis hin zu ausgeprägtem Krankheitsgefühl; grünliches (eitriges) Nasensekret	Druckschmerz in Stirn/Oberkiefer, der sich durch Bücken und/oder Beugen des Oberkörpers nach vorn verschlimmert; oft eingeschränkter Geruchsssinn	Zahnschmerzen im Oberkiefer	setzt plötzlich ein, oft während oder nach einer Erkältungskrankheit bzw. bei Heuschnupfen	**Nasennebenhöhlenentzündung (Sinusitis)** Seite 321

[1] *siehe Seite 236*

Fieber

Wie	Wie noch	Zusätzlich	Eventuell auch	Wann	Siehe auch
akut mit mäßig erhöhter Temperatur (< 38,5 °C rektal)	**ausgeprägtes Krankheitsgefühl, starke stechende oder klopfende Ohrenschmerzen**	Schwerhörigkeit meist auf einer Seite, Ohrgeräusch in dem betroffenen Ohr	eitriger Ausfluss aus dem betroffenen Ohr, Erkältungszeichen wie Schnupfen; Dreh- oder diffuser Schwindel	setzt plötzlich ein, oft während oder nach einer Erkältung	**Mittelohrentzündung, akute (Otitis media)** Seite 320
	Kopf- und Gliederschmerzen, Abgeschlagenheit bis hin zu ausgeprägtem Krankheitsgefühl	Übelkeit	Fieber > 38,5 °C, Erbrechen, krampfartige Bauchschmerzen, Durchfall	setzt plötzlich ein	**Magen-Darm-Infekt** Seite 316
	ausgeprägtes Krankheitsgefühl; anfallsartige, heftige bis unerträglich pochende, drückende und druckempfindliche Schmerzen im Schläfenbereich, Kauschmerzen	oft sichtbare Verdickung der Schläfenarterie, die bei Berührung stark schmerzt, Sehen von Doppelbildern oder plötzlicher Sehverlust	Hinterkopf-, Nacken- und/oder Schulterschmerzen	setzt plötzlich ein	**Arteriitis temporalis (Gefäßentzündung im Bereich der Kopfarterien)** Seite 281
	zunehmendes Krankheitsgefühl, gerötete, sich warm anfühlende, oft verhärtete Vene z. B. in einem Arm oder Bein	ziehende Schmerzen entlang der betroffenen Vene, Schmerzen bei Druck auf die betroffene Vene		setzt plötzlich ein, z. B. oft nach einer Infusion oder bei (fortgeschrittenen) Krampfadern	**Venenentzündung, oberflächliche, akute** Seite 337
	zunehmendes Krankheitsgefühl, Schwere- und Spannungsgefühl in einem Bein (ähnlich wie „Muskelkater")	Schwellung sowie Schmerzen beim Gehen, schmerzhafte Schwellung am Unterschenkel und Fuß	bläulich glänzende Haut, das ganze Bein nimmt an Umfang zu	setzt plötzlich ein, z. B. nach mehrtägiger Bettlägerigkeit, sehr langem Sitzen auf Reisen, nach körperlicher Überanstrengung	**Beinvenenthrombose, tiefe** Seite 287

Fieber

Wie	Wie noch	Zusätzlich	Eventuell auch	Wann	Siehe auch
akut mit mäßig erhöhter Temperatur (< 38,5 °C rektal)	**mitunter auch „Spitzen“ von > 39 °C, Krankheitsgefühl, Abgeschlagenheit**	(stark) druckschmerzhafte Vorderseite des Halses (Schilddrüse), Schmerzen strahlen bis Ohren/Kiefer aus	Schluckbeschwerden, Muskelschmerzen, Herzrasen, Schweißausbrüche	setzt plötzlich ein, meist nach einem Atemwegsinfekt, dauert mehrere Wochen an	**De-Quervain-Thyreoiditis, subakute (→ Schilddrüsenentzündung)** Seite 330
	Fieber mitunter auch > 38,5 °C, Abgeschlagenheit bis hin zu ausgeprägtem Krankheitsgefühl	Druck- und Völlegefühl im rechten Oberbauch, Appetitlosigkeit, Übelkeit und Erbrechen, Gelenkschmerzen, Husten	Gelbfärbung der Haut, Schleimhäute und des Augenweißes, Juckreiz[1] als Folgen einer Gelbsucht, dunkler Urin	setzt plötzlich ein	**Hepatitis, akute (Leberentzündung)** Seite 305
	zunehmendes Krankheitsgefühl; zunächst dumpfe Schmerzen im Oberbauch, die sich später in den rechten Unterbauch verlagern, stechend und auch durch Erschütterung, Bücken und Druck schlimmer werden	Appetitlosigkeit, Übelkeit, Erbrechen; nach Druck auf die betroffene Bauchregion werden die Schmerzen heftiger, wenn der Druck nachlässt („Loslassschmerz“)	Durchfall oder Verstopfung	setzt plötzlich ein mit zunehmender Schmerzintensität	**Blinddarmentzündung, akute (Appendizitis)** Seite 288
	mitunter auch „Spitzen“ von > 39 °C, schneller Puls, beschleunigte, später auch flache Atmung, kalter Schweiß, diffuser Schwindel, Schwarzwerden vor den Augen	Atemnot und Brustschmerzen beim (Ein)-Atmen, Husten (evtl. mit blutigem Auswurf), blasse, verschwitzte Haut, gestaute Halsvenen, Angst, bläuliche Haut und Schleimhäute (Zyanose)	Symptome einer tiefen Beinvenenthrombose wie Schwere- und Spannungsgefühl in einem Bein (ähnlich wie „Muskelkater“), schmerzhafte Schwellung am Unterschenkel und Fuß	Symptome setzen plötzlich ein, Fieber kommt oft erst später hinzu	**Lungenembolie*** Seite 315
	zunehmendes Krankheitsgefühl, Brennen und Schmerzen beim Wasserlassen	häufige Entleerung geringer Harnmengen, oft Blut im Urin	krampfartige Schmerzen oberhalb des Schambeins beim Wasserlassen	setzt plötzlich ein	**Blasenentzündung, akute** Seite 288

*** sofort den (Not-)Arzt rufen**

[1] *siehe Seite 236*

Fieber

Wie	Wie noch	Zusätzlich	Eventuell auch	Wann	Siehe auch
akut mit hoher Temperatur (> 38,5 °C rektal)	**schweres Krankheitsgefühl, starke Hals-, Kopf- und Gliederschmerzen**	(trockener) Husten, beginnender Schnupfen	Lichtempfindlichkeit, Schüttelfrost, Schweißausbrüche, Magen-Darm-Beschwerden	setzt plötzlich ein, Fieber etwa 2–3 Tage anhaltend hoch	**Influenza (Echte Grippe)** Seite 310
	schweres Krankheitsgefühl, Schmerzen in der Brust- oder Rückenregion, Schmerzen bei der Atmung, mitunter Atemnot	schmerzhafter Husten mit gelblich grünlichem Auswurf, später oft mit Blutbeimengungen (rötlich brauner Auswurf), Atemnot	süßlicher oder übel riechender Mundgeruch; schnelle, flache Atmung, bei der sich die Nasenflügel mitbewegen (Nasenflügelatmen); bläuliche Haut und Schleimhäute (Zyanose)	setzt plötzlich ein oder entwickelt sich allmählich, etwa eine Woche andauernd	**Lungenentzündung** Seite 315
	(schweres) Krankheitsgefühl, Schüttelfrost, starke Halsschmerzen, oft kloßige Sprache	Schluckbeschwerden, gerötete und geschwollene Gaumenmandeln, vergrößerte Lymphknoten am Hals	Kopfschmerzen, gelbweißliche Stippchen und Pfröpfe auf den Gaumenmandeln, Mundgeruch	setzt plötzlich ein	**Mandelentzündung, eitrige, akute** Seite 318
	schweres Krankheitsgefühl, oft auch Schüttelfrost, starke Kopf- und Gliederschmerzen	Brennen und Schmerzen beim Wasserlassen, meist einseitige Flankenschmerzen	dumpfe, diffuse Rückenschmerzen; Übelkeit und Erbrechen, Verstopfung, Blut im Urin	setzt plötzlich ein, meist im Rahmen einer Blasenentzündung	**Nieren(becken)-entzündung, akute** Seite 322
	(schweres) Krankheitsgefühl, meist einseitige heftige Schmerzen im Unterleib (obwohl oft beide Eierstöcke/Eileiter entzündet sind)	Verstärkung der Schmerzen durch Erschütterung, gelblich grünlicher, übel riechender Scheidenausfluss	Zwischenblutungen; Übelkeit und Erbrechen (wenn das Bauchfell mitbeteiligt ist)	setzt plötzlich ein, z. B. wenn eine Spirale zur Empfängnisverhütung eingesetzt ist	**Eierstock-/Eileiterentzündung, akute** Seite 296

Fieber

Wie	Wie noch	Zusätzlich	Eventuell auch	Wann	Siehe auch
akut mit hoher Temperatur (> 38,5 °C rektal)	**(schweres) Krankheitsgefühl, oft Schüttelfrost, Schmerzen im Unterbauch, Spannungs- und Druckgefühl im Damm-/Analbereich**	Schmerzen und Brennen beim Wasserlassen, häufige Entleerung geringer Harnmengen, Rückenschmerzen	Blut im Harn, Ausfluss aus der Harnröhre	setzt plötzlich ein	**Prostataentzündung, akute** Seite 325
	(schweres) Krankheitsgefühl, krampfartige, meist linksseitige Unterbauchschmerzen	Schmerzen verstärken sich durch Erschütterung, oft auch nach dem Essen; Besserung oft nach dem Stuhlgang	Verstopfung oder Durchfall, Blut- und Schleimbeimengungen im Stuhl	setzt plötzlich ein	**Divertikulitis** Seite 295
	zunehmendes Krankheitsgefühl, Müdigkeit, Muskelschmerzen	Zeichen einer Herzmuskelschwäche, z. B. Herzklopfen, Atemnot bei Belastung	Tage bis Wochen vorangegangene, sich ringförmig ausbreitende Hautrötung um einen Zeckenbiss, in der Mitte verblassend	setzt plötzlich ein	**Borreliose, akute** Seite 290
	zunehmendes Krankheitsgefühl, zunächst dumpfe Schmerzen im rechten Oberbauch, die im weiteren Verlauf gürtelförmig nach rechts in den Rücken ausstrahlen	Schmerzen verstärken sich durch Erschütterung (z. B. Husten) oder tiefes Einatmen	Schmerzen der rechten Schulter oder zwischen den Schulterblättern, Erbrechen	setzt plötzlich ein	**Gallenblasenentzündung** Seite 299
	schweres Krankheitsgefühl, heftige, gürtelförmig bzw. nach allen Seiten ausstrahlende bohrende oder dumpfe Schmerzen in der Tiefe des Oberbauchs	Übelkeit, Erbrechen, Blähungen, bläulich verfärbter Nabel, rote Hautflecken, kaltes Schwitzen	Symptome einer Gelbsucht wie Gelbfärbung der Haut, Schleimhäute und des Augenweiß, Juckreiz[1], gerötetes Gesicht	plötzlicher Beginn, mitunter ist eine Erkrankung der Bauchspeicheldrüse bekannt	**Bauchspeicheldrüsenentzündung, akute/akuter Schub der chronischen Form** Seite 286

[1] *siehe Seite 236*

Fieber

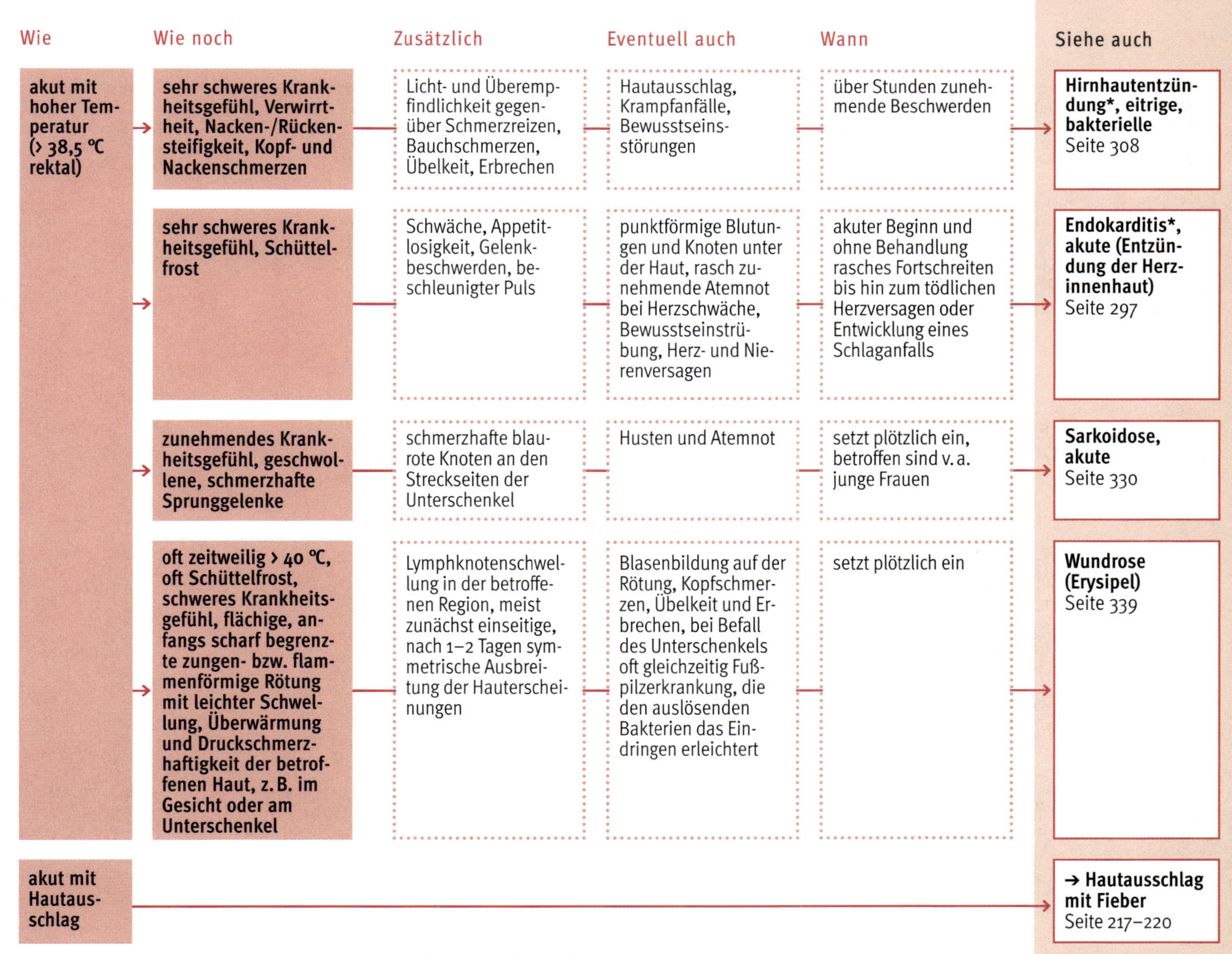

Wie	Wie noch	Zusätzlich	Eventuell auch	Wann	Siehe auch
akut mit hoher Temperatur (> 38,5 °C rektal)	**sehr schweres Krankheitsgefühl, Verwirrtheit, Nacken-/Rückensteifigkeit, Kopf- und Nackenschmerzen**	Licht- und Überempfindlichkeit gegenüber Schmerzreizen, Bauchschmerzen, Übelkeit, Erbrechen	Hautausschlag, Krampfanfälle, Bewusstseinsstörungen	über Stunden zunehmende Beschwerden	**Hirnhautentzündung*, eitrige, bakterielle** Seite 308
	sehr schweres Krankheitsgefühl, Schüttelfrost	Schwäche, Appetitlosigkeit, Gelenkbeschwerden, beschleunigter Puls	punktförmige Blutungen und Knoten unter der Haut, rasch zunehmende Atemnot bei Herzschwäche, Bewusstseinstrübung, Herz- und Nierenversagen	akuter Beginn und ohne Behandlung rasches Fortschreiten bis hin zum tödlichen Herzversagen oder Entwicklung eines Schlaganfalls	**Endokarditis*, akute (Entzündung der Herzinnenhaut)** Seite 297
	zunehmendes Krankheitsgefühl, geschwollene, schmerzhafte Sprunggelenke	schmerzhafte blaurote Knoten an den Streckseiten der Unterschenkel	Husten und Atemnot	setzt plötzlich ein, betroffen sind v. a. junge Frauen	**Sarkoidose, akute** Seite 330
	oft zeitweilig > 40 °C, oft Schüttelfrost, schweres Krankheitsgefühl, flächige, anfangs scharf begrenzte zungen- bzw. flammenförmige Rötung mit leichter Schwellung, Überwärmung und Druckschmerzhaftigkeit der betroffenen Haut, z. B. im Gesicht oder am Unterschenkel	Lymphknotenschwellung in der betroffenen Region, meist zunächst einseitige, nach 1–2 Tagen symmetrische Ausbreitung der Hauterscheinungen	Blasenbildung auf der Rötung, Kopfschmerzen, Übelkeit und Erbrechen, bei Befall des Unterschenkels oft gleichzeitig Fußpilzerkrankung, die den auslösenden Bakterien das Eindringen erleichtert	setzt plötzlich ein	**Wundrose (Erysipel)** Seite 339
akut mit Hautausschlag					**→ Hautausschlag mit Fieber** Seite 217–220

*** sofort den (Not-)Arzt rufen**

Fieber

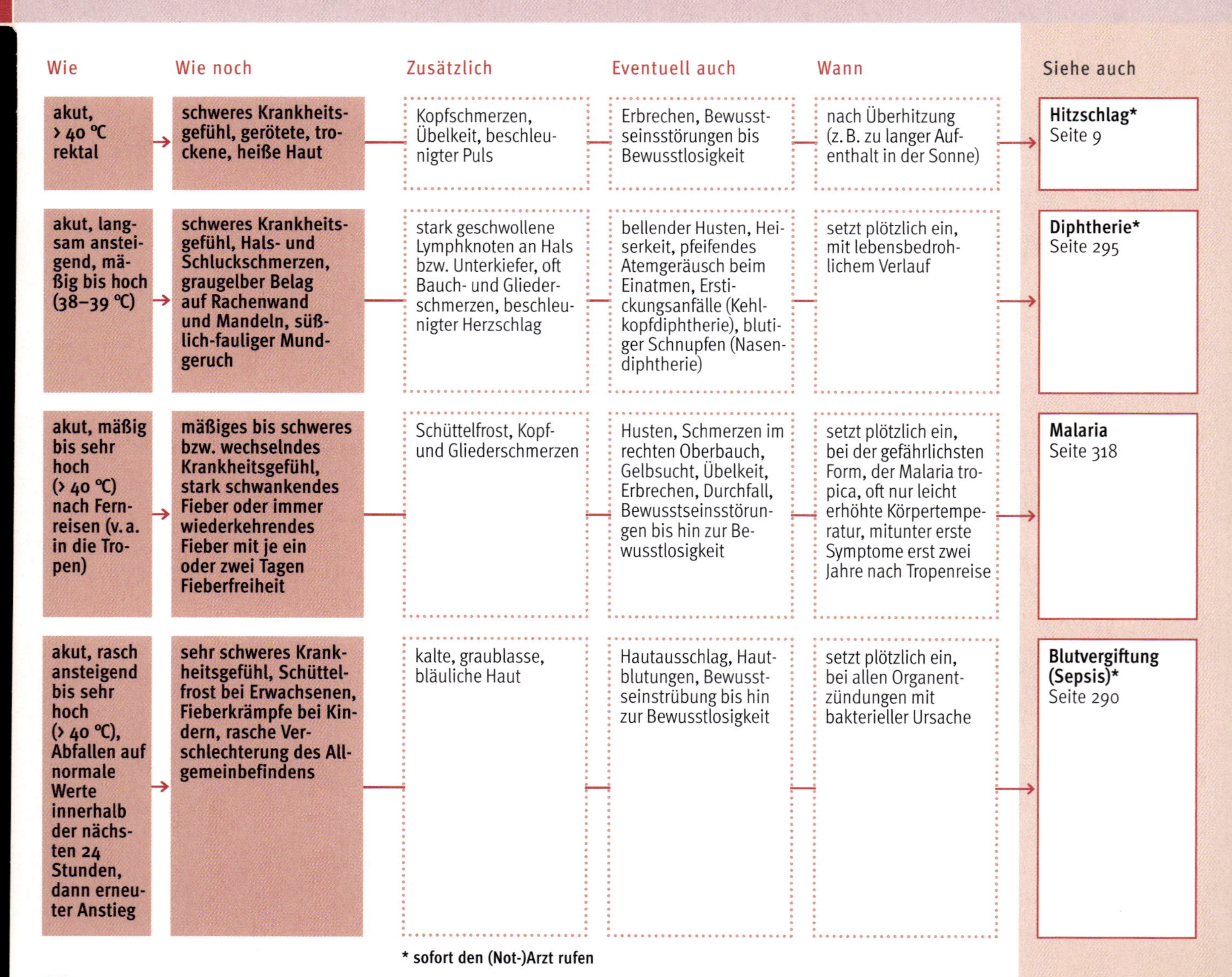

Wie	Wie noch	Zusätzlich	Eventuell auch	Wann	Siehe auch
akut, > 40 °C rektal	**schweres Krankheitsgefühl, gerötete, trockene, heiße Haut**	Kopfschmerzen, Übelkeit, beschleunigter Puls	Erbrechen, Bewusstseinsstörungen bis Bewusstlosigkeit	nach Überhitzung (z. B. zu langer Aufenthalt in der Sonne)	**Hitzschlag*** Seite 9
akut, langsam ansteigend, mäßig bis hoch (38–39 °C)	**schweres Krankheitsgefühl, Hals- und Schluckschmerzen, graugelber Belag auf Rachenwand und Mandeln, süßlich-fauliger Mundgeruch**	stark geschwollene Lymphknoten an Hals bzw. Unterkiefer, oft Bauch- und Gliederschmerzen, beschleunigter Herzschlag	bellender Husten, Heiserkeit, pfeifendes Atemgeräusch beim Einatmen, Erstickungsanfälle (Kehlkopfdiphtherie), blutiger Schnupfen (Nasendiphtherie)	setzt plötzlich ein, mit lebensbedrohlichem Verlauf	**Diphtherie*** Seite 295
akut, mäßig bis sehr hoch (> 40 °C) nach Fernreisen (v. a. in die Tropen)	**mäßiges bis schweres bzw. wechselndes Krankheitsgefühl, stark schwankendes Fieber oder immer wiederkehrendes Fieber mit je ein oder zwei Tagen Fieberfreiheit**	Schüttelfrost, Kopf- und Gliederschmerzen	Husten, Schmerzen im rechten Oberbauch, Gelbsucht, Übelkeit, Erbrechen, Durchfall, Bewusstseinsstörungen bis hin zur Bewusstlosigkeit	setzt plötzlich ein, bei der gefährlichsten Form, der Malaria tropica, oft nur leicht erhöhte Körpertemperatur, mitunter erste Symptome erst zwei Jahre nach Tropenreise	**Malaria** Seite 318
akut, rasch ansteigend bis sehr hoch (> 40 °C), Abfallen auf normale Werte innerhalb der nächsten 24 Stunden, dann erneuter Anstieg	**sehr schweres Krankheitsgefühl, Schüttelfrost bei Erwachsenen, Fieberkrämpfe bei Kindern, rasche Verschlechterung des Allgemeinbefindens**	kalte, graublasse, bläuliche Haut	Hautausschlag, Hautblutungen, Bewusstseinstrübung bis hin zur Bewusstlosigkeit	setzt plötzlich ein, bei allen Organentzündungen mit bakterieller Ursache	**Blutvergiftung (Sepsis)*** Seite 290

*** sofort den (Not-)Arzt rufen**

Fieber

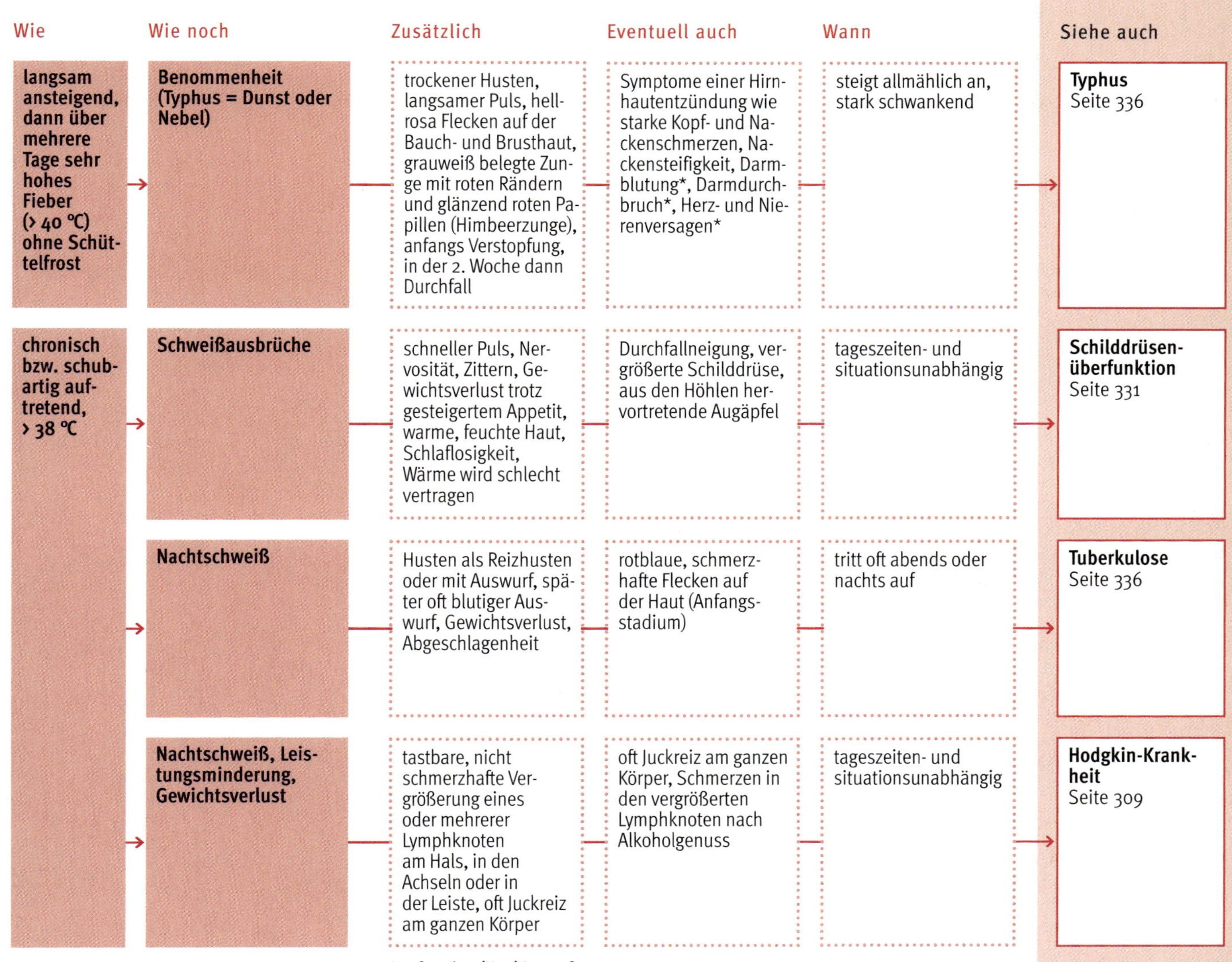

Wie	Wie noch	Zusätzlich	Eventuell auch	Wann	Siehe auch
langsam ansteigend, dann über mehrere Tage sehr hohes Fieber (> 40 °C) ohne Schüttelfrost	**Benommenheit (Typhus = Dunst oder Nebel)**	trockener Husten, langsamer Puls, hellrosa Flecken auf der Bauch- und Brusthaut, grauweiß belegte Zunge mit roten Rändern und glänzend roten Papillen (Himbeerzunge), anfangs Verstopfung, in der 2. Woche dann Durchfall	Symptome einer Hirnhautentzündung wie starke Kopf- und Nackenschmerzen, Nackensteifigkeit, Darmblutung*, Darmdurchbruch*, Herz- und Nierenversagen*	steigt allmählich an, stark schwankend	**Typhus** Seite 336
chronisch bzw. schubartig auftretend, > 38 °C	**Schweißausbrüche**	schneller Puls, Nervosität, Zittern, Gewichtsverlust trotz gesteigertem Appetit, warme, feuchte Haut, Schlaflosigkeit, Wärme wird schlecht vertragen	Durchfallneigung, vergrößerte Schilddrüse, aus den Höhlen hervortretende Augäpfel	tageszeiten- und situationsunabhängig	**Schilddrüsenüberfunktion** Seite 331
	Nachtschweiß	Husten als Reizhusten oder mit Auswurf, später oft blutiger Auswurf, Gewichtsverlust, Abgeschlagenheit	rotblaue, schmerzhafte Flecken auf der Haut (Anfangsstadium)	tritt oft abends oder nachts auf	**Tuberkulose** Seite 336
	Nachtschweiß, Leistungsminderung, Gewichtsverlust	tastbare, nicht schmerzhafte Vergrößerung eines oder mehrerer Lymphknoten am Hals, in den Achseln oder in der Leiste, oft Juckreiz am ganzen Körper	oft Juckreiz am ganzen Körper, Schmerzen in den vergrößerten Lymphknoten nach Alkoholgenuss	tageszeiten- und situationsunabhängig	**Hodgkin-Krankheit** Seite 309

*** sofort den (Not-)Arzt rufen**

Fieber

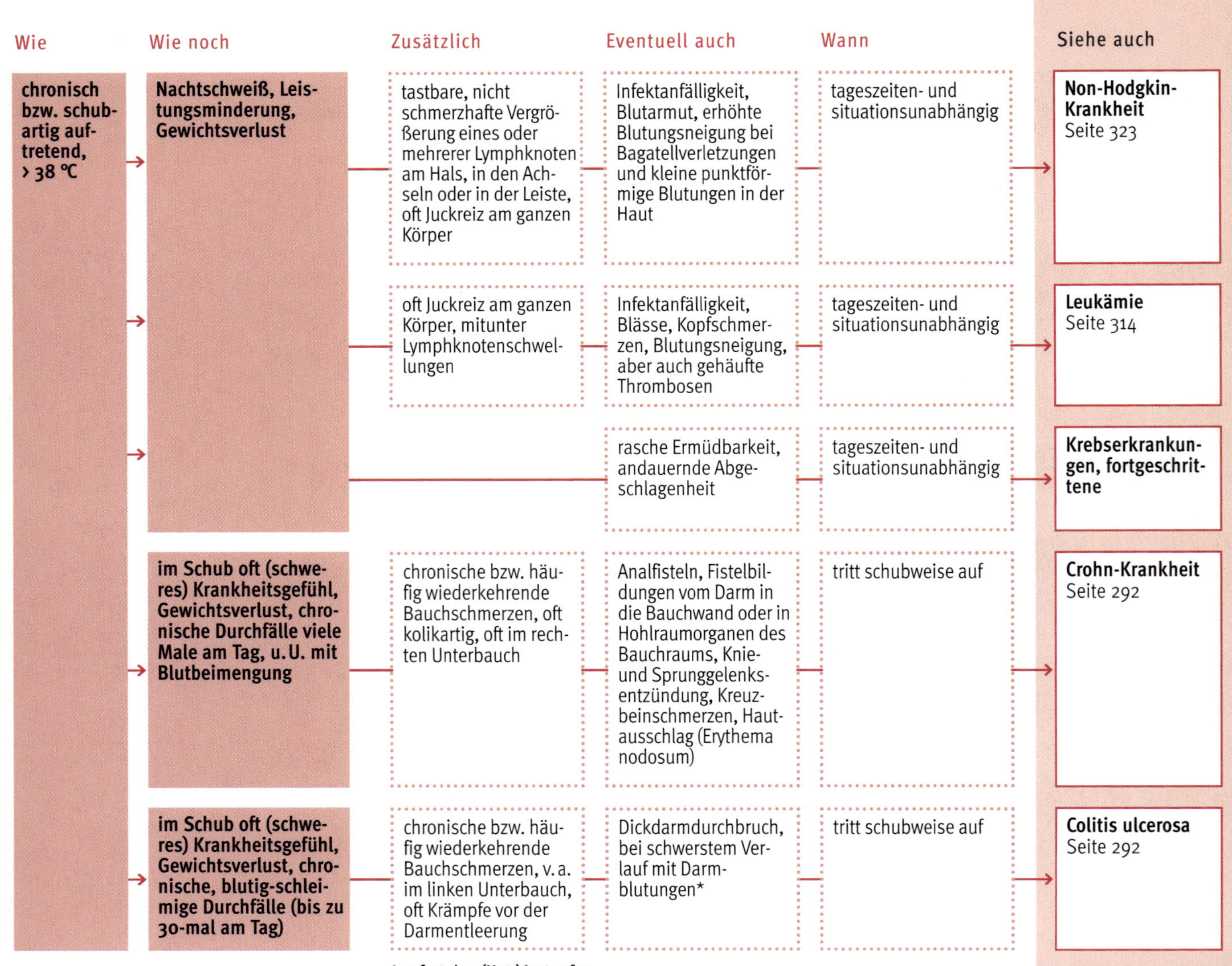

Wie	Wie noch	Zusätzlich	Eventuell auch	Wann	Siehe auch
chronisch bzw. schubartig auftretend, > 38 °C	**Nachtschweiß, Leistungsminderung, Gewichtsverlust**	tastbare, nicht schmerzhafte Vergrößerung eines oder mehrerer Lymphknoten am Hals, in den Achseln oder in der Leiste, oft Juckreiz am ganzen Körper	Infektanfälligkeit, Blutarmut, erhöhte Blutungsneigung bei Bagatellverletzungen und kleine punktförmige Blutungen in der Haut	tageszeiten- und situationsunabhängig	**Non-Hodgkin-Krankheit** Seite 323
		oft Juckreiz am ganzen Körper, mitunter Lymphknotenschwellungen	Infektanfälligkeit, Blässe, Kopfschmerzen, Blutungsneigung, aber auch gehäufte Thrombosen	tageszeiten- und situationsunabhängig	**Leukämie** Seite 314
			rasche Ermüdbarkeit, andauernde Abgeschlagenheit	tageszeiten- und situationsunabhängig	**Krebserkrankungen, fortgeschrittene**
	im Schub oft (schweres) Krankheitsgefühl, Gewichtsverlust, chronische Durchfälle viele Male am Tag, u. U. mit Blutbeimengung	chronische bzw. häufig wiederkehrende Bauchschmerzen, oft kolikartig, oft im rechten Unterbauch	Analfisteln, Fistelbildungen vom Darm in die Bauchwand oder in Hohlraumorgane des Bauchraums, Knie- und Sprunggelenksentzündung, Kreuzbeinschmerzen, Hautausschlag (Erythema nodosum)	tritt schubweise auf	**Crohn-Krankheit** Seite 292
	im Schub oft (schweres) Krankheitsgefühl, Gewichtsverlust, chronische, blutig-schleimige Durchfälle (bis zu 30-mal am Tag)	chronische bzw. häufig wiederkehrende Bauchschmerzen, v. a. im linken Unterbauch, oft Krämpfe vor der Darmentleerung	Dickdarmdurchbruch, bei schwerstem Verlauf mit Darmblutungen*	tritt schubweise auf	**Colitis ulcerosa** Seite 292

*** sofort den (Not-)Arzt rufen**

Fieber

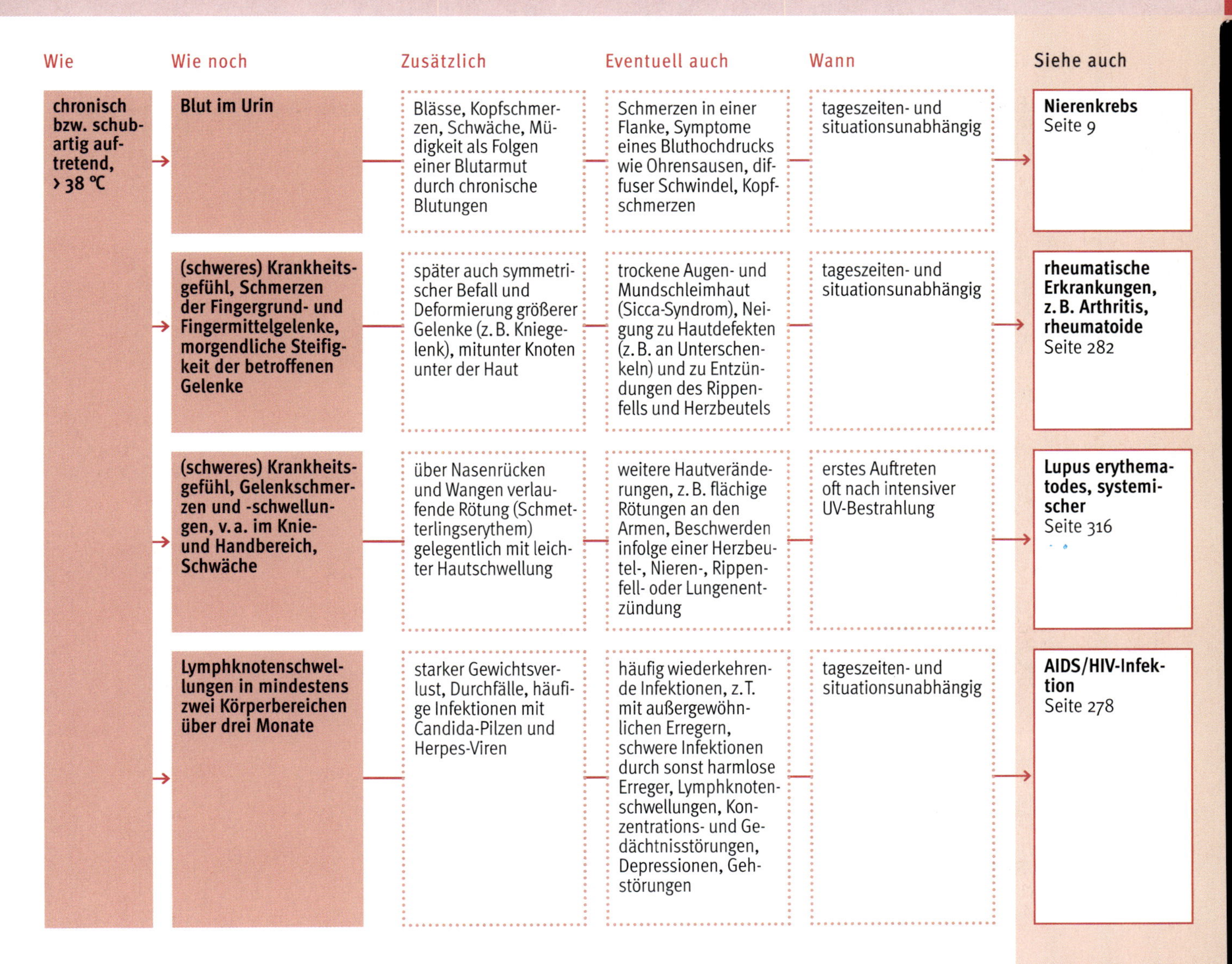

Wie	Wie noch	Zusätzlich	Eventuell auch	Wann	Siehe auch
chronisch bzw. schubartig auftretend, > 38 °C	**Blut im Urin**	Blässe, Kopfschmerzen, Schwäche, Müdigkeit als Folgen einer Blutarmut durch chronische Blutungen	Schmerzen in einer Flanke, Symptome eines Bluthochdrucks wie Ohrensausen, diffuser Schwindel, Kopfschmerzen	tageszeiten- und situationsunabhängig	**Nierenkrebs** Seite 9
	(schweres) Krankheitsgefühl, Schmerzen der Fingergrund- und Fingermittelgelenke, morgendliche Steifigkeit der betroffenen Gelenke	später auch symmetrischer Befall und Deformierung größerer Gelenke (z. B. Kniegelenk), mitunter Knoten unter der Haut	trockene Augen- und Mundschleimhaut (Sicca-Syndrom), Neigung zu Hautdefekten (z. B. an Unterschenkeln) und zu Entzündungen des Rippenfells und Herzbeutels	tageszeiten- und situationsunabhängig	**rheumatische Erkrankungen, z. B. Arthritis, rheumatoide** Seite 282
	(schweres) Krankheitsgefühl, Gelenkschmerzen und -schwellungen, v. a. im Knie- und Handbereich, Schwäche	über Nasenrücken und Wangen verlaufende Rötung (Schmetterlingserythem) gelegentlich mit leichter Hautschwellung	weitere Hautveränderungen, z. B. flächige Rötungen an den Armen, Beschwerden infolge einer Herzbeutel-, Nieren-, Rippenfell- oder Lungenentzündung	erstes Auftreten oft nach intensiver UV-Bestrahlung	**Lupus erythematodes, systemischer** Seite 316
	Lymphknotenschwellungen in mindestens zwei Körperbereichen über drei Monate	starker Gewichtsverlust, Durchfälle, häufige Infektionen mit Candida-Pilzen und Herpes-Viren	häufig wiederkehrende Infektionen, z. T. mit außergewöhnlichen Erregern, schwere Infektionen durch sonst harmlose Erreger, Lymphknotenschwellungen, Konzentrations- und Gedächtnisstörungen, Depressionen, Gehstörungen	tageszeiten- und situationsunabhängig	**AIDS/HIV-Infektion** Seite 278

Gewichtsverlust

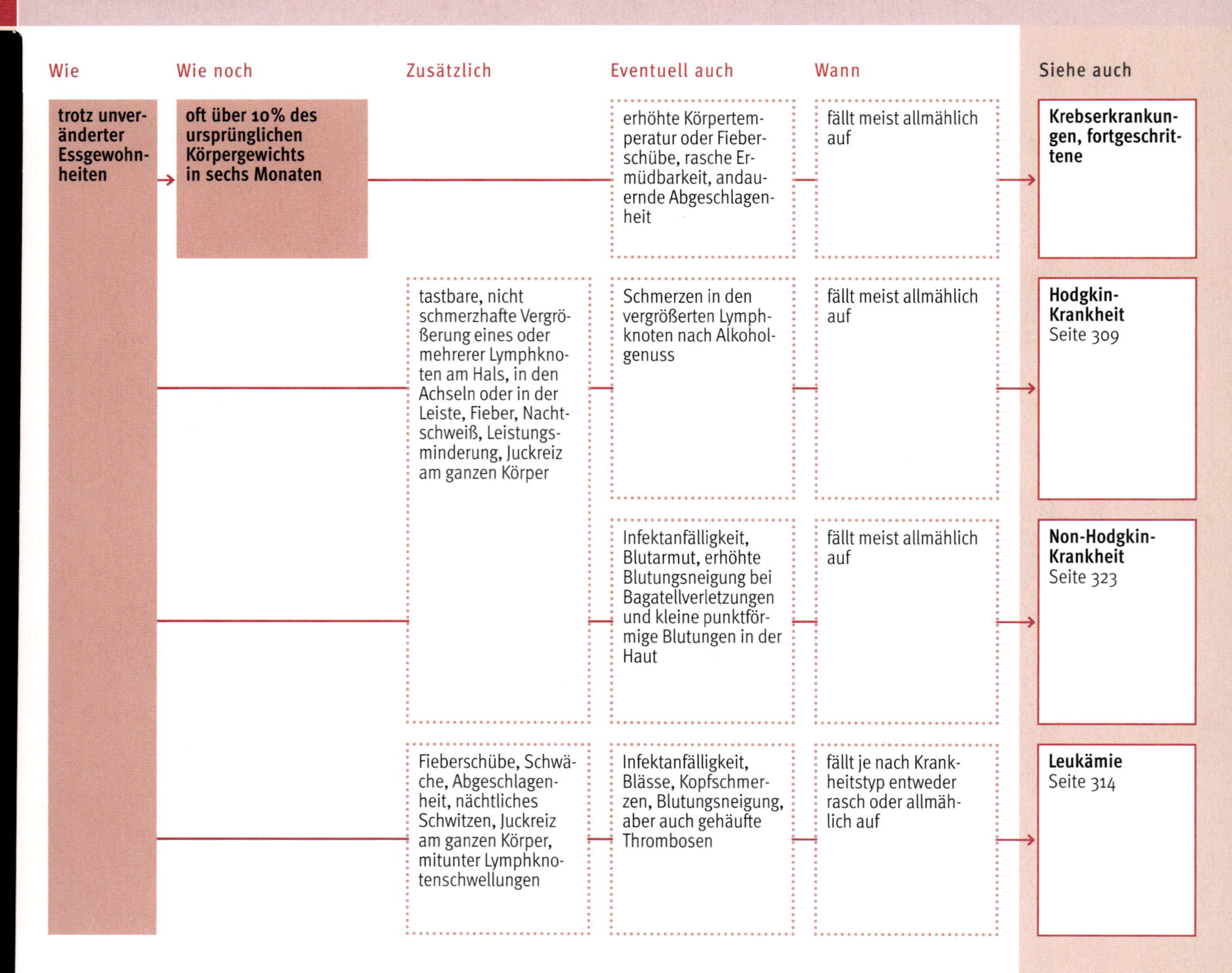

Gewichtsverlust

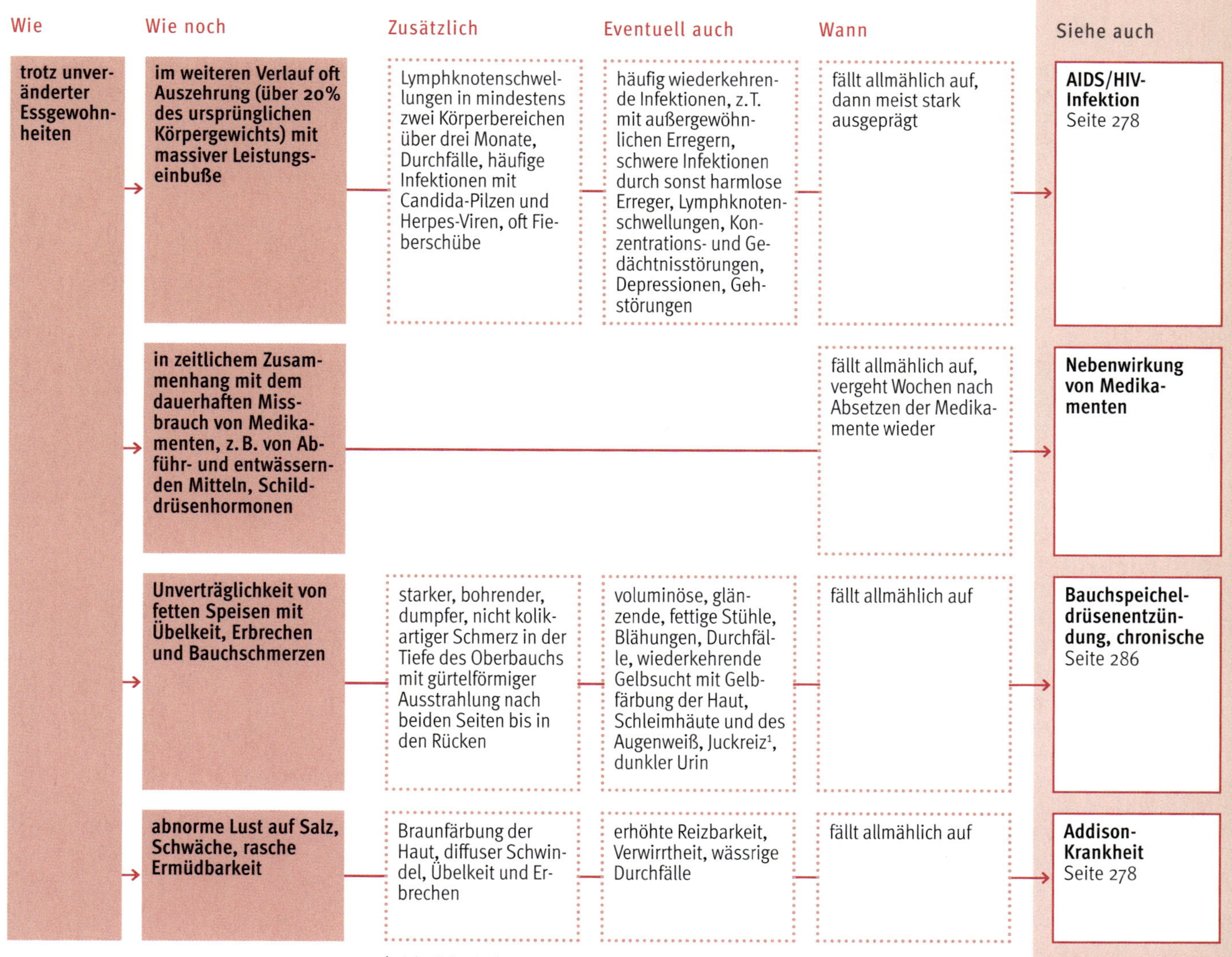

Wie	Wie noch	Zusätzlich	Eventuell auch	Wann	Siehe auch
trotz unveränderter Essgewohnheiten	**im weiteren Verlauf oft Auszehrung (über 20% des ursprünglichen Körpergewichts) mit massiver Leistungseinbuße**	Lymphknotenschwellungen in mindestens zwei Körperbereichen über drei Monate, Durchfälle, häufige Infektionen mit Candida-Pilzen und Herpes-Viren, oft Fieberschübe	häufig wiederkehrende Infektionen, z.T. mit außergewöhnlichen Erregern, schwere Infektionen durch sonst harmlose Erreger, Lymphknotenschwellungen, Konzentrations- und Gedächtnisstörungen, Depressionen, Gehstörungen	fällt allmählich auf, dann meist stark ausgeprägt	**AIDS/HIV-Infektion** Seite 278
	in zeitlichem Zusammenhang mit dem dauerhaften Missbrauch von Medikamenten, z.B. von Abführ- und entwässernden Mitteln, Schilddrüsenhormonen			fällt allmählich auf, vergeht Wochen nach Absetzen der Medikamente wieder	**Nebenwirkung von Medikamenten**
	Unverträglichkeit von fetten Speisen mit Übelkeit, Erbrechen und Bauchschmerzen	starker, bohrender, dumpfer, nicht kolikartiger Schmerz in der Tiefe des Oberbauchs mit gürtelförmiger Ausstrahlung nach beiden Seiten bis in den Rücken	voluminöse, glänzende, fettige Stühle, Blähungen, Durchfälle, wiederkehrende Gelbsucht mit Gelbfärbung der Haut, Schleimhäute und des Augenweiß, Juckreiz[1], dunkler Urin	fällt allmählich auf	**Bauchspeicheldrüsenentzündung, chronische** Seite 286
	abnorme Lust auf Salz, Schwäche, rasche Ermüdbarkeit	Braunfärbung der Haut, diffuser Schwindel, Übelkeit und Erbrechen	erhöhte Reizbarkeit, Verwirrtheit, wässrige Durchfälle	fällt allmählich auf	**Addison-Krankheit** Seite 278

[1] *siehe Seite 236*

Gewichtsverlust

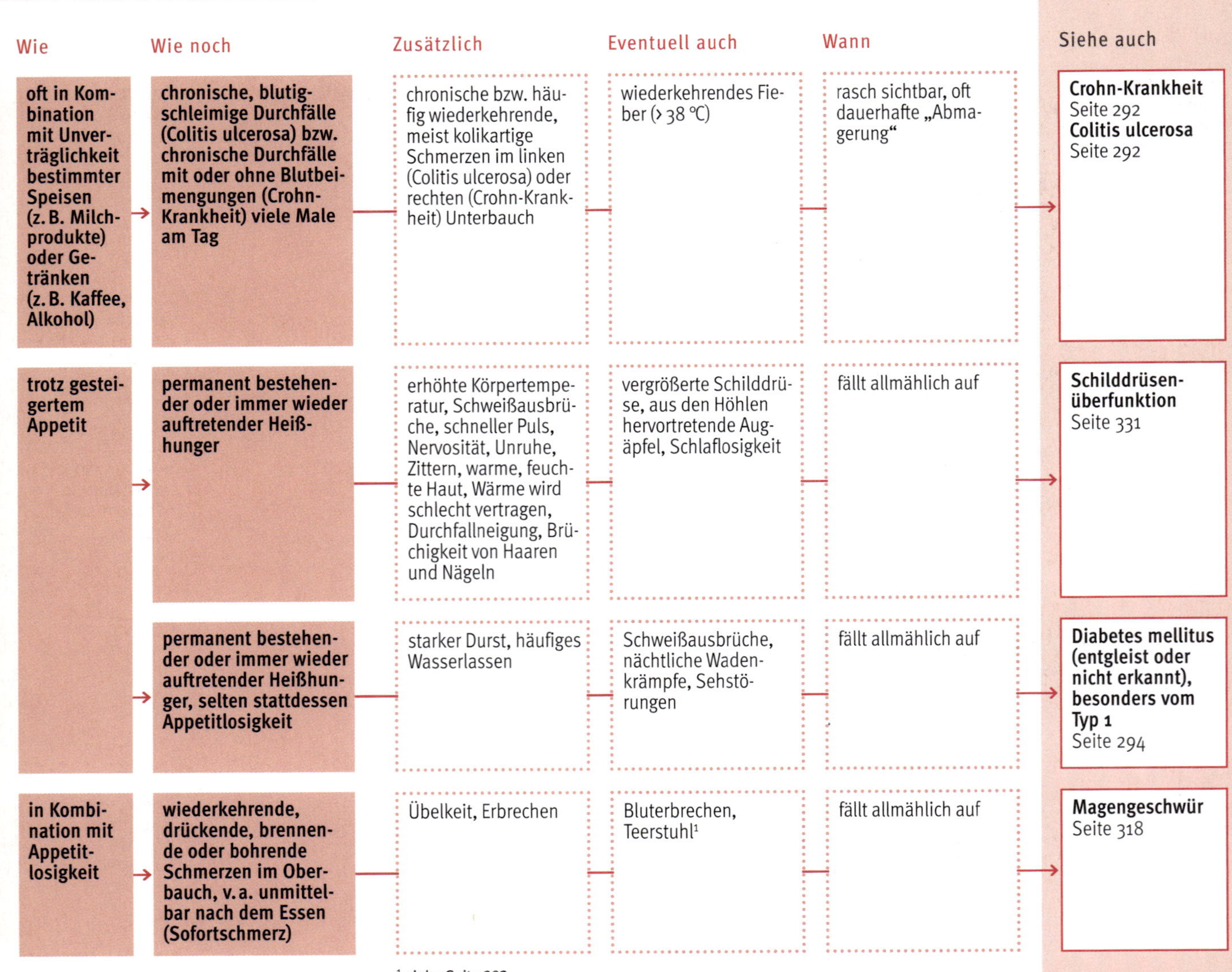

Wie	Wie noch	Zusätzlich	Eventuell auch	Wann	Siehe auch
oft in Kombination mit Unverträglichkeit bestimmter Speisen (z. B. Milchprodukte) oder Getränken (z. B. Kaffee, Alkohol)	**chronische, blutig-schleimige Durchfälle (Colitis ulcerosa) bzw. chronische Durchfälle mit oder ohne Blutbeimengungen (Crohn-Krankheit) viele Male am Tag**	chronische bzw. häufig wiederkehrende, meist kolikartige Schmerzen im linken (Colitis ulcerosa) oder rechten (Crohn-Krankheit) Unterbauch	wiederkehrendes Fieber (> 38 °C)	rasch sichtbar, oft dauerhafte „Abmagerung“	**Crohn-Krankheit** Seite 292 **Colitis ulcerosa** Seite 292
trotz gesteigertem Appetit	**permanent bestehender oder immer wieder auftretender Heißhunger**	erhöhte Körpertemperatur, Schweißausbrüche, schneller Puls, Nervosität, Unruhe, Zittern, warme, feuchte Haut, Wärme wird schlecht vertragen, Durchfallneigung, Brüchigkeit von Haaren und Nägeln	vergrößerte Schilddrüse, aus den Höhlen hervortretende Augäpfel, Schlaflosigkeit	fällt allmählich auf	**Schilddrüsenüberfunktion** Seite 331
	permanent bestehender oder immer wieder auftretender Heißhunger, selten stattdessen Appetitlosigkeit	starker Durst, häufiges Wasserlassen	Schweißausbrüche, nächtliche Wadenkrämpfe, Sehstörungen	fällt allmählich auf	**Diabetes mellitus (entgleist oder nicht erkannt), besonders vom Typ 1** Seite 294
in Kombination mit Appetitlosigkeit	**wiederkehrende, drückende, brennende oder bohrende Schmerzen im Oberbauch, v. a. unmittelbar nach dem Essen (Sofortschmerz)**	Übelkeit, Erbrechen	Bluterbrechen, Teerstuhl[1]	fällt allmählich auf	**Magengeschwür** Seite 318

[1] *siehe Seite 203*

Gewichtsverlust

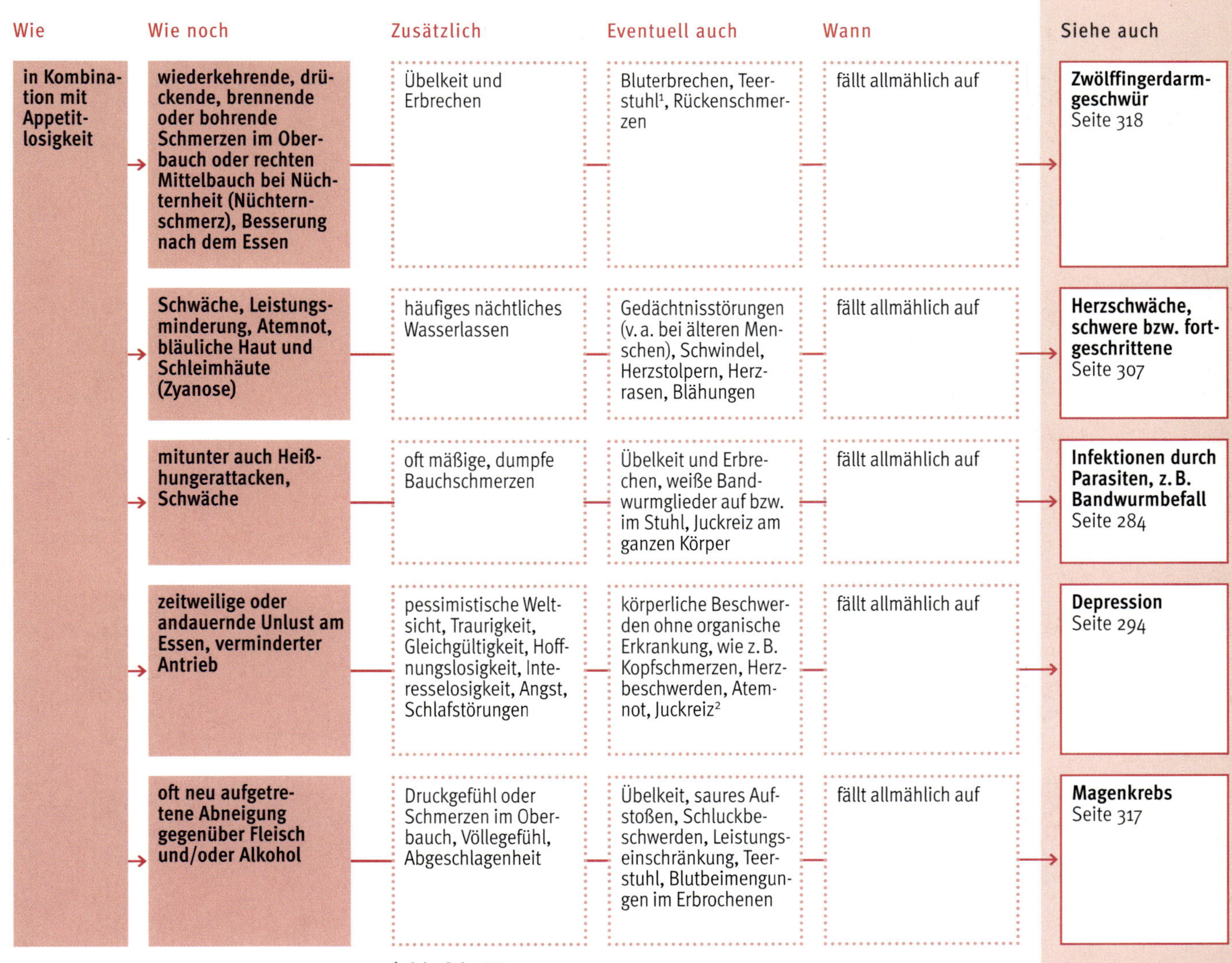

Wie	Wie noch	Zusätzlich	Eventuell auch	Wann	Siehe auch
in Kombination mit Appetitlosigkeit	**wiederkehrende, drückende, brennende oder bohrende Schmerzen im Oberbauch oder rechten Mittelbauch bei Nüchternheit (Nüchternschmerz), Besserung nach dem Essen**	Übelkeit und Erbrechen	Bluterbrechen, Teerstuhl[1], Rückenschmerzen	fällt allmählich auf	**Zwölffingerdarmgeschwür** Seite 318
	Schwäche, Leistungsminderung, Atemnot, bläuliche Haut und Schleimhäute (Zyanose)	häufiges nächtliches Wasserlassen	Gedächtnisstörungen (v. a. bei älteren Menschen), Schwindel, Herzstolpern, Herzrasen, Blähungen	fällt allmählich auf	**Herzschwäche, schwere bzw. fortgeschrittene** Seite 307
	mitunter auch Heißhungerattacken, Schwäche	oft mäßige, dumpfe Bauchschmerzen	Übelkeit und Erbrechen, weiße Bandwurmglieder auf bzw. im Stuhl, Juckreiz am ganzen Körper	fällt allmählich auf	**Infektionen durch Parasiten, z. B. Bandwurmbefall** Seite 284
	zeitweilige oder andauernde Unlust am Essen, verminderter Antrieb	pessimistische Weltsicht, Traurigkeit, Gleichgültigkeit, Hoffnungslosigkeit, Interesselosigkeit, Angst, Schlafstörungen	körperliche Beschwerden ohne organische Erkrankung, wie z. B. Kopfschmerzen, Herzbeschwerden, Atemnot, Juckreiz[2]	fällt allmählich auf	**Depression** Seite 294
	oft neu aufgetretene Abneigung gegenüber Fleisch und/oder Alkohol	Druckgefühl oder Schmerzen im Oberbauch, Völlegefühl, Abgeschlagenheit	Übelkeit, saures Aufstoßen, Schluckbeschwerden, Leistungseinschränkung, Teerstuhl, Blutbeimengungen im Erbrochenen	fällt allmählich auf	**Magenkrebs** Seite 317

[1] *siehe Seite 202*
[2] *siehe Seite 237*

Gewichtsverlust

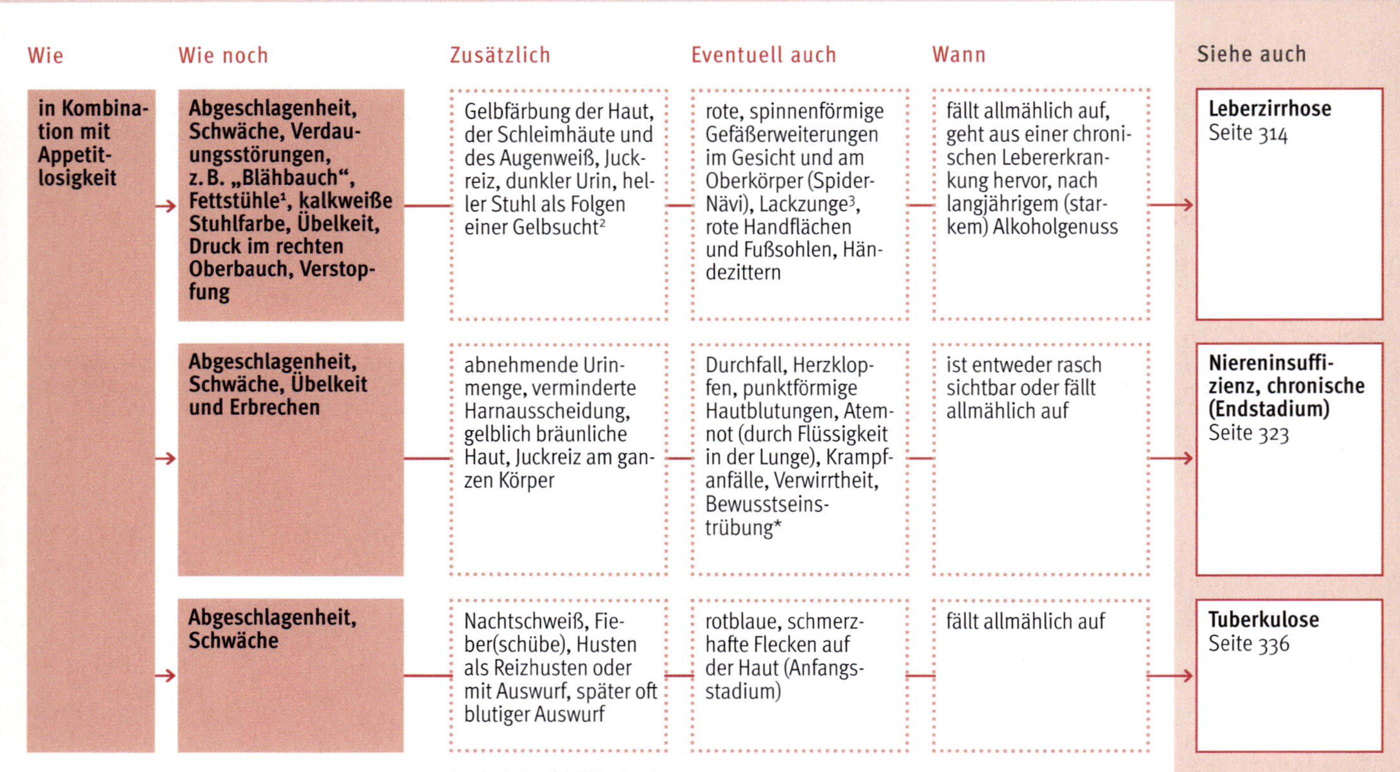

Wie	Wie noch	Zusätzlich	Eventuell auch	Wann	Siehe auch
in Kombination mit Appetitlosigkeit	**Abgeschlagenheit, Schwäche, Verdauungsstörungen, z. B. „Blähbauch“, Fettstühle[1], kalkweiße Stuhlfarbe, Übelkeit, Druck im rechten Oberbauch, Verstopfung**	Gelbfärbung der Haut, der Schleimhäute und des Augenweiß, Juckreiz, dunkler Urin, heller Stuhl als Folgen einer Gelbsucht[2]	rote, spinnenförmige Gefäßerweiterungen im Gesicht und am Oberkörper (Spider-Nävi), Lackzunge[3], rote Handflächen und Fußsohlen, Händezittern	fällt allmählich auf, geht aus einer chronischen Lebererkrankung hervor, nach langjährigem (starkem) Alkoholgenuss	**Leberzirrhose** Seite 314
	Abgeschlagenheit, Schwäche, Übelkeit und Erbrechen	abnehmende Urinmenge, verminderte Harnausscheidung, gelblich bräunliche Haut, Juckreiz am ganzen Körper	Durchfall, Herzklopfen, punktförmige Hautblutungen, Atemnot (durch Flüssigkeit in der Lunge), Krampfanfälle, Verwirrtheit, Bewusstseinstrübung*	ist entweder rasch sichtbar oder fällt allmählich auf	**Niereninsuffizienz, chronische (Endstadium)** Seite 323
	Abgeschlagenheit, Schwäche	Nachtschweiß, Fieber(schübe), Husten als Reizhusten oder mit Auswurf, später oft blutiger Auswurf	rotblaue, schmerzhafte Flecken auf der Haut (Anfangsstadium)	fällt allmählich auf	**Tuberkulose** Seite 336

*** sofort den (Not-)Arzt rufen**

[1] *siehe Seite 205*
[2] *siehe Seite 236*
[3] *siehe Seite 119*

Gewichtszunahme

Wie	Wie noch	Zusätzlich	Eventuell auch	Wann	Siehe auch
trotz unveränderter Essgewohnheiten	**oft Verstopfung**	trockene, kühle, teigige, schuppende Haut, trockene, brüchige Haare, tiefere, heisere Stimme, verlangsamter Puls, verminderter Antrieb, Leistungsabfall, Müdigkeit	Kälteempfindlichkeit, erniedrigte Körpertemperatur	fällt allmählich auf	**Schilddrüsenunterfunktion** Seite 332
trotz unveränderter oder eher geringerer Nahrungsaufnahme	**Zunahme des Bauchumfangs als Folge einer abnormen Flüssigkeitsansammlung in der freien Bauchhöhle**	Atemnot bei Belastung	Fieber, Bauchschmerzen	wird innerhalb weniger Tage schlimmer, kann erhebliche Ausmaße annehmen	**Bauchwassersucht (Aszites) bei fortgeschrittener Leberzirrhose** Seite 314
	starke Schwellung der Beine durch erhebliche Wassereinlagerungen im Gewebe	„aufgedunsenes" Aussehen durch Schwellungen im Gesicht und an den Augenlidern, Atemnot	Müdigkeit und Schwäche, Kopfschmerzen durch Bluthochdruck, schaumiger Urin	wird innerhalb weniger Tage schlimmer	**Nierenerkrankungen mit erheblichem Eiweißverlust (nephrotisches Syndrom), z. B. bei Arthritis, rheumatoider** Seite 282 **Lupus erythematodes, systemischer** Seite 316 **Diabetes mellitus** Seite 294
trotz häufiger Appetitlosigkeit	**Wassereinlagerungen im Gewebe, v. a. im Knöchel und Unterschenkel, häufiges nächtliches Wasserlassen**	Schwäche, Leistungsminderung, Atemnot, bläuliche Haut und Schleimhäute (Zyanose)	Gedächtnisstörungen (v. a. bei älteren Menschen), Herzstolpern, Herzrasen, Blähungen	fällt allmählich auf	**Herzschwäche** Seite 307

Gewichtszunahme

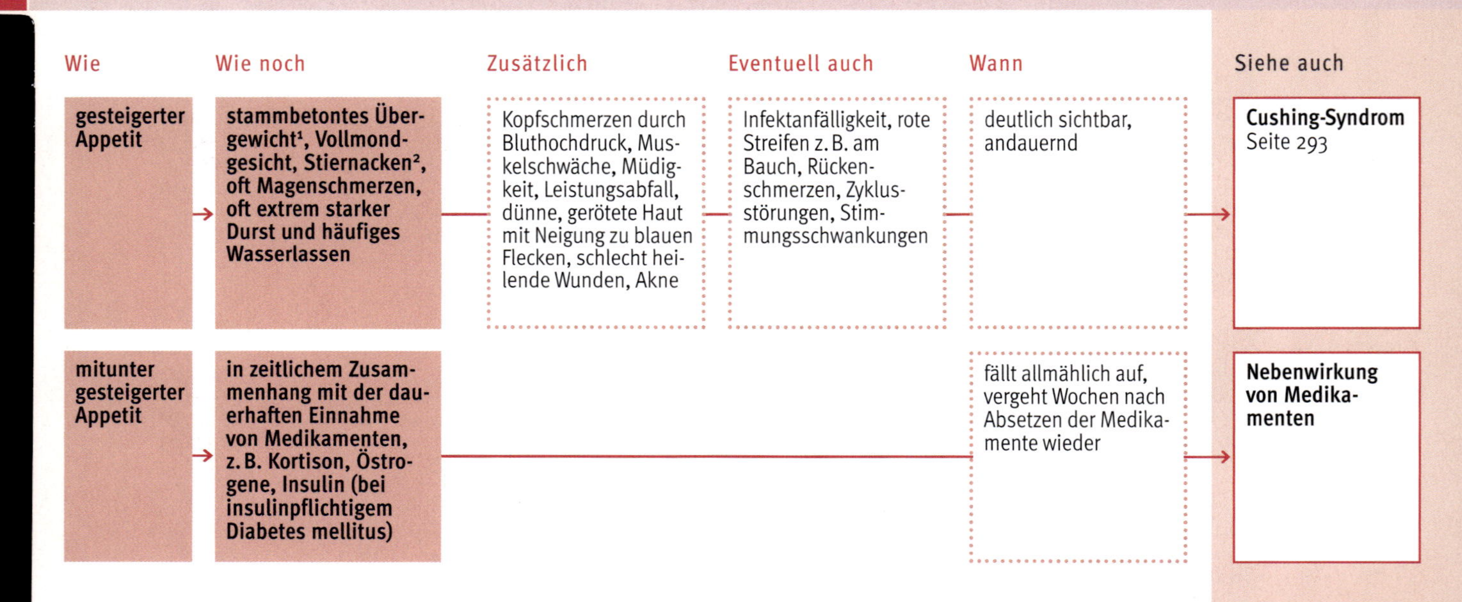

Wie	Wie noch	Zusätzlich	Eventuell auch	Wann	Siehe auch
gesteigerter Appetit	**stammbetontes Übergewicht[1], Vollmondgesicht, Stiernacken[2], oft Magenschmerzen, oft extrem starker Durst und häufiges Wasserlassen**	Kopfschmerzen durch Bluthochdruck, Muskelschwäche, Müdigkeit, Leistungsabfall, dünne, gerötete Haut mit Neigung zu blauen Flecken, schlecht heilende Wunden, Akne	Infektanfälligkeit, rote Streifen z. B. am Bauch, Rückenschmerzen, Zyklusstörungen, Stimmungsschwankungen	deutlich sichtbar, andauernd	**Cushing-Syndrom** Seite 293
mitunter gesteigerter Appetit	**in zeitlichem Zusammenhang mit der dauerhaften Einnahme von Medikamenten, z. B. Kortison, Östrogene, Insulin (bei insulinpflichtigem Diabetes mellitus)**			fällt allmählich auf, vergeht Wochen nach Absetzen der Medikamente wieder	**Nebenwirkung von Medikamenten**

Kälteempfindlichkeit/Frieren

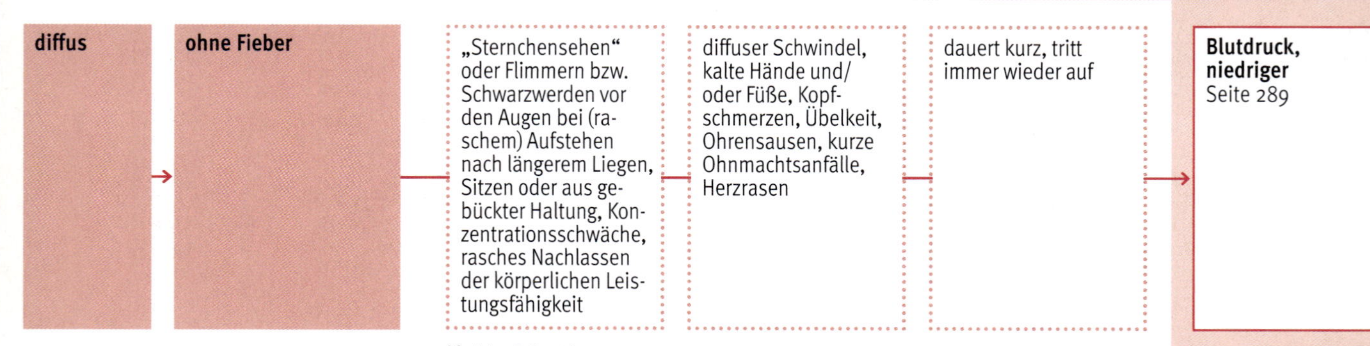

Wie	Wie noch	Zusätzlich	Eventuell auch	Wann	Siehe auch
diffus	**ohne Fieber**	„Sternchensehen" oder Flimmern bzw. Schwarzwerden vor den Augen bei (raschem) Aufstehen nach längerem Liegen, Sitzen oder aus gebückter Haltung, Konzentrationsschwäche, rasches Nachlassen der körperlichen Leistungsfähigkeit	diffuser Schwindel, kalte Hände und/oder Füße, Kopfschmerzen, Übelkeit, Ohrensausen, kurze Ohnmachtsanfälle, Herzrasen	dauert kurz, tritt immer wieder auf	**Blutdruck, niedriger** Seite 289

[1,2] *siehe Seite 16*

Kälteempfindlichkeit/Frieren

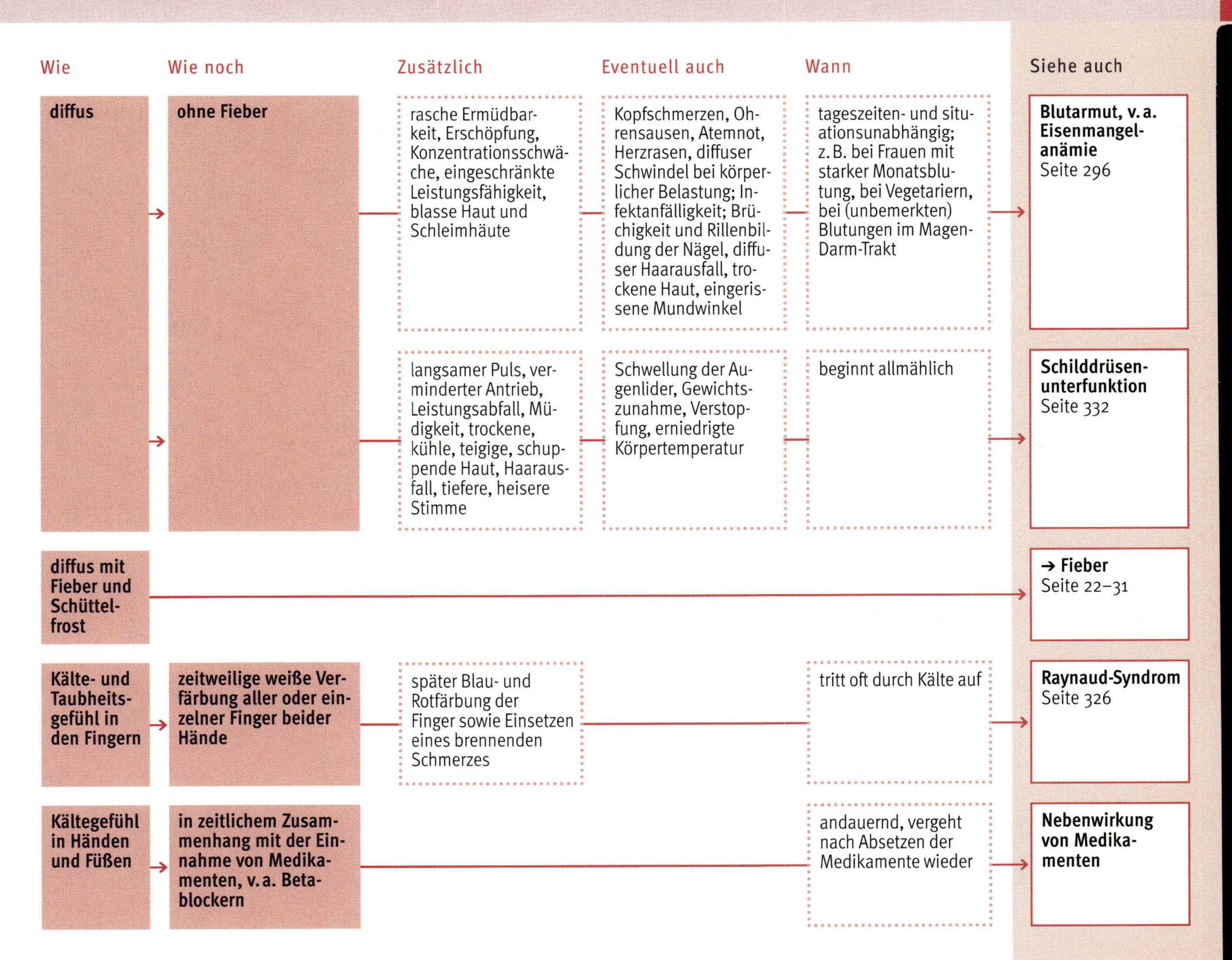

Wie	Wie noch	Zusätzlich	Eventuell auch	Wann	Siehe auch
diffus	**ohne Fieber**	rasche Ermüdbarkeit, Erschöpfung, Konzentrationsschwäche, eingeschränkte Leistungsfähigkeit, blasse Haut und Schleimhäute	Kopfschmerzen, Ohrensausen, Atemnot, Herzrasen, diffuser Schwindel bei körperlicher Belastung; Infektanfälligkeit; Brüchigkeit und Rillenbildung der Nägel, diffuser Haarausfall, trockene Haut, eingerissene Mundwinkel	tageszeiten- und situationsunabhängig; z. B. bei Frauen mit starker Monatsblutung, bei Vegetariern, bei (unbemerkten) Blutungen im Magen-Darm-Trakt	**Blutarmut, v. a. Eisenmangelanämie** Seite 296
		langsamer Puls, verminderter Antrieb, Leistungsabfall, Müdigkeit, trockene, kühle, teigige, schuppende Haut, Haarausfall, tiefere, heisere Stimme	Schwellung der Augenlider, Gewichtszunahme, Verstopfung, erniedrigte Körpertemperatur	beginnt allmählich	**Schilddrüsenunterfunktion** Seite 332
diffus mit Fieber und Schüttelfrost					**→ Fieber** Seite 22–31
Kälte- und Taubheitsgefühl in den Fingern	**zeitweilige weiße Verfärbung aller oder einzelner Finger beider Hände**	später Blau- und Rotfärbung der Finger sowie Einsetzen eines brennenden Schmerzes		tritt oft durch Kälte auf	**Raynaud-Syndrom** Seite 326
Kältegefühl in Händen und Füßen	**in zeitlichem Zusammenhang mit der Einnahme von Medikamenten, v. a. Betablockern**			andauernd, vergeht nach Absetzen der Medikamente wieder	**Nebenwirkung von Medikamenten**

Konzentrationsstörungen

Wie	Wie noch	Zusätzlich	Eventuell auch	Wann	Siehe auch
Abschweifen vom Thema, leichte Ablenkbarkeit, Zerfahrenheit, Unaufmerksamkeit	**pessimistische Weltsicht, Traurigkeit, Gleichgültigkeit, Hoffnungslosigkeit**	verminderter Antrieb, Verlust von Interessen, Angst, Schlafstörungen	körperliche Beschwerden ohne organische Erkrankung, wie z. B. Kopfschmerzen, Herzbeschwerden oder Schmerzen, Juckreiz[1]	allmählich einsetzend, nach längerer Dauer (Wochen bis Monate) meist spontane Besserung, oft in Schüben wiederkehrend	**Depression** Seite 294
	rasche Ermüdbarkeit, Erschöpfung	Kopf-, Hals-, Muskel- und/oder Gliederschmerzen, keine Erholung durch Schlaf	Muskelzuckungen, depressive Verstimmung	tageszeiten- und situationsunabhängig, Verschlechterung durch körperliche Anstrengung	**chronisches Erschöpfungssyndrom** Seite 9
	quälende Müdigkeit, die sich auch durch viel Schlaf bzw. Urlaub nicht bessern lässt	Schlafstörungen, Depressionen, Angst	Kopfschmerzen, diffuser Schwindel, Rückenschmerzen, Atemnot, Herzbeschwerden wie Herzrasen, Infektanfälligkeit	setzt allmählich bei bzw. nach dauerhafter starker Überforderung ein	**Burnout-Syndrom** Seite 9
	rasches Nachlassen der körperlichen Leistungsfähigkeit	„Sternchensehen“ oder Flimmern bzw. Schwarzwerden vor den Augen beim (raschen) Aufstehen nach längerem Liegen, Sitzen oder aus gebückter Haltung; Kälteempfindlichkeit, Frieren, oft kalte Hände und/oder Füße	diffuser Schwindel, Kopfschmerzen, Übelkeit, Ohrensausen, kurze Ohnmachtsanfälle, Herzrasen	dauert kurz, tritt immer wieder auf	**Blutdruck, niedriger** Seite 289
	verminderter Antrieb, Leistungsabfall, Müdigkeit, Interessenverlust, verlangsamter Puls	trockene, kühle, teigige, schuppende Haut, Kälteempfindlichkeit, trockene, brüchige Haare, Haarausfall, tiefere heisere Stimme	Verstopfung, Gewichtszunahme, erniedrigte Körpertemperatur	beginnt allmählich	**Schilddrüsenunterfunktion** Seite 332

[1] *siehe Seite 237*

Konzentrationsstörungen

Wie	Wie noch	Zusätzlich	Eventuell auch	Wann	Siehe auch
Abschweifen vom Thema, leichte Ablenkbarkeit, Zerfahrenheit, Unaufmerksamkeit	**Nervosität, Zittern, Schlaflosigkeit, Gewichtsabnahme trotz Heißhunger, schneller Puls**	Schwäche der Oberschenkelmuskeln, Schweißausbrüche, warme, feuchte Haut, erhöhte Körpertemperatur, Wärme wird schlecht vertragen	Durchfallneigung, erhöhte Körpertemperatur, vergrößerte Schilddrüse, aus den Höhlen hervortretende Augäpfel	beginnt allmählich	**Schilddrüsenüberfunktion** Seite 331
	rasche Ermüdbarkeit, Erschöpfung, Konzentrationsschwäche, eingeschränkte Leistungsfähigkeit	blasse Haut und Schleimhäute	Kopfschmerzen, Ohrensausen, Atemnot, Herzrasen, Schwindel bei körperlicher Belastung; Infektanfälligkeit; erhöhte Brüchigkeit und Rillenbildung der Nägel, diffuser Haarausfall, trockene Haut, eingerissene Mundwinkel	tageszeitenunabhängig; z. B. bei Frauen mit starker Monatsblutung, bei Vegetariern, in der Kindheit, Schwangerschaft und Stillzeit, bei (unbemerkten) Blutungen im Magen-Darm-Trakt	**Blutarmut, z. B. Eisenmangelanämie** Seite 296
	Müdigkeit am Tage, eingeschränkte Leistungsfähigkeit	kein erholsamer Schlaf, Probleme beim Ein- und/oder Durchschlafen, häufiges oder frühes Aufwachen	Vergesslichkeit, gestörte Merkfähigkeit, verminderte Reaktionsfähigkeit, Unfallgefahr	beginnt meist allmählich	**Schlafstörungen ohne erkennbare Ursache** Seite 9 **Schlafstörungen aufgrund körperlicher Ursachen** Seite 45–49
	Ruhelosigkeit, nicht ruhig sitzen können, nesteln, wippen, trommeln	Impulsivität, Temperamentsausbrüche, Vergesslichkeit, Unordentlichkeit, niedrige Frustrationstoleranz	erhöhte Bereitschaft zum Drogenkonsum, vermehrte Unfallgefahr, soziale und berufliche Probleme	beginnt oft in der Kindheit, bei Erwachsenen stehen Impulsivität und verminderte Aufmerksamkeit im Vordergrund	**Aufmerksamkeitsdefizit-Hyperaktivitäts-Syndrom (ADHS) bei Erwachsenen** Seite 9

Lichtempfindlichkeit

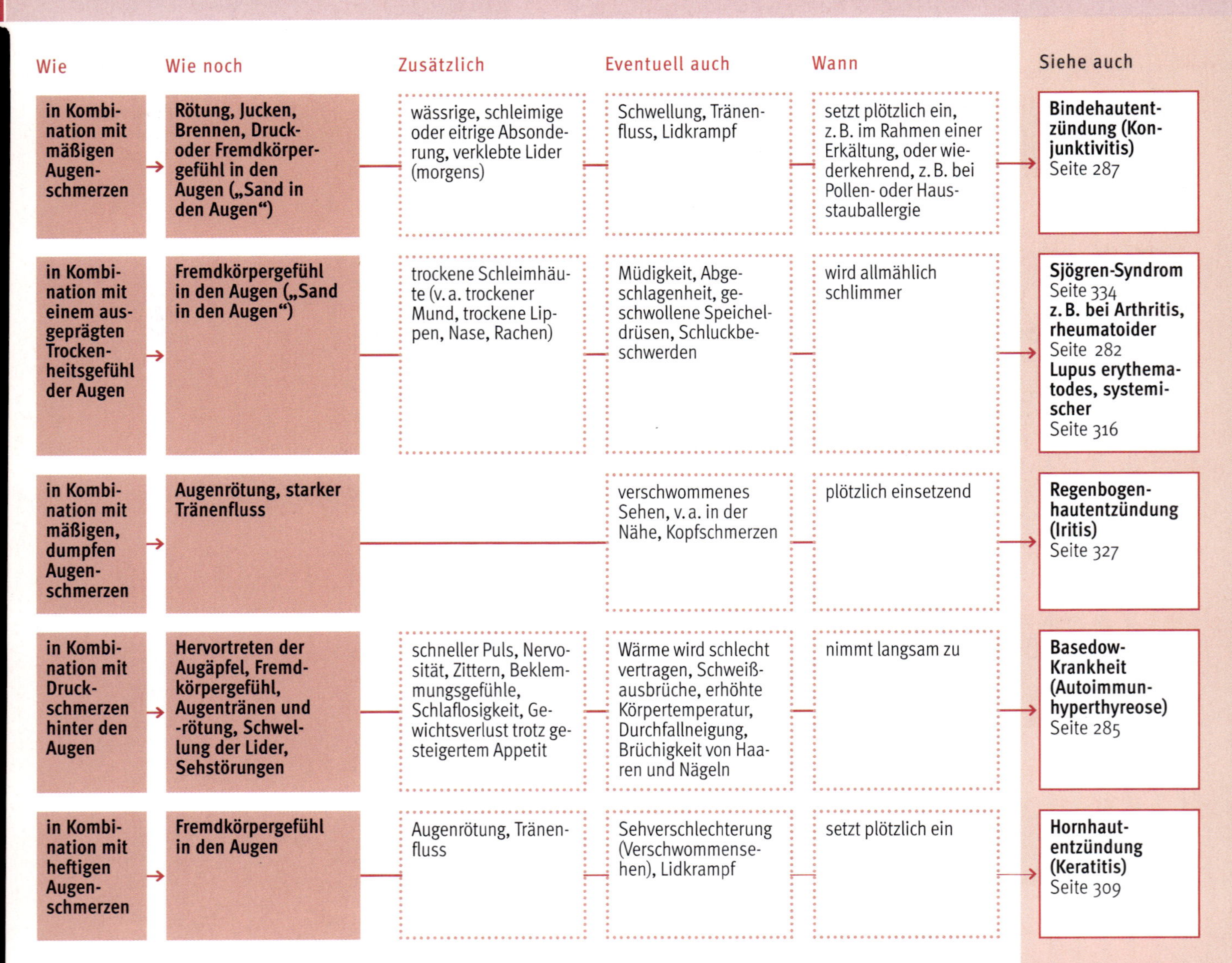

Wie	Wie noch	Zusätzlich	Eventuell auch	Wann	Siehe auch
in Kombination mit mäßigen Augenschmerzen	**Rötung, Jucken, Brennen, Druck- oder Fremdkörpergefühl in den Augen („Sand in den Augen")**	wässrige, schleimige oder eitrige Absonderung, verklebte Lider (morgens)	Schwellung, Tränenfluss, Lidkrampf	setzt plötzlich ein, z. B. im Rahmen einer Erkältung, oder wiederkehrend, z. B. bei Pollen- oder Hausstauballergie	**Bindehautentzündung (Konjunktivitis)** Seite 287
in Kombination mit einem ausgeprägten Trockenheitsgefühl der Augen	**Fremdkörpergefühl in den Augen („Sand in den Augen")**	trockene Schleimhäute (v. a. trockener Mund, trockene Lippen, Nase, Rachen)	Müdigkeit, Abgeschlagenheit, geschwollene Speicheldrüsen, Schluckbeschwerden	wird allmählich schlimmer	**Sjögren-Syndrom** Seite 334 **z. B. bei Arthritis, rheumatoider** Seite 282 **Lupus erythematodes, systemischer** Seite 316
in Kombination mit mäßigen, dumpfen Augenschmerzen	**Augenrötung, starker Tränenfluss**		verschwommenes Sehen, v. a. in der Nähe, Kopfschmerzen	plötzlich einsetzend	**Regenbogenhautentzündung (Iritis)** Seite 327
in Kombination mit Druckschmerzen hinter den Augen	**Hervortreten der Augäpfel, Fremdkörpergefühl, Augentränen und -rötung, Schwellung der Lider, Sehstörungen**	schneller Puls, Nervosität, Zittern, Beklemmungsgefühle, Schlaflosigkeit, Gewichtsverlust trotz gesteigertem Appetit	Wärme wird schlecht vertragen, Schweißausbrüche, erhöhte Körpertemperatur, Durchfallneigung, Brüchigkeit von Haaren und Nägeln	nimmt langsam zu	**Basedow-Krankheit (Autoimmunhyperthyreose)** Seite 285
in Kombination mit heftigen Augenschmerzen	**Fremdkörpergefühl in den Augen**	Augenrötung, Tränenfluss	Sehverschlechterung (Verschwommensehen), Lidkrampf	setzt plötzlich ein	**Hornhautentzündung (Keratitis)** Seite 309

Lichtempfindlichkeit

Wie	Wie noch	Zusätzlich	Eventuell auch	Wann	Siehe auch
in Kombination mit heftigen Kopf- und Nackenschmerzen →	**Nackensteifigkeit**	hohes Fieber (> 39 °C), Rückenschmerzen, schweres Krankheitsgefühl, Überempfindlichkeit gegenüber Schmerzreizen, Übelkeit, Erbrechen	Hautausschlag, Krampfanfälle, Bewusstseinstrübung	nimmt über Stunden zu	→ **Hirnhautentzündung, bakterielle** Seite 308
in Kombination mit anfallsartigen, pulsierenden oder pochenden Schmerzen in einer Kopfhälfte →	**v. a. hinter dem Auge und/oder der Stirn**	Lärmempfindlichkeit, Schwindel, Übelkeit, Verschlimmerung der Schmerzen durch körperliche Aktivität, erhebliche Beeinträchtigung der Alltagsaktivitäten	Reizbarkeit, Schwitzen, Seh- und/oder Sprachstörungen, Geruchs- und Geschmacksstörung, Missempfindungen (z. B. Ameisenlaufen, Schwäche in einem Arm oder Bein), Lähmungserscheinungen, Erbrechen	setzt oft in den frühen Morgenstunden ein, z. B. nach Wetterumschwung, Genuss bestimmter Nahrungsmittel (wie Schokolade), Stress, hormoneller Umstellung (z. B. Einsetzen der Regelblutung); dauert Stunden bis Tage (ca. 4 bis 72 Std.) an	→ **Migräne** Seite 319

Schläfrigkeit

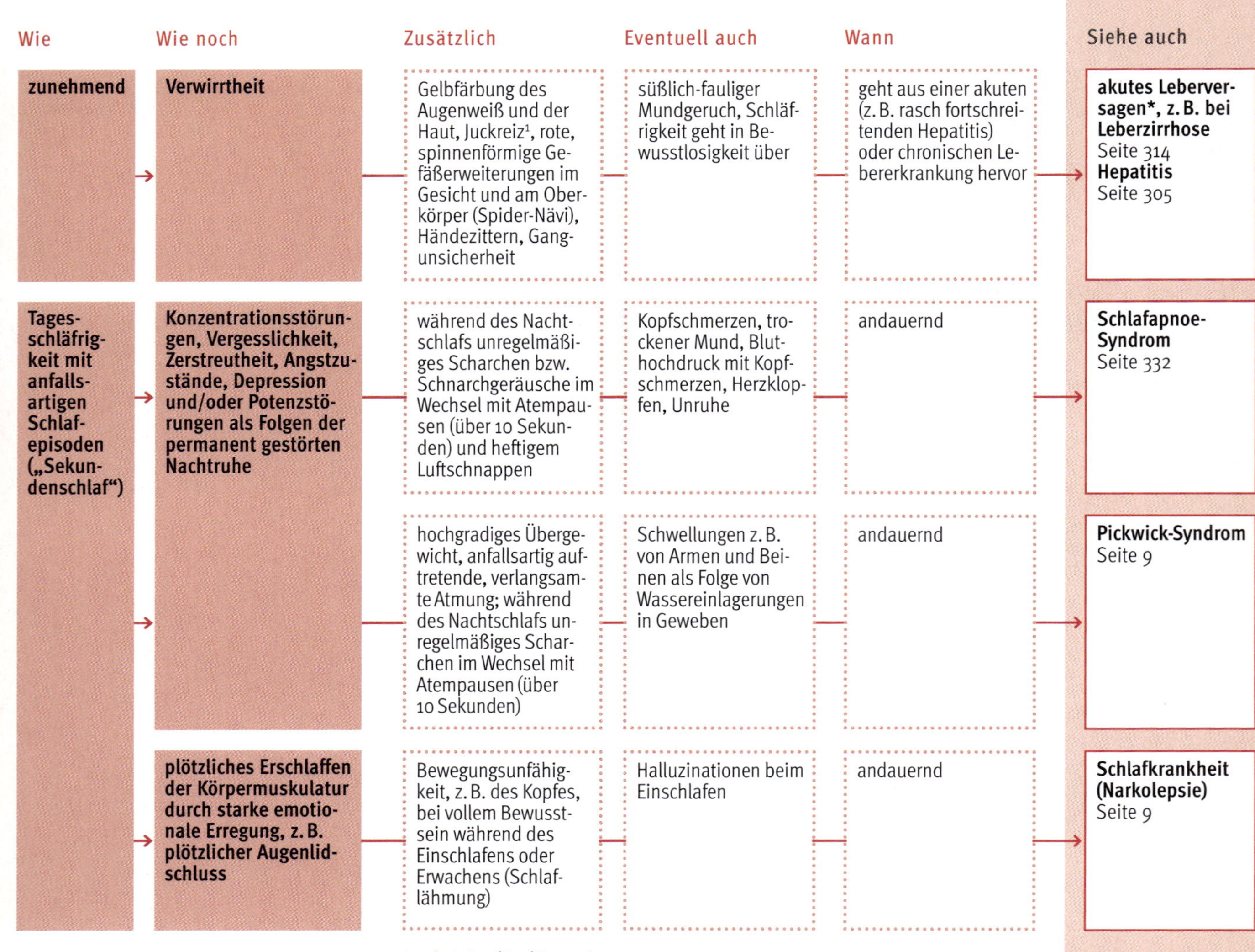

Wie	Wie noch	Zusätzlich	Eventuell auch	Wann	Siehe auch
zunehmend	**Verwirrtheit**	Gelbfärbung des Augenweiß und der Haut, Juckreiz[1], rote, spinnenförmige Gefäßerweiterungen im Gesicht und am Oberkörper (Spider-Nävi), Händezittern, Gangunsicherheit	süßlich-fauliger Mundgeruch, Schläfrigkeit geht in Bewusstlosigkeit über	geht aus einer akuten (z. B. rasch fortschreitenden Hepatitis) oder chronischen Lebererkrankung hervor	**akutes Leberversagen*, z. B. bei Leberzirrhose** Seite 314 **Hepatitis** Seite 305
Tagesschläfrigkeit mit anfallsartigen Schlafepisoden („Sekundenschlaf")	**Konzentrationsstörungen, Vergesslichkeit, Zerstreutheit, Angstzustände, Depression und/oder Potenzstörungen als Folgen der permanent gestörten Nachtruhe**	während des Nachtschlafs unregelmäßiges Scharchen bzw. Schnarchgeräusche im Wechsel mit Atempausen (über 10 Sekunden) und heftigem Luftschnappen	Kopfschmerzen, trockener Mund, Bluthochdruck mit Kopfschmerzen, Herzklopfen, Unruhe	andauernd	**Schlafapnoe-Syndrom** Seite 332
		hochgradiges Übergewicht, anfallsartig auftretende, verlangsamte Atmung; während des Nachtschlafs unregelmäßiges Scharchen im Wechsel mit Atempausen (über 10 Sekunden)	Schwellungen z. B. von Armen und Beinen als Folge von Wassereinlagerungen in Geweben	andauernd	**Pickwick-Syndrom** Seite 9
	plötzliches Erschlaffen der Körpermuskulatur durch starke emotionale Erregung, z. B. plötzlicher Augenlidschluss	Bewegungsunfähigkeit, z. B. des Kopfes, bei vollem Bewusstsein während des Einschlafens oder Erwachens (Schlaflähmung)	Halluzinationen beim Einschlafen	andauernd	**Schlafkrankheit (Narkolepsie)** Seite 9

*** sofort den (Not-)Arzt rufen**

[1] *siehe Seite 236*

Schlafstörungen aufgrund körperlicher Ursachen

Wie	Wie noch	Zusätzlich	Eventuell auch	Wann	Siehe auch
nicht erholsamer Schlaf aufgrund der unter „siehe auch" genannten internistischen Erkrankungen	**Erwachen in den frühen Morgenstunden durch drückende oder brennende Brustschmerzen, die in Arme, Bauch und/oder Unterkiefer ausstrahlen**	Engegefühl im Brustkorb (wie ein „Reifen" um die Brust), Beschwerden meist auch am Tag, v. a. bei körperlicher Anstrengung	Beschwerden treten auch in Ruhe auf, Herzrasen und Herzstolpern, (Todes-)Angst	plötzlich einsetzend, weniger als 15 Minuten andauernd, nehmen die Beschwerden nach 15 Minuten nicht ab, Verdacht auf Herzinfarkt*	**Angina-pectoris-Anfall bei koronarer Herzkrankheit (KHK)** Seite 312
	Erwachen während der Nacht oder in den frühen Morgenstunden bei Linksseitenlage oder aufgrund von Atemnot	Besserung der Beschwerden im Sitzen	häufiges nächtliches Wasserlassen, bläuliche Verfärbung von Schleimhäuten und Haut (Zyanose), Herzstolpern, Herzrasen	tritt immer wieder während des Schlafs (v. a. in den frühen Morgenstunden) auf	**Herzschwäche** Seite 307
	besonders in den frühen Morgenstunden Aufwachen aus dem Schlaf mit (starker) Atemnot, Müdigkeit am Tag	auch tagsüber anfallsweise Atemnot mit erschwerter, pfeifender Ausatmung	chronischer Husten, beschleunigter Puls	tritt plötzlich während des Schlafs (v. a. in den frühen Morgenstunden) auf (meist bei nicht ausreichender Behandlung)	**Asthma bronchiale** Seite 283
	wiederholtes nächtliches Aufwachen aus dem Schlaf durch Atemnot oder Husten, Müdigkeit am Tag	auch am Tag, v. a. morgens Husten mit gelblich grünlichem, nur schwer abzuhustendem Auswurf, Atemnot bei Belastung, oft Gewichtsverlust	Atemnot auch in Ruhe, bläuliche Haut und Schleimhäute (Zyanose), fassförmiges Aussehen der Brust[1], Blutbeimengungen im Auswurf, Herzrasen	tritt plötzlich oder immer wieder während des Schlafs auf	**Bronchitis, chronische/COPD** Seite 290
	wiederholtes nächtliches Erwachen durch brennende Schmerzen bzw. Druckgefühl hinter dem Brustbein, oft saures Aufstoßen, Müdigkeit am Tag	am Tag oft ähnliche Beschwerden z. B. nach üppigen, fettreichen Mahlzeiten	Mundgeruch, Brennen der Speiseröhre beim Schlucken, trockener Reizhusten	Verstärkung durch Liegen, tritt daher immer wieder während des Schlafs auf	**Sodbrennen bei Refluxkrankheit** Seite 327 **refluxbedingte Speiseröhrenentzündung** Seite 334

*** sofort den (Not-)Arzt rufen**

[1] *siehe Seite 16*

Schlafstörungen aufgrund körperlicher Ursachen

Wie	Wie noch	Zusätzlich	Eventuell auch	Wann	Siehe auch
nicht erholsamer Schlaf aufgrund der unter „siehe auch“ genannten internistischen Erkrankungen	**nächtliches Erwachen aus dem Schlaf mit Schmerzen im Oberbauch oder im rechten Mittelbauch (Nüchternschmerz), Müdigkeit am Tag**	auch tagsüber oft Schmerzen bei leerem Magen, Besserung nach dem Essen; Erbrechen	Gewichtsverlust, Bluterbrechen, Teerstuhl, Rückenschmerzen	tritt immer wieder während des Schlafs auf	**Zwölffingerdarmgeschwür** Seite 318
	Ein- und Durchschlafstörungen durch nächtlichen Husten und Nachtschweiß	Fieber(schübe) v. a. am Abend und in der Nacht	chronischer Husten, Appetitlosigkeit, Gewichtsverlust, Abgeschlagenheit	andauernd	**Tuberkulose** Seite 336
	Ein- und Durchschlafstörungen, verkürzte Schlafdauer	schneller Puls, Nervosität, Unruhe, Zittern, Gewichtsverlust trotz Heißhunger, vermehrtes Schwitzen	Durchfallneigung, erhöhte Körpertemperatur, vergrößerte Schilddrüse, aus den Höhlen hervortretende Augäpfel	andauernd	**Schilddrüsenüberfunktion** Seite 331
	nächtliches Erwachen oder Schlaflosigkeit aufgrund von Gelenkschmerzen, anfangs v. a. wegen Schmerzen in den Fingergrund- und Fingermittelgelenken, später auch in größeren Gelenken (z. B. Kniegelenk)	morgendliche Steifigkeit der betroffenen Gelenke, später auch symmetrischer Befall und Deformierung größerer Gelenke, mitunter Knoten unter der Haut	Nachtschweiß, trockene Augen und Mundschleimhaut (Sicca-Syndrom); Neigung zu Hautdefekten (z. B. an den Unterschenkeln) und zu Entzündungen des Rippenfells bzw. Herzbeutels, Fieberschübe	v. a. während eines akuten Schubs	**rheumatische Erkrankungen, z. B. Arthritis, rheumatoide** Seite 282
	Schlaflosigkeit durch unerträgliche Schmerzen, Schwellung und Rötung des Großzehengrundgelenks, mitunter auch eines anderen Gelenks (z. B. Knie-/Sprunggelenk)	starke Berührungsempfindlichkeit, z. B. wird das Auflegen der Bettdecke als zu schmerzhaft empfunden, Krankheitsgefühl	(mäßiges) Fieber, Kopfschmerzen, Erbrechen, erhöhter Puls	tritt plötzlich auf, dauert 1–3 Nächte an	**Gicht, akuter Schub** Seite 301

Schlafstörungen aufgrund körperlicher Ursachen

Wie	Wie noch	Zusätzlich	Eventuell auch	Wann	Siehe auch
nicht erholsamer Schlaf aufgrund der unter „siehe auch" genannten internistischen Erkrankungen	**Ein- und Durchschlafstörungen durch diffuse Schmerzen der Muskeln, Sehnenansätze und Gelenke, die sich durch Bewegung oft bessern**	Taubheitsgefühle, z. B. im Gesicht, an Händen und Füßen, oft Symptome des chronischen Erschöpfungssyndroms wie starke Müdigkeit und Konzentrationsschwäche	Schluckbeschwerden, häufiges Schwitzen	tritt andauernd oder phasenweise (z. B. in stressbelasteten Situationen) auf	**Fibromyalgie** Seite 298
	Ein- und Durchschlafstörungen, oft aufgrund von Schmerzen, und/oder (starkes) nächtliches Schwitzen	rasche Ermüdbarkeit, andauernde Abgeschlagenheit, Leistungsminderung	Gewichtsverlust, Fieber	tritt plötzlich und dann immer wieder auf oder andauernd	**Krebserkrankungen, fortgeschrittene**
	Ein- und Durchschlafstörungen als Folge von (starkem) nächtlichem Schwitzen	Gewichtsverlust, vergrößerte Lymphknoten	Fieber(schübe) auch am Tag, Infektanfälligkeit, Abgeschlagenheit, Juckreiz am ganzen Körper	andauernd oder phasenweise auftretend	**Hodgkin-Krankheit** Seite 309 **Non-Hodgkin-Krankheit** Seite 323 **Leukämie** Seite 314
nicht erholsamer Schlaf aufgrund neurologischer Erkrankungen	**v. a. frühmorgendliches Erwachen, ohne wieder einschlafen zu können, aber auch Ein- und Durchschlafstörungen, Müdigkeit am Tag**	pessimistische Weltsicht, Traurigkeit, Gleichgültigkeit, Hoffnungslosigkeit, verminderter Antrieb, Verlust von Interessen, Angst	körperliche Beschwerden ohne organische Erkrankung, wie z. B. Kopfschmerzen, Herzbeschwerden, Atemnot, Schmerzen, Juckreiz[1]	setzt allmählich ein, nach längerer Dauer (Wochen bis Monate) meist wieder spontane Besserung, kehrt oft in Schüben wieder	**Depression** Seite 294

[1] *siehe Seite 237*

Schlafstörungen aufgrund körperlicher Ursachen

Wie	Wie noch	Zusätzlich	Eventuell auch	Wann	Siehe auch
nicht erholsamer Schlaf aufgrund neurologischer Erkrankungen	**Ein- oder Durchschlafstörungen durch Schmerzen und Missempfindungen in der Tiefe der Beine in Ruhe und im Liegen, die sich durch Bewegung bessern (Bewegungsdrang), Müdigkeit am Tag**	oft auch unbemerktes Erwachen durch unwillkürliche Bewegungen	Unruhe, Konzentrationsstörungen, Vergesslichkeit, Leistungsabfall	andauernd oder phasenweise bzw. allmählich schlimmer werdend	**Restless-Legs-Syndrom (Syndrom der unruhigen Beine)** Seite 328
	häufige, subjektiv unbemerkte kurze Unterbrechungen des Schlafes nach Atemstillständen (über 10 Sekunden) bei lautem, unregelmäßigem Schnarchen (wird oft nur vom Bettnachbarn bemerkt)	starke Müdigkeit bzw. Schläfrigkeit, Neigung zum Einschlafen am Tage, z. B. beim Autofahren („Sekundenschlaf“)	Konzentrationsstörungen, Vergesslichkeit, Zerstreutheit, Angstzustände, Depression und/oder Potenzstörungen als Folgen der permanent gestörten Nachtruhe, Kopfschmerzen, trockener Mund, Bluthochdruck mit Kopfschmerzen, Herzklopfen, Unruhe	andauernd	**Schlafapnoe-Syndrom** Seite 332
nicht erholsamer Schlaf aufgrund häufigen nächtlichen Wasserlassens	**oft Ausscheidung größerer Urinmengen**	auch am Tag häufige Ausscheidung größerer Urinmengen, Abgeschlagenheit	Konzentrationsstörungen, Kopfschmerzen infolge eines Bluthochdrucks, Infektanfälligkeit; erhöhte Brüchigkeit und Rillenbildung der Nägel, diffuser Haarausfall, trockene Haut als Folgen einer Blutarmut	andauernd	**Niereninsuffizienz, chronische (Frühstadium)** Seite 323

Schlafstörungen aufgrund körperlicher Ursachen

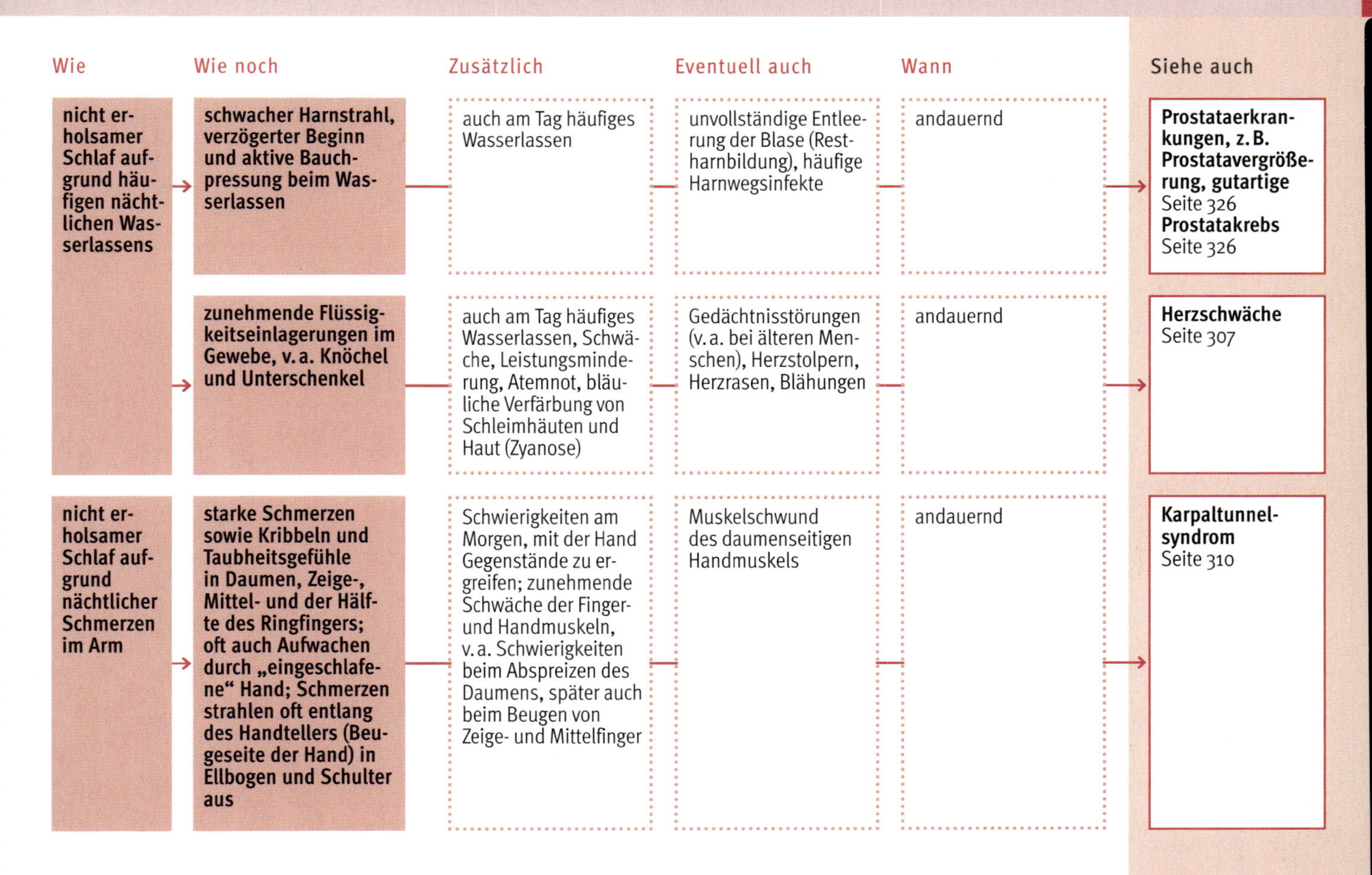

Wie	Wie noch	Zusätzlich	Eventuell auch	Wann	Siehe auch
nicht erholsamer Schlaf aufgrund häufigen nächtlichen Wasserlassens	**schwacher Harnstrahl, verzögerter Beginn und aktive Bauchpressung beim Wasserlassen**	auch am Tag häufiges Wasserlassen	unvollständige Entleerung der Blase (Restharnbildung), häufige Harnwegsinfekte	andauernd	**Prostataerkrankungen, z. B. Prostatavergrößerung, gutartige** Seite 326 **Prostatakrebs** Seite 326
	zunehmende Flüssigkeitseinlagerungen im Gewebe, v. a. Knöchel und Unterschenkel	auch am Tag häufiges Wasserlassen, Schwäche, Leistungsminderung, Atemnot, bläuliche Verfärbung von Schleimhäuten und Haut (Zyanose)	Gedächtnisstörungen (v. a. bei älteren Menschen), Herzstolpern, Herzrasen, Blähungen	andauernd	**Herzschwäche** Seite 307
nicht erholsamer Schlaf aufgrund nächtlicher Schmerzen im Arm	**starke Schmerzen sowie Kribbeln und Taubheitsgefühle in Daumen, Zeige-, Mittel- und der Hälfte des Ringfingers; oft auch Aufwachen durch „eingeschlafene“ Hand; Schmerzen strahlen oft entlang des Handtellers (Beugeseite der Hand) in Ellbogen und Schulter aus**	Schwierigkeiten am Morgen, mit der Hand Gegenstände zu ergreifen; zunehmende Schwäche der Finger- und Handmuskeln, v. a. Schwierigkeiten beim Abspreizen des Daumens, später auch beim Beugen von Zeige- und Mittelfinger	Muskelschwund des daumenseitigen Handmuskels	andauernd	**Karpaltunnelsyndrom** Seite 310

Schnarchen

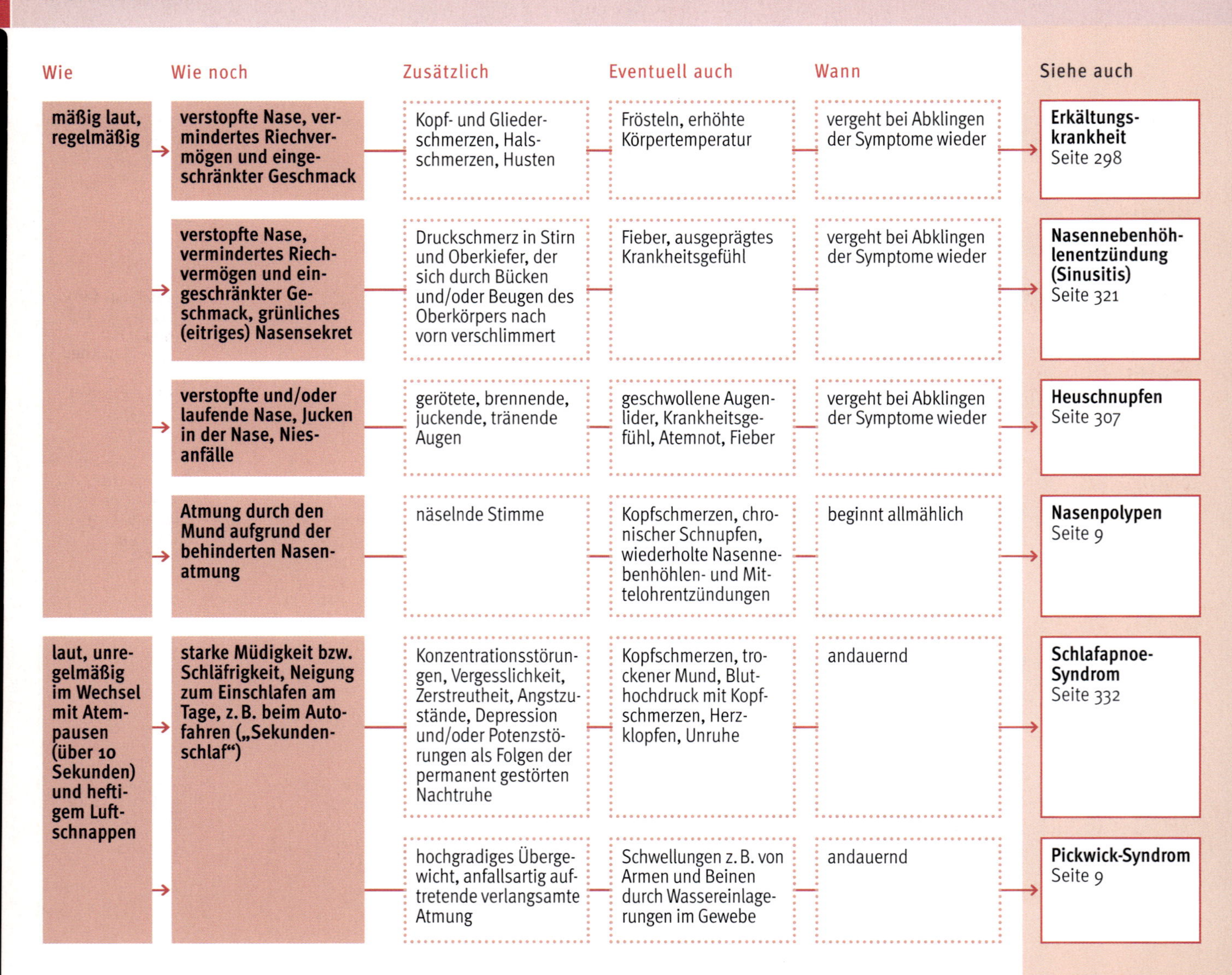

Wie	Wie noch	Zusätzlich	Eventuell auch	Wann	Siehe auch
mäßig laut, regelmäßig	**verstopfte Nase, vermindertes Riechvermögen und eingeschränkter Geschmack**	Kopf- und Gliederschmerzen, Halsschmerzen, Husten	Frösteln, erhöhte Körpertemperatur	vergeht bei Abklingen der Symptome wieder	**Erkältungskrankheit** Seite 298
	verstopfte Nase, vermindertes Riechvermögen und eingeschränkter Geschmack, grünliches (eitriges) Nasensekret	Druckschmerz in Stirn und Oberkiefer, der sich durch Bücken und/oder Beugen des Oberkörpers nach vorn verschlimmert	Fieber, ausgeprägtes Krankheitsgefühl	vergeht bei Abklingen der Symptome wieder	**Nasennebenhöhlenentzündung (Sinusitis)** Seite 321
	verstopfte und/oder laufende Nase, Jucken in der Nase, Niesanfälle	gerötete, brennende, juckende, tränende Augen	geschwollene Augenlider, Krankheitsgefühl, Atemnot, Fieber	vergeht bei Abklingen der Symptome wieder	**Heuschnupfen** Seite 307
	Atmung durch den Mund aufgrund der behinderten Nasenatmung	näselnde Stimme	Kopfschmerzen, chronischer Schnupfen, wiederholte Nasennebenhöhlen- und Mittelohrentzündungen	beginnt allmählich	**Nasenpolypen** Seite 9
laut, unregelmäßig im Wechsel mit Atempausen (über 10 Sekunden) und heftigem Luftschnappen	**starke Müdigkeit bzw. Schläfrigkeit, Neigung zum Einschlafen am Tage, z. B. beim Autofahren („Sekundenschlaf“)**	Konzentrationsstörungen, Vergesslichkeit, Zerstreutheit, Angstzustände, Depression und/oder Potenzstörungen als Folgen der permanent gestörten Nachtruhe	Kopfschmerzen, trockener Mund, Bluthochdruck mit Kopfschmerzen, Herzklopfen, Unruhe	andauernd	**Schlafapnoe-Syndrom** Seite 332
		hochgradiges Übergewicht, anfallsartig auftretende verlangsamte Atmung	Schwellungen z. B. von Armen und Beinen durch Wassereinlagerungen im Gewebe	andauernd	**Pickwick-Syndrom** Seite 9

Schwellungen

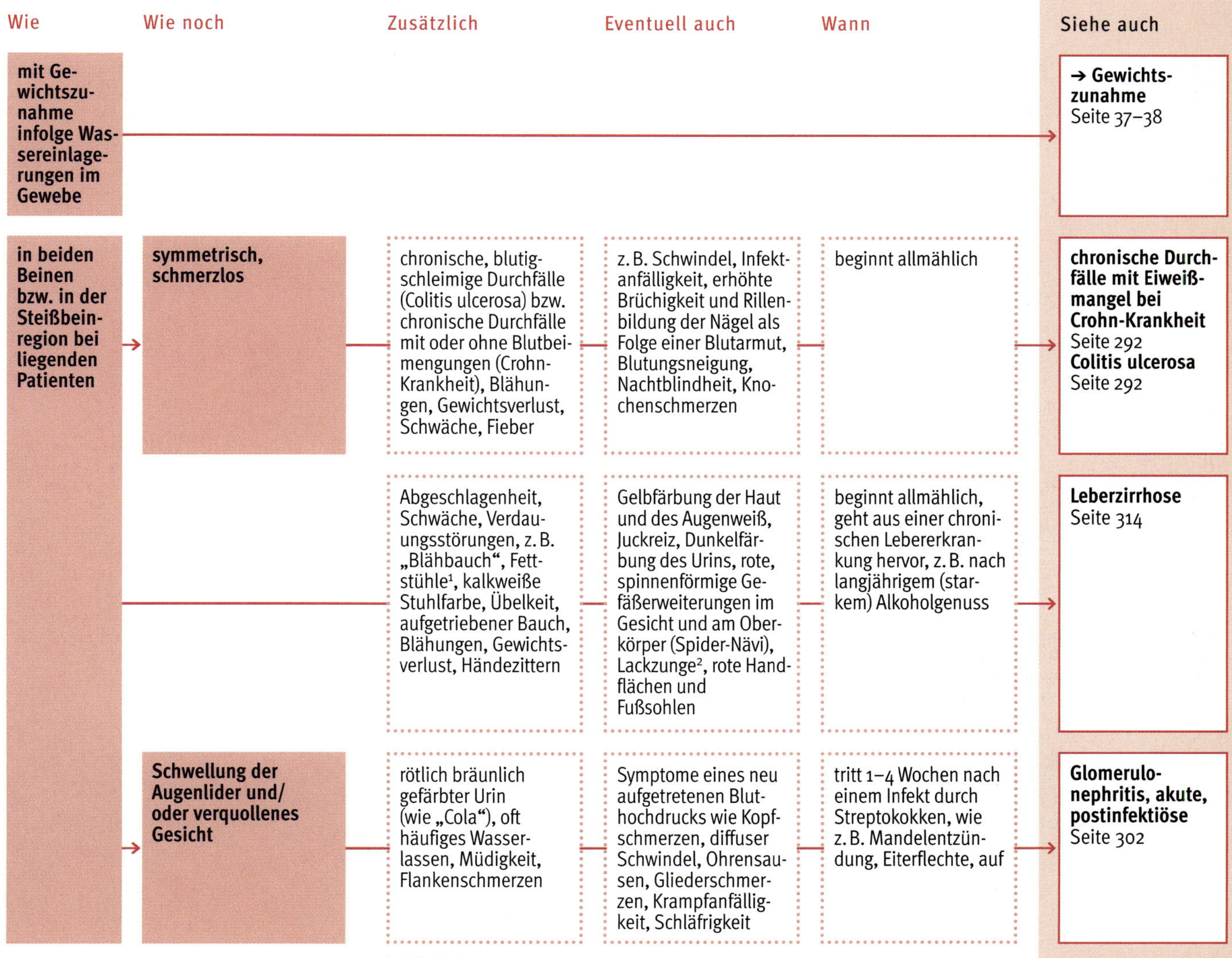

Wie	Wie noch	Zusätzlich	Eventuell auch	Wann	Siehe auch
mit Gewichtszunahme infolge Wassereinlagerungen im Gewebe					**→ Gewichtszunahme** Seite 37–38
in beiden Beinen bzw. in der Steißbeinregion bei liegenden Patienten	**symmetrisch, schmerzlos**	chronische, blutig-schleimige Durchfälle (Colitis ulcerosa) bzw. chronische Durchfälle mit oder ohne Blutbeimengungen (Crohn-Krankheit), Blähungen, Gewichtsverlust, Schwäche, Fieber	z. B. Schwindel, Infektanfälligkeit, erhöhte Brüchigkeit und Rillenbildung der Nägel als Folge einer Blutarmut, Blutungsneigung, Nachtblindheit, Knochenschmerzen	beginnt allmählich	**chronische Durchfälle mit Eiweißmangel bei Crohn-Krankheit** Seite 292 **Colitis ulcerosa** Seite 292
		Abgeschlagenheit, Schwäche, Verdauungsstörungen, z. B. „Blähbauch“, Fettstühle[1], kalkweiße Stuhlfarbe, Übelkeit, aufgetriebener Bauch, Blähungen, Gewichtsverlust, Händezittern	Gelbfärbung der Haut und des Augenweiß, Juckreiz, Dunkelfärbung des Urins, rote, spinnenförmige Gefäßerweiterungen im Gesicht und am Oberkörper (Spider-Nävi), Lackzunge[2], rote Handflächen und Fußsohlen	beginnt allmählich, geht aus einer chronischen Lebererkrankung hervor, z. B. nach langjährigem (starkem) Alkoholgenuss	**Leberzirrhose** Seite 314
	Schwellung der Augenlider und/oder verquollenes Gesicht	rötlich bräunlich gefärbter Urin (wie „Cola“), oft häufiges Wasserlassen, Müdigkeit, Flankenschmerzen	Symptome eines neu aufgetretenen Bluthochdrucks wie Kopfschmerzen, diffuser Schwindel, Ohrensausen, Gliederschmerzen, Krampfanfälligkeit, Schläfrigkeit	tritt 1–4 Wochen nach einem Infekt durch Streptokokken, wie z. B. Mandelentzündung, Eiterflechte, auf	**Glomerulonephritis, akute, postinfektiöse** Seite 302

[1] *siehe Seite 205*
[2] *siehe Seite 119*

Schwellungen

Wie	Wie noch	Zusätzlich	Eventuell auch	Wann	Siehe auch
teigig (kissenartig) an beiden Schienbeinvorderseiten	**symmetrisch, schmerzlos, oft auch an Händen und Fingern, bei Druck auf die Schwellung bleibt keine Delle zurück, rötlich bläuliche Verfärbung der geschwollenen Haut**	Hervortreten der Augäpfel, schneller Puls, Nervosität, Zittern, Beklemmungsgefühle, Schlaflosigkeit, Gewichtsverlust trotz gesteigertem Appetit, Schweißausbrüche	Wärmeempfindlichkeit, erhöhte Körpertemperatur, Durchfallneigung, Brüchigkeit von Haaren und Nägeln	nimmt langsam zu	**Basedow-Krankheit (Autoimmunhyperthyreose)** Seite 285
sich meist von der Achsel über den Arm oder von der Leiste über das Bein nach unten ausbreitend	**einseitig, schmerzlos, bei Druck auf die Schwellung bleibt eine Delle zurück, oft Rückbildung in der Nacht, später oft andauernd**	Vorfuß und Zehen sind nicht betroffen; bei Lymphödem am Arm oft Ausbreitung der Beschwerden auf die Hand	Infektionsneigung der betroffenen Haut	nimmt langsam zu, oft als Folge einer Brustkrebsoperation (Arm), aber auch nach Verletzung, Entzündung oder Vernarbungen, z. B. an Arm oder Bein	**sekundäres Lymphödem** Seite 9
in einem Bein (v. a. Unterschenkel und Fuß) unter Aussparung der Zehen	**entwickelt sich im Laufe des Tages und bessert sich am Morgen bzw. durch Hochlagern des Beins; später ist sie ständig vorhanden; Spannungsgefühl in den Beinen v. a. nach längerem Stehen; kleine, venöse Gefäßneubildungen in der Haut (Besenreiser); meist auch sackförmig oder zylindrisch erweiterte Venen (Krampfadern)**	dunkelblaue Hautveränderungen an den Fußrändern, rotbraune Flecken am Unterschenkel und weiße Flecken oberhalb des Sprunggelenks; später oft auch gerötete, nässende, schuppende Haut und starker Juckreiz; Neigung zu (kleinen) schlecht oder nicht heilenden Verletzungen v. a. oberhalb des Innenknöchels	gamaschenartige, derbe, harte, feste Haut des gesamten unteren Drittels des Unterschenkels; offenes Bein (Ulcus cruris)	wird allmählich schlimmer	**Veneninsuffizienz, chronische (→ Krampfadern)** Seite 313

Schwellungen

Wie	Wie noch	Zusätzlich	Eventuell auch	Wann	Siehe auch
in einem Bein unter Aussparung der Zehen	**schmerzhafte Schwere und Spannungsgefühl im betroffenen Bein (ähnlich wie „Muskelkater), meist in Wade, Kniekehle, Leiste und/oder Fuß**	Schmerzen beim Gehen, bläulich-glänzende Haut, Überwärmung des betroffenen Beines	Schmerzen bei Druck auf die Wade, das ganze Bein nimmt an Umfang zu	setzt plötzlich ein, z. B. nach mehrtägiger Bettlägerigkeit, sehr langem Sitzen auf Reisen, starker körperlicher Belastung	**Beinvenenthrombose, tiefe** Seite 287
Gesicht, Hals, Arme	**nicht schmerzhaft, mitunter leichtes Spannungsgefühl der betroffenen Haut**	Symptome bleiben auf die Haut beschränkt	Beschwerden einer Nesselsucht wie juckende, kleine Hautschwellungen an anderen Körperstellen	meist plötzlicher Beginn, dauert mehrere Tage an	**(gutartiges) Quincke-Ödem z. B. bei Allergie auf ACE-Hemmer (Medikamentenallergie), → Nesselsucht (Urtikaria)** Seite 322
umschrieben an einer Körperstelle	**Juckreiz und Rötung der betroffenen Hautstelle, z. B. im Gesicht**	Hitzegefühl im Körper, diffuser Schwindel durch Blutdruckabfall, Kopfschmerzen, Übelkeit, Erbrechen, schneller Puls, Herzrasen, Angst, Bewusstseinsverlust*	Atemnot bis hin zum Atemstillstand*, Herz-Kreislauf-Stillstand*	setzt plötzlich ein, z. B. nach Insektenstich, Medikamenteneinnahme oder dem Verzehr eines unverträglichen Lebensmittels	**allergisches Ödem bei anaphylaktischem Schock*** Seite 281
umschrieben an verschiedenen Körperstellen	**v. a. um die Augen herum, oft auch an Handrücken, Armen und Beinen**	Gewichtszunahme, langsamer Puls, verminderter Antrieb, Leistungsabfall, Müdigkeit, Kälteempfindlichkeit	trockene, kühle, teigige, schuppende Haut, raue bzw. tiefere, heisere Stimme, brüchige Fingernägel, trockene Haare, Haarausfall	nimmt allmählich zu	**Myxödem bei Schilddrüsenunterfunktion** Seite 332

*** sofort den (Not-)Arzt rufen**

Sprech- und Sprachstörungen

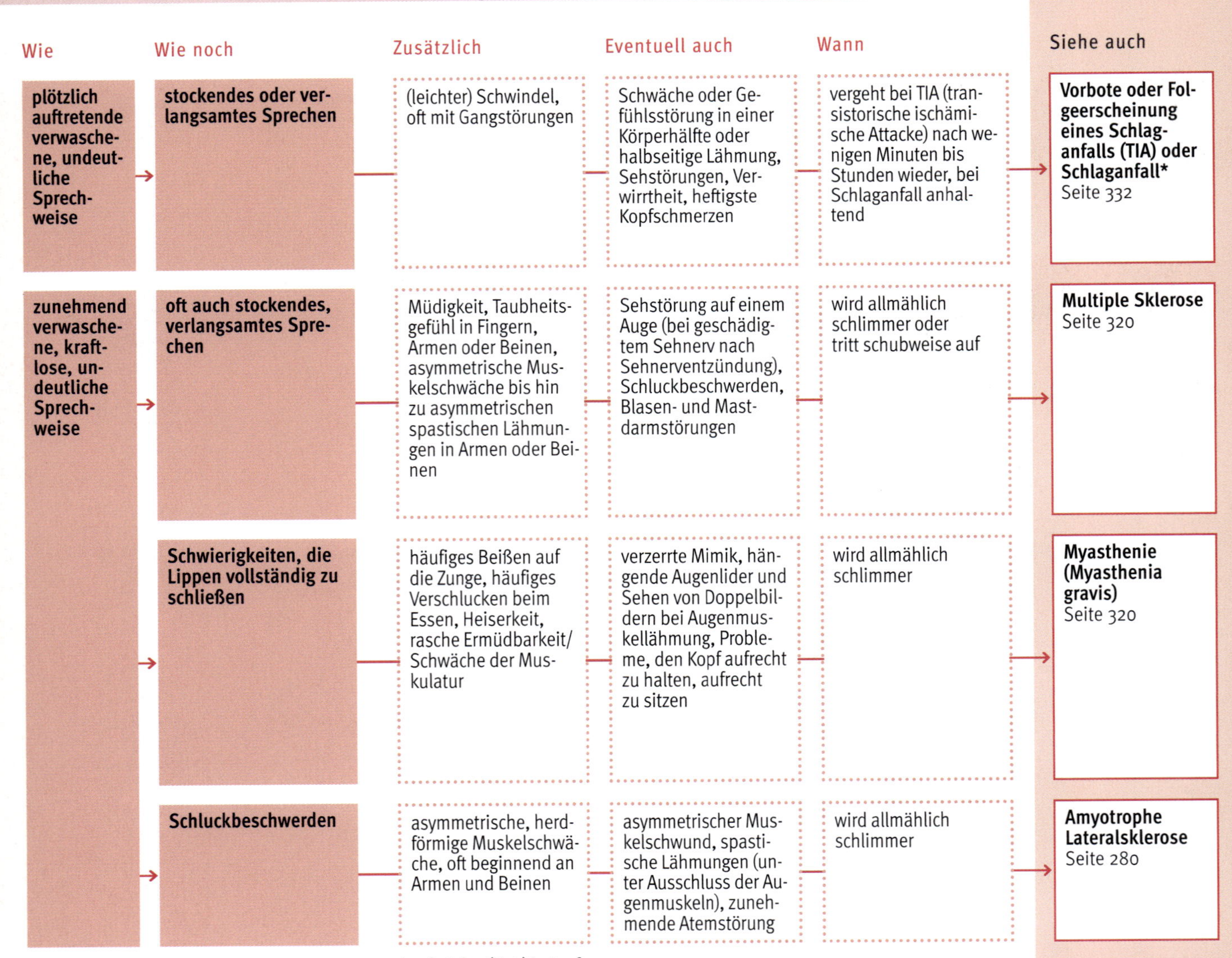

Wie	Wie noch	Zusätzlich	Eventuell auch	Wann	Siehe auch
plötzlich auftretende verwaschene, undeutliche Sprechweise	**stockendes oder verlangsamtes Sprechen**	(leichter) Schwindel, oft mit Gangstörungen	Schwäche oder Gefühlsstörung in einer Körperhälfte oder halbseitige Lähmung, Sehstörungen, Verwirrtheit, heftigste Kopfschmerzen	vergeht bei TIA (transistorische ischämische Attacke) nach wenigen Minuten bis Stunden wieder, bei Schlaganfall anhaltend	**Vorbote oder Folgeerscheinung eines Schlaganfalls (TIA) oder Schlaganfall*** Seite 332
zunehmend verwaschene, kraftlose, undeutliche Sprechweise	**oft auch stockendes, verlangsamtes Sprechen**	Müdigkeit, Taubheitsgefühl in Fingern, Armen oder Beinen, asymmetrische Muskelschwäche bis hin zu asymmetrischen spastischen Lähmungen in Armen oder Beinen	Sehstörung auf einem Auge (bei geschädigtem Sehnerv nach Sehnerventzündung), Schluckbeschwerden, Blasen- und Mastdarmstörungen	wird allmählich schlimmer oder tritt schubweise auf	**Multiple Sklerose** Seite 320
	Schwierigkeiten, die Lippen vollständig zu schließen	häufiges Beißen auf die Zunge, häufiges Verschlucken beim Essen, Heiserkeit, rasche Ermüdbarkeit/ Schwäche der Muskulatur	verzerrte Mimik, hängende Augenlider und Sehen von Doppelbildern bei Augenmuskellähmung, Probleme, den Kopf aufrecht zu halten, aufrecht zu sitzen	wird allmählich schlimmer	**Myasthenie (Myasthenia gravis)** Seite 320
	Schluckbeschwerden	asymmetrische, herdförmige Muskelschwäche, oft beginnend an Armen und Beinen	asymmetrischer Muskelschwund, spastische Lähmungen (unter Ausschluss der Augenmuskeln), zunehmende Atemstörung	wird allmählich schlimmer	**Amyotrophe Lateralsklerose** Seite 280

*** sofort den (Not-)Arzt rufen**

Sprech- und Sprachstörungen

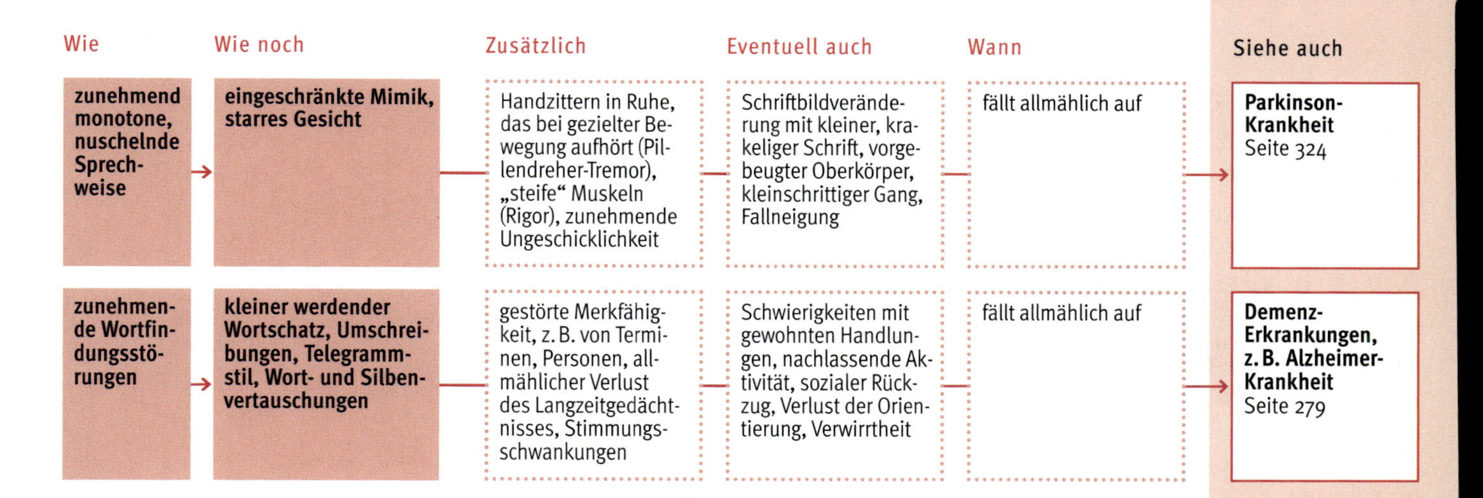

Wie	Wie noch	Zusätzlich	Eventuell auch	Wann	Siehe auch
zunehmend monotone, nuschelnde Sprechweise	**eingeschränkte Mimik, starres Gesicht**	Handzittern in Ruhe, das bei gezielter Bewegung aufhört (Pillendreher-Tremor), „steife“ Muskeln (Rigor), zunehmende Ungeschicklichkeit	Schriftbildveränderung mit kleiner, krakeliger Schrift, vorgebeugter Oberkörper, kleinschrittiger Gang, Fallneigung	fällt allmählich auf	**Parkinson-Krankheit** Seite 324
zunehmende Wortfindungsstörungen	**kleiner werdender Wortschatz, Umschreibungen, Telegrammstil, Wort- und Silbenvertauschungen**	gestörte Merkfähigkeit, z. B. von Terminen, Personen, allmählicher Verlust des Langzeitgedächtnisses, Stimmungsschwankungen	Schwierigkeiten mit gewohnten Handlungen, nachlassende Aktivität, sozialer Rückzug, Verlust der Orientierung, Verwirrtheit	fällt allmählich auf	**Demenz-Erkrankungen, z. B. Alzheimer-Krankheit** Seite 279

Vergesslichkeit/Gedächtnisstörungen

Wie	Wie noch	Zusätzlich	Eventuell auch	Wann	Siehe auch
vorübergehende bzw. behandelbare Vergesslichkeit	**verminderter Antrieb, Gleichgültigkeit, Verlust von Interessen**	pessimistische Weltsicht, Traurigkeit, Hoffnungslosigkeit, Angst, Schlafstörungen	körperliche Beschwerden ohne organische Erkrankung, wie z. B. Kopfschmerzen, Herzbeschwerden, Atemnot, Juckreiz[1]	setzt allmählich ein, nach längerer Dauer (Wochen bis Monate) meist wieder spontane Besserung, kehrt oft in Schüben wieder	**Depression** Seite 294
	starke körperliche und geistige Erschöpfung und Leistungsminderung	andauernde, auch durch viel Schlaf nicht zu bessernde Müdigkeit	Kopf-, Hals-, Muskel- und/oder Gliederschmerzen, depressive Verstimmung, Muskelzuckungen	setzt allmählich ein, dauert über mindestens sechs Monate an, tageszeitenunabhängig, Verschlechterung durch körperliche Anstrengung	**chronisches Erschöpfungssyndrom** Seite 9
	Leistungsabfall, Müdigkeit, Interessenverlust	langsamer Puls, verminderter Antrieb, Kälteempfindlichkeit, trockene, kühle, teigige, schuppende Haut, trockene, brüchige Haare, tiefere, heisere Stimme, Verstopfung	erniedrigte Körpertemperatur, Gewichtszunahme	beginnt allmählich	**Schilddrüsenunterfunktion** Seite 332
	Schlaflosigkeit, Nervosität, Zittern	schneller Puls, Gewichtsverlust trotz Heißhunger, Schweißausbrüche, Wärme wird schlecht vertragen, warme, feuchte Haut, erhöhte Körpertemperatur, Durchfallneigung	vergrößerte Schilddrüse, aus den Höhlen hervortretende Augäpfel	beginnt allmählich	**Schilddrüsenüberfunktion** Seite 331

[1] *siehe Seite 237*

Vergesslichkeit/Gedächtnisstörungen

Wie	Wie noch	Zusätzlich	Eventuell auch	Wann	Siehe auch
vorübergehende bzw. behandelbare Vergesslichkeit	**Schwäche, Leistungsminderung**	Atemnot, bläuliche Haut und Schleimhäute (Zyanose), Wassereinlagerungen im Bereich der Knöchel und Unterschenkel, häufiges nächtliches Wasserlassen	Gedächtnisstörungen (v. a. bei älteren Menschen), Herzstolpern, Herzrasen, Appetitlosigkeit, Blähungen	nimmt allmählich zu, Verstärkung durch körperliche Anstrengung	**schwere Herzschwäche** Seite 307
	rasche Ermüdbarkeit, Erschöpfung, Konzentrationsschwäche, eingeschränkte Leistungsfähigkeit	blasse Haut und Schleimhäute	z. B. Kopfschmerzen, Ohrensausen, Atemnot, Herzrasen, Schwindel bei körperlicher Belastung; Infektanfälligkeit; erhöhte Brüchigkeit und Rillenbildung der Nägel, Haarausfall	tageszeiten- und situationsunabhängig; z. B. bei Frauen mit starker Monatsblutung, bei Vegetariern, in der Kindheit, bei (unbemerkten) Blutungen im Magen-Darm-Trakt	**ausgeprägte Blutarmut, v. a. Eisenmangelanämie** Seite 296
	zunehmende Schläfrigkeit, Verwirrtheit	Gelbfärbung der Haut, Schleimhäute und des Augenweiß, Juckreiz[1], beschleunigte Atmung, süßlich-fauliger Mundgeruch	Schläfrigkeit geht in Bewusstlosigkeit über, Neigung zu Blutungen	geht aus einer akuten (z. B. rasch fortschreitenden Hepatitis) oder chronischen Lebererkrankung hervor	**Leberversagen*, z. B. bei Leberzirrhose** Seite 314 **Hepatitis** Seite 305
	Verwirrtheit, Bewusstseinstrübung	verminderte Harnausscheidung (unter 500 ml Urin pro Tag), Übelkeit, Erbrechen, Juckreiz, Schwellungen z. B. der Hände und Beine durch Wassereinlagerungen im Gewebe, Herzstolpern	Übelkeit und Erbrechen, Durchfall, Atemnot (durch Flüssigkeit in der Lunge), punktförmige Hautblutungen, Krampfanfälle	setzt plötzlich ein	**Nierenversagen, akutes*** Seite 323 **Niereninsuffizienz, chronische (Endstadium)*** Seite 323

*** sofort den (Not-)Arzt rufen**

[1] *siehe Seite 236*

Vergesslichkeit/Gedächtnisstörungen

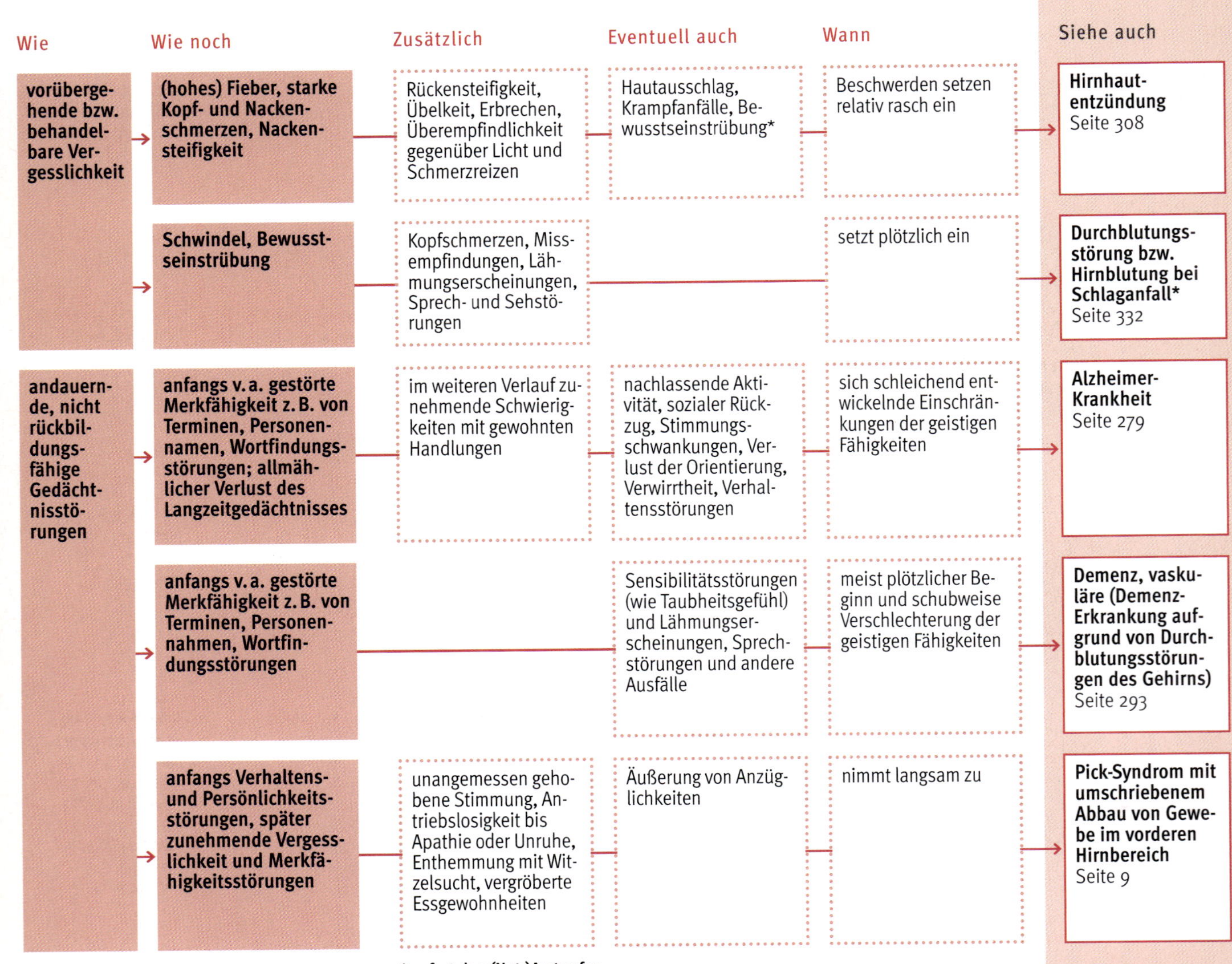

Wie	Wie noch	Zusätzlich	Eventuell auch	Wann	Siehe auch
vorübergehende bzw. behandelbare Vergesslichkeit	**(hohes) Fieber, starke Kopf- und Nackenschmerzen, Nackensteifigkeit**	Rückensteifigkeit, Übelkeit, Erbrechen, Überempfindlichkeit gegenüber Licht und Schmerzreizen	Hautausschlag, Krampfanfälle, Bewusstseinstrübung*	Beschwerden setzen relativ rasch ein	**Hirnhautentzündung** Seite 308
	Schwindel, Bewusstseinstrübung	Kopfschmerzen, Missempfindungen, Lähmungserscheinungen, Sprech- und Sehstörungen		setzt plötzlich ein	**Durchblutungsstörung bzw. Hirnblutung bei Schlaganfall*** Seite 332
andauernde, nicht rückbildungsfähige Gedächtnisstörungen	**anfangs v. a. gestörte Merkfähigkeit z. B. von Terminen, Personennamen, Wortfindungsstörungen; allmählicher Verlust des Langzeitgedächtnisses**	im weiteren Verlauf zunehmende Schwierigkeiten mit gewohnten Handlungen	nachlassende Aktivität, sozialer Rückzug, Stimmungsschwankungen, Verlust der Orientierung, Verwirrtheit, Verhaltensstörungen	sich schleichend entwickelnde Einschränkungen der geistigen Fähigkeiten	**Alzheimer-Krankheit** Seite 279
	anfangs v. a. gestörte Merkfähigkeit z. B. von Terminen, Personennahmen, Wortfindungsstörungen		Sensibilitätsstörungen (wie Taubheitsgefühl) und Lähmungserscheinungen, Sprechstörungen und andere Ausfälle	meist plötzlicher Beginn und schubweise Verschlechterung der geistigen Fähigkeiten	**Demenz, vaskuläre (Demenz-Erkrankung aufgrund von Durchblutungsstörungen des Gehirns)** Seite 293
	anfangs Verhaltens- und Persönlichkeitsstörungen, später zunehmende Vergesslichkeit und Merkfähigkeitsstörungen	unangemessen gehobene Stimmung, Antriebslosigkeit bis Apathie oder Unruhe, Enthemmung mit Witzelsucht, vergröberte Essgewohnheiten	Äußerung von Anzüglichkeiten	nimmt langsam zu	**Pick-Syndrom mit umschriebenem Abbau von Gewebe im vorderen Hirnbereich** Seite 9

*** sofort den (Not-)Arzt rufen**

Wärmeempfindlichkeit/starkes Schwitzen

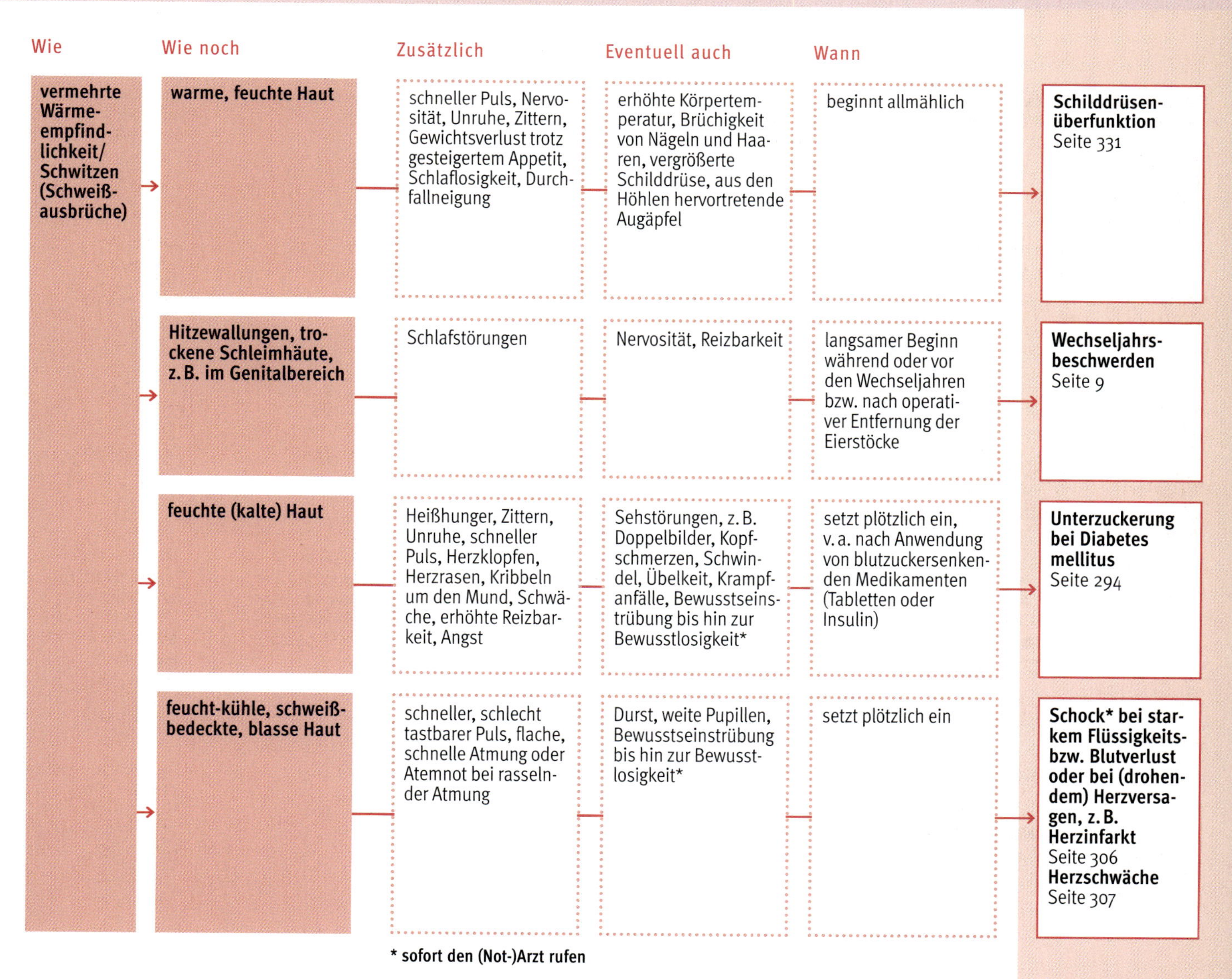

Wie	Wie noch	Zusätzlich	Eventuell auch	Wann	
vermehrte Wärmeempfindlichkeit/Schwitzen (Schweißausbrüche)	**warme, feuchte Haut**	schneller Puls, Nervosität, Unruhe, Zittern, Gewichtsverlust trotz gesteigertem Appetit, Schlaflosigkeit, Durchfallneigung	erhöhte Körpertemperatur, Brüchigkeit von Nägeln und Haaren, vergrößerte Schilddrüse, aus den Höhlen hervortretende Augäpfel	beginnt allmählich	**Schilddrüsenüberfunktion** Seite 331
	Hitzewallungen, trockene Schleimhäute, z. B. im Genitalbereich	Schlafstörungen	Nervosität, Reizbarkeit	langsamer Beginn während oder vor den Wechseljahren bzw. nach operativer Entfernung der Eierstöcke	**Wechseljahrsbeschwerden** Seite 9
	feuchte (kalte) Haut	Heißhunger, Zittern, Unruhe, schneller Puls, Herzklopfen, Herzrasen, Kribbeln um den Mund, Schwäche, erhöhte Reizbarkeit, Angst	Sehstörungen, z. B. Doppelbilder, Kopfschmerzen, Schwindel, Übelkeit, Krampfanfälle, Bewusstseinstrübung bis hin zur Bewusstlosigkeit*	setzt plötzlich ein, v. a. nach Anwendung von blutzuckersenkenden Medikamenten (Tabletten oder Insulin)	**Unterzuckerung bei Diabetes mellitus** Seite 294
	feucht-kühle, schweißbedeckte, blasse Haut	schneller, schlecht tastbarer Puls, flache, schnelle Atmung oder Atemnot bei rasselnder Atmung	Durst, weite Pupillen, Bewusstseinstrübung bis hin zur Bewusstlosigkeit*	setzt plötzlich ein	**Schock* bei starkem Flüssigkeits- bzw. Blutverlust oder bei (drohendem) Herzversagen, z. B. Herzinfarkt** Seite 306 **Herzschwäche** Seite 307

*** sofort den (Not-)Arzt rufen**

Wärmeempfindlichkeit/starkes Schwitzen

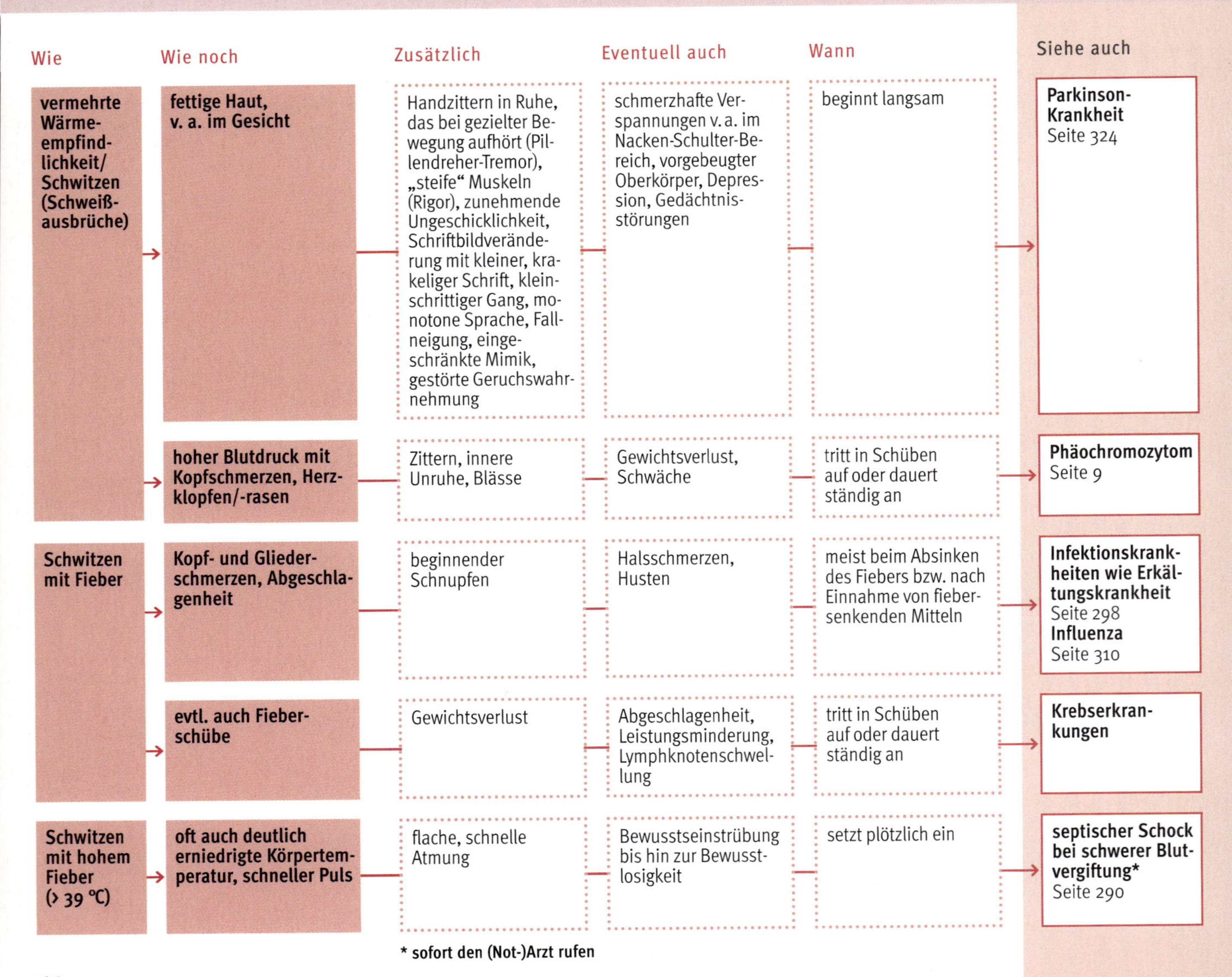

Wie	Wie noch	Zusätzlich	Eventuell auch	Wann	Siehe auch
vermehrte Wärmeempfindlichkeit/Schwitzen (Schweißausbrüche)	**fettige Haut, v. a. im Gesicht**	Handzittern in Ruhe, das bei gezielter Bewegung aufhört (Pillendreher-Tremor), „steife“ Muskeln (Rigor), zunehmende Ungeschicklichkeit, Schriftbildveränderung mit kleiner, krakeliger Schrift, kleinschrittiger Gang, monotone Sprache, Fallneigung, eingeschränkte Mimik, gestörte Geruchswahrnehmung	schmerzhafte Verspannungen v. a. im Nacken-Schulter-Bereich, vorgebeugter Oberkörper, Depression, Gedächtnisstörungen	beginnt langsam	**Parkinson-Krankheit** Seite 324
	hoher Blutdruck mit Kopfschmerzen, Herzklopfen/-rasen	Zittern, innere Unruhe, Blässe	Gewichtsverlust, Schwäche	tritt in Schüben auf oder dauert ständig an	**Phäochromozytom** Seite 9
Schwitzen mit Fieber	**Kopf- und Gliederschmerzen, Abgeschlagenheit**	beginnender Schnupfen	Halsschmerzen, Husten	meist beim Absinken des Fiebers bzw. nach Einnahme von fiebersenkenden Mitteln	**Infektionskrankheiten wie Erkältungskrankheit** Seite 298 **Influenza** Seite 310
	evtl. auch Fieberschübe	Gewichtsverlust	Abgeschlagenheit, Leistungsminderung, Lymphknotenschwellung	tritt in Schüben auf oder dauert ständig an	**Krebserkrankungen**
Schwitzen mit hohem Fieber (> 39 °C)	**oft auch deutlich erniedrigte Körpertemperatur, schneller Puls**	flache, schnelle Atmung	Bewusstseinstrübung bis hin zur Bewusstlosigkeit	setzt plötzlich ein	**septischer Schock bei schwerer Blutvergiftung*** Seite 290

*** sofort den (Not-)Arzt rufen**

Wärmeempfindlichkeit/starkes Schwitzen

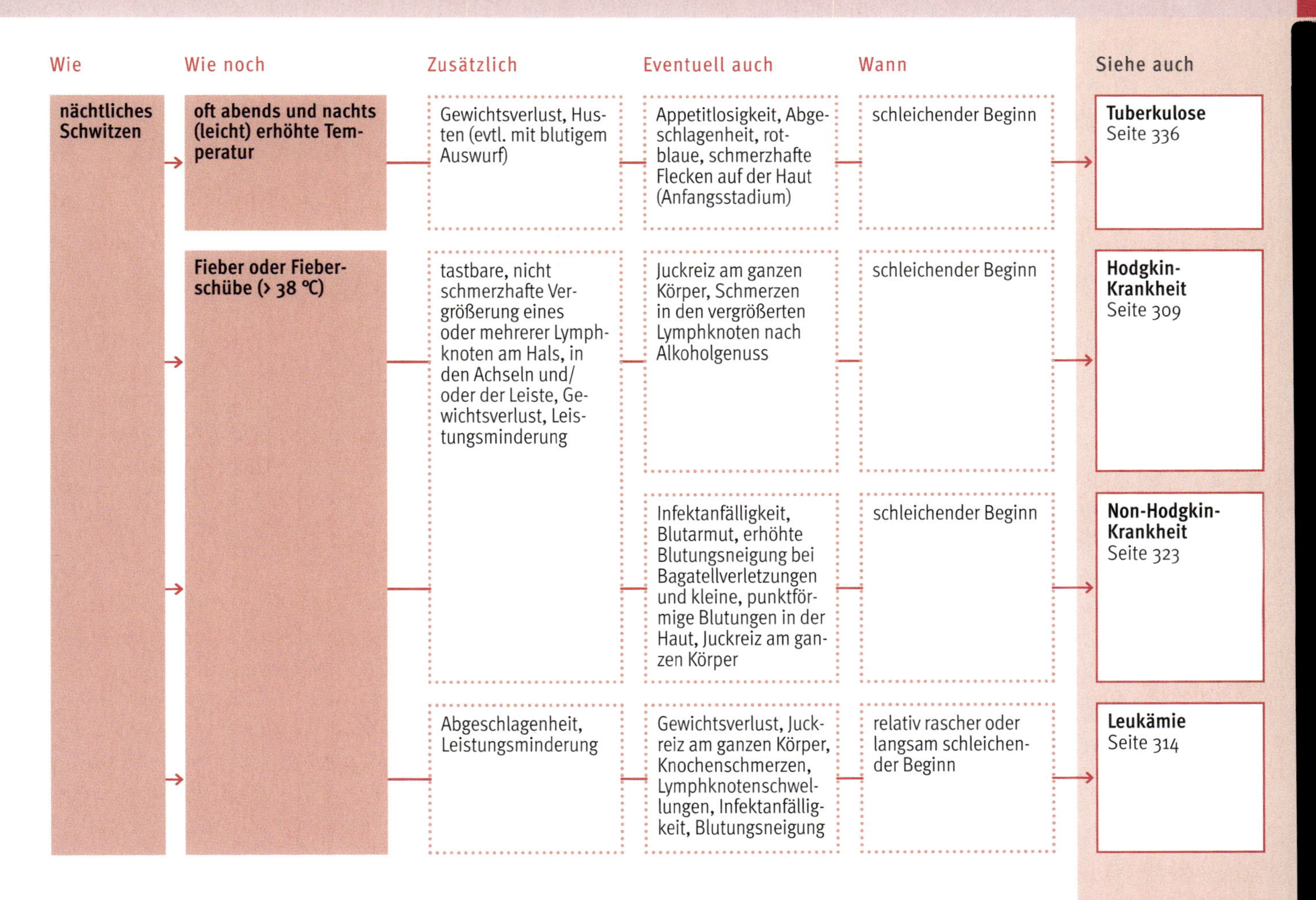

Wie	Wie noch	Zusätzlich	Eventuell auch	Wann	Siehe auch
nächtliches Schwitzen	**oft abends und nachts (leicht) erhöhte Temperatur**	Gewichtsverlust, Husten (evtl. mit blutigem Auswurf)	Appetitlosigkeit, Abgeschlagenheit, rotblaue, schmerzhafte Flecken auf der Haut (Anfangsstadium)	schleichender Beginn	**Tuberkulose** Seite 336
	Fieber oder Fieberschübe (> 38 °C)	tastbare, nicht schmerzhafte Vergrößerung eines oder mehrerer Lymphknoten am Hals, in den Achseln und/oder der Leiste, Gewichtsverlust, Leistungsminderung	Juckreiz am ganzen Körper, Schmerzen in den vergrößerten Lymphknoten nach Alkoholgenuss	schleichender Beginn	**Hodgkin-Krankheit** Seite 309
			Infektanfälligkeit, Blutarmut, erhöhte Blutungsneigung bei Bagatellverletzungen und kleine, punktförmige Blutungen in der Haut, Juckreiz am ganzen Körper	schleichender Beginn	**Non-Hodgkin-Krankheit** Seite 323
		Abgeschlagenheit, Leistungsminderung	Gewichtsverlust, Juckreiz am ganzen Körper, Knochenschmerzen, Lymphknotenschwellungen, Infektanfälligkeit, Blutungsneigung	relativ rascher oder langsam schleichender Beginn	**Leukämie** Seite 314

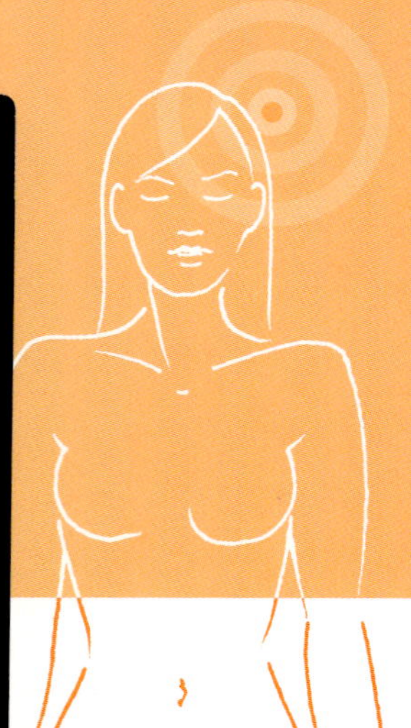

Kopfbereich

Das Beschwerdenspektrum im Kopfbereich ist breit gefächert. Hier kommt es darauf an, sein Augenmerk vor allem auf die spezifischen Merkmale der einzelnen Symptome zu richten, um so den harmlosen Infekt (z. B. der Atemwege) von der ernsteren Erkrankung wie der Lungenentzündung abgrenzen zu können.

Kopf

Kopfschmerzerkrankungen sind mit all ihren Spielarten so vielfältig, dass Maßnahmen, die zur Linderung der einen Kopfschmerzform hilfreich sind, bei einer anderen Kopfschmerzart vielleicht verschlimmernd wirken. Umso wichtiger ist es, über die Form des Kopfschmerzes und seine mögliche Ursache gut informiert zu sein. Sind die Auslöser bekannt, kann man bei einigen Kopfschmerzerkrankungen, wie z. B. **Spannungskopfschmerzen** oder **Migräne,** die Zahl der Attacken verringern.

Augen

Augenerkrankungen werden hierzulande oft unterschätzt: So häufige Leiden wie **grauer** oder **grüner Star,** aber auch die **altersbedingte Makuladegeneration** können, wenn sie nicht rechtzeitig diagnostiziert und behandelt werden, zu einer erheblichen Beeinträchtigung des Sehvermögens führen. Deshalb ist es wichtig, bei den ersten Anzeichen einer Sehverschlechterung den Augenarzt aufzusuchen bzw. auch dann regelmäßige Kontrolluntersuchungen wahrzunehmen, wenn sich (noch) keine Beschwerden bemerkbar machen.

Ohren

Bei **Ohrgeräuschen** oder **Tinnitus** – so der medizinische Fachausdruck – handelt es sich nicht um eine eigenständige Erkrankung, sondern um ein Symptom, das eine Vielzahl von Auslösern haben kann. Wie die Ohrgeräusche genau entstehen, ist bislang nicht geklärt; derzeit geht man davon aus, dass ein Tinnitus entweder direkt im Ohr oder im Hörzentrum des Gehirns entsteht. Halten die Ohrgeräusche an und ist zudem das Hörvermögen eingeschränkt **(Hörsturz?, akute Innenohrentzündung?)**, ist in der Regel eine sofortige Akutbehandlung notwendig, um einen chronischen Verlauf zu verhindern.

Nase

Blutbeimengungen im Nasensekret, etwa im Rahmen einer **Erkältungskrankheit** oder einer **Nasennebenhöhlenentzündung,** sind in der Regel kein Grund zur Besorgnis und vergehen nach Abklingen der ursächlichen Erkrankung wieder. Etwas anderes ist es, wenn es unter der Behandlung mit blutverdünnenden Medikamenten wiederholt zu **Nasenbluten** kommt. In diesem Fall sollte der behandelnde Arzt informiert werden, der dann prüft, ob gegebenenfalls die Dosierung geändert werden muss.

Mundhöhle

Mundgeruch gehört zu den Symptomen, bei denen der Betroffene auf die Beobachtungen seiner Mitmenschen angewiesen ist: Er selbst kann den eigenen veränderten Atemgeruch nicht wahrnehmen. Auch wenn es unangenehm ist: Wer beim anderen einen anhaltenden Mundgeruch bemerkt, sollte dies zur Sprache bringen – denn oft verbirgt sich dahinter eine behandlungsbedürftige Erkrankung.

Hals

Halsschmerzen sind typische Begleiterscheinung eines virusbedingten Atemwegsinfekts und daher oft harmloser Natur. Halten die Beschwerden jedoch an, sollten Halsschmerzen baldmöglichst ärztlich abgeklärt werden; z. B. erfordert eine **akute Mandelentzündung** fast immer den Einsatz von Antibiotika. Auch länger bestehende **Schluckbeschwerden** oder **(Lymphknoten-)Schwellungen** im Halsbereich sollten von einem Arzt untersucht werden, insbesondere wenn auf den ersten Blick keine Ursache erkennbar ist.

In diesem Kapitel

Kopf

Augen, gerötete

Wie	Wie noch	Zusätzlich	Eventuell auch	Wann	Siehe auch
Rötung der Bindehaut	**gehäuftes Platzen von Äderchen**	Kopfschmerzen, Ohrensausen, Schwindel	Nasenbluten, Atemnot, Herzklopfen	tageszeiten- und situationsunabhängig	**Bluthochdruck** Seite 289
	Jucken, Tränenfluss	laufende Nase, häufiges Niesen, Dauerschnupfen	geschwollene Augenlider, Atemnot, Abgeschlagenheit, Fieber	in der Pollenzeit, nach Kontakt mit Tieren, Milbenkot, Hausstaub etc.	**Heuschnupfen** Seite 307
Rötung der Bindehaut zu den Lidern und Augenwinkeln hin	**Jucken, Brennen, Druck- oder Fremdkörpergefühl („Sand in den Augen"), mäßige Augenschmerzen**	wässrige, schleimige oder eitrige Absonderung, verklebte Lider (morgens)	Schwellung, Lichtscheu, Tränenfluss, Lidkrampf	setzt plötzlich ein	**Bindehautentzündung (Konjunktivitis)** Seite 287
Rötung der Bindehaut zur Augenmitte hin	**starke Augenschmerzen, Fremdkörpergefühl**	Lichtscheu, Tränenfluss	Sehverschlechterung (verschwommenes Sehen), Lidkrampf	setzt plötzlich ein	**Hornhautentzündung (Keratitis)** Seite 309
umfassende oder umschriebene Rötung des Augapfels	**dumpfe Augenschmerzen, die sich durch Lichteinfall verschlimmern**	starker Tränenfluss	verschwommenes Sehen, v. a. in der Nähe, Kopfschmerzen	setzt plötzlich ein	**Regenbogenhaut-Entzündung (Iritis)** Seite 327
starke Rötung eines Auges	**heftigste Schmerzen, starker Tränenfluss**	Sehen von Nebel und farbigen Ringen um Lichtquellen, starke Sehbeeinträchtigung	(einseitige) Erblindung, einseitige Kopfschmerzen, oft von vorn nach hinten ziehend, Erbrechen	setzt plötzlich ein	**grüner Star*, akuter (Glaukomanfall)** Seite 302
	einseitige, anfallsartige unerträgliche Schmerzen hinter Auge und Schläfe, oft geschwollenes oder herabhängendes Lid	Tränenfluss, verstärkter Nasenausfluss, Gesichtsschwitzen	unfähig, den Tag zu bewältigen, aber oft Bewegungsdrang während der Attacke	setzt plötzlich ein; dauert 15–180 Minuten an; oft nächtlicher Beginn einer Attacke, häufig zur gleichen Uhrzeit	**Clusterkopfschmerzen** Seite 291

*** Wegen Erblindungsgefahr sofort einen Augenarzt oder eine Augenklinik aufsuchen**

Augen, gestörtes Sehen

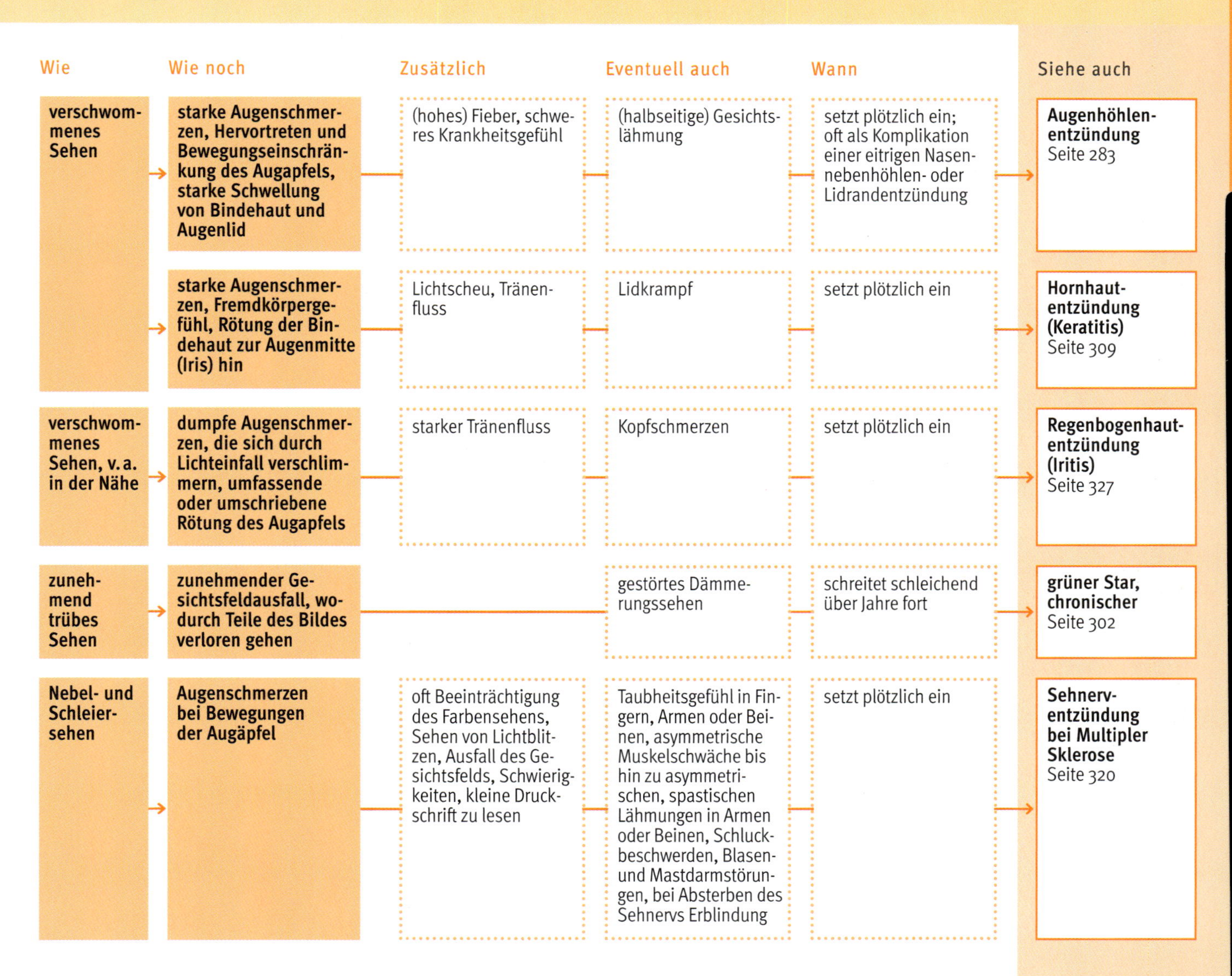

Wie	Wie noch	Zusätzlich	Eventuell auch	Wann	Siehe auch
verschwommenes Sehen	starke Augenschmerzen, Hervortreten und Bewegungseinschränkung des Augapfels, starke Schwellung von Bindehaut und Augenlid	(hohes) Fieber, schweres Krankheitsgefühl	(halbseitige) Gesichtslähmung	setzt plötzlich ein; oft als Komplikation einer eitrigen Nasennebenhöhlen- oder Lidrandentzündung	**Augenhöhlenentzündung** Seite 283
	starke Augenschmerzen, Fremdkörpergefühl, Rötung der Bindehaut zur Augenmitte (Iris) hin	Lichtscheu, Tränenfluss	Lidkrampf	setzt plötzlich ein	**Hornhautentzündung (Keratitis)** Seite 309
verschwommenes Sehen, v. a. in der Nähe	dumpfe Augenschmerzen, die sich durch Lichteinfall verschlimmern, umfassende oder umschriebene Rötung des Augapfels	starker Tränenfluss	Kopfschmerzen	setzt plötzlich ein	**Regenbogenhautentzündung (Iritis)** Seite 327
zunehmend trübes Sehen	zunehmender Gesichtsfeldausfall, wodurch Teile des Bildes verloren gehen		gestörtes Dämmerungssehen	schreitet schleichend über Jahre fort	**grüner Star, chronischer** Seite 302
Nebel- und Schleiersehen	Augenschmerzen bei Bewegungen der Augäpfel	oft Beeinträchtigung des Farbensehens, Sehen von Lichtblitzen, Ausfall des Gesichtsfelds, Schwierigkeiten, kleine Druckschrift zu lesen	Taubheitsgefühl in Fingern, Armen oder Beinen, asymmetrische Muskelschwäche bis hin zu asymmetrischen, spastischen Lähmungen in Armen oder Beinen, Schluckbeschwerden, Blasen- und Mastdarmstörungen, bei Absterben des Sehnervs Erblindung	setzt plötzlich ein	**Sehnerventzündung bei Multipler Sklerose** Seite 320

Augen, gestörtes Sehen

Wie	Wie noch	Zusätzlich	Eventuell auch	Wann	Siehe auch
zunehmendes Nebel- und Schleiersehen („Milchglassicht")	**Verschwommensehen von Farben und Konturen, Blendung (Lichtempfindlichkeit), zunehmender Verlust des räumlichen Sehens**	Sehen von Lichthöfen um Lichtquellen	Wahrnehmung von Doppelbildern	schreitet allmählich fort	**grauer Star (Katarakt)** Seite 302
Sehen von Nebel und farbigen Ringen um Lichtquellen	**Sehbeeinträchtigung bis hin zur (einseitigen) Erblindung**	heftigste Schmerzen und starke Rötung des Auges, geweitete starre Pupille, starker Tränenfluss	Kopfschmerzen, Erbrechen	setzt plötzlich ein	**grüner Star*, akuter (Glaukomanfall)** Seite 302
Sehen von Mücken, Leucht- oder schwarzen Punkten, Schlieren, Flocken, Wolken	**Schleier-, Vorhang- oder Wandsehen, z. B. als aufsteigende schwarze Wand oder als schwarzer Vorhang seitlich von oben absteigend**	zunehmende Unfähigkeit, scharf zu sehen bzw. exakte Bilder wahrzunehmen		setzt plötzlich ein oder nimmt allmählich zu	**Netzhautablösung** Seite 9
Sehen von (wandernden) Lichtblitzen	**Zickzacklinien mit flackernden, farbigen Randzacken oder Flecken im Gesichtsfeld**	im Bereich der farbigen Lichterscheinungen wird das Bild verschwommen oder gar nicht mehr gesehen	Sprachstörungen, Missempfindungen (z. B. Ameisenlaufen, Schwäche in einem Arm oder Bein), Lähmungserscheinungen, Geruchs-/Geschmacksstörung, Schwindel	setzt plötzlich ein, dauert weniger als 1 Stunde an, dann Beginn von heftigen, pulsierenden oder pochenden Schmerzen hinter einem Auge und/oder hinter der Stirn bzw. in einer Kopfhälfte (ca. 4–72 Std. andauernd)	**Migräne (mit Aura)** Seite 319

*** Wegen Erblindungsgefahr sofort einen Augenarzt oder eine Augenklinik aufsuchen**

Augen, gestörtes Sehen

Wie	Wie noch	Zusätzlich	Eventuell auch	Wann	Siehe auch
grauer Schatten oder Fleck in der Mitte des Sehens	**Verzerrtsehen (z. B. Abknicken von geraden Linien), Schwierigkeiten beim Lesen (z. B. Nichterkennen einzelner Buchstaben); Farben erscheinen blasser**			schreitet schleichend über Jahre fort	**altersbedingte Makuladegeneration (AMD)** Seite 279
Sehen von Doppelbildern	**heftige Augenschmerzen, v. a. bei Bewegung der Augäpfel, Hervortreten und Bewegungseinschränkung des Augapfels; Schwellung von Augenlid und Bindehaut**	(hohes) Fieber, schweres Krankheitsgefühl	(halbseitige) Gesichtslähmung	setzt plötzlich ein, oft als Komplikation einer eitrigen Nasennebenhöhlen- oder Lidrandentzündung	**Augenhöhlenentzündung** Seite 283
	mitunter auch Sehen in Grautönen, verwischtes oder verzerrtes Sehen in Bereichen des Gesichtsfelds	oft Schwindel, meist diffus	Gleichgewichtsstörungen, Übelkeit, Erbrechen, Kopfschmerzen (v. a. morgens)	setzt plötzlich ein	**Gehirntumor** Seite 300
	schwere, hängende Augenlider	rasche Ermüdbarkeit, Schwäche der Muskulatur, verzerrte Mimik, undeutliche, „verwaschene“ Sprechweise	Schwierigkeiten beim Schließen der Augen, zu schlucken, den Kopf aufrecht zu halten und aufrecht zu sitzen	setzt plötzlich ein	**Augenmuskellähmung bei Myasthenie (Myasthenia gravis)** Seite 320
	oft auch verschwommenes Sehen oder vorübergehender (einseitiger) Sehverlust, mitunter auch permanenter Gesichtsfeldausfall	Schwäche, (leichter) diffuser Schwindel	Taubheit/Lähmungen einer Körperhälfte, Schwierigkeiten zu sprechen, Gangunsicherheit, Gleichgewichts- und/oder Bewusstseinsstörung	setzt plötzlich ein	**Schlaganfall*** Seite 332

*** sofort den (Not-)Arzt rufen**

Augen, gestörtes Sehen

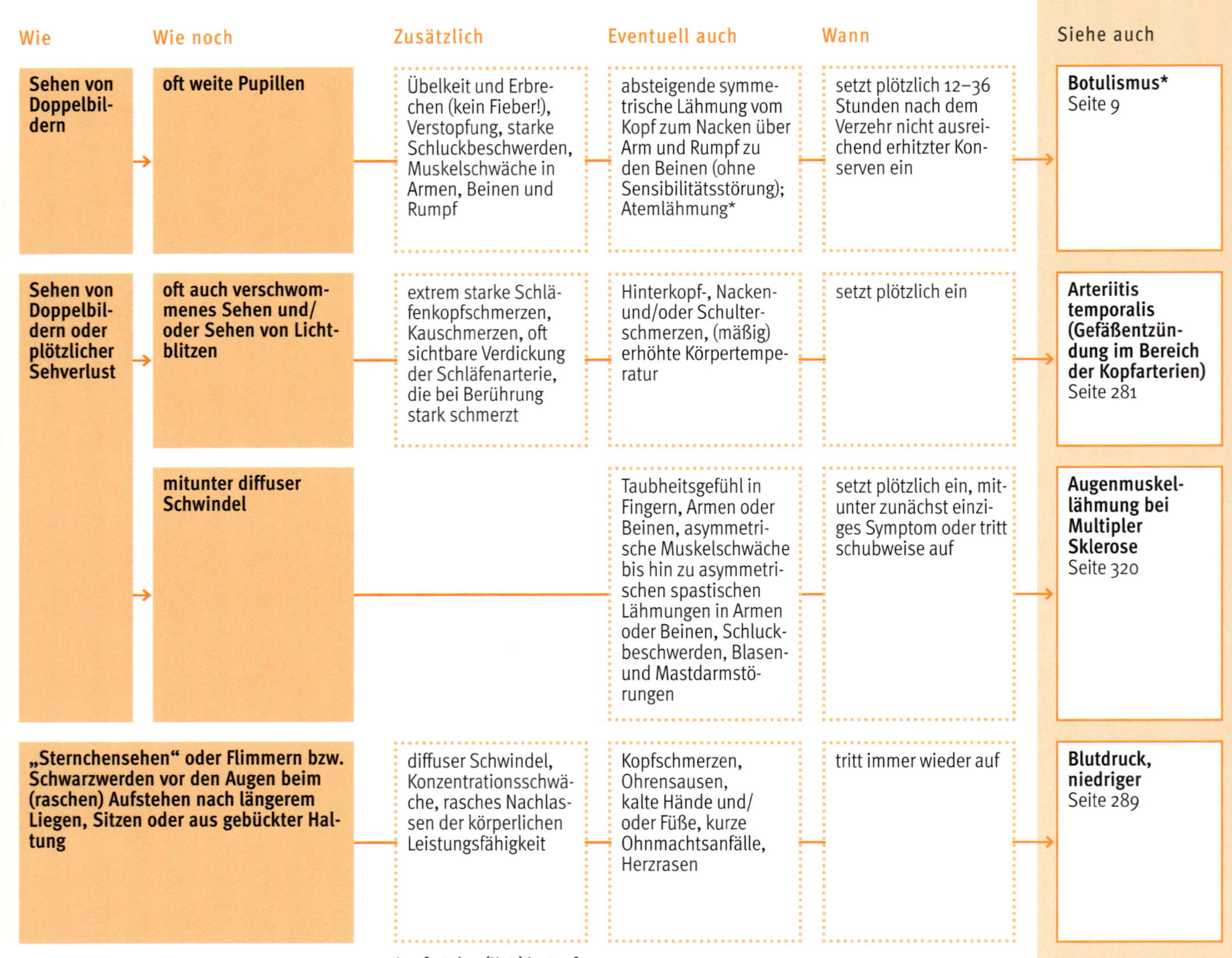

Wie	Wie noch	Zusätzlich	Eventuell auch	Wann	Siehe auch
Sehen von Doppelbildern	**oft weite Pupillen**	Übelkeit und Erbrechen (kein Fieber!), Verstopfung, starke Schluckbeschwerden, Muskelschwäche in Armen, Beinen und Rumpf	absteigende symmetrische Lähmung vom Kopf zum Nacken über Arm und Rumpf zu den Beinen (ohne Sensibilitätsstörung); Atemlähmung*	setzt plötzlich 12–36 Stunden nach dem Verzehr nicht ausreichend erhitzter Konserven ein	**Botulismus*** Seite 9
Sehen von Doppelbildern oder plötzlicher Sehverlust	**oft auch verschwommenes Sehen und/oder Sehen von Lichtblitzen**	extrem starke Schläfenkopfschmerzen, Kauschmerzen, oft sichtbare Verdickung der Schläfenarterie, die bei Berührung stark schmerzt	Hinterkopf-, Nacken- und/oder Schulterschmerzen, (mäßig) erhöhte Körpertemperatur	setzt plötzlich ein	**Arteriitis temporalis (Gefäßentzündung im Bereich der Kopfarterien)** Seite 281
	mitunter diffuser Schwindel		Taubheitsgefühl in Fingern, Armen oder Beinen, asymmetrische Muskelschwäche bis hin zu asymmetrischen spastischen Lähmungen in Armen oder Beinen, Schluckbeschwerden, Blasen- und Mastdarmstörungen	setzt plötzlich ein, mitunter zunächst einziges Symptom oder tritt schubweise auf	**Augenmuskellähmung bei Multipler Sklerose** Seite 320
„Sternchensehen" oder Flimmern bzw. Schwarzwerden vor den Augen beim (raschen) Aufstehen nach längerem Liegen, Sitzen oder aus gebückter Haltung		diffuser Schwindel, Konzentrationsschwäche, rasches Nachlassen der körperlichen Leistungsfähigkeit	Kopfschmerzen, Ohrensausen, kalte Hände und/oder Füße, kurze Ohnmachtsanfälle, Herzrasen	tritt immer wieder auf	**Blutdruck, niedriger** Seite 289

*** sofort den (Not-)Arzt rufen**

Augenlid, Veränderungen

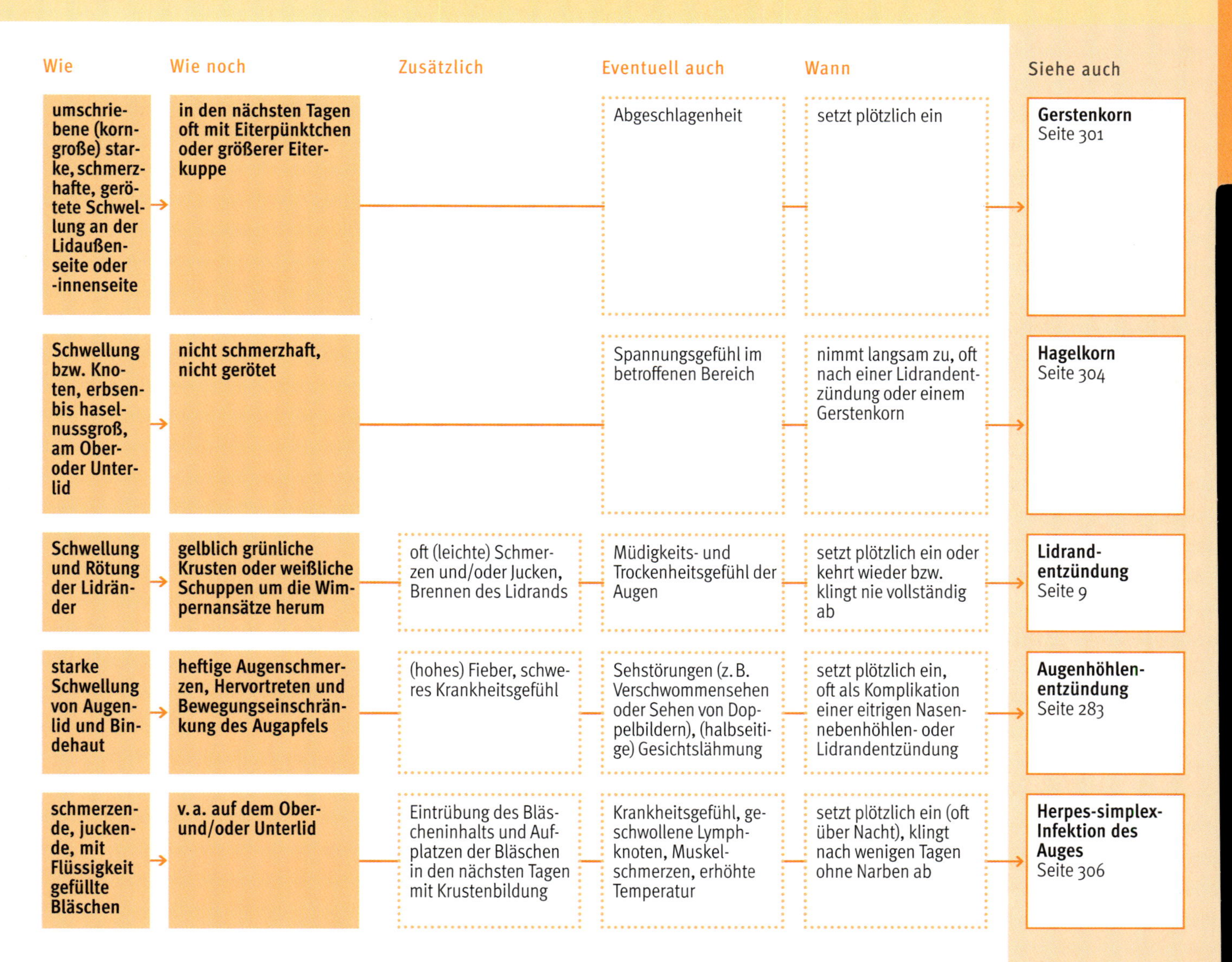

Wie	Wie noch	Zusätzlich	Eventuell auch	Wann	Siehe auch
umschriebene (korngroße) starke, schmerzhafte, gerötete Schwellung an der Lidaußenseite oder -innenseite	in den nächsten Tagen oft mit Eiterpünktchen oder größerer Eiterkuppe		Abgeschlagenheit	setzt plötzlich ein	**Gerstenkorn** Seite 301
Schwellung bzw. Knoten, erbsen- bis haselnussgroß, am Ober- oder Unterlid	nicht schmerzhaft, nicht gerötet		Spannungsgefühl im betroffenen Bereich	nimmt langsam zu, oft nach einer Lidrandentzündung oder einem Gerstenkorn	**Hagelkorn** Seite 304
Schwellung und Rötung der Lidränder	gelblich grünliche Krusten oder weißliche Schuppen um die Wimpernansätze herum	oft (leichte) Schmerzen und/oder Jucken, Brennen des Lidrands	Müdigkeits- und Trockenheitsgefühl der Augen	setzt plötzlich ein oder kehrt wieder bzw. klingt nie vollständig ab	**Lidrandentzündung** Seite 9
starke Schwellung von Augenlid und Bindehaut	heftige Augenschmerzen, Hervortreten und Bewegungseinschränkung des Augapfels	(hohes) Fieber, schweres Krankheitsgefühl	Sehstörungen (z. B. Verschwommensehen oder Sehen von Doppelbildern), (halbseitige) Gesichtslähmung	setzt plötzlich ein, oft als Komplikation einer eitrigen Nasennebenhöhlen- oder Lidrandentzündung	**Augenhöhlenentzündung** Seite 283
schmerzende, juckende, mit Flüssigkeit gefüllte Bläschen	v. a. auf dem Ober- und/oder Unterlid	Eintrübung des Bläscheninhalts und Aufplatzen der Bläschen in den nächsten Tagen mit Krustenbildung	Krankheitsgefühl, geschwollene Lymphknoten, Muskelschmerzen, erhöhte Temperatur	setzt plötzlich ein (oft über Nacht), klingt nach wenigen Tagen ohne Narben ab	**Herpes-simplex-Infektion des Auges** Seite 306

Augenlid, Veränderungen

Wie	Wie noch	Zusätzlich	Eventuell auch	Wann	Siehe auch
kleines, glasig-weißliches oder rötliches Knötchen am Unter- oder Oberlid bzw. im Lidwinkel	**(später) oft mit Eindellung in der Mitte und erweiterten Gefäßen oder mit schuppender Oberfläche, perlmuttartigem Rand, Verkrustungen, Pigmentierung**	schlecht heilende Wunde; Bildung einer Kruste, die nicht abheilt	mitunter rasches Wachstum mit Zerstörung des umliegenden Gewebes	entwickelt sich in der Regel allmählich, v. a. bei hellhäutigen, älteren Menschen	**Hautkrebs, heller (Basaliom) → Hautkrebs** Seite 305
schwere, herabhängende Augenlider	**Schwierigkeiten beim Schließen der Augen, Sehen von Doppelbildern**	rasche Ermüdbarkeit, Schwäche der Muskulatur, verzerrte Mimik, undeutliche, „verwaschene" Sprechweise	Schwierigkeiten zu schlucken, den Kopf aufrecht zu halten und aufrecht zu sitzen	setzt plötzlich ein	**Augenmuskellähmung bei Myasthenie (Myasthenia gravis)** Seite 320
einseitiges schweres, herabhängendes Augenlid	**anfallsartige, extrem heftige, einseitige Schmerzen hinter Auge und Schläfe, starke Rötung des Auges**	Tränenfluss, verstärkter Nasenausfluss, Gesichtsschwitzen	nicht fähig, die Anforderungen des Tages zu bewältigen, aber oft Bewegungsdrang während der Attacke	setzt plötzlich ein; dauert 15–180 Minuten an; oft nächtlicher Beginn einer Attacke, häufig zur gleichen Uhrzeit	**Clusterkopfschmerzen** Seite 291
schmerzlose Schwellung	**beidseitig**		Gewichtszunahme, aufgetriebenes Gesicht und/oder geschwollene Beine	v. a. morgens	**Wassereinlagerungen, z. B. bei Niereninsuffizienz, chronischer** Seite 323

Augenschmerzen

Wie	Wie noch	Zusätzlich	Eventuell auch	Wann	Siehe auch
verschlimmern sich durch Bewegung der Augäpfel	**Schleier- oder Nebelsehen**	oft Beeinträchtigung des Farbensehens, Sehen von Lichtblitzen, Ausfall des Gesichtsfelds, Schwierigkeiten, kleine Druckschrift zu lesen	Taubheitsgefühl in Fingern, Armen oder Beinen, asymmetrische Muskelschwäche bis hin zu asymmetrischen spastischen Lähmungen in Armen oder Beinen, Schluckbeschwerden, Blasen- und Mastdarmstörungen, bei Absterben des Sehnervs Erblindung	setzt plötzlich ein	**Sehnerventzündung bei Multipler Sklerose** Seite 320
(extrem) heftig, einseitig, anfallsartig, pulsierend oder pochend hinter Auge und/oder Stirn bzw. in einer Kopfhälfte	**Lichtempfindlichkeit**	Lärmempfindlichkeit, Schwindel, Übelkeit und Erbrechen, Verschlimmerung der Schmerzen durch körperliche Aktivität, erhebliche Beeinträchtigung der Alltagsaktivitäten	Reizbarkeit, Schwitzen, Seh- und/oder Sprachstörungen, Geruchs- und Geschmacksstörung, Missempfindungen (z. B. Ameisenlaufen, Schwäche in einem Arm), Lähmungserscheinungen (z. B. der Extremitäten oder einer Körperhälfte)	setzt oft in den frühen Morgenstunden ein, z. B. nach Wetterumschwung, Genuss von bestimmten Nahrungsmitteln (z. B. Schokolade), Stress, hormoneller Umstellung (z. B. Einsetzen der Regelblutung); dauert Stunden bis Tage (ca. 4–72 Std.) an	**Migräne** Seite 319
extrem heftig, einseitig, hinter Auge und Schläfe, anfallsartig	**starke Rötung des Auges, oft geschwollenes oder herabhängendes Augenlid**	Tränenfluss, verstärkter Nasenausfluss, Gesichtsschwitzen	nicht fähig, die Anforderungen des Tages zu bewältigen, aber oft Bewegungsdrang während der Attacke	setzt plötzlich ein; dauert 15–180 Minuten an; oft nächtlicher Beginn einer Attacke, häufig zur gleichen Uhrzeit	**Clusterkopfschmerzen** Seite 291
pochend, im inneren Augenwinkel	**Verschlimmerung durch Bücken und/oder Beugen des Oberkörpers nach vorn**	verstopfte oder laufende Nase, eitriges (grünes) Nasensekret	Druckempfindlichkeit im Stirn-/Schläfenbereich, Kopfschmerzen, Fieber, Abgeschlagenheit	geht aus einer Erkältungskrankheit (Schnupfen) hervor	**Nasennebenhöhlenentzündung mit Stirnhöhlenentzündung** Seite 321

Augenschmerzen

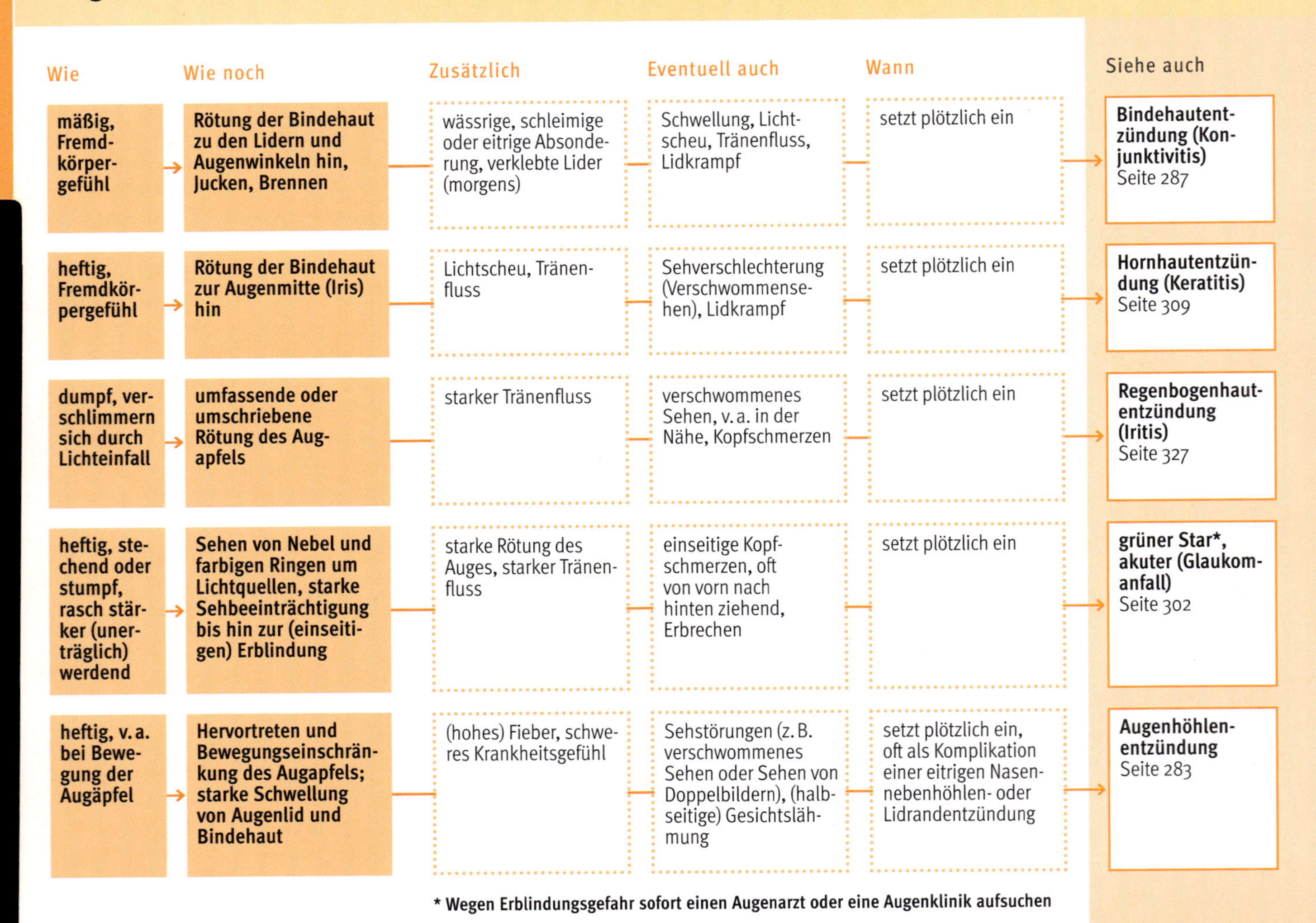

Wie	Wie noch	Zusätzlich	Eventuell auch	Wann	Siehe auch
mäßig, Fremdkörpergefühl	**Rötung der Bindehaut zu den Lidern und Augenwinkeln hin, Jucken, Brennen**	wässrige, schleimige oder eitrige Absonderung, verklebte Lider (morgens)	Schwellung, Lichtscheu, Tränenfluss, Lidkrampf	setzt plötzlich ein	**Bindehautentzündung (Konjunktivitis)** Seite 287
heftig, Fremdkörpergefühl	**Rötung der Bindehaut zur Augenmitte (Iris) hin**	Lichtscheu, Tränenfluss	Sehverschlechterung (Verschwommensehen), Lidkrampf	setzt plötzlich ein	**Hornhautentzündung (Keratitis)** Seite 309
dumpf, verschlimmern sich durch Lichteinfall	**umfassende oder umschriebene Rötung des Augapfels**	starker Tränenfluss	verschwommenes Sehen, v. a. in der Nähe, Kopfschmerzen	setzt plötzlich ein	**Regenbogenhautentzündung (Iritis)** Seite 327
heftig, stechend oder stumpf, rasch stärker (unerträglich) werdend	**Sehen von Nebel und farbigen Ringen um Lichtquellen, starke Sehbeeinträchtigung bis hin zur (einseitigen) Erblindung**	starke Rötung des Auges, starker Tränenfluss	einseitige Kopfschmerzen, oft von vorn nach hinten ziehend, Erbrechen	setzt plötzlich ein	**grüner Star*, akuter (Glaukomanfall)** Seite 302
heftig, v. a. bei Bewegung der Augäpfel	**Hervortreten und Bewegungseinschränkung des Augapfels; starke Schwellung von Augenlid und Bindehaut**	(hohes) Fieber, schweres Krankheitsgefühl	Sehstörungen (z. B. verschwommenes Sehen oder Sehen von Doppelbildern), (halbseitige) Gesichtslähmung	setzt plötzlich ein, oft als Komplikation einer eitrigen Nasennebenhöhlen- oder Lidrandentzündung	**Augenhöhlenentzündung** Seite 283

*** Wegen Erblindungsgefahr sofort einen Augenarzt oder eine Augenklinik aufsuchen**

Augen, Veränderungen

Wie	Wie noch	Zusätzlich	Eventuell auch	Wann	Siehe auch
Gelbfärbung der Lederhäute (Skleren) der Augen (das Weiße der Augen)	**Gelbfärbung der Haut und Schleimhäute (durch Ablagerung von Bilirubin, einem gelbbraunen Gallenfarbstoff, im Gewebe)**	(starker) Juckreiz am ganzen Körper, Abgeschlagenheit und Müdigkeit, oft dunkler Urin, oft kalkweiße Stuhlfarbe	Verdauungsstörungen, z. B. „Blähbauch", Fettstühle[1], Übelkeit, Druck im rechten Oberbauch, Verstopfung	wird allmählich schlimmer	**Gelbsucht bei Lebererkrankungen, z. B. bei Hepatitis, virusbedingte** Seite 305 **oder „Gallenstauung", z. B. Gallensteine** Seite 299 **Pfeiffersches Drüsenfieber** Seite 325
Hervortreten der Augäpfel	**mitunter auch Fremdkörpergefühl, Augentränen, -rötung, Schwellung der Lider, Sehstörungen; (teigige) Schwellungen an Schienbeinvorderseiten, Händen und/oder Fingern**	schneller Puls, Nervosität, Zittern, Beklemmungsgefühle, Schlaflosigkeit, Gewichtsverlust trotz gesteigertem Appetit, Schweißausbrüche	Wärme wird schlecht vertragen, erhöhte Körpertemperatur, Durchfallneigung, Brüchigkeit von Haaren und Nägeln	setzt meist plötzlich ein bzw. wird allmählich schlimmer	**Basedow-Krankheit (Autoimmunhyperthyreose)** Seite 285
ausgeprägtes Trockenheitsgefühl	**Fremdkörper- oder Sandkorngefühl in den Augen, Lichtempfindlichkeit**	trockene Schleimhäute (v. a. trockener Mund, trockene Lippen, Nase, Rachen)	Müdigkeit, Abgeschlagenheit, geschwollene Speicheldrüsen	wird allmählich schlimmer	**Sjögren-Syndrom** Seite 334 **z. B. bei Arthritis, rheumatoide** Seite 282 **oder bei Lupus erythematodes, systemischer** Seite 316

[1] *siehe Seite 205*

Geruchs- und Geschmacksstörungen

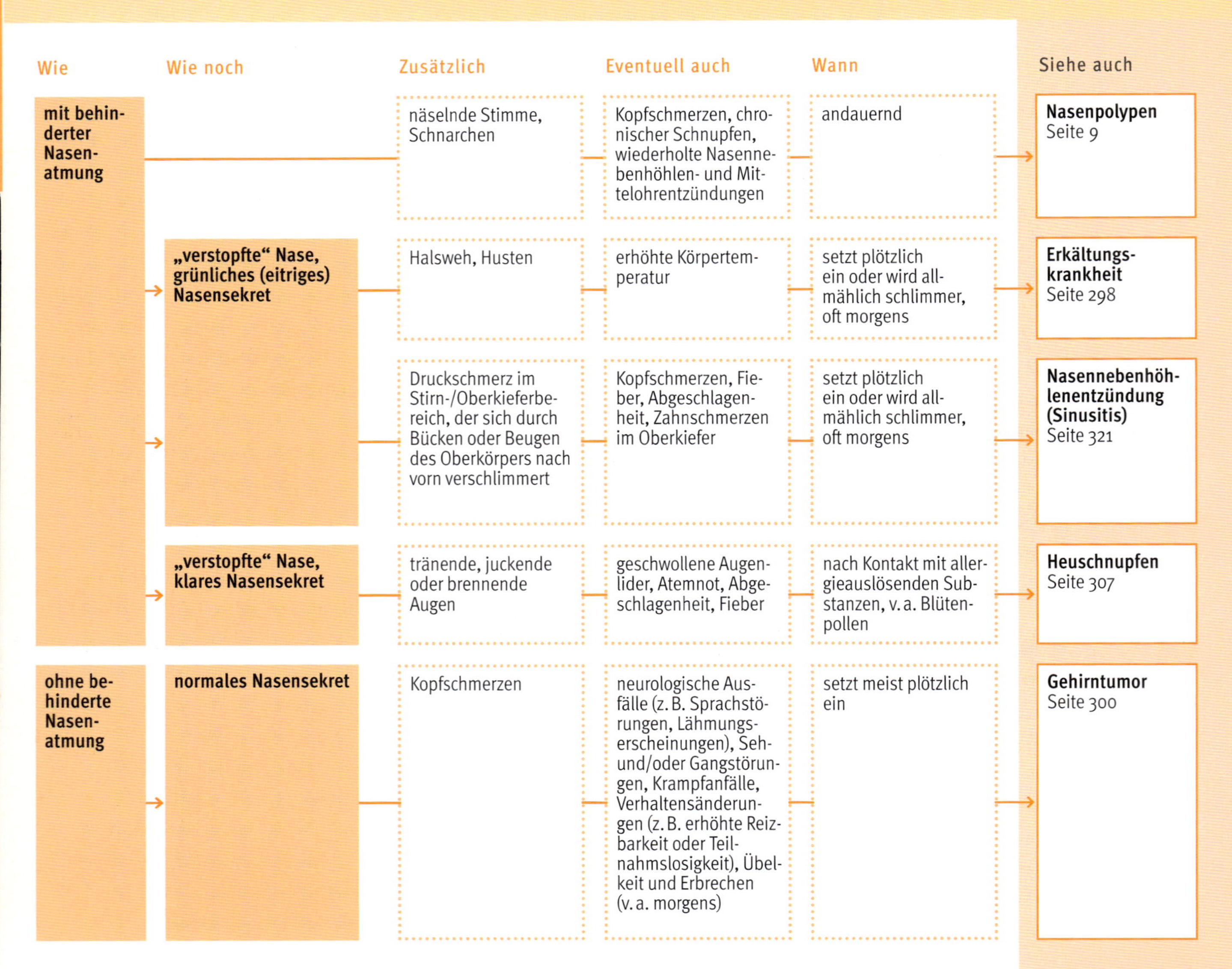

Wie	Wie noch	Zusätzlich	Eventuell auch	Wann	Siehe auch
mit behinderter Nasenatmung		näselnde Stimme, Schnarchen	Kopfschmerzen, chronischer Schnupfen, wiederholte Nasennebenhöhlen- und Mittelohrentzündungen	andauernd	**Nasenpolypen** Seite 9
	„verstopfte“ Nase, grünliches (eitriges) Nasensekret	Halsweh, Husten	erhöhte Körpertemperatur	setzt plötzlich ein oder wird allmählich schlimmer, oft morgens	**Erkältungskrankheit** Seite 298
		Druckschmerz im Stirn-/Oberkieferbereich, der sich durch Bücken oder Beugen des Oberkörpers nach vorn verschlimmert	Kopfschmerzen, Fieber, Abgeschlagenheit, Zahnschmerzen im Oberkiefer	setzt plötzlich ein oder wird allmählich schlimmer, oft morgens	**Nasennebenhöhlenentzündung (Sinusitis)** Seite 321
	„verstopfte“ Nase, klares Nasensekret	tränende, juckende oder brennende Augen	geschwollene Augenlider, Atemnot, Abgeschlagenheit, Fieber	nach Kontakt mit allergieauslösenden Substanzen, v. a. Blütenpollen	**Heuschnupfen** Seite 307
ohne behinderte Nasenatmung	**normales Nasensekret**	Kopfschmerzen	neurologische Ausfälle (z. B. Sprachstörungen, Lähmungserscheinungen), Seh- und/oder Gangstörungen, Krampfanfälle, Verhaltensänderungen (z. B. erhöhte Reizbarkeit oder Teilnahmslosigkeit), Übelkeit und Erbrechen (v. a. morgens)	setzt meist plötzlich ein	**Gehirntumor** Seite 300

Geruchs- und Geschmacksstörungen

Wie	Wie noch	Zusätzlich	Eventuell auch	Wann	Siehe auch
ohne behinderte Nasenatmung	**(extrem) heftige, einseitige, anfallsartige, pulsierende oder pochende Schmerzen in einer Kopfhälfte, v. a. hinter dem Auge und/oder der Stirn**	Lichtempfindlichkeit, Übelkeit, Lärmempfindlichkeit, erhebliche Beeinträchtigung der Alltagsaktivitäten bzw. Verschlimmerung der Schmerzen durch körperliche Aktivität	Erbrechen, Reizbarkeit, Schwitzen, Seh- und/oder Sprachstörungen, Missempfindungen (z. B. Ameisenlaufen, Schwäche in einem Arm oder Bein), Lähmungserscheinungen	setzt meist plötzlich, oft in den frühen Morgenstunden, ein, z. B. nach Wetterumschwung, Genuss von bestimmten Nahrungsmitteln (z. B. Schokolade), Stress, hormoneller Umstellung (z. B. Einsetzen der Regelblutung); Stunden bis Tage (ca. 4–72 Std.) andauernd	**Migräne** Seite 319
gestörte Geschmackswahrnehmung	**einzelne Geschmacksrichtungen wie Saures, Bitteres, Salziges oder Süßes werden nur noch eingeschränkt oder gar nicht mehr geschmeckt**	Gesichtsasymmetrie, vermehrter Tränen- und Speichelfluss, einseitiges Taubheitsgefühl der Gesichtshaut, einseitige Ohrgeräusche	einseitig hängender Mundwinkel, Unfähigkeit, die Stirn zu runzeln, das Auge und/oder den Mund zu schließen	setzt plötzlich ein, z. B. im Rahmen einer Borreliose, nach einem Atemwegsinfekt oder auch ohne erkennbare Ursache	**Gesichtslähmung (periphere Fazialisparese)** Seite 301
gestörte Geruchswahrnehmung	**bestimmte Duftstoffe werden schlechter oder gar nicht mehr gerochen**	später Handzittern in Ruhe, das bei gezielter Bewegung aufhört (Pillendreher-Tremor), „steife" Muskeln (Rigor), eingeschränkte Mimik	zunehmende Ungeschicklichkeit, kleinschrittiger Gang, schmerzhafte Verspannung v. a. im Schulter-Nacken-Bereich, Fallneigung	nimmt allmählich zu	**Parkinson-Krankheit (Frühsymptom)** Seite 324
		Vergesslichkeit (z. B. von Terminen oder Personennamen), Wortfindungsstörungen, allmählicher Verlust des Langzeitgedächtnisses	Schwierigkeiten mit gewohnten Handlungen, Stimmungsschwankungen	nimmt allmählich zu	**Alzheimer-Krankheit (Frühsymptom)** Seite 279

Gesichtsrötung

Wie	Wie noch	Zusätzlich	Eventuell auch	Wann	Siehe auch
gesamte Gesichtshaut	**Kopfschmerzen, Herzklopfen**	diffuser Schwindel, Ohrensausen	häufiges Nasenbluten, Rötung der Bindehaut des Auges (gehäuftes Platzen von Äderchen), Atemnot	z. B. bei körperlicher Anstrengung, bei ständig erhöhtem Blutdruck auch andauernd	**Bluthochdruck** Seite 289
	starker Durst, häufiges Wasserlassen	Schweißausbrüche, Hungerattacken, Wadenkrämpfe nachts	Juckreiz am ganzen Körper, Appetitlosigkeit, Abgeschlagenheit	andauernd	**Diabetes mellitus** Seite 294
	bläuliche Verfärbung von Lippen und Nagelbett (Zyanose), chronischer Husten, pfeifende, erschwerte Ausatmung	Atemnot bei Belastung	Blutbeimengungen im Auswurf (bei chronischer Bronchitis/COPD)	andauernd	**verminderte Sauerstoffaufnahme des Blutes, z. B. bei Bronchitis, chronische/COPD** Seite 290 **Lungenemphysem** Seite 315
	bläuliche Haut und Schleimhäute (Zyanose), pfeifende erschwerte Ausatmung, Atemnot	(Reiz-)Husten oder Husten mit Abhusten eines zähen, glasigen Schleims, Erstickungsängste	Beklemmungsgefühl in der Brust („eiserne Faust"), spezielle Sitzhaltung: Oberkörper ist nach vorn gebeugt, Arme sind abgestützt	andauernd, v. a. nach (leichter) körperlicher Anstrengung, oder während bzw. kurz nach einem akuten Asthmaanfall	**Asthma bronchiale (schwere Form)** Seite 283
	Atemnot, bläuliche Haut und Schleimhäute (Zyanose), Husten (mit blutigem Auswurf), atemabhängige Brustschmerzen, v. a. beim Einatmen	blasse, verschwitzte Haut, schneller und/oder unregelmäßiger Puls, rasche, flache Atmung, gestaute Halsvenen, Todesangst	Symptome einer tiefen Beinvenenthrombose wie Schwere- und Spannungsgefühl in einem Bein („Muskelkater"), schmerzhafte Schwellung des Unterschenkels und des Fußes	setzt plötzlich ein, dann schubweise Verschlechterung	**Lungenembolie*** Seite 315

*** sofort den (Not-)Arzt rufen**

Gesichtsrötung

Wie	Wie noch	Zusätzlich	Eventuell auch	Wann	Siehe auch
gesamte Gesichtshaut	**Atemnot, bläuliche Haut und Schleimhäute (Zyanose)**	ausgeprägte Schwäche, häufiges nächtliches Wasserlassen, Gewichtszunahme durch Wassereinlagerungen im Gewebe	Reizhusten, zu schneller oder zu langsamer Herzschlag	andauernd bzw. Verstärkung nach (leichter) körperlicher Anstrengung	**vermehrte Sauerstoffausschöpfung infolge einer Lungenstauung bei ausgeprägter Herzschwäche** Seite 307
	Juckreiz am ganzen Körper (besonders nach heißem Baden oder Duschen)	Ohrensausen, diffuser Schwindel, Kopf-, Glieder- und Knochenschmerzen	Müdigkeit, Nasen- und Zahnfleischbluten, schmerzhafte Rötung und Überwärmung einzelner Hautbereiche, besonders an den Füßen, Nachtschweiß, Wadenkrämpfe	andauernd	**abnorm gesteigerte Bildung der roten Blutkörperchen im Knochenmark bei Polycythaemia vera** Seite 9
	oft gerötete Körperhaut und rote Streifen z. B. am Bauch, Haut wirkt dünn, Neigung zu blauen Flecken, schlecht heilenden Wunden, Akne	stammbetontes Übergewicht[1], Vollmondgesicht, Stiernacken[2], Kopfschmerzen durch Bluthochdruck, Infektanfälligkeit	extrem starker Durst und häufiges Wasserlassen; Leistungsabfall, Magenschmerzen, Muskelschwäche, Stimmungsschwankungen	tageszeiten- und situationsunabhängig	**Cushing-Syndrom** Seite 293
eine Gesichtshälfte	**einseitige, anfallsartige, unerträgliche Schmerzen hinter Auge und Schläfe, stark gerötetes Auge**	oft geschwollenes oder herabhängendes Augenlid, Tränenfluss, verstärkter Nasenausfluss, Gesichtsschwitzen	nicht fähig, die Anforderungen des Tages zu bewältigen, aber oft Bewegungsdrang während der Attacke	setzt plötzlich ein; dauert 15–180 Minuten an; oft nächtlicher Beginn einer Attacke, häufig zur gleichen Uhrzeit	**Clusterkopfschmerzen** Seite 291
große, rote Flecken auf den Wangen, die zusammenfließen	**Aussparung der Mundpartie**	in den nächsten Tagen leicht erhabene Flecken mit girlandenartigem Muster v. a. an Schultern und den Innenseiten der Arme	Gelenkschmerzen, mäßiges Fieber (< 38,5 °C)	allmählicher Beginn, v. a. sind Klein- und Schulkinder, mitunter auch Erwachsene betroffen	**Ringelröteln** Seite 9

[1,2] *siehe Seite 16*

Gesichtsrötung

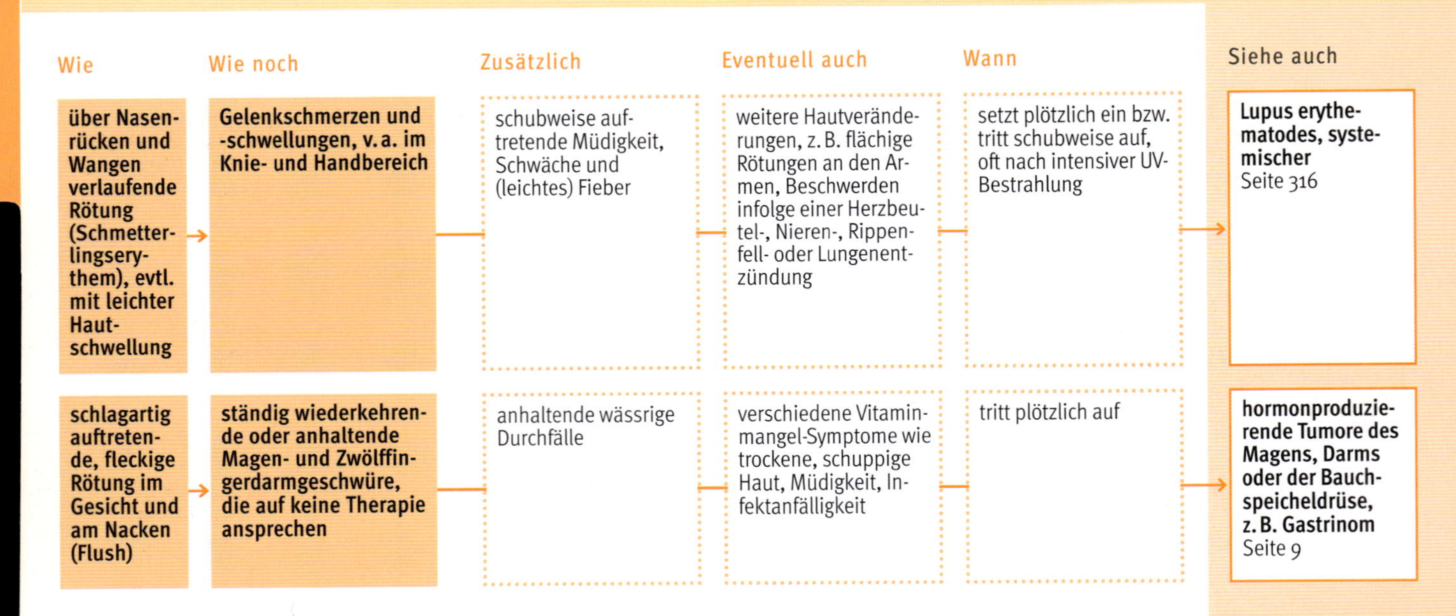

Wie	Wie noch	Zusätzlich	Eventuell auch	Wann	Siehe auch
über Nasenrücken und Wangen verlaufende Rötung (Schmetterlingserythem), evtl. mit leichter Hautschwellung	**Gelenkschmerzen und -schwellungen, v. a. im Knie- und Handbereich**	schubweise auftretende Müdigkeit, Schwäche und (leichtes) Fieber	weitere Hautveränderungen, z. B. flächige Rötungen an den Armen, Beschwerden infolge einer Herzbeutel-, Nieren-, Rippenfell- oder Lungenentzündung	setzt plötzlich ein bzw. tritt schubweise auf, oft nach intensiver UV-Bestrahlung	**Lupus erythematodes, systemischer** Seite 316
schlagartig auftretende, fleckige Rötung im Gesicht und am Nacken (Flush)	**ständig wiederkehrende oder anhaltende Magen- und Zwölffingerdarmgeschwüre, die auf keine Therapie ansprechen**	anhaltende wässrige Durchfälle	verschiedene Vitaminmangel-Symptome wie trockene, schuppige Haut, Müdigkeit, Infektanfälligkeit	tritt plötzlich auf	**hormonproduzierende Tumore des Magens, Darms oder der Bauchspeicheldrüse, z. B. Gastrinom** Seite 9

Gesichtsschmerzen

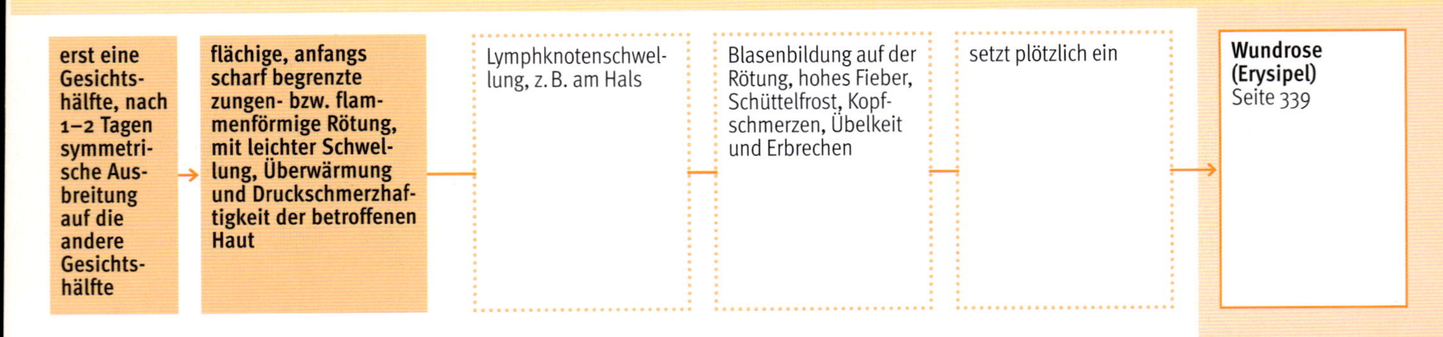

Wie	Wie noch	Zusätzlich	Eventuell auch	Wann	Siehe auch
erst eine Gesichtshälfte, nach 1–2 Tagen symmetrische Ausbreitung auf die andere Gesichtshälfte	**flächige, anfangs scharf begrenzte zungen- bzw. flammenförmige Rötung, mit leichter Schwellung, Überwärmung und Druckschmerzhaftigkeit der betroffenen Haut**	Lymphknotenschwellung, z. B. am Hals	Blasenbildung auf der Rötung, hohes Fieber, Schüttelfrost, Kopfschmerzen, Übelkeit und Erbrechen	setzt plötzlich ein	**Wundrose (Erysipel)** Seite 339

Gesichtsschmerzen

Wie	Wie noch	Zusätzlich	Eventuell auch	Wann	Siehe auch
dumpf, drückend und/oder pochend, mäßig bis stark, meist einseitig	**z. B. hinter den Augen, im Stirn- und/oder Oberkieferbereich, Zahnschmerzen im Oberkiefer**	Verschlimmerung durch Bücken und Beugen des Oberkörpers nach vorn, verstopfte Nase, eitriges (grünes) Nasensekret	Fieber, Abgeschlagenheit	geht aus einer Erkältungskrankheit (Schnupfen) hervor	**Nasennebenhöhlenentzündung (Sinusitis)** Seite 321
brennend, bohrend, klopfend, mäßig bis stark, meist einseitig	**Taubheitsgefühle der Haut im betroffenen Gesichtsbereich**			tritt wellenförmig auf oder andauernd, z. B. nach Zahnwurzelbehandlung	**Trigeminusneuropathie** Seite 9
extrem heftig, einseitig	**v. a. hinter dem Auge und im Schläfenbereich, anfallsartig; starke Rötung des Auges**	Tränenfluss, verstärkter Nasenausfluss, Gesichtsschwitzen	nicht fähig, die Anforderungen des Tages zu bewältigen, aber oft Bewegungsdrang während der Attacke	setzt plötzlich ein; bei Gesichtsrötung 15–180 Minuten andauernd; oft nächtlicher Beginn einer Attacke, häufig zur gleichen Uhrzeit	**Clusterkopfschmerzen** Seite 291
blitzartig einschießend, stärkste Schmerzattacken, einseitig	**v. a. im Augen-, Wangen- und Mundbereich einer Gesichtshälfte (im Versorgungsgebiet des Trigeminusnervs)**	ausgelöst durch bestimmte Reize wie Berührung, Sprechen, Kauen, kalte Luft, Zähneputzen, Rasieren	vermehrter Speichel- und Tränenfluss, Muskelzuckungen in der betroffenen Gesichtshälfte, einseitige Überempfindlichkeit oder Taubheitsgefühl der Gesichtshaut	attackenartig einige Sekunden bis Minuten andauernd, sporadisch, im Abstand von Wochen, im weiteren Verlauf immer häufiger bis hin zu vielen Malen am Tag	**Trigeminusneuralgie** Seite 336
brennend, extrem stark, einseitig	**v. a. an der Stirn und/oder diffus in einer Gesichtshälfte**	Hautrötung und Gefühlsstörungen im betroffenen Hautbereich, Bildung von örtlich begrenzten, gruppiert stehenden, mit Flüssigkeit gefüllten Bläschen	Augentränen, Augen- und Ohrenschmerzen, Lichtscheu	schießt meist plötzlich ein; später mitunter monatelang bestehende Schmerzen und Missempfindungen (postzosterische Neuralgie)	**Gürtelrose (Herpes zoster)** Seite 303

Halsschmerzen

Wie	Wie noch	Zusätzlich	Eventuell auch	Wann	Siehe auch
kratzend, brennend	**Trockenheitsgefühl im Rachenraum, im weiteren Verlauf oft Schmerzen beim Schlucken**	schmerzhafter Hustenreiz, (beginnender) Schnupfen, mäßiges Fieber	Frösteln	entwickelt sich innerhalb von Stunden	**banale Virusinfekte, z. B. Erkältungskrankheit** Seite 298 **Bronchitis, akute** Seite 290
	Trockenheitsgefühl im Rachenraum, im weiteren Verlauf oft starke Halsschmerzen, starke Schluckbeschwerden	schweres Krankheitsgefühl, starke Kopf- und Gliederschmerzen, Fieber > 38,5 °C, trockener Husten, beginnender Schnupfen	Lichtempfindlichkeit, Schüttelfrost, Schweißausbrüche, Magen-Darm-Beschwerden	entwickelt sich innerhalb von Stunden	**Influenza (echte Grippe)** Seite 310
(mäßig) brennend, v. a. im Mund- und Rachenraum	**gräulich weißlicher Belag auf der Zunge, mitunter auch auf der Mund- und Rachenschleimhaut**	beim Abkratzen des Belags kommt es zu (leichten) Blutungen	mäßiges Fieber (< 38,5 °C), Schluckbeschwerden	wird allmählich schlimmer	**ausgeprägter Mundsoor, meist bei Schwächung des Immunsystems auftretend** Seite 9
stark, mit ausgeprägten Schluckbeschwerden	**feuerroter Rachen, gerötete und geschwollene Gaumenmandeln, geschwollene Lymphknoten am Hals**	kloßige Sprache, Fieber (> 38,5 °C), Kopf- und Gliederschmerzen, zunehmendes Krankheitsgefühl	weißlich gelbe Stippchen und Pfröpfe auf den Gaumenmandeln, Mundgeruch	entwickelt sich innerhalb von Stunden	**Mandelentzündung, akute, eitrige** Seite 318
	oft punktförmige Hautblutungen am weichen Gaumen, Blässe um den Mund, kloßige Sprache	Fieber (> 38,5 °C), Kopf- und Gliederschmerzen, zunehmendes Krankheitsgefühl, sandpapierartiger Hautausschlag (nicht im Gesicht) mit stecknadelkopfgroßen, leicht erhabenen Flecken	weißlich gelbe Stippchen und Pfröpfe auf den Gaumenmandeln, Mundgeruch, weißlich belegte Zunge, aber rote Papillen („Himbeerzunge"), später Schuppung von Rumpf, Handtellern und Fußsohlen	entwickelt sich innerhalb von Stunden, meist bei Kindern, mitunter auch bei Erwachsenen	**Scharlach** Seite 9

Halsschmerzen

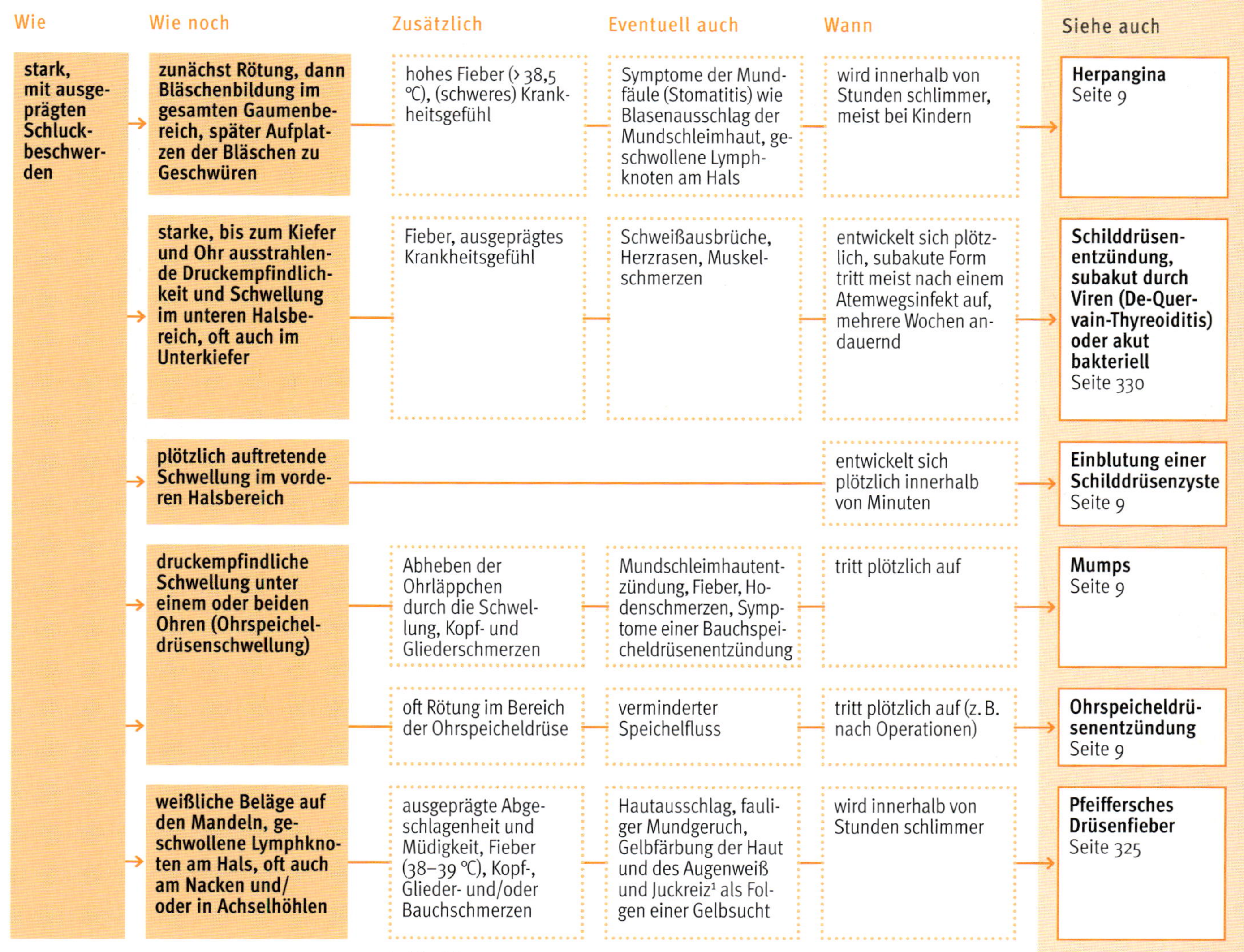

Wie	Wie noch	Zusätzlich	Eventuell auch	Wann	Siehe auch
stark, mit ausgeprägten Schluckbeschwerden	**zunächst Rötung, dann Bläschenbildung im gesamten Gaumenbereich, später Aufplatzen der Bläschen zu Geschwüren**	hohes Fieber (> 38,5 °C), (schweres) Krankheitsgefühl	Symptome der Mundfäule (Stomatitis) wie Blasenausschlag der Mundschleimhaut, geschwollene Lymphknoten am Hals	wird innerhalb von Stunden schlimmer, meist bei Kindern	**Herpangina** Seite 9
	starke, bis zum Kiefer und Ohr ausstrahlende Druckempfindlichkeit und Schwellung im unteren Halsbereich, oft auch im Unterkiefer	Fieber, ausgeprägtes Krankheitsgefühl	Schweißausbrüche, Herzrasen, Muskelschmerzen	entwickelt sich plötzlich, subakute Form tritt meist nach einem Atemwegsinfekt auf, mehrere Wochen andauernd	**Schilddrüsenentzündung, subakut durch Viren (De-Quervain-Thyreoiditis) oder akut bakteriell** Seite 330
	plötzlich auftretende Schwellung im vorderen Halsbereich			entwickelt sich plötzlich innerhalb von Minuten	**Einblutung einer Schilddrüsenzyste** Seite 9
	druckempfindliche Schwellung unter einem oder beiden Ohren (Ohrspeicheldrüsenschwellung)	Abheben der Ohrläppchen durch die Schwellung, Kopf- und Gliederschmerzen	Mundschleimhautentzündung, Fieber, Hodenschmerzen, Symptome einer Bauchspeicheldrüsenentzündung	tritt plötzlich auf	**Mumps** Seite 9
		oft Rötung im Bereich der Ohrspeicheldrüse	verminderter Speichelfluss	tritt plötzlich auf (z. B. nach Operationen)	**Ohrspeicheldrüsenentzündung** Seite 9
	weißliche Beläge auf den Mandeln, geschwollene Lymphknoten am Hals, oft auch am Nacken und/oder in Achselhöhlen	ausgeprägte Abgeschlagenheit und Müdigkeit, Fieber (38–39 °C), Kopf-, Glieder- und/oder Bauchschmerzen	Hautausschlag, fauliger Mundgeruch, Gelbfärbung der Haut und des Augenweiß und Juckreiz[1] als Folgen einer Gelbsucht	wird innerhalb von Stunden schlimmer	**Pfeiffersches Drüsenfieber** Seite 325

[1] *siehe Seite 236*

Halsschmerzen

Wie	Wie noch	Zusätzlich	Eventuell auch	Wann	Siehe auch
stark, mit ausgeprägten Schluckbeschwerden	**dicker, lederartiger, blau-gelb-weißer Belag auf Rachenwand und Mandeln, der von einem roten Entzündungssaum umgeben ist, süßlich-fauliger Mundgeruch**	stark geschwollene Lymphknoten an Hals bzw. Unterkiefer, schweres Krankheitsgefühl, allmählich ansteigendes Fieber, Bauch- und Gliederschmerzen	Anschwellen der Halspartie, lautes Atemgeräusch, heraushängende Zunge, unregelmäßiger Herzschlag, Augenmuskel- und Gesichtslähmung	wird innerhalb von Stunden schlimmer	**Rachendiphtherie* (→ Diphtherie)** Seite 295
	Speichelfluss, Schwierigkeiten zu sprechen und pfeifende Atemgeräusche bei der Einatmung, dann schwere Atemnot mit Erstickungsgefahr ohne Husten	schweres Krankheitsgefühl, hohes Fieber (> 39 °C)	stark geschwollene Lymphknoten	innerhalb von Stunden lebensgefährlicher Verlauf, meist bei (Klein-)Kindern	**Kehldeckelentzündung (Epiglottitis)*** Seite 9
stark, einseitig	**einseitige Schluckbeschwerden**	(tiefes) Geschwür an einer Mandel (Tonsille), süßlich-fauliger Mundgeruch	beidseitig geschwollene Lymphknoten am Hals bzw. Unterkiefer	setzt plötzlich ein	**Plaut-Vincent-Angina** Seite 9
(extrem) stark, einseitig	**kloßige Sprache, Unterkiefer kann nicht mehr bewegt werden (Kieferklemme)**	hohes Fieber (> 39 °C), oft stark geschwollene, schmerzhafte Lymphknoten	Mundgeruch	geht aus einer akuten Mandelentzündung hervor	**Tonsillenabszess (Peritonsillarabszess)** Seite 9
wiederkehrend oder andauernd, oft mäßig ausgeprägt	**Infektanfälligkeit**	Abgeschlagenheit, eingeschränkte körperliche Leistungsfähigkeit	immer wieder auftretende oder andauernde Vergrößerung der Halslymphknoten, wiederkehrende Gelenkschmerzen	schubweise auftretend oder andauernd	**Mandelentzündung, chronische** Seite 318

*** sofort den (Not-)Arzt rufen**

Hals, Schwellung

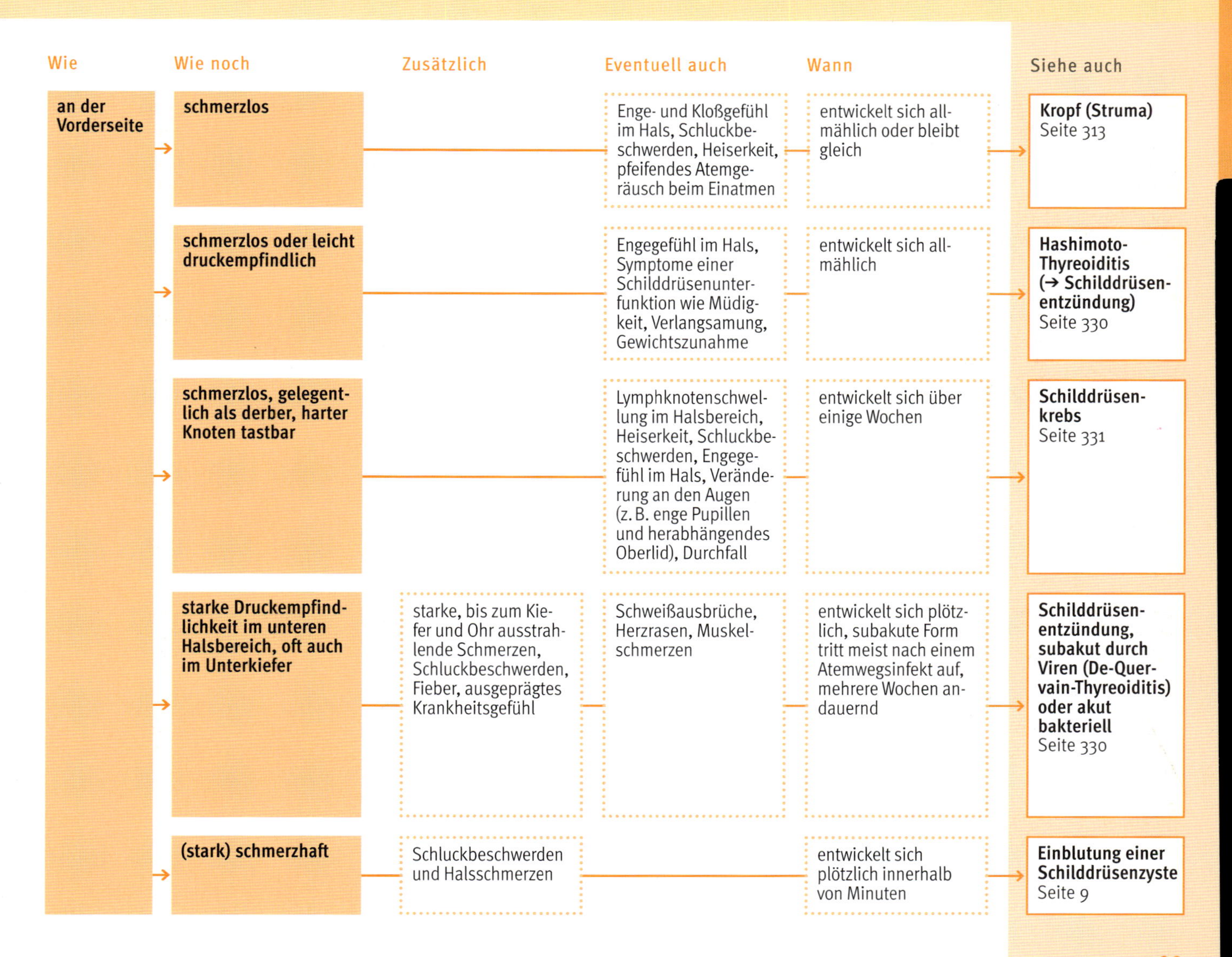

Wie	Wie noch	Zusätzlich	Eventuell auch	Wann	Siehe auch
an der Vorderseite	**schmerzlos**		Enge- und Kloßgefühl im Hals, Schluckbeschwerden, Heiserkeit, pfeifendes Atemgeräusch beim Einatmen	entwickelt sich allmählich oder bleibt gleich	**Kropf (Struma)** Seite 313
	schmerzlos oder leicht druckempfindlich		Engegefühl im Hals, Symptome einer Schilddrüsenunterfunktion wie Müdigkeit, Verlangsamung, Gewichtszunahme	entwickelt sich allmählich	**Hashimoto-Thyreoiditis (→ Schilddrüsenentzündung)** Seite 330
	schmerzlos, gelegentlich als derber, harter Knoten tastbar		Lymphknotenschwellung im Halsbereich, Heiserkeit, Schluckbeschwerden, Engegefühl im Hals, Veränderung an den Augen (z. B. enge Pupillen und herabhängendes Oberlid), Durchfall	entwickelt sich über einige Wochen	**Schilddrüsenkrebs** Seite 331
	starke Druckempfindlichkeit im unteren Halsbereich, oft auch im Unterkiefer	starke, bis zum Kiefer und Ohr ausstrahlende Schmerzen, Schluckbeschwerden, Fieber, ausgeprägtes Krankheitsgefühl	Schweißausbrüche, Herzrasen, Muskelschmerzen	entwickelt sich plötzlich, subakute Form tritt meist nach einem Atemwegsinfekt auf, mehrere Wochen andauernd	**Schilddrüsenentzündung, subakut durch Viren (De-Quervain-Thyreoiditis) oder akut bakteriell** Seite 330
	(stark) schmerzhaft	Schluckbeschwerden und Halsschmerzen		entwickelt sich plötzlich innerhalb von Minuten	**Einblutung einer Schilddrüsenzyste** Seite 9

Hals, Schwellung

Wie	Wie noch	Zusätzlich	Eventuell auch	Wann	Siehe auch
als schmerzlose, akut auftretende Knoten	**auch im Nackenbereich, hinter den Ohren**	im weiteren Verlauf Ausbildung hirsekorngroßer, hellroter, nicht zusammenfließender Flecken, zuerst im Gesicht, dann Ausbreitung auf Rumpf und Gliedmaßen	(mäßiges) Fieber, Krankheitsgefühl	entwickelt sich plötzlich; vollständige Rückbildung nach überstandener Erkrankung	**Röteln** Seite 329
	auch im Nackenbereich, oft auch an anderen Körperregionen		Fieber, Kopf- und Muskelschmerzen, Augenentzündungen, Gelbfärbung der Haut, Schleimhäute und des Augenweiß sowie Juckreiz als Folgen einer Gelbsucht[1]	entwickelt sich plötzlich; nach überstandener Krankheit bleibt die Lymphknotenschwellung oft noch wochenlang bestehen	**Toxoplasmose, bei Schwächung des Immunsystems auftretend** Seite 9
	seitlich am Hals, gelegentlich auch weitere geschwollene Lymphknoten am ganzen Körper		Halsschmerzen, vergrößerte Gaumenmandeln, Gelbsucht, Müdigkeit über einige Wochen bis Monate	entwickelt sich plötzlich; vollständige Rückbildung nach überstandener Erkrankung	**Zytomegalie, bei Schwächung des Immunsystems auftretend** Seite 9
	in der Nähe einer entzündeten Kratzspur im Kopfbereich durch eine Katze	Fieber, Schüttelfrost, Gelenk- und Muskelschmerzen, Krankheitsgefühl	Hautausschlag (Erythema nodosum, siehe Seite 312)	tritt Tage bis 2 Wochen nach Verletzung durch eine Katze auf; vollständige Rückbildung der Lymphknotenschwellung nach 1–2 Monaten	**Katzenkratzkrankheit** Seite 9

Hals, Schwellung

Wie	Wie noch	Zusätzlich	Eventuell auch	Wann	Siehe auch
seitlich, als leicht druckschmerzhafte, akut auftretende Knoten	**oft auch am Unterkiefer (Kieferwinkel)**	(leichtes) Fieber, Kopf- und Gliederschmerzen, Abgeschlagenheit, Schnupfen, Halskratzen oder -schmerzen	Husten	setzt plötzlich ein; vollständige Rückbildung nach überstandener Erkrankung	**Virusinfekte im HNO-Bereich, z. B. Erkältungskrankheit** Seite 298
	einzelne oder mehrere im Kopfbereich, oft auch im Unterkiefer- und/oder Nackenbereich		(leichte) Wundschmerzen, auch im Nacken- oder Schlüsselbeinbereich	setzt meist plötzlich ein; vollständige Rückbildung nach überstandener Erkrankung	**lokale Entzündung im Kopfbereich, z. B. eine Wunde im Mund oder an der Kopfhaut, aber auch z. B. bei Schuppenflechte** Seite 333 **Neurodermitis** Seite 322
	oft auch am Unterkiefer (Kieferwinkel) und/oder über den Schlüsselbeinen	starke Halsschmerzen, Schluckbeschwerden, gerötete, vergrößerte Gaumenmandeln, Kopf- und Gliederschmerzen, kloßige Sprache, Fieber	Kopfschmerzen, weißlich gelbe Stippchen und Pfröpfe auf den Gaumenmandeln, Mundgeruch	setzt meist plötzlich ein; vollständige Rückbildung nach überstandener Erkrankung	**Mandelentzündung, akute** Seite 318
	oft auch am Unterkiefer, Nacken und/oder in den Achselhöhlen, leicht bis stark druckschmerzhaft	Hals- und Schluckschmerzen; weißliche Beläge auf den Mandeln; ausgeprägte Müdigkeit und Abgeschlagenheit	Fieber (38–39 °C), Kopf-, Glieder- und/oder Bauchschmerzen, Hautausschlag, fauliger Mundgeruch, Gelbfärbung der Haut und des Augenweiß sowie Juckreiz[1] als Folgen einer Gelbsucht	setzt meist plötzlich ein	**Pfeiffersches Drüsenfieber** Seite 325

[1] *siehe Seite 236*

Hals, Schwellung

Wie	Wie noch	Zusätzlich	Eventuell auch	Wann	Siehe auch
seitlich, als nicht schmerzhafte, chronische, d.h. sich nicht mehr von selbst zurückbildende Knoten	**mitunter auch in den Achseln oder in der Leiste**	Fieberschübe, nächtliches Schwitzen, oft Juckreiz am ganzen Körper, Gewichtsverlust, Leistungsminderung	Schmerzen in den vergrößerten Lymphknoten nach Alkoholgenuss	fällt allmählich auf	**Hodgkin-Krankheit** Seite 309
			Hautveränderungen, Infektanfälligkeit, Blutarmut, erhöhte Blutungsneigung bei Bagatellverletzungen und kleine, punktförmige Blutungen in der Haut	fällt allmählich auf	**Non-Hodgkin-Krankheit** Seite 323
			Knochenschmerzen, Blutarmut, Infektanfälligkeit, Blutungsneigung	fällt allmählich auf	**Leukämie** Seite 314
	auch am Unterkiefer, Nacken, in den Achselhöhlen und/oder Leisten (in mindestens zwei Körperbereichen)	Gewichtsverlust, Abgeschlagenheit	Fieber, Kopfschmerzen, Hautausschlag, Durchfall und andere unspezifische Symptome, häufige Infektionen v.a. mit Candida-Pilzen, Herpes-Viren (Anfangsstadium)	fällt plötzlich auf, bleibt mindestens 3 Monate bestehen	**AIDS/HIV-Infektion** Seite 278
	mitunter nimmt die Schwellung nach Wochen plötzlich rasch deutlich zu	Husten als Reizhusten oder mit Auswurf, später oft blutiger Auswurf, Gewichtsverlust, Abgeschlagenheit	mäßiges Fieber, nächtliches Schwitzen, rotblaue schmerzhafte Flecken auf der Haut (Anfangsstadium)	fällt allmählich auf	**Tuberkulose** Seite 336

Hals, Schwellung

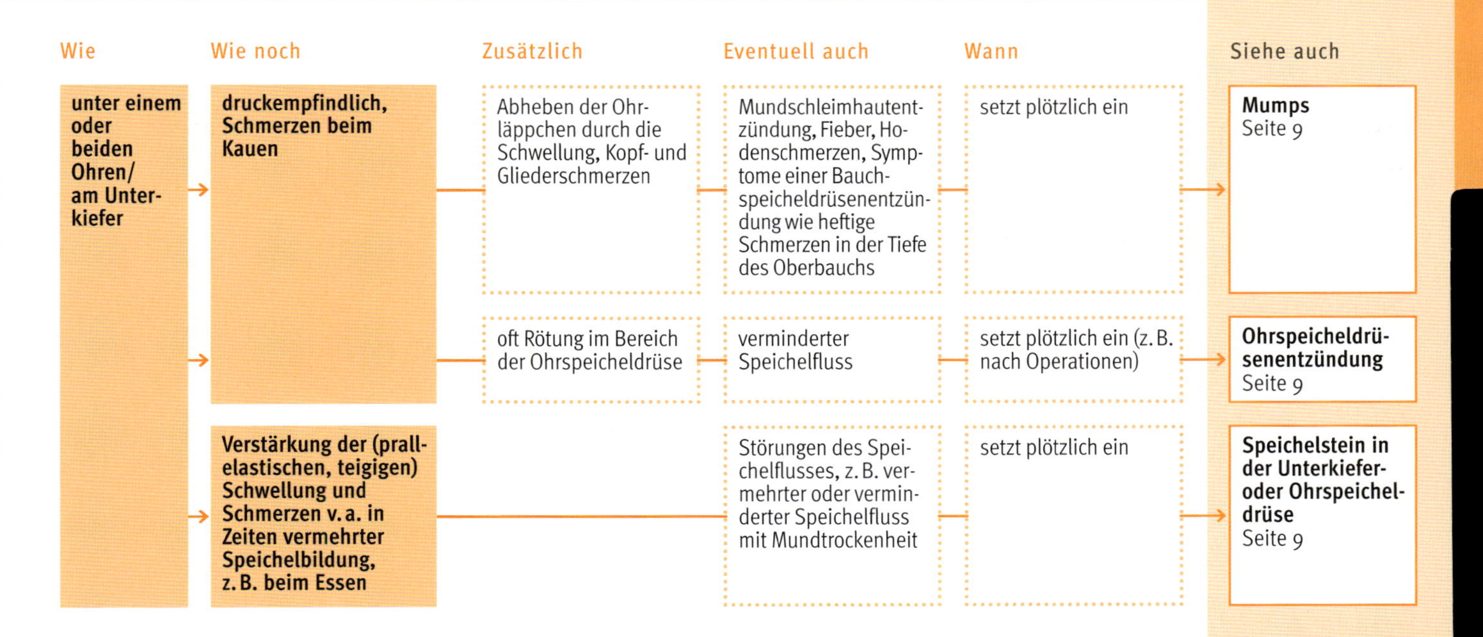

Heiserkeit

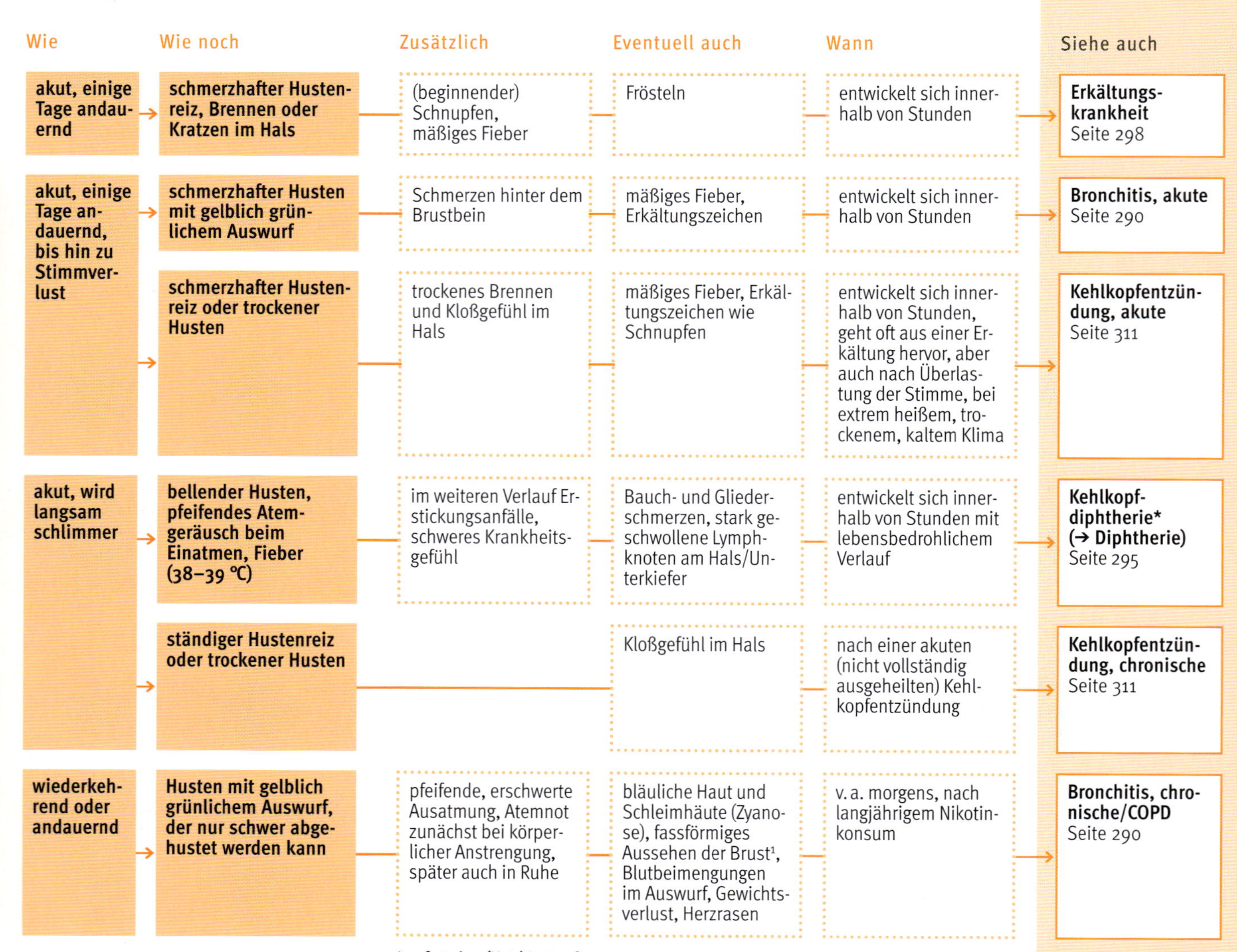

Wie	Wie noch	Zusätzlich	Eventuell auch	Wann	Siehe auch
akut, einige Tage andauernd	**schmerzhafter Hustenreiz, Brennen oder Kratzen im Hals**	(beginnender) Schnupfen, mäßiges Fieber	Frösteln	entwickelt sich innerhalb von Stunden	**Erkältungskrankheit** Seite 298
akut, einige Tage andauernd, bis hin zu Stimmverlust	**schmerzhafter Husten mit gelblich grünlichem Auswurf**	Schmerzen hinter dem Brustbein	mäßiges Fieber, Erkältungszeichen	entwickelt sich innerhalb von Stunden	**Bronchitis, akute** Seite 290
akut, einige Tage andauernd, bis hin zu Stimmverlust	**schmerzhafter Hustenreiz oder trockener Husten**	trockenes Brennen und Kloßgefühl im Hals	mäßiges Fieber, Erkältungszeichen wie Schnupfen	entwickelt sich innerhalb von Stunden, geht oft aus einer Erkältung hervor, aber auch nach Überlastung der Stimme, bei extrem heißem, trockenem, kaltem Klima	**Kehlkopfentzündung, akute** Seite 311
akut, wird langsam schlimmer	**bellender Husten, pfeifendes Atemgeräusch beim Einatmen, Fieber (38–39 °C)**	im weiteren Verlauf Erstickungsanfälle, schweres Krankheitsgefühl	Bauch- und Gliederschmerzen, stark geschwollene Lymphknoten am Hals/Unterkiefer	entwickelt sich innerhalb von Stunden mit lebensbedrohlichem Verlauf	**Kehlkopfdiphtherie*** **(→ Diphtherie)** Seite 295
akut, wird langsam schlimmer	**ständiger Hustenreiz oder trockener Husten**		Kloßgefühl im Hals	nach einer akuten (nicht vollständig ausgeheilten) Kehlkopfentzündung	**Kehlkopfentzündung, chronische** Seite 311
wiederkehrend oder andauernd	**Husten mit gelblich grünlichem Auswurf, der nur schwer abgehustet werden kann**	pfeifende, erschwerte Ausatmung, Atemnot zunächst bei körperlicher Anstrengung, später auch in Ruhe	bläuliche Haut und Schleimhäute (Zyanose), fassförmiges Aussehen der Brust[1], Blutbeimengungen im Auswurf, Gewichtsverlust, Herzrasen	v. a. morgens, nach langjährigem Nikotinkonsum	**Bronchitis, chronische/COPD** Seite 290

*** sofort den (Not-)Arzt rufen**

[1] *siehe Seite 16*

Heiserkeit

Wie	Wie noch	Zusätzlich	Eventuell auch	Wann	Siehe auch
wiederkehrend oder andauernd	**Räusperzwang**	Kratzen im Hals, trockener Husten	Atembeschwerden mit hörbarem Atemgeräusch, Atemnot, Gewichtsabnahme	v. a. bei Männern mit langjährigem übermäßigem Nikotin- und Alkoholgenuss	**Kehlkopfkrebs** Seite 311 **Lungenkrebs** Seite 316 **andere Tumore im Brustraum**
	trockener Husten, Druckgefühl und/ oder Schmerzen hinter dem Brustbein	saures Aufstoßen (Sodbrennen)	Brennen der Speiseröhre beim Schlucken, (Druck-)Schmerzen im Oberbauch	v. a. nachts, Verstärkung der Beschwerden durch Liegen, Bücken, Pressen	**Refluxkrankheit** Seite 327 **Speiseröhrenentzündung** Seite 334
	ausgeprägte, schmerzlose Halsschwellung	Enge- und Kloßgefühl im Hals, Schluckbeschwerden	pfeifendes Atemgeräusch beim Einatmen	tageszeiten- und situationsunabhängig	**ausgeprägter Kropf (Struma)** Seite 313
	in zeitlichem Zusammenhang mit der Inhalation von Kortisonpräparaten in Spray- oder Pulverform	mitunter trockenes Gefühl im Mund und/ oder Hals	weißlicher Belag auf Zunge und Wangenschleimhaut als Zeichen für Mundsoor, Schluckbeschwerden	bei längerer Einnahme bzw. Inhalation von Kortison	**Asthma bronchiale** Seite 283
	in zeitlichem Zusammenhang mit der Einnahme von Medikamenten wie Antihistaminika[1], Antidepressiva, Ovulationshemmer[2], Anabolika[3]		Stimmveränderungen, z. B. rauere, tiefere Stimme	setzt Wochen bis Monate nach Beginn der Einnahme ein, vergeht einige Wochen nach Absetzen der Medikamente wieder	**Nebenwirkung von Medikamenten**
andauernd, mit fremdartigem Stimmklang	**raue Stimme, tiefere Stimmlage**	Gewichtszunahme, Abgeschlagenheit und Müdigkeit, verminderter Antrieb, langsamer Puls, Kälteempfindlichkeit	trockene, kühle, teigige, schuppende Haut, trockene Haare, Haarausfall, brüchige Fingernägel, erniedrigte Körpertemperatur	allmählich auffallend	**Schilddrüsenunterfunktion** Seite 332

[1] zur Allergiebehandlung [2] hemmt den Eisprung
[3] Präparate zum Muskelaufbau

Hörvermögen, vermindertes

Wie	Wie noch	Zusätzlich	Eventuell auch	Wann	Siehe auch
rasch zunehmend	**meist einseitig, Ohrgeräusche, heftige, oft klopfende Ohrenschmerzen**	später oft eitriger Ausfluss aus dem betroffenen Ohr	Fieber, Erkältungszeichen wie Schnupfen; Dreh- oder diffuser Schwindel	setzt plötzlich ein; oft während oder im Anschluss an eine Erkältungskrankheit	**Mittelohrentzündung, akute (Otitis media)** Seite 320
	meist einseitig, Ohrgeräusche (v. a. Rauschen im Ohr)	Druckgefühl im betroffenen Ohr, Flüssigkeitsansammlung im Mittelohr	Zeichen einer Erkältung oder Allergie	setzt plötzlich ein oder wird allmählich schlimmer	**Tubenkatarrh** Seite 9
	meist einseitig, mit hohen Ohrgeräuschen	Druck im Ohr	diffuser oder Drehschwindel	setzt plötzlich ein	**Hörsturz** Seite 309
	meist einseitig	diffuser Schwindel		setzt plötzlich ein, oft nach dem Baden oder Duschen	**durch Ohrenschmalz verstopfter Gehörgang**
rasch zunehmend, ausgeprägt	**einseitig, heftige, oft klopfende Ohrenschmerzen mit eitrigem Ausfluss**	stark druckempfindliche Schwellung hinter dem Ohr mit abstehender Ohrmuschel	Fieber	nach bzw. bei einer Mittelohrentzündung	**Warzenfortsatzentzündung (Mastoiditis)** Seite 9
rasch zunehmend bis hin zum Hörverlust	**einseitig, Ohrgeräusche**	diffuser oder Drehschwindel, Übelkeit und Erbrechen	Gleichgewichtsstörungen, Augenzittern	setzt plötzlich ein, oft im Anschluss an eine Mittelohrentzündung	**Innenohrentzündung (Labyrinthitis)** Seite 9
rasch zunehmend oder schubweise verlaufend bis hin zum Hörverlust	**ein- oder beidseitig, oft mit Ohrgeräuschen**	oft Gesichtslähmung	Tage bis Wochen vorangegangene, sich ringförmig ausbreitende Hautrötung, die dann in der Mitte verblasst (um die Stelle eines Zeckenbisses)	setzt plötzlich ein	**Borreliose** Seite 290

Hörvermögen, vermindertes

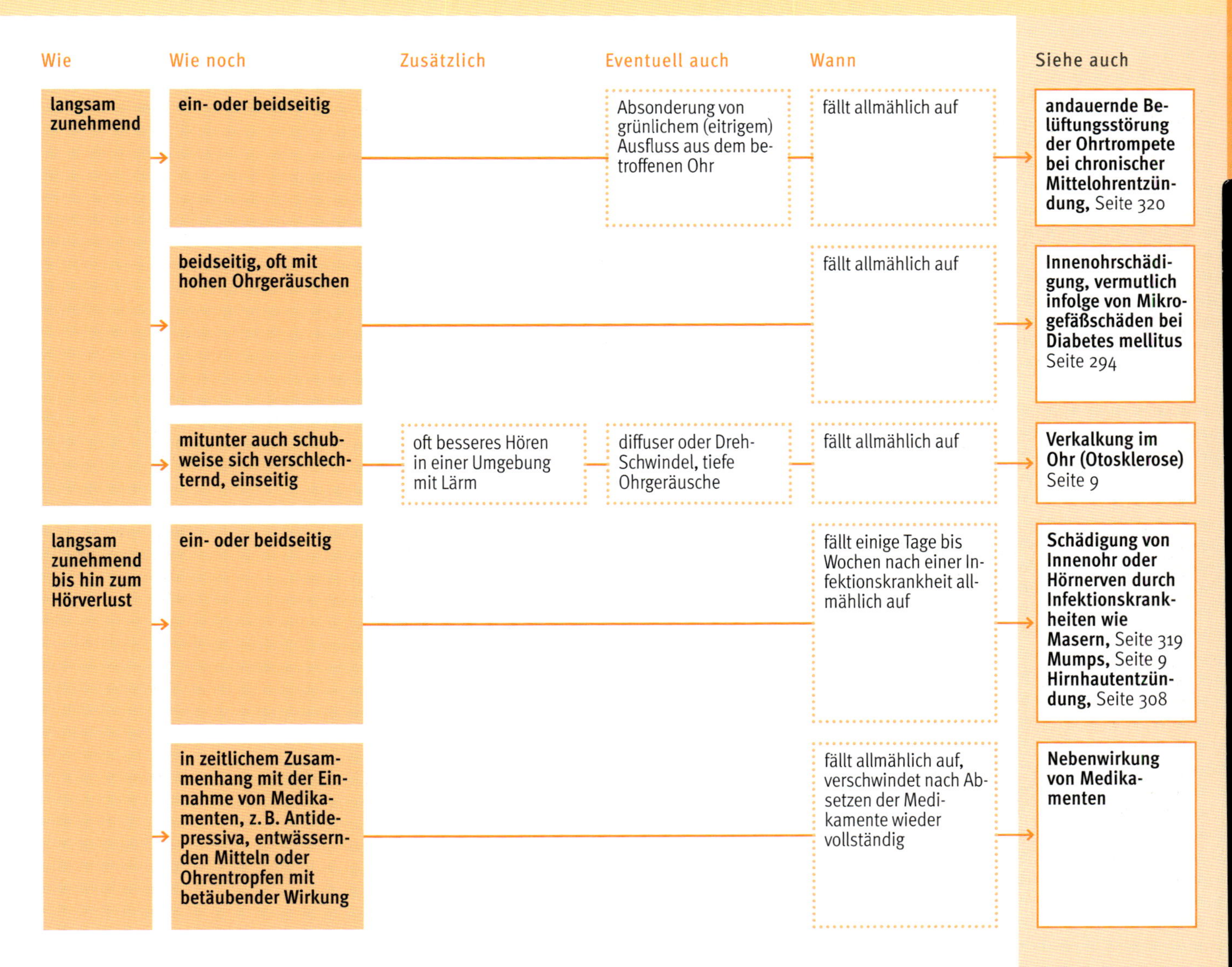

Wie	Wie noch	Zusätzlich	Eventuell auch	Wann	Siehe auch
langsam zunehmend	**ein- oder beidseitig**		Absonderung von grünlichem (eitrigem) Ausfluss aus dem betroffenen Ohr	fällt allmählich auf	**andauernde Belüftungsstörung der Ohrtrompete bei chronischer Mittelohrentzündung,** Seite 320
	beidseitig, oft mit hohen Ohrgeräuschen			fällt allmählich auf	**Innenohrschädigung, vermutlich infolge von Mikrogefäßschäden bei Diabetes mellitus** Seite 294
	mitunter auch schubweise sich verschlechternd, einseitig	oft besseres Hören in einer Umgebung mit Lärm	diffuser oder Dreh-Schwindel, tiefe Ohrgeräusche	fällt allmählich auf	**Verkalkung im Ohr (Otosklerose)** Seite 9
langsam zunehmend bis hin zum Hörverlust	**ein- oder beidseitig**			fällt einige Tage bis Wochen nach einer Infektionskrankheit allmählich auf	**Schädigung von Innenohr oder Hörnerven durch Infektionskrankheiten wie Masern,** Seite 319 **Mumps,** Seite 9 **Hirnhautentzündung,** Seite 308
	in zeitlichem Zusammenhang mit der Einnahme von Medikamenten, z. B. Antidepressiva, entwässernden Mitteln oder Ohrentropfen mit betäubender Wirkung			fällt allmählich auf, verschwindet nach Absetzen der Medikamente wieder vollständig	**Nebenwirkung von Medikamenten**

Hörvermögen, vermindertes

Wie	Wie noch	Zusätzlich	Eventuell auch	Wann	Siehe auch
langsam zunehmend bis hin zum Hörverlust →	**einseitig, Ohrgeräusche**	mitunter (leichter) diffuser Schwindel	Unsicherheitsgefühl in der Dunkelheit oder nach raschen Körperbewegungen	fällt allmählich auf	**Akustikusneurinom (Hörnervtumor)** Seite 279
anfallsartig, immer wieder auftretend bis hin zum Hörverlust →	**einseitig, mit tiefen Ohrgeräuschen**	starker Drehschwindel	Übelkeit und Erbrechen	Minuten bis Stunden anhaltend, zunächst vollständige Wiederherstellung des Hörvermögens, später oft dauerhafte Hörbeeinträchtigung	**Menière-Krankheit** Seite 319
Unfähigkeit, Gehörtes zu verstehen →	**„leeres" Gefühl im Kopf, diffuser Schwindel**	(leichtes) Druckgefühl im Kopf	Kopfschmerzen, Seh- und Sprechstörungen, Empfindungsstörungen, Lähmungserscheinungen, Bewusstseinsstörungen	wird allmählich schlimmer	**Schlaganfall*** Seite 332
plötzlich einsetzende Lärmempfindlichkeit →	**anfallsartige, pulsierende oder pochende Kopfschmerzen v. a. im Schläfenbereich, Halbseitenkopfschmerz**	Lichtempfindlichkeit, Schwindel, Übelkeit, Verschlimmerung der Beschwerden durch körperliche Aktivität, erhebliche Beeinträchtigung der Alltagsaktivitäten	Reizbarkeit, Schwitzen, Seh- und/oder Sprachstörungen, Geschmacks- und/ oder Geruchsstörung, Missempfindungen (z. B. Ameisenlaufen, Schwäche in einem Arm oder Bein), Lähmungserscheinungen, Erbrechen	setzt oft in den frühen Morgenstunden ein, z. B. nach Wetterumschwung, Genuss von bestimmten Nahrungsmitteln (z. B. Schokolade), Stress, hormoneller Umstellung (z. B. Einsetzen der Regelblutung); Stunden bis Tage (ca. 4–72 Std.) andauernd	**Migräne** Seite 319

*** sofort den (Not-)Arzt rufen**

Kopfschmerzen, akute

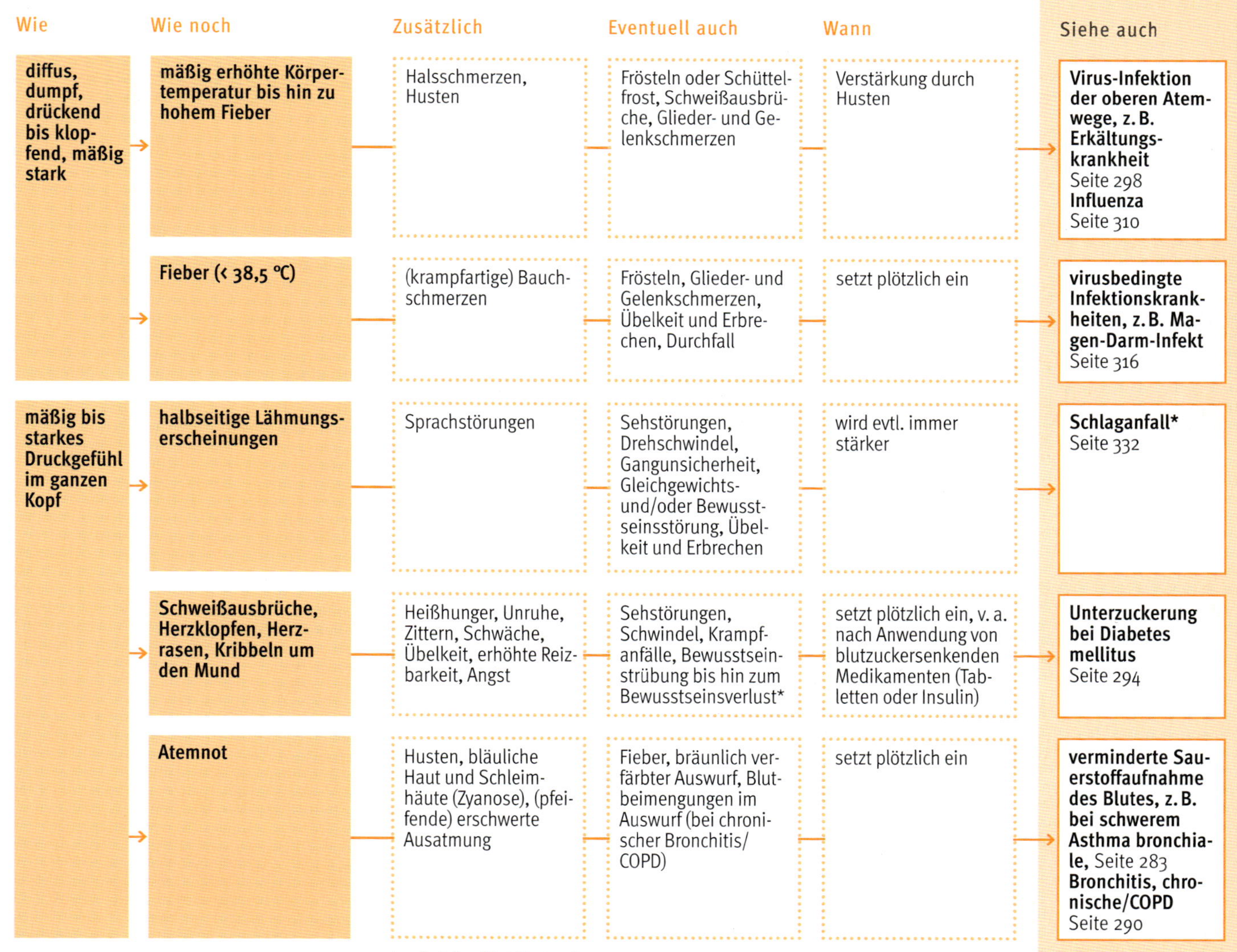

Wie	Wie noch	Zusätzlich	Eventuell auch	Wann	Siehe auch
diffus, dumpf, drückend bis klopfend, mäßig stark	**mäßig erhöhte Körpertemperatur bis hin zu hohem Fieber**	Halsschmerzen, Husten	Frösteln oder Schüttelfrost, Schweißausbrüche, Glieder- und Gelenkschmerzen	Verstärkung durch Husten	**Virus-Infektion der oberen Atemwege, z. B. Erkältungskrankheit** Seite 298 **Influenza** Seite 310
	Fieber (< 38,5 °C)	(krampfartige) Bauchschmerzen	Frösteln, Glieder- und Gelenkschmerzen, Übelkeit und Erbrechen, Durchfall	setzt plötzlich ein	**virusbedingte Infektionskrankheiten, z. B. Magen-Darm-Infekt** Seite 316
mäßig bis starkes Druckgefühl im ganzen Kopf	**halbseitige Lähmungserscheinungen**	Sprachstörungen	Sehstörungen, Drehschwindel, Gangunsicherheit, Gleichgewichts- und/oder Bewusstseinsstörung, Übelkeit und Erbrechen	wird evtl. immer stärker	**Schlaganfall*** Seite 332
	Schweißausbrüche, Herzklopfen, Herzrasen, Kribbeln um den Mund	Heißhunger, Unruhe, Zittern, Schwäche, Übelkeit, erhöhte Reizbarkeit, Angst	Sehstörungen, Schwindel, Krampfanfälle, Bewusstseintrübung bis hin zum Bewusstseinsverlust*	setzt plötzlich ein, v. a. nach Anwendung von blutzuckersenkenden Medikamenten (Tabletten oder Insulin)	**Unterzuckerung bei Diabetes mellitus** Seite 294
	Atemnot	Husten, bläuliche Haut und Schleimhäute (Zyanose), (pfeifende) erschwerte Ausatmung	Fieber, bräunlich verfärbter Auswurf, Blutbeimengungen im Auswurf (bei chronischer Bronchitis/ COPD)	setzt plötzlich ein	**verminderte Sauerstoffaufnahme des Blutes, z. B. bei schwerem Asthma bronchiale,** Seite 283 **Bronchitis, chronische/COPD** Seite 290

*** sofort den (Not-)Arzt rufen**

Kopfschmerzen, akute

Wie	Wie noch	Zusätzlich	Eventuell auch	Wann	Siehe auch
mäßiges bis starkes Druckgefühl im ganzen Kopf	**diffuser Schwindel, Schwäche, hohes Fieber (> 40 °C)**	heiße, rote Haut, aber kein Schwitzen, beschleunigter Puls	Bewusstseinstrübung, Übelkeit und Erbrechen	nimmt rasch zu; nach Überhitzung (z. B. nach zu langem Aufenthalt in der Sonne)	**Hitzschlag*** Seite 9
diffuse, schlimmer werdende Kopf- und Nackenschmerzen mit schmerzhafter Nackenbeugung	**hohes Fieber (> 39 °C), Nackensteifigkeit, Rückenschmerzen, schweres Krankheitsgefühl**	Lichtempfindlichkeit, Übelkeit, Erbrechen, Überempfindlichkeit gegenüber Schmerzreizen	Hautausschlag, Krampfanfälle, Bewusstseinstrübung	nimmt über Stunden zu	**Hirnhautentzündung*, bakterielle** Seite 308
diffuse, immer schlimmer werdende Kopfschmerzen	**oft Übelkeit**		Erbrechen, Sehstörungen, Krampfanfälle, neurologische Ausfälle z. B. Lähmungserscheinungen, Bewusstseinstrübung	z. B. bei Einnahme von Hormonpräparaten (v. a. Antibabypille), in der Schwangerschaft oder wenn eine Entzündung im Gesichts- oder Ohrbereich auf das Gehirn übergreift	**Sinusthrombose*** Seite 9
einschießend, so stark wie noch nie (Vernichtungskopfschmerz)	**Nackensteifigkeit, kein Fieber**	Übelkeit und Erbrechen, Krampfanfall	Bewusstseinstrübung bis hin zur Bewusstlosigkeit, neurologische Ausfälle, z. B. Sehen von Doppelbildern	setzt plötzlich ein, häufig bei körperlicher Anstrengung	**Platzen einer arteriellen Gefäßaussackung mit Subarachnoidalblutung* (Blutung in den Raum zwischen den Hirnhäuten) → Schlaganfall** Seite 332

*** sofort den (Not-)Arzt rufen**

Kopfschmerzen, akute

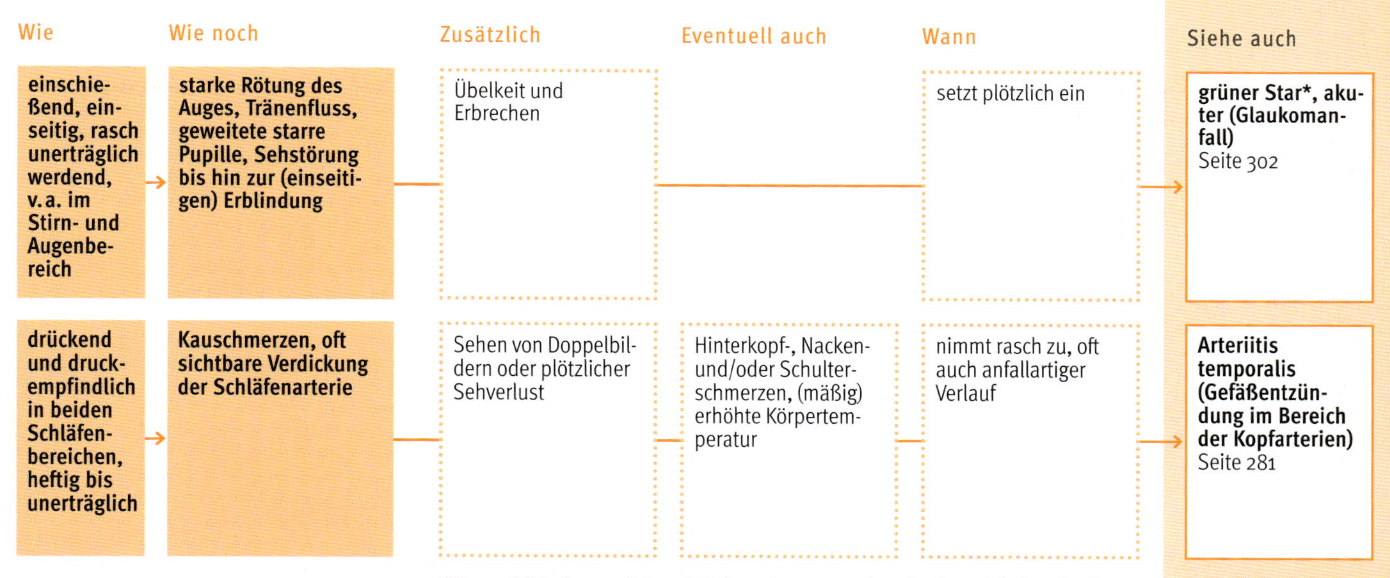

*** Wegen Erblindungsgefahr sofort einen Augenarzt oder eine Augenklinik aufsuchen**

Kopfschmerzen, andauernde/anfallsartig auftretende

Wie	Wie noch	Zusätzlich	Eventuell auch	Wann	Siehe auch
mäßig bis starkes, reifenförmiges oder schraubstockartiges Druckgefühl	**mitunter auch vom Nacken in die Stirn oder von der Stirn in den Nacken ziehend (nicht pulsierend)**	Schmerztabletten ohne Wirkung	Schlaf- und Antriebsstörungen, Gereiztheit	Tage bis Wochen andauernd, z. B. nach emotionalem Stress, Schlafmangel, bestimmte Wetterlagen (z. B. Föhn, Wetterumschwung)	**Spannungskopfschmerzen** Seite 334
von Nacken/Hinterkopf nach vorn ziehend, mitunter eher einseitig	**oft Verstärkung durch bestimmte Kopfbewegungen, z. B. Drehen des Kopfes**	Verspannungen im Nacken- und Schulterbereich	Kribbeln oder Taubheitsgefühle in einem Arm, der Hand und/oder den Fingern einer Hand, diffuser Schwindel, Ohrensausen	setzt plötzlich ein oder wird allmählich schlimmer, z. B. durch chronische Fehlbelastung (Computerarbeit); bei (bekannten) Verschleißerscheinungen der Halswirbelsäule	**HWS-Syndrom** Seite 310
mäßiges bis starkes Druckgefühl im ganzen Kopf	**v. a. morgens**		Seh-, Sprach- und/oder Gangstörungen, Krampfanfälle, Lähmungserscheinungen, Verhaltensänderungen (z. B. erhöhte Reizbarkeit oder Teilnahmslosigkeit), Übelkeit und Erbrechen (v. a. morgens)	nimmt allmählich zu, wird mit der Zeit oft sehr heftig bis unerträglich	**Gehirntumor** Seite 300
	in zeitlichem Zusammenhang mit Schmerzmitteln oder einigen blutdruck- bzw. cholesterinsenkenden Medikamenten			andauernd, klingt einige Zeit nach Absetzen der Medikamente ab	**Nebenwirkungen von Medikamenten (Analgetikakopfschmerz)**
	Einnahme von Beruhigungsmitteln über längere Zeit			nach Absetzen der Beruhigungsmittel	**Kopfschmerzen durch Substanzentzug**

Kopfschmerzen, andauernde/anfallsartig auftretende

Wie	Wie noch	Zusätzlich	Eventuell auch	Wann	Siehe auch
mäßiges bis starkes Druckgefühl im ganzen Kopf	**mitunter auch nur an Stirn oder Hinterkopf**	Gesichtsrötung	Herzklopfen, diffuser Schwindel, Ohrensausen, Rötung der Bindehaut des Auges (gehäuftes Platzen von Äderchen), häufiges Nasenbluten, Atemnot	v. a. bei Anstrengung	**Bluthochdruck** Seite 289
	Atemnot	Husten, bläuliche Haut und Schleimhäute (Zyanose), (pfeifende) erschwerte Ausatmung	Fieber, bräunlich verfärbter Auswurf, Blutbeimengungen im Auswurf (bei chronischer Bronchitis)	je nach Schweregrad wiederkehrend oder andauernd	**verminderte Sauerstoffaufnahme des Blutes, z. B. bei schwerem Asthma bronchiale,** Seite 283 **Bronchitis, chronische/COPD** Seite 290
anfallsartig, extrem heftig, einseitig, pulsierend oder pochend in einer Kopfhälfte bzw. hinter Auge und/oder Stirn	**Lichtempfindlichkeit**	Lärmempfindlichkeit, diffuser Schwindel, Übelkeit, Verschlimmerung der Schmerzen durch körperliche Aktivität, erhebliche Beeinträchtigung der Alltagsaktivitäten	Reizbarkeit, Schwitzen, Seh- und/oder Sprachstörungen, Geruchs- und Geschmacksstörung, Missempfindungen (z. B. Ameisenlaufen, Schwäche in einem Arm oder Bein), Lähmungserscheinungen, Erbrechen	setzt oft in den frühen Morgenstunden ein, z. B. nach Wetterumschwung, Genuss von bestimmten Nahrungsmitteln (z. B. Schokolade), Stress, hormoneller Umstellung (z. B. Einsetzen der Regelblutung); Stunden bis Tage (ca. 4–72 Std.) andauernd	**Migräne** Seite 319
anfallsartig, extrem heftig, einseitig, stechend (wie mit einem glühenden Messer)	**v. a. hinter Auge und Schläfe oder auch von der Augenregion ausstrahlend in Stirn, Kiefer, Rachen, Ohr und/oder Hinterkopf, starke Rötung des Auges**	Tränenfluss, verstärkter Nasenausfluss, Gesichtsschwitzen	Unfähigkeit, während bzw. infolge der Schmerzattacken die Anforderungen des Tages zu bewältigen, aber oft Bewegungsdrang während der Attacke	etwa 20–180 Minuten andauernd; oft nächtlicher Beginn einer Attacke, häufig zur gleichen Uhrzeit	**Clusterkopfschmerzen** Seite 291

Lippen, Veränderungen

Wie	Wie noch	Zusätzlich	Eventuell auch	Wann	Siehe auch
eingerissene Mundwinkel	**Verkrustung, mitunter Nässen der Einrisse**	blasse Haut und Schleimhäute, trockene Haut, erhöhte Brüchigkeit und Rillenbildung der Nägel, Haarausfall	Kopfschmerzen, Ohrensausen, Müdigkeit, Atemnot, Herzrasen, diffuser Schwindel bei körperlicher Belastung, Infektanfälligkeit	andauernd, z. B. bei Frauen mit starker Monatsblutung, bei Vegetariern, bei (unbemerkten) Blutungen im Magen-Darm-Trakt	**Blutarmut, v. a. bei Eisenmangelanämie** Seite 296
	unscharf begrenzte, stark juckende, z.T. aufgekratzte rote Flecken und Knötchen, v. a. in Gelenkbeugen, an Nacken, Händen, Füßen, hinter den Ohren	vergröberte Hautfelderung, sehr trockene, empfindliche Haut; trockene, glanzlose Haare, charakteristische Falte (Atopiefalte) im Bereich der Unterlider	entzündlich-nässende oder verkrustete Hauterscheinungen als Folge des heftigen Kratzens; Schrunden an den Ohrläppchen; Pollenallergie oder Asthma bronchiale	andauernd oder während eines Schubs auftretend	**Neurodermitis (Dermatitis atopica)** Seite 322
Juckreiz und Spannungsgefühl	**umschriebene, gerötete, verdickte Stelle z. B. an der Unter- oder Oberlippe oder im Mundwinkel**	Bildung von stecknadelkopfgroßen, mit Flüssigkeit gefüllten, örtlich begrenzten, gruppiert stehenden Bläschen, später Aufplatzen der Bläschen und Bildung von Krusten	Krankheitsgefühl, erhöhte Körpertemperatur, vergrößerte Lymphknoten (v. a. im Unterkieferbereich)	setzt plötzlich ein (oft über Nacht), z. B. nach intensiver Sonneneinwirkung oder Infektionen; heilt nach einigen Tagen ohne Narbenbildung ab	**Herpes-simplex-Infektion der Lippen** Seite 306
plötzlich einsetzende, nicht schmerzhafte Schwellung der Lippen	**oft auch Schwellung von anderen Gesichtsbereichen (z. B. Lider), von Hals oder Armen**	oft leichtes Spannungsgefühl der betroffenen Haut, Symptome bleiben auf die Haut beschränkt	Beschwerden einer Nesselsucht wie juckende, kleine Hautschwellungen an anderen Körperstellen	setzt plötzlich ein, dauert mehrere Tage an	**„gutartiges" Quincke-Ödem z. B. bei Allergie auf ACE-Hemmer (Medikamentenallergie), → Nesselsucht (Urtikaria)** Seite 322

Lippen, Veränderungen

Wie	Wie noch	Zusätzlich	Eventuell auch	Wann	Siehe auch
Geschwür mit Kruste, das nicht abheilt	**im weiteren Verlauf mit perlschnurartigem Randsaum und kleinen erweiterten Blutgefäßen**	schmerzlos, oft lippenfarben, mitunter auch etwas dunkler	mitunter rasches Wachstum mit Zerstörung des umliegenden Gewebes	in der Regel allmählich größer werdend	**Hautkrebs, heller (Basaliom) → Hautkrebs** Seite 305
	später meist mit gehärtetem Rand, oft an der Unterlippe	mäßig schmerzhaft, oft immer wieder blutend	stark eingeschränkte Belastbarkeit	wird allmählich größer, z. B. nach langjährigem Nikotinkonsum, Sonnenbestrahlung	**Lippenkrebs** Seite 9
	schmerzlos, später silbergraue Flecken, die von einem roten Randsaum umgeben sind	geschwollene Lymphknoten am Hals und/oder Unterkiefer auf der Seite des Lippengeschwürs	Befall auch des Analbereichs; Hals- und Kopfschmerzen, (mäßiges) Fieber, Gewichtsverlust	entwickelt sich plötzlich, verändert sich dann allmählich	**Syphilis, primäre und sekundäre** Seite 335
bläulich verfärbte Lippen	**bläuliche Haut und Schleimhäute (Zyanose)**	Kurzatmigkeit und Atemnot	Blutbeimengungen im Auswurf (bei chronischer Bronchitis/COPD)	andauernd bzw. Verstärkung nach (leichter) körperlicher Anstrengung	**verminderter Sauerstoffgehalt im Blut (Zyanose), z. B. bei Herzschwäche** Seite 307 **Asthma bronchiale** Seite 283 **Bronchitis, chronische/COPD** Seite 290

Mundgeruch

Wie	Wie noch	Zusätzlich	Eventuell auch	Wann	Siehe auch
unangenehm, riecht „krank“	**Halsschmerzen, Schluckbeschwerden, oft kloßige Sprache**	gerötete und geschwollene Gaumenmandeln	Fieber, vergrößerte Lymphknoten am Hals	setzt plötzlich ein	**Mandelentzündung, akute** Seite 318
	verstopfte oder laufende Nase, eitriges (grünes) Nasensekret	Kopfschmerzen oder Druckempfindlichkeit im Stirn-/Schläfen-/Jochbeinbereich, verschlimmern sich beim Bücken und/oder Beugen des Oberkörpers nach vorn	Fieber	geht aus einer Erkältungskrankheit (Schnupfen) hervor	**Nasennebenhöhlenentzündung, akute oder chronische (Sinusitis)** Seite 321
	stark schmerzhafte Bläschen und kleine offene Stellen in der Mundhöhle	Schluckschmerzen, Schmerzen beim Essen und Trinken	Fieber, Krankheitsgefühl	setzt plötzlich ein	**Mundfäule (Stomatitis)** Seite 9 **Mundschleimhautentzündung** Seite 9
	übermäßige Füllung von Magen und Darm mit Luft und Gasen, die in Form von Winden sowie über die Atemluft nach außen abgehen	Völlegefühl, Aufgeblähtsein, rumorende Darmgeräusche	Druckschmerzen im Ober- und Unterbauch	z. B. nach dem Essen von blähenden Speisen, nach hastigem Trinken oder Essen, in Angst- und Stresssituationen, aber auch bei Nahrungsmittelunverträglichkeiten oder Herzschwäche	**Blähungen ohne erkennbare organische Ursache** Seite 9 **Blähungen z. B. bei Crohn-Krankheit** Seite 292 **Colitis ulcerosa** Seite 292
	Aufstoßen, Druckgefühl und Schmerzen im Oberbauch, die oft zum Brustbein, in den Unterbauch und/oder Rücken ausstrahlen	Appetitlosigkeit, Übelkeit	Erbrechen, Gewichtsverlust als Folge einer Nahrungsmittelunverträglichkeit	oft Verstärkung der Beschwerden während des Essens oder kurz danach	**Magenschleimhautentzündung, akute** Seite 317

Mundgeruch

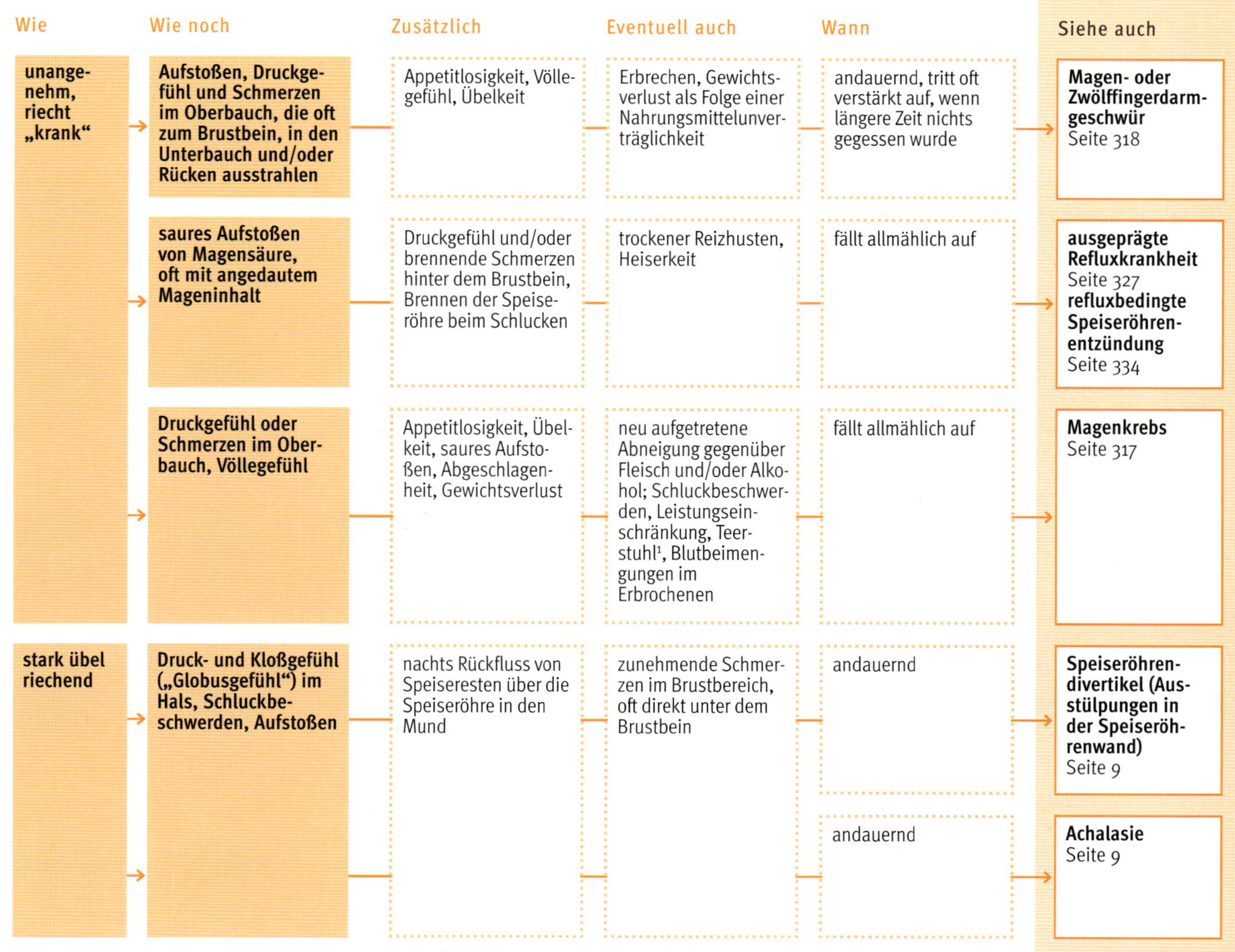

Wie	Wie noch	Zusätzlich	Eventuell auch	Wann	Siehe auch
unangenehm, riecht „krank"	**Aufstoßen, Druckgefühl und Schmerzen im Oberbauch, die oft zum Brustbein, in den Unterbauch und/oder Rücken ausstrahlen**	Appetitlosigkeit, Völlegefühl, Übelkeit	Erbrechen, Gewichtsverlust als Folge einer Nahrungsmittelunverträglichkeit	andauernd, tritt oft verstärkt auf, wenn längere Zeit nichts gegessen wurde	**Magen- oder Zwölffingerdarmgeschwür** Seite 318
	saures Aufstoßen von Magensäure, oft mit angedautem Mageninhalt	Druckgefühl und/oder brennende Schmerzen hinter dem Brustbein, Brennen der Speiseröhre beim Schlucken	trockener Reizhusten, Heiserkeit	fällt allmählich auf	**ausgeprägte Refluxkrankheit** Seite 327 **refluxbedingte Speiseröhrenentzündung** Seite 334
	Druckgefühl oder Schmerzen im Oberbauch, Völlegefühl	Appetitlosigkeit, Übelkeit, saures Aufstoßen, Abgeschlagenheit, Gewichtsverlust	neu aufgetretene Abneigung gegenüber Fleisch und/oder Alkohol; Schluckbeschwerden, Leistungseinschränkung, Teerstuhl[1], Blutbeimengungen im Erbrochenen	fällt allmählich auf	**Magenkrebs** Seite 317
stark übel riechend	**Druck- und Kloßgefühl („Globusgefühl") im Hals, Schluckbeschwerden, Aufstoßen**	nachts Rückfluss von Speiseresten über die Speiseröhre in den Mund	zunehmende Schmerzen im Brustbereich, oft direkt unter dem Brustbein	andauernd	**Speiseröhrendivertikel (Ausstülpungen in der Speiseröhrenwand)** Seite 9
				andauernd	**Achalasie** Seite 9

[1] *siehe Seite 203*

Mundgeruch

Wie	Wie noch	Zusätzlich	Eventuell auch	Wann	Siehe auch
stark übel riechend	**Husten mit großen Mengen von grünlichem, oft übel riechendem Auswurf**	Trommelschlägelfinger[1] und Uhrglasnägel[2] infolge chronischen Sauerstoffmangels	Bluthusten, häufige (fieberhafte) Atemwegsinfekte	andauernd	**Bronchiektasie** Seite 9
stark übel riechend oder süßlich	**schmerzhafter Husten mit Auswurf, Schmerzen in der Brust- oder Rückenregion, Schmerzen bei der Atmung**	hohes Fieber (> 39 °C), schweres Krankheitsgefühl	schnelle, flache Atmung, bei der sich die Nasenflügel mitbewegen (Nasenflügelatmen); bläuliche Haut und Schleimhäute (Zyanose), Atemnot	setzt meist plötzlich ein	**Lungenentzündung** Seite 315
faulig	**geschwollene Lymphknoten am Hals, Unterkiefer, oft auch am Nacken und/oder in den Achselhöhlen**	heftige Hals- und Schluckschmerzen, weißliche Beläge auf den Mandeln, starke Müdigkeit, Fieber (38–39 °C)	Kopf-, Glieder- und/oder Bauchschmerzen, Hautausschlag, Gelbfärbung der Haut und des Augenweiß sowie Juckreiz als Folgen einer Gelbsucht	setzt meist plötzlich ein	**Pfeiffersches Drüsenfieber** Seite 325
	Fremdkörpergefühl im Mund bzw. im Rachen		leichte Schmerzen in der Zunge, leicht blutende Stellen an der Zunge bzw. blutiger Speichel, geschwollene Lymphknoten am Hals und/oder Unterkiefer	nimmt allmählich zu; oft nach langjährigem Tabakkonsum	**Zungenkrebs** Seite 339
süßlich-faulig	**oft geschwollene Lymphknoten am Hals bzw. Unterkiefer**		Infektanfälligkeit	nach akuter, eitriger bzw. nach wiederkehrenden Mandelentzündung(en)	**Mandelentzündung, akute und chronische** Seite 318

[1, 2] *kolbenförmig aufgetriebene Fingerkuppen und Nägel*

Mundgeruch

Wie	Wie noch	Zusätzlich	Eventuell auch	Wann	Siehe auch
süßlich-faulig	**einseitige Schluckbeschwerden bzw. Halsschmerzen**	(tiefes) Geschwür an einer Mandel (Tonsille)	beidseitig geschwollene Lymphknoten am Hals bzw. Unterkiefer	setzt plötzlich ein	**Plaut-Vincent-Angina** Seite 9
	Hals- und Schluckschmerzen, dicker, lederartiger, blau-gelb-weißer Belag auf Rachenwand und Mandeln, der von einem roten Entzündungssaum umgeben ist	stark geschwollene Lymphknoten am Hals bzw. Unterkiefer, oft Bauch- und Gliederschmerzen, langsam ansteigendes Fieber	Anschwellen der Halspartie, lautes Atemgeräusch, heraushängende Zunge, unregelmäßiger Herzschlag, Augenmuskel- und Gesichtslähmung	setzt plötzlich ein	**Rachendiphtherie* (→ Diphtherie)** Seite 295
	Verwirrtheit, Schläfrigkeit	Gelbfärbung des Augenweiß und der Haut, Juckreiz[1], Verdauungsstörungen, z. B. „Blähbauch", Fettstühle[2], kalkweiße Stuhlfarbe, Übelkeit, Druck im rechten Oberbauch, Verstopfung, rote, spinnenförmige Gefäßerweiterungen im Gesicht und am Oberkörper (Spider-Nävi), Lackzunge[3], rote Handflächen und Fußsohlen, Händezittern, Gangunsicherheit	Schläfrigkeit geht in Bewusstlosigkeit über	Endstadium einer chronischen Lebererkrankung	**Anzeichen eines Leberversagens, z. B. bei Leberzirrhose** Seite 314
azetonartig (nach Nagellack riechend)	**Durst, häufiges Wasserlassen, starke Müdigkeit, Bauchschmerzen, Übelkeit und Erbrechen**	Appetitlosigkeit, tiefe Atmung (Kussmaul-Atmung)	Bewusstseinstrübung*	setzt meist plötzlich ein	**schwere Stoffwechselentgleisung (diabetische Ketoazidose) bei Diabetes mellitus** Seite 294

*** sofort den (Not-)Arzt rufen**

[1] *siehe Seite 236* [2] *siehe Seite 205* [3] *siehe Seite 119*

Mundgeruch

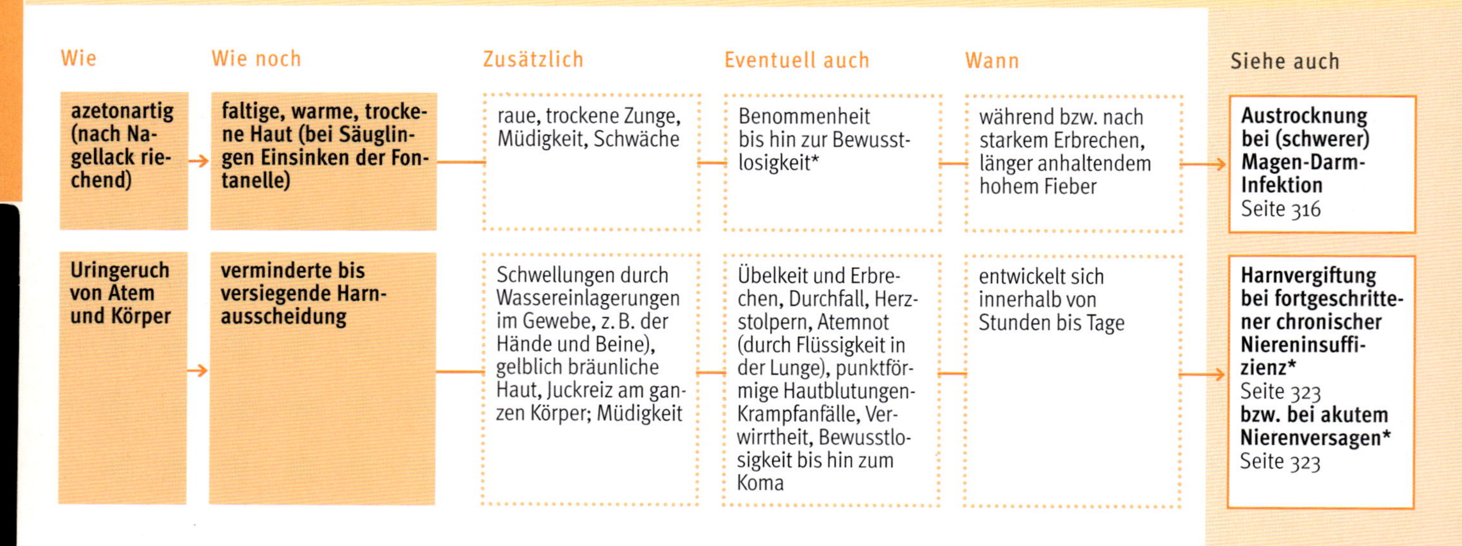

Wie	Wie noch	Zusätzlich	Eventuell auch	Wann	Siehe auch
azetonartig (nach Nagellack riechend)	**faltige, warme, trockene Haut (bei Säuglingen Einsinken der Fontanelle)**	raue, trockene Zunge, Müdigkeit, Schwäche	Benommenheit bis hin zur Bewusstlosigkeit*	während bzw. nach starkem Erbrechen, länger anhaltendem hohem Fieber	**Austrocknung bei (schwerer) Magen-Darm-Infektion** Seite 316
Uringeruch von Atem und Körper	**verminderte bis versiegende Harnausscheidung**	Schwellungen durch Wassereinlagerungen im Gewebe, z. B. der Hände und Beine), gelblich bräunliche Haut, Juckreiz am ganzen Körper; Müdigkeit	Übelkeit und Erbrechen, Durchfall, Herzstolpern, Atemnot (durch Flüssigkeit in der Lunge), punktförmige Hautblutungen-Krampfanfälle, Verwirrtheit, Bewusstlosigkeit bis hin zum Koma	entwickelt sich innerhalb von Stunden bis Tage	**Harnvergiftung bei fortgeschrittener chronischer Niereninsuffizienz*** Seite 323 **bzw. bei akutem Nierenversagen*** Seite 323

Mundhöhle, Beschwerden

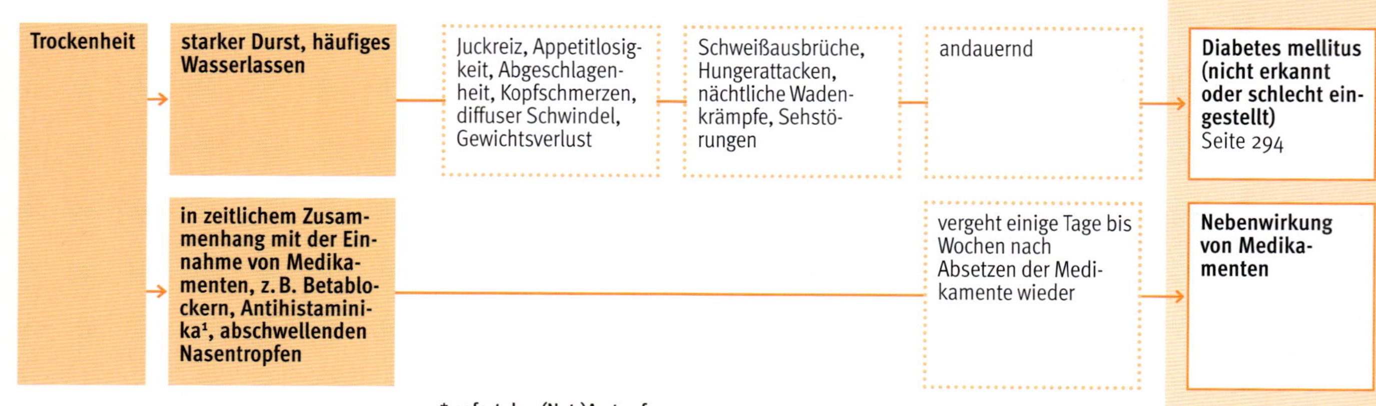

Wie	Wie noch	Zusätzlich	Eventuell auch	Wann	Siehe auch
Trockenheit	**starker Durst, häufiges Wasserlassen**	Juckreiz, Appetitlosigkeit, Abgeschlagenheit, Kopfschmerzen, diffuser Schwindel, Gewichtsverlust	Schweißausbrüche, Hungerattacken, nächtliche Wadenkrämpfe, Sehstörungen	andauernd	**Diabetes mellitus (nicht erkannt oder schlecht eingestellt)** Seite 294
	in zeitlichem Zusammenhang mit der Einnahme von Medikamenten, z. B. Betablockern, Antihistaminika[1], abschwellenden Nasentropfen			vergeht einige Tage bis Wochen nach Absetzen der Medikamente wieder	**Nebenwirkung von Medikamenten**

*** sofort den (Not-)Arzt rufen**

[1] *zur Allergiebehandlung*

Mundhöhle, Beschwerden

Wie	Wie noch	Zusätzlich	Eventuell auch	Wann	Siehe auch
ausgeprägte Trockenheit bis hin zu Schluckbeschwerden	**ausgeprägtes Trockenheitsgefühl in den Augen, trockene Lippen, trockene Nasenschleimhaut**	Abgeschlagenheit und Müdigkeit	geschwollene Speicheldrüsen	wird allmählich schlimmer	**Sjögren-Syndrom, z. B. bei Arthritis, rheumatoide** Seite 282 **Lupus erythomatodes, systemischer** Seite 316
weiße Flecken oder gräulich weißlicher Belag, nicht abwischbar	**v. a. auf Zunge, Wangenschleimhaut, Zahnfleisch und/oder Gaumen**	beim Abkratzen des Belags kommt es zu (leichten) Blutungen	mäßiges Fieber (< 38,5 °C), mäßig brennende Halsschmerzen, Schluckbeschwerden	wird allmählich schlimmer	**Mundsoor, meist bei Schwächung des Immunsystems auftretend** Seite 9
weißliche, flache oder warzenartige Flecken, nicht abwischbar	**an den Lippeninnenseiten, Wangen, am Gaumen, Zahnfleisch, Mundboden und/oder auf der Zunge**		kann in sehr seltenen Fällen (hierzulande ca. 1%) zu Mundhöhlenkrebs entarten	fällt allmählich auf	**Leukoplakie** Seite 9
stark schmerzhafte Bläschen und kleine, offene Stellen	**v. a. auf der Wangenschleimhaut, dem Zahnfleisch und Gaumen, mitunter auch auf der Zunge**	Schluckschmerzen, Schmerzen beim Essen und Trinken, Mundgeruch	Fieber, Krankheitsgefühl	setzt plötzlich ein	**Mundfäule (Stomatitis)** Seite 9 **Mundschleimhautentzündung** Seite 9
stark schmerzhafte Bläschen, die später zu Geschwüren aufplatzen	**im gesamten Gaumenbereich**	hohes Fieber (> 38,5 °C), (schweres) Krankheitsgefühl, Schmerzen beim Essen und Trinken	Symptome der Mundfäule wie Bläschenausschlag z. B. auch auf Wangenschleimhaut und Zunge, geschwollene Lymphknoten am Hals	wird innerhalb von Stunden schlimmer, meist bei Kindern	**Herpangina** Seite 9

Mundhöhle, Beschwerden

Wie	Wie noch	Zusätzlich	Eventuell auch	Wann	Siehe auch
stark schmerzhafte Bläschen und blutende Geschwüre	**meist im gesamten Mund**	Fieber, Schmerzen beim Essen und Trinken	Hautausschlag, Bläschen und Geschwüre an den Streckseiten der Glieder, Hände und Füße	in zeitlichem Zusammenhang mit der Einnahme von Medikamenten (z. B. Antiepileptika wie Phenytoin, ACE-Hemmer wie Captopril), Impfungen oder nach Infektionen	**Überempfindlichkeitsreaktion (Erythema multiforme exsudativum)** Seite 9
einzeln stehende, schmerzhafte, linsengroße Geschwüre mit schmalem, rotem Randsaum und fest haftendem, gelblichem Belag	**v. a. an der Lippeninnenseite, den Wangen oder seitlich bzw. unter der Zunge, meist 1–4 Herde**	Schmerzen beim Essen und Trinken	viele kleine Geschwüre in der ganzen Mundhöhle	setzt plötzlich ein, tritt oft in Schüben auf	**Aphthen** Seite 9
weißliche Papeln, die sich zu einem feinen, farnkrautartigen Netz zusammenschließen	**v. a. an der Wangenschleimhaut, mitunter auch auf der Zunge**	Papeln lassen sich nicht entfernen	(juckender) Hautausschlag mit violettroten Knötchen mit feinen, netzförmigen, weißen Streifen	setzt plötzlich ein, heilt in ca. 80% der Fälle nach etwa einem Jahr spontan wieder ab	**Knötchenflechte (Lichen ruber planus)** Seite 312
„Pickel", der sich langsam zu einem nicht abheilenden offenen Geschwür entwickelt	**z. B. am Mundboden**	zunächst schmerzlos, später meist schmerzhaft	Mundgeruch, blutiger Speichel	entwickelt sich allmählich; oft nach langjährigem Nikotin- und/oder Alkoholkonsum	**Mundhöhlenkrebs** Seite 9

Nase, rinnende oder verstopfte

Wie	Wie noch	Zusätzlich	Eventuell auch	Wann	Siehe auch
Kribbeln, Rinnen eines klaren Sekrets („laufende" Nase), häufiges Niesen	**später Absonderung von zähem, durchsichtigem oder gelblichem Schleim, behinderte Nasenatmung („verstopfte" Nase), eingeschränkter Geruchssinn**	Halskratzen, Trockenheitsgefühl im Rachenraum, schmerzhafter Hustenreiz	mäßiges Fieber, Frösteln	entwickelt sich innerhalb von Stunden	**beginnende Erkältungskrankheit** Seite 298
	„verstopfte" Nase oder „laufende" Nase oder beides im Wechsel, eingeschränkter Geruchssinn	tränende, juckende oder brennende Augen	geschwollene Augenlider, Atemnot, Abgeschlagenheit, Fieber	nach Kontakt mit allergieauslösenden Substanzen, v. a. Blütenpollen	**Heuschnupfen** Seite 307
„laufende" Nase mit Rinnen eines wässrigen Sekrets (Fließschnupfen)			Symptome einer Bindehautentzündung wie Rötung der Bindehaut, juckende, brennende, tränende Augen	wiederkehrend, z. B. bei Kälte, Genuss von Alkohol oder heißen Getränken, v. a. in höherem Lebensalter, Wochen bis Monate andauernd	**vasomotorischer Schnupfen** Seite 9
verstopfte Nase mit einem zähen, grünlichen (eitrigen) Sekret	**ein- oder beidseitig, behinderte Nasenatmung, eingeschränkter Geruchssinn**	Druckschmerz im Stirn-/Oberkieferbereich, der sich durch Bücken oder Beugen des Oberkörpers nach vorn verschlimmert	Kopfschmerzen, Fieber, Abgeschlagenheit, Zahnschmerzen im Oberkiefer	wird allmählich schlimmer, oft morgens	**Nasennebenhöhlenentzündung (Sinusitis)** Seite 321
verstopfte Nase mit Borkenbildung und starkem Trockenheitsgefühl	**oft eingeschränkter Geruchssinn**		übler Geruch aus der Nase („Stinknase")	nach zu langem bzw. Dauergebrauch von abschwellenden Nasentropfen	**Nebenwirkung von Medikamenten**

Nase, verstopfte oder blutende

Wie	Wie noch	Zusätzlich	Eventuell auch	Wann	Siehe auch
behinderte Nasenatmung ohne veränderte Sekretbildung	**näselnde Stimme, eingeschränkter Geruchssinn**	Schnarchen	Kopfschmerzen, chronischer Schnupfen, wiederholte Nasennebenhöhlen- und Mittelohrentzündungen	fällt allmählich auf	**Nasenpolypen** Seite 9
einmaliges oder seltenes Nasenbluten	**mäßig, mitunter auch als blutiges Nasensekret**		Symptome einer Erkältungskrankheit wie verstopfte Nase und deshalb häufiges Schnäuzen	während und/oder im Anschluss an einen fieberhaften Infekt, z. B. mit Schnupfen	**erhöhte Empfindlichkeit der Blutgefäße in der Nasenschleimhaut, z. B. bei fieberhaften Infekten wie Erkältungskrankheit** Seite 298 **Nasennebenhöhlenentzündung** Seite 321
wiederkehrendes Nasenbluten in Verbindung mit Bluthochdruck	**schwallartig**	krisenhafter Blutdruckanstieg (mit Werten über 230/130 mm/Hg)	Weiterbluten (länger als 15 Minuten) trotz blutstillender Maßnahmen*, starke pulsierende Kopfschmerzen durch den extremen Blutdruckanstieg, diffuser Schwindel, Herzklopfen, Ohrensausen	setzt plötzlich ein, tageszeiten- und situationsunabhängig	**krisenhafter Blutdruckanstieg bei Bluthochdruck** Seite 289 **erworbener Defekt der Nasenschleimhaut** Seite 9
wiederkehrendes Nasenbluten	**in zeitlichem Zusammenhang mit der Einnahme von blutverdünnenden Medikamenten (z. B. Marcumar, Acetylsalicylsäure)**			vergeht nach Absetzen der Medikamente nach 5–10 Tagen wieder; Medikament auf keinen Fall ohne ärztliche Absprache absetzen!	**Nebenwirkung von Medikamenten**

*** sofort einen HNO-Arzt aufsuchen**

Ohrensausen, Ohrgeräusche (Tinnitus)

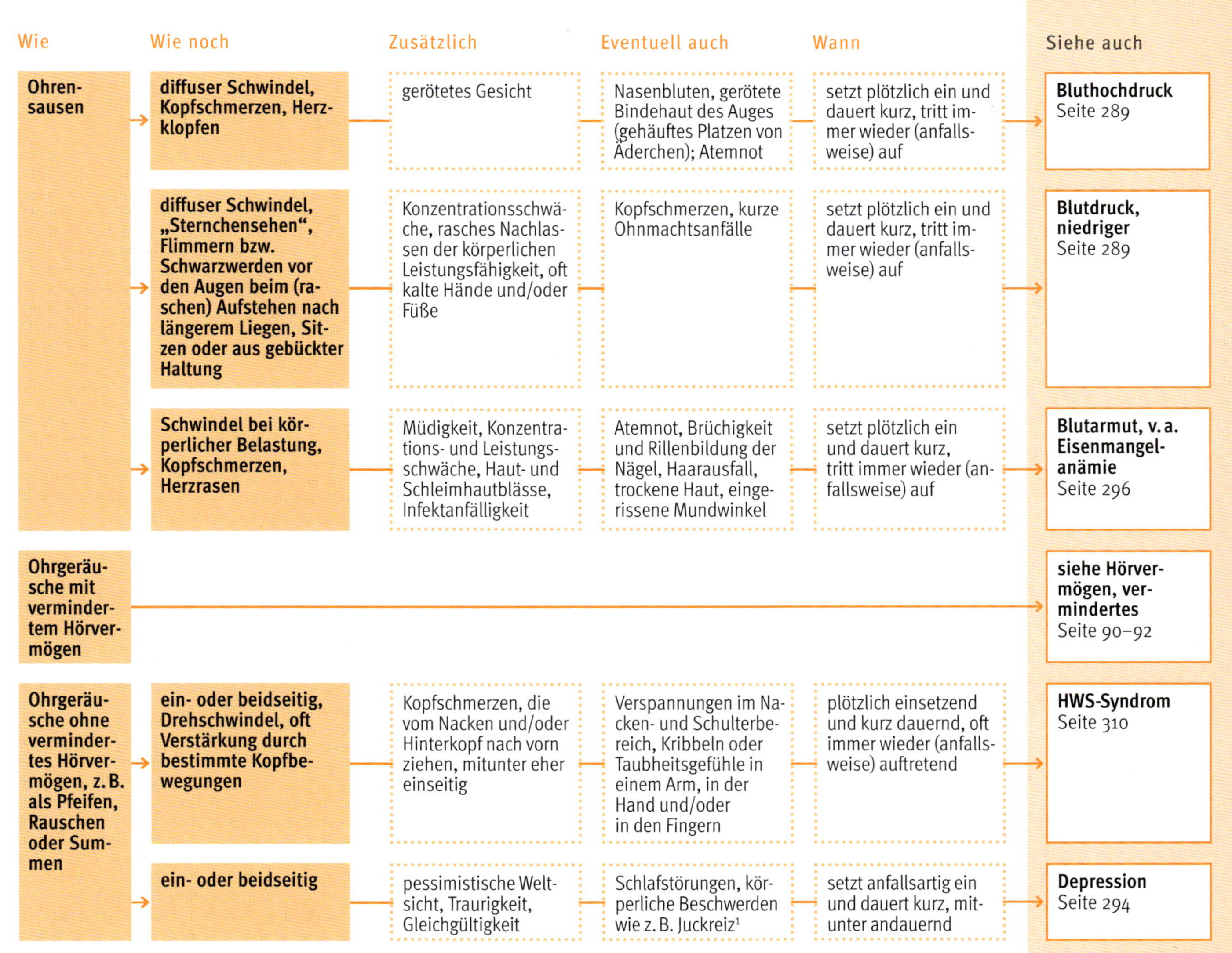

Wie	Wie noch	Zusätzlich	Eventuell auch	Wann	Siehe auch
Ohrensausen	**diffuser Schwindel, Kopfschmerzen, Herzklopfen**	gerötetes Gesicht	Nasenbluten, gerötete Bindehaut des Auges (gehäuftes Platzen von Äderchen); Atemnot	setzt plötzlich ein und dauert kurz, tritt immer wieder (anfallsweise) auf	**Bluthochdruck** Seite 289
	diffuser Schwindel, „Sternchensehen“, Flimmern bzw. Schwarzwerden vor den Augen beim (raschen) Aufstehen nach längerem Liegen, Sitzen oder aus gebückter Haltung	Konzentrationsschwäche, rasches Nachlassen der körperlichen Leistungsfähigkeit, oft kalte Hände und/oder Füße	Kopfschmerzen, kurze Ohnmachtsanfälle	setzt plötzlich ein und dauert kurz, tritt immer wieder (anfallsweise) auf	**Blutdruck, niedriger** Seite 289
	Schwindel bei körperlicher Belastung, Kopfschmerzen, Herzrasen	Müdigkeit, Konzentrations- und Leistungsschwäche, Haut- und Schleimhautblässe, Infektanfälligkeit	Atemnot, Brüchigkeit und Rillenbildung der Nägel, Haarausfall, trockene Haut, eingerissene Mundwinkel	setzt plötzlich ein und dauert kurz, tritt immer wieder (anfallsweise) auf	**Blutarmut, v. a. Eisenmangelanämie** Seite 296
Ohrgeräusche mit vermindertem Hörvermögen					**siehe Hörvermögen, vermindertes** Seite 90–92
Ohrgeräusche ohne vermindertes Hörvermögen, z. B. als Pfeifen, Rauschen oder Summen	**ein- oder beidseitig, Drehschwindel, oft Verstärkung durch bestimmte Kopfbewegungen**	Kopfschmerzen, die vom Nacken und/oder Hinterkopf nach vorn ziehen, mitunter eher einseitig	Verspannungen im Nacken- und Schulterbereich, Kribbeln oder Taubheitsgefühle in einem Arm, in der Hand und/oder in den Fingern	plötzlich einsetzend und kurz dauernd, oft immer wieder (anfallsweise) auftretend	**HWS-Syndrom** Seite 310
	ein- oder beidseitig	pessimistische Weltsicht, Traurigkeit, Gleichgültigkeit	Schlafstörungen, körperliche Beschwerden wie z. B. Juckreiz[1]	setzt anfallsartig ein und dauert kurz, mitunter andauernd	**Depression** Seite 294

[1] *siehe Seite 237*

Ohrenschmerzen

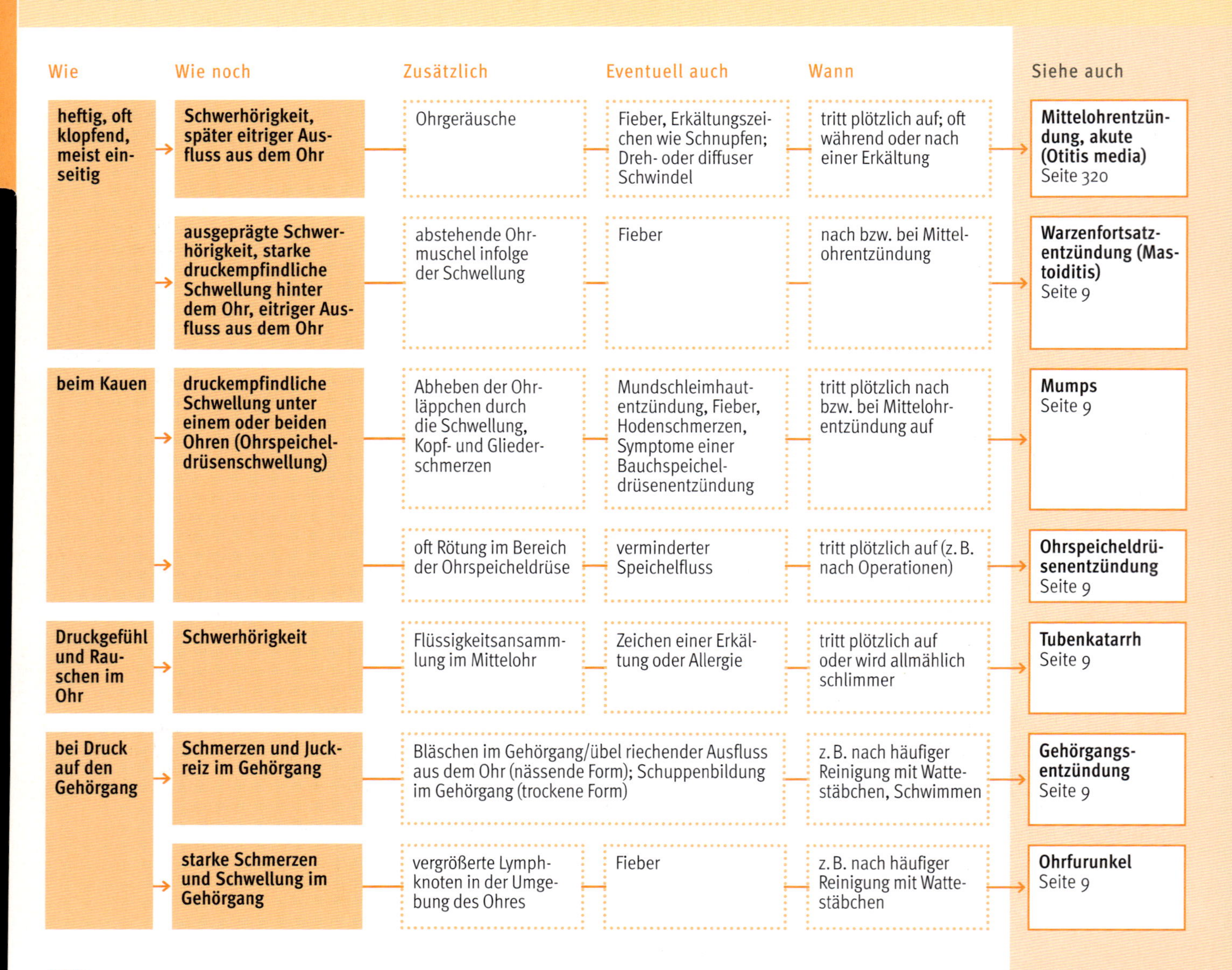

Wie	Wie noch	Zusätzlich	Eventuell auch	Wann	Siehe auch
heftig, oft klopfend, meist einseitig	**Schwerhörigkeit, später eitriger Ausfluss aus dem Ohr**	Ohrgeräusche	Fieber, Erkältungszeichen wie Schnupfen; Dreh- oder diffuser Schwindel	tritt plötzlich auf; oft während oder nach einer Erkältung	**Mittelohrentzündung, akute (Otitis media)** Seite 320
	ausgeprägte Schwerhörigkeit, starke druckempfindliche Schwellung hinter dem Ohr, eitriger Ausfluss aus dem Ohr	abstehende Ohrmuschel infolge der Schwellung	Fieber	nach bzw. bei Mittelohrentzündung	**Warzenfortsatzentzündung (Mastoiditis)** Seite 9
beim Kauen	**druckempfindliche Schwellung unter einem oder beiden Ohren (Ohrspeicheldrüsenschwellung)**	Abheben der Ohrläppchen durch die Schwellung, Kopf- und Gliederschmerzen	Mundschleimhautentzündung, Fieber, Hodenschmerzen, Symptome einer Bauchspeicheldrüsenentzündung	tritt plötzlich nach bzw. bei Mittelohrentzündung auf	**Mumps** Seite 9
		oft Rötung im Bereich der Ohrspeicheldrüse	verminderter Speichelfluss	tritt plötzlich auf (z. B. nach Operationen)	**Ohrspeicheldrüsenentzündung** Seite 9
Druckgefühl und Rauschen im Ohr	**Schwerhörigkeit**	Flüssigkeitsansammlung im Mittelohr	Zeichen einer Erkältung oder Allergie	tritt plötzlich auf oder wird allmählich schlimmer	**Tubenkatarrh** Seite 9
bei Druck auf den Gehörgang	**Schmerzen und Juckreiz im Gehörgang**	Bläschen im Gehörgang/übel riechender Ausfluss aus dem Ohr (nässende Form); Schuppenbildung im Gehörgang (trockene Form)		z. B. nach häufiger Reinigung mit Wattestäbchen, Schwimmen	**Gehörgangsentzündung** Seite 9
	starke Schmerzen und Schwellung im Gehörgang	vergrößerte Lymphknoten in der Umgebung des Ohres	Fieber	z. B. nach häufiger Reinigung mit Wattestäbchen	**Ohrfurunkel** Seite 9

Schluckbeschwerden

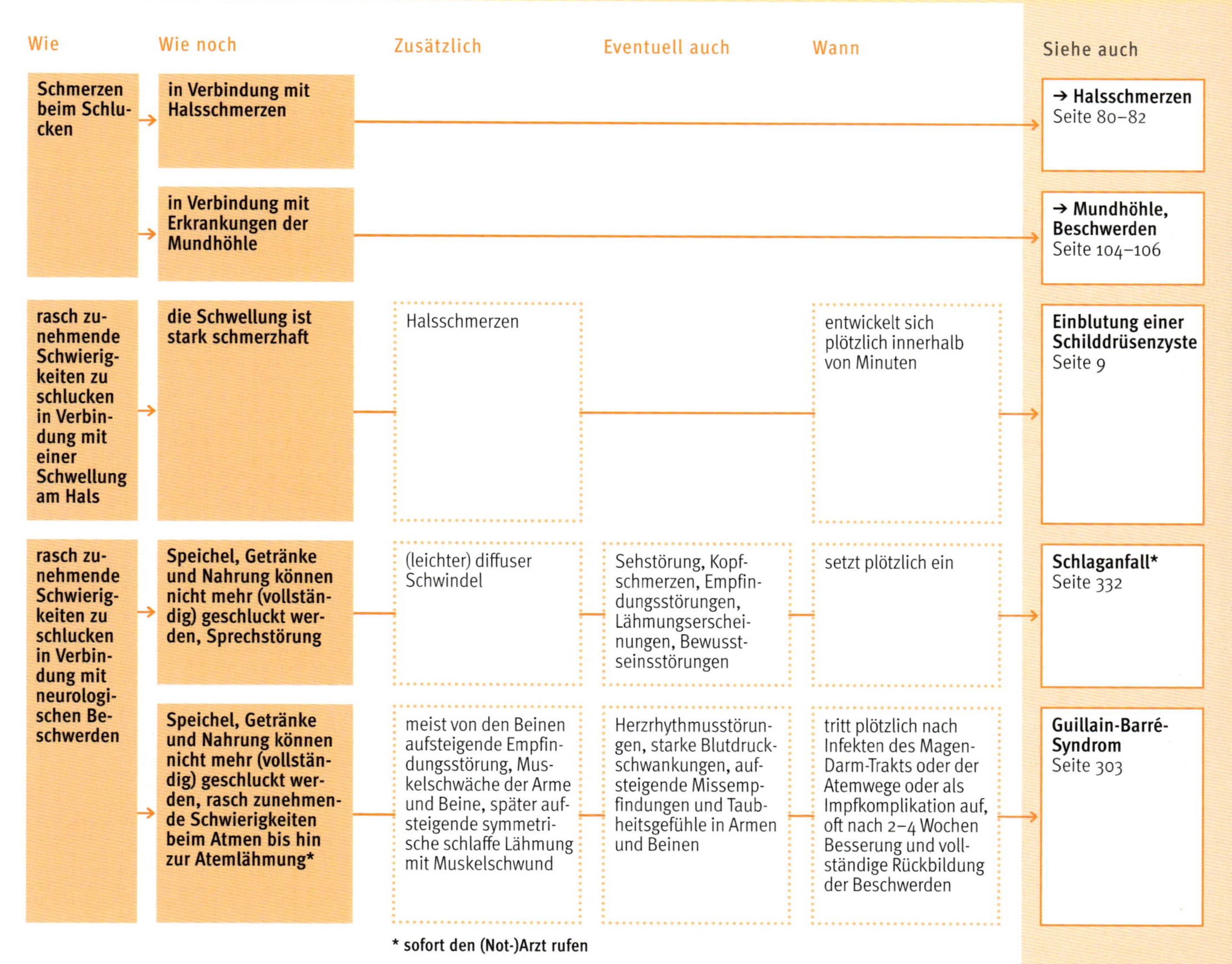

Wie	Wie noch	Zusätzlich	Eventuell auch	Wann	Siehe auch
Schmerzen beim Schlucken	**in Verbindung mit Halsschmerzen**				**→ Halsschmerzen** Seite 80–82
Schmerzen beim Schlucken	**in Verbindung mit Erkrankungen der Mundhöhle**				**→ Mundhöhle, Beschwerden** Seite 104–106
rasch zunehmende Schwierigkeiten zu schlucken in Verbindung mit einer Schwellung am Hals	**die Schwellung ist stark schmerzhaft**	Halsschmerzen		entwickelt sich plötzlich innerhalb von Minuten	**Einblutung einer Schilddrüsenzyste** Seite 9
rasch zunehmende Schwierigkeiten zu schlucken in Verbindung mit neurologischen Beschwerden	**Speichel, Getränke und Nahrung können nicht mehr (vollständig) geschluckt werden, Sprechstörung**	(leichter) diffuser Schwindel	Sehstörung, Kopfschmerzen, Empfindungsstörungen, Lähmungserscheinungen, Bewusstseinsstörungen	setzt plötzlich ein	**Schlaganfall*** Seite 332
rasch zunehmende Schwierigkeiten zu schlucken in Verbindung mit neurologischen Beschwerden	**Speichel, Getränke und Nahrung können nicht mehr (vollständig) geschluckt werden, rasch zunehmende Schwierigkeiten beim Atmen bis hin zur Atemlähmung***	meist von den Beinen aufsteigende Empfindungsstörung, Muskelschwäche der Arme und Beine, später aufsteigende symmetrische schlaffe Lähmung mit Muskelschwund	Herzrhythmusstörungen, starke Blutdruckschwankungen, aufsteigende Missempfindungen und Taubheitsgefühle in Armen und Beinen	tritt plötzlich nach Infekten des Magen-Darm-Trakts oder der Atemwege oder als Impfkomplikation auf, oft nach 2–4 Wochen Besserung und vollständige Rückbildung der Beschwerden	**Guillain-Barré-Syndrom** Seite 303

*** sofort den (Not-)Arzt rufen**

Schluckbeschwerden

Wie	Wie noch	Zusätzlich	Eventuell auch	Wann	Siehe auch
rasch zunehmende Schwierigkeiten zu schlucken in Verbindung mit neurologischen Beschwerden	**Speichel, Getränke und Nahrung können nicht mehr (vollständig) geschluckt werden, Mundtrockenheit**	Übelkeit und Erbrechen (kein Fieber!), Verstopfung, Sehen von Doppelbildern, Muskelschwäche in Armen, Beinen und im Rumpf	absteigende symmetrische Lähmung, die sich vom Kopf zum Nacken über Arme und Rumpf zu den Beinen (ohne Sensibilitätsstörungen wie Taubheitsgefühl oder Kribbeln) ausbreitet; Atemlähmung*	setzt plötzlich 12–36 Stunden nach dem Verzehr nicht ausreichend erhitzter Konserven ein	**Botulismus*** Seite 9
langsam zunehmende Schwierigkeiten zu schlucken in Verbindung mit neurologischen Beschwerden	**häufiges Verschlucken beim Essen, verwaschene Sprechweise**	Taubheitsgefühl in Fingern, Armen oder Beinen, asymmetrische Muskelschwäche bis hin zu asymmetrischen spastischen Lähmungen in Armen oder Beinen	Sehstörungen auf einem Auge (bei geschädigtem Sehnerv nach Sehnerventzündung), Blasen- und Mastdarmstörungen	wird allmählich schlimmer oder tritt schubweise auf	**Multiple Sklerose** Seite 320
	häufiges Verschlucken beim Essen, zunehmend monotone Sprechweise, eingeschränkte Mimik	starres Gesicht, Handzittern in Ruhe, das bei gezielter Bewegung aufhört (Pillendreher-Tremor), „steife" Muskeln (Rigor), zunehmende Ungeschicklichkeit, Fallneigung	Schriftbildveränderung mit kleiner, krakeliger Schrift, schmerzhafte Verspannung v. a. im Schulter-Nacken-Bereich, vorgebeugter Oberkörper, kleinschrittiger Gang	fällt allmählich auf	**Parkinson-Krankheit** Seite 324
langsam zunehmende Schwierigkeiten zu schlucken in Verbindung mit Muskelschwäche	**häufiges Verschlucken beim Essen, häufiges Beißen auf die Zunge, verwaschene Sprechweise, Schwierigkeiten, die Lippen vollständig zu schließen**	rasche Ermüdbarkeit/Schwäche der Muskulatur, hängende Augenlider und Sehen von Doppelbildern bei Augenmuskellähmung (im Anfangsstadium)	verzerrte Mimik, Schwierigkeiten, den Kopf aufrecht zu halten und aufrecht zu sitzen	wird allmählich schlimmer	**Myasthenie (Myasthenia gravis)** Seite 320

*** sofort den (Not-)Arzt rufen**

Schluckbeschwerden

Wie	Wie noch	Zusätzlich	Eventuell auch	Wann	Siehe auch
langsam zunehmende Schwierigkeiten zu schlucken in Verbindung mit Muskelschwäche	**häufiges Verschlucken beim Essen, verwaschene Sprechweise**	asymmetrische herdförmige Muskelschwäche, oft an Armen und Beinen beginnend	Nebeneinander von asymmetrischem Muskelschwund und spastischen Lähmungen (unter Ausschluss der Augenmuskeln), zunehmende Atemstörung	wird allmählich schlimmer	**Amyotrophe Lateralsklerose** Seite 280
	oft häufiges Verschlucken beim Essen	Schwierigkeiten, die Arme über den Kopf zu heben oder vom Stuhl aufzustehen durch rasche Ermüdbarkeit der Oberarm- und Oberschenkelmuskulatur, später sind alle Muskeln von der Muskelschwäche betroffen	Heiserkeit (bei Kehlkopfbefall), Hautausschlag in der Augenregion (bei Dermatomyositis), Gelenkschmerzen ohne Gelenkzerstörung	wird allmählich schlimmer	**entzündliche Erkrankung der Skelettmuskulatur bei Polymyositis oder Dermatomyositis** Seite 9
		schneller Puls, Gewichtsabnahme trotz gesteigertem Appetit, Nervosität, Zittern, Schlaflosigkeit	Durchfallneigung, erhöhte Körpertemperatur, Schwitzen, vergrößerte Schilddrüse, aus den Höhlen hervortretende Augäpfel	wird allmählich schlimmer	**Schwächung der von den Hirnnerven versorgten Muskulatur bei schwerer Verlaufsform einer Schilddrüsenüberfunktion** Seite 331
rasch zunehmende Schwierigkeiten beim Schlucken in Verbindung mit Druck im Oberbauch	**v. a. Schwierigkeiten beim Schlucken von fester, später auch flüssiger Kost; oft mit Hochwürgen unverdauter Speisen (das Essen steht buchstäblich „bis zum Hals“)**	Schmerzen im Oberbauch, Völlegefühl, Appetitlosigkeit, Übelkeit, Mundgeruch	neu aufgetretene Abneigung gegenüber Fleisch und/oder Alkohol; Gewichtsverlust, Leistungseinschränkung, Teerstuhl[1], Blutbeimengungen im Erbrochenen	setzt plötzlich ein und wird rasch schlimmer	**Magenkrebs** Seite 317

[1] *siehe Seite 203*

Schluckbeschwerden

Wie	Wie noch	Zusätzlich	Eventuell auch	Wann	Siehe auch
rasch zunehmende Schwierigkeiten beim Schlucken in Verbindung mit Schmerzen hinter dem Brustbein	**Schwierigkeiten beim Schlucken von fester, später auch flüssiger Kost; bei Verschluss der Speiseröhre Hochwürgen unverdauter Speisen und fauliges Aufstoßen**	rascher Gewichtsverlust als Folge der unzureichenden Nahrungszufuhr, Heiserkeit	vollständige Schluckblockade, Stimmlosigkeit, Husten und Atemnot, Bluterbrechen und Teerstuhl[1]	setzt plötzlich ein und wird rasch schlimmer	**Speiseröhrenkrebs** Seite 334
allmählich zunehmende Schwierigkeiten beim Schlucken in Verbindung mit Aufstoßen	**Schwierigkeiten beim Schlucken von fester, später auch flüssiger Kost; Rückfluss von Speiseresten über die Speiseröhre in den Mund (v. a. nachts)**	Druck- und Kloßgefühl („Globusgefühl“) im Hals, starker Mundgeruch	zunehmende Schmerzen im Brustbereich, oft direkt unter dem Brustbein	andauernd	**Speiseröhrendivertikel** Seite 9 **Achalasie** Seite 9
	Schwierigkeiten beim Schlucken von fester, später auch flüssiger Kost, Brennen der Speiseröhre beim Schlucken	Druckgefühl und/oder brennende Schmerzen hinter dem Brustbein	Mundgeruch, trockener Reizhusten, Heiserkeit	wird allmählich schlimmer	**fortgeschrittene Refluxkrankheit** Seite 327 **refluxbedingte Speiseröhrenentzündung** Seite 334
	Schwierigkeiten beim Schlucken von fester, später auch flüssiger Kost, Brennen der Speiseröhre beim Schlucken, Schwierigkeiten, die Zunge zu bewegen	Symptome des Raynaud-Syndroms, wie Kälte- und Taubheitsgefühl in weißlichen Fingern, schmerzlose Schwellungen (Ödeme) der Hände und Füße, später Verdickung und Elastizitätsverlust, dann wachsartige Verdünnung der Haut	Gelenkschmerzen, gebeugte Finger (Krallenfinger) durch die Hautschrumpfung, starres, maskenhaftes Gesicht, Verkleinerung der Mundöffnung, Schwierigkeiten beim Augenlidschluss, Verdauungsstörungen wie Durchfall oder Verstopfung	wird allmählich schlimmer, oft bei Frauen mittleren Alters	**gestörte Speiseröhrenbeweglichkeit bei Sklerodermie (systemische Sklerosis)** Seite 9

[1] *siehe Seite 203*

Schluckbeschwerden

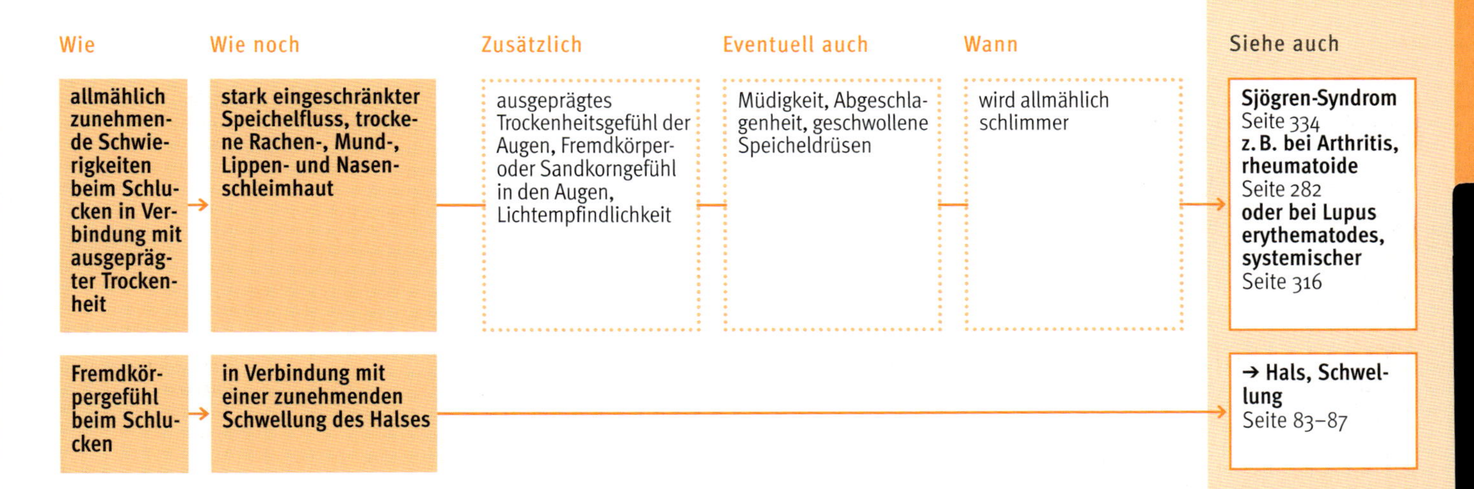

Wie	Wie noch	Zusätzlich	Eventuell auch	Wann	Siehe auch
allmählich zunehmende Schwierigkeiten beim Schlucken in Verbindung mit ausgeprägter Trockenheit	**stark eingeschränkter Speichelfluss, trockene Rachen-, Mund-, Lippen- und Nasenschleimhaut**	ausgeprägtes Trockenheitsgefühl der Augen, Fremdkörper- oder Sandkorngefühl in den Augen, Lichtempfindlichkeit	Müdigkeit, Abgeschlagenheit, geschwollene Speicheldrüsen	wird allmählich schlimmer	**Sjögren-Syndrom** Seite 334 **z. B. bei Arthritis, rheumatoide** Seite 282 **oder bei Lupus erythematodes, systemischer** Seite 316
Fremdkörpergefühl beim Schlucken	**in Verbindung mit einer zunehmenden Schwellung des Halses**				**→ Hals, Schwellung** Seite 83–87

Schwindel

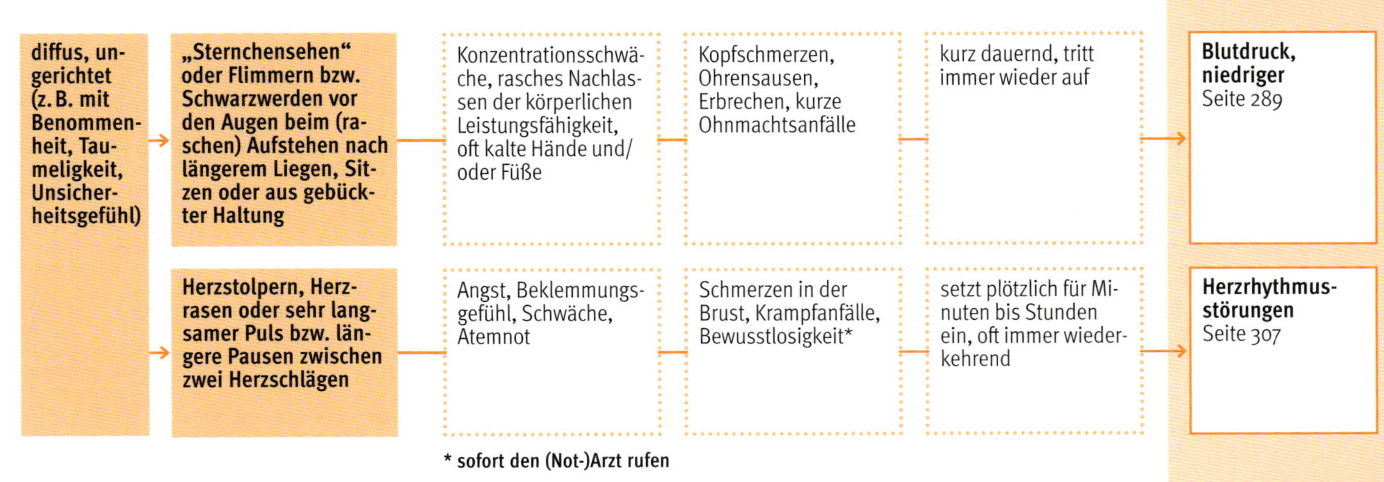

Wie	Wie noch	Zusätzlich	Eventuell auch	Wann	Siehe auch
diffus, ungerichtet (z. B. mit Benommenheit, Taumeligkeit, Unsicherheitsgefühl)	**„Sternchensehen" oder Flimmern bzw. Schwarzwerden vor den Augen beim (raschen) Aufstehen nach längerem Liegen, Sitzen oder aus gebückter Haltung**	Konzentrationsschwäche, rasches Nachlassen der körperlichen Leistungsfähigkeit, oft kalte Hände und/oder Füße	Kopfschmerzen, Ohrensausen, Erbrechen, kurze Ohnmachtsanfälle	kurz dauernd, tritt immer wieder auf	**Blutdruck, niedriger** Seite 289
	Herzstolpern, Herzrasen oder sehr langsamer Puls bzw. längere Pausen zwischen zwei Herzschlägen	Angst, Beklemmungsgefühl, Schwäche, Atemnot	Schmerzen in der Brust, Krampfanfälle, Bewusstlosigkeit*	setzt plötzlich für Minuten bis Stunden ein, oft immer wiederkehrend	**Herzrhythmusstörungen** Seite 307

*** sofort den (Not-)Arzt rufen**

Schwindel

Wie	Wie noch	Zusätzlich	Eventuell auch	Wann	Siehe auch
diffus, ungerichtet (z. B. mit Benommenheit, Taumeligkeit, Unsicherheitsgefühl)	**in zeitlichem Zusammenhang mit der Einnahme von (sehr) hoch dosierten Medikamenten auftretend, z. B. Antibiotika, entwässernde, schmerz- und entzündungslindernde Mittel, Aspirin**			einige Stunden bis Tage nach der Einnahme; klingt nach Absetzen der Medikamente ab	**Nebenwirkung von Medikamenten**
	v. a. bei körperlicher Belastung	blasse Haut und Schleimhäute, rasche Ermüdbarkeit, Erschöpfung, Konzentrationsschwäche, eingeschränkte Leistungsfähigkeit	Kopfschmerzen, Ohrensausen, Atemnot, Herzrasen, Infektanfälligkeit; Brüchigkeit und Rillenbildung der Nägel, diffuser Haarausfall, trockene Haut, eingerissene Mundwinkel	tageszeitenunabhängig; z. B. bei Frauen mit starker Monatsblutung, bei Vegetariern, bei (unbemerkten) Blutungen im Magen-Darm-Trakt	**Blutarmut, v. a. Eisenmangelanämie** Seite 296
	Abgeschlagenheit, Müdigkeit	starker Durst, häufiges Wasserlassen, Juckreiz am ganzen Körper, Appetitlosigkeit	Schweißausbrüche, Hungerattacken, nächtliche Wadenkrämpfe	andauernd	**Diabetes mellitus (nicht erkannt oder schlecht eingestellt)** Seite 294
	„leeres" Gefühl im Kopf	(leichtes) Druckgefühl im Kopf	Seh- und Sprechstörungen, Empfindungsstörungen, Lähmungserscheinungen, Bewusstseinsstörungen	setzt meist plötzlich ein	**erstes Symptom eines Schlaganfalls*** Seite 332
	Fallneigung, kleinschrittiger, unsicherer Gang	Handzittern in Ruhe, das bei gezielter Bewegung aufhört (Pillendreher-Tremor), „steife" Muskeln (Rigor), eingeschränkte Mimik, zunehmende Ungeschicklichkeit	Schriftbildveränderung mit kleiner, krakeliger Schrift, schmerzhafte Verspannung v. a. im Schulter-Nacken-Bereich, vorgebeugter Oberkörper, monotone Sprache	fällt allmählich auf	**Parkinson-Krankheit** Seite 324

*** sofort den (Not-)Arzt rufen**

Schwindel

Wie	Wie noch	Zusätzlich	Eventuell auch	Wann	Siehe auch
diffus, ungerichtet (z. B. mit Benommenheit, Taumeligkeit, Unsicherheitsgefühl)	**unsicherer Gang**	mitunter Taubheitsgefühl in den Beinen	Taubheitsgefühl in Fingern oder Armen, asymmetrische Muskelschwäche bis hin zu asymmetrischen spastischen Lähmungen in Armen oder Beinen; Sehstörungen auf einem Auge (bei geschädigtem Sehnerv nach Sehnerventzündung), Sprach- und Schluckstörungen, Blasen- und Mastdarmstörungen	beginnt oft vor einem Schub und dauert dann während des Schubs an; tritt mitunter unabhängig von einem Schub immer wieder auf	**Multiple Sklerose** Seite 320
attackenartiger Drehschwindel (Scheindrehung der Umgebung oder scheinbare Eigendrehung)	**meist nach Lageänderung, z. B. durch Umdrehen im Bett, Kopfwenden etc.**			Sekunden bis Minuten andauernd	**gutartiger Lagerungsschwindel** Seite 9
	Fallneigung zur betroffenen Seite hin bzw. zum erkrankten Ohr	Übelkeit und Erbrechen, Augenzittern	schweres Krankheitsgefühl	tritt mehrere Tage immer wieder auf	**Neuritis vestibularis** Seite 9
attackenartiger Drehschwindel (Scheindrehung der Umgebung oder scheinbare Eigendrehung)	**oft in Kombination mit Schwankschwindel (Schwanken der Umgebung oder scheinbar schwankende Eigenbewegung)**	Doppelbilder und andere Sehstörungen, Sprechstörungen, Gangunsicherheit, Sensibilitäts- und Bewusstseinsstörungen	Übelkeit und Erbrechen, eher selten Kopfschmerzen, dann meist im Hinterkopfbereich	setzt relativ rasch ein, Attacken dauern Minuten bis Stunden, manchmal mehrere Tage lang	**Basilarismigräne bzw. vestibuläre Migräne** Seite 319
	stark bis extrem stark	tiefe Ohrgeräusche und Hörverminderung bis hin zum Hörverlust auf einem Ohr	Übelkeit und Erbrechen	beginnt plötzlich, hält Minuten bis Stunden an	**Menière-Krankheit** Seite 319

Schwindel

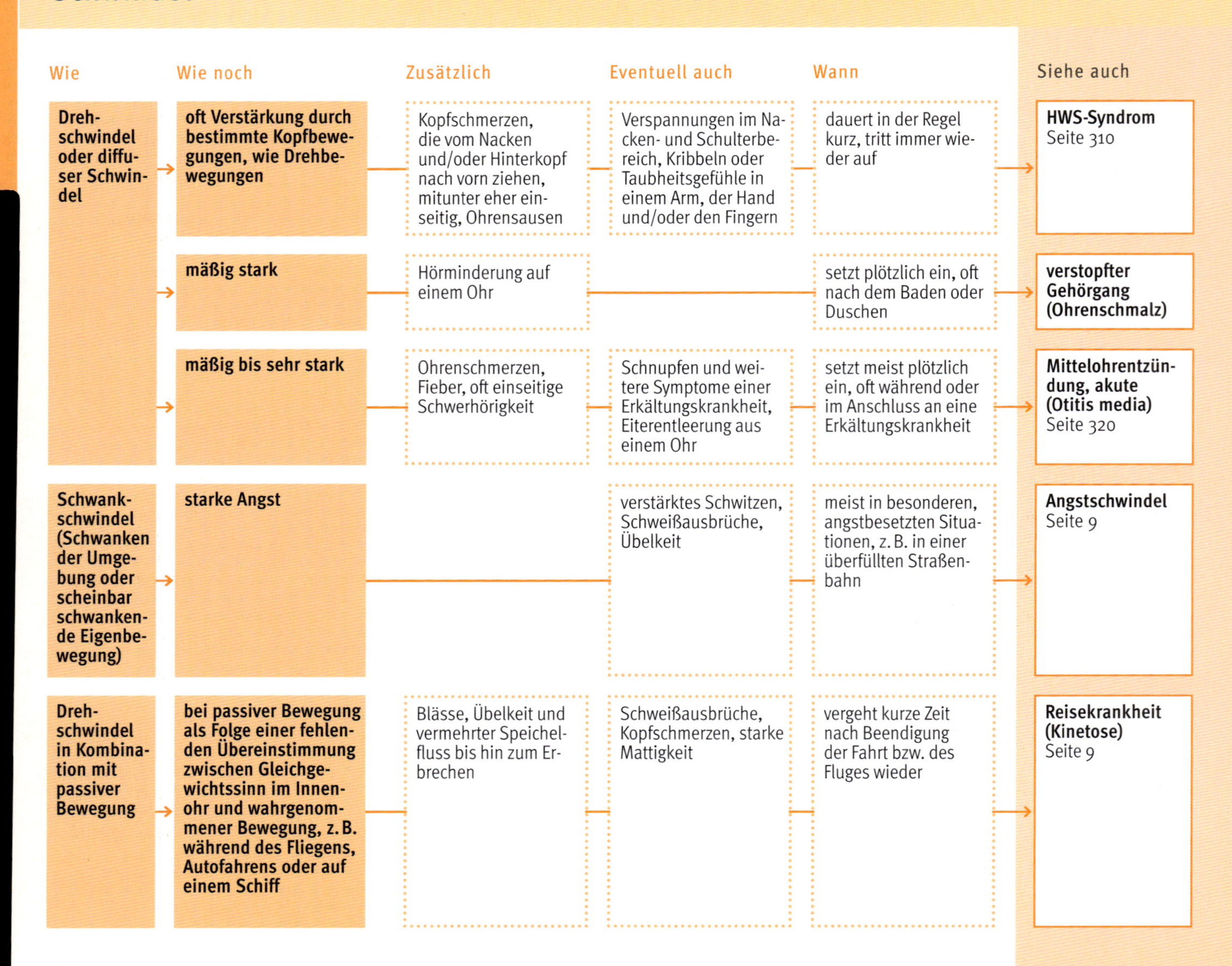

Wie	Wie noch	Zusätzlich	Eventuell auch	Wann	Siehe auch
Drehschwindel oder diffuser Schwindel	**oft Verstärkung durch bestimmte Kopfbewegungen, wie Drehbewegungen**	Kopfschmerzen, die vom Nacken und/oder Hinterkopf nach vorn ziehen, mitunter eher einseitig, Ohrensausen	Verspannungen im Nacken- und Schulterbereich, Kribbeln oder Taubheitsgefühle in einem Arm, der Hand und/oder den Fingern	dauert in der Regel kurz, tritt immer wieder auf	**HWS-Syndrom** Seite 310
	mäßig stark	Hörminderung auf einem Ohr		setzt plötzlich ein, oft nach dem Baden oder Duschen	**verstopfter Gehörgang (Ohrenschmalz)**
	mäßig bis sehr stark	Ohrenschmerzen, Fieber, oft einseitige Schwerhörigkeit	Schnupfen und weitere Symptome einer Erkältungskrankheit, Eiterentleerung aus einem Ohr	setzt meist plötzlich ein, oft während oder im Anschluss an eine Erkältungskrankheit	**Mittelohrentzündung, akute (Otitis media)** Seite 320
Schwankschwindel (Schwanken der Umgebung oder scheinbar schwankende Eigenbewegung)	**starke Angst**		verstärktes Schwitzen, Schweißausbrüche, Übelkeit	meist in besonderen, angstbesetzten Situationen, z. B. in einer überfüllten Straßenbahn	**Angstschwindel** Seite 9
Drehschwindel in Kombination mit passiver Bewegung	**bei passiver Bewegung als Folge einer fehlenden Übereinstimmung zwischen Gleichgewichtssinn im Innenohr und wahrgenommener Bewegung, z. B. während des Fliegens, Autofahrens oder auf einem Schiff**	Blässe, Übelkeit und vermehrter Speichelfluss bis hin zum Erbrechen	Schweißausbrüche, Kopfschmerzen, starke Mattigkeit	vergeht kurze Zeit nach Beendigung der Fahrt bzw. des Fluges wieder	**Reisekrankheit (Kinetose)** Seite 9

Zunge, Beschwerden/sichtbare Veränderungen

Wie	Wie noch	Zusätzlich	Eventuell auch	Wann	Siehe auch
Brennen, seitlich und an der Zungenspitze oder diffus	**rote, glatte Zunge (Lackzunge)**		glatte, hellrote, wandernde Areale auf der Zungenoberfläche („Landkartenzunge"), punktförmige bis kleinfleckige Hautblutungen	wird allmählich schlimmer	**Vitamin-B-Mangel, z. B. bei perniziöser Anämie** Seite 9 **Leberzirrhose** Seite 314 **Eisenmangelanämie** Seite 296 **Diabetes mellitus** Seite 294
	Kribbeln, Jucken	oft Mundtrockenheit		setzt plötzlich ein, z. B. nach Kontakt mit Mundwasser, Zahnpasten, Metallen	**Kontaktekzem, allergisches** Seite 312
Brennen in Kombination mit Bläschen oder Geschwüren in der Mundhöhle	**hellrote Zunge, oft auch gerötete, schmerzende Schleimhaut von Wangen, Lippeninnenseiten und/oder Gaumen**	Krankheitsgefühl	fest haftender, gelblicher Zungenbelag, Hals- und Schluckbeschwerden	setzt plötzlich ein	**Zungenentzündung z. B. bei Mundschleimhautentzündung (Stomatitis)** Seite 9 **Aphthen** Seite 9 **Plaut-Vincent-Angina** Seite 9
Brennen in Kombination mit gräulich weißlichem Belag bzw. weißen Flecken	**Belag meist auch auf Wangen, Zahnfleisch und/oder Gaumen**	beim Abkratzen des Belags kommt es zu (leichten) Blutungen	mäßiges Fieber (< 38,5 °C), Halsschmerzen, Schluckbeschwerden	wird allmählich schlimmer	**Mundsoor, meist bei Schwächung des Immunsystems auftretend** Seite 9

Zunge, Beschwerden/sichtbare Veränderungen

Wie	Wie noch	Zusätzlich	Eventuell auch	Wann	Siehe auch
diffuser weißer Belag auf der Zunge	**mitunter in grünlich gelben Belag übergehend**	oft „raues" Gefühl auf der Zunge	Fieber, Symptome einer Magen-Darm-Erkrankung wie Schmerzen im Oberbauch, Übelkeit und Erbrechen, Durchfall	setzt plötzlich ein	**fieberhafte Infekte, z. B. Magen-Darm-Infekt** Seite 316 **Magenschleimhautentzündung** Seite 317
umschriebener, verdickter, weißer Belag auf der Zunge	**später leicht blutende Stellen auf der Zunge**	später oft blutiger Speichel, Fremdkörpergefühl im Mund bzw. im Rachen	leicht schmerzhafte Zunge, fauliger Mundgeruch, geschwollene Lymphknoten an Hals und/oder Unterkiefer	nimmt allmählich zu; oft nach langjährigem Tabakkonsum	**Zungenkrebs** Seite 339
weißliche, flache oder warzenartige Flecken auf der Zunge	**auch z. B. an den Lippeninnenseiten, Wangen, am Gaumen, Zahnfleisch oder Mundboden**	Flecken lassen sich nicht abwischen	kann in sehr seltenen Fällen (hierzulande ca. 1%) zu Zungen- bzw. Mundhöhlenkrebs entarten	fällt allmählich auf	**Leukoplakie** Seite 9
weißliche Papeln auf der Zunge, die ein feines, farnkrautartiges Netz bilden	**oft auch auf der Wangenschleimhaut**	Papeln lassen sich nicht entfernen	(juckender) Hautausschlag mit violettroten Knötchen mit feinen, netzförmigen, weißen Streifen, z. B. an den Beugeseiten der Handgelenke und Unterschenkel	setzt plötzlich ein	**Knötchenflechte (Lichen ruber planus)** Seite 312
silbergraue Flecken auf der Zunge, von rotem Randsaum umgeben	**schmerzloses Geschwür mit Kruste, das nicht abheilt**	geschwollene Lymphknoten am Hals oder Unterkiefer auf der Seite des Geschwürs	Befall auch des Analbereichs; Hals- und Kopfschmerzen, (mäßiges) Fieber, Gewichtsverlust	entwickelt sich plötzlich, verändert sich dann allmählich	**Syphilis, primäre und sekundäre** Seite 335

Zunge, Beschwerden/sichtbare Veränderungen

Wie	Wie noch	Zusätzlich	Eventuell auch	Wann	Siehe auch
weißlicher Belag sowie glänzend rote, erhabene Papillen („Himbeerzunge")	**schmerzlos, später Ablösung des weißlichen Belags, sodass die roten Papillen dominieren**	oft punktförmige Hautblutungen am weichen Gaumen, starke Halsschmerzen, Blässe um den Mund, kloßige Sprache, Fieber, sandpapierartiger Hautausschlag (nicht im Gesicht)	weißlich gelbe Stippchen und Pfröpfe auf den Gaumenmandeln, Mundgeruch, nach dem Hautausschlag Schuppung von Rumpf, Handtellern und Fußsohlen	entwickelt sich in den ersten Tagen der Erkrankung, meist bei Kindern, mitunter auch bei Erwachsenen	**Scharlach** Seite 9
	oft auch grau-weißer Belag mit roten Rändern, hellrosa Flecken auf der Bauch- bzw. Brusthaut, langsam ansteigendes, dann über mehrere Tage hohes Fieber (> 40 °C)	Benommenheit (Typhus = Dunst oder Nebel), trockener Husten, langsamer Puls, anfangs Verstopfung, in der 2. Woche dann Durchfall	Symptome einer Hirnhautentzündung wie starke Kopf- und Nackenschmerzen, Nackensteifigkeit, Darmblutung, Darmdurchbruch, Herz- und Nierenversagen	setzt plötzlich ein, klingt nach überstandener Krankheit langsam ab	**Typhus** Seite 336
schwarz gefärbte Zunge mit schwarzen Fäden („schwarze Haarzunge")	**in zeitlichem Zusammenhang mit der Einnahme von Medikamenten (v. a. Antibiotika)**	schmerzlos; betrifft meist die Zungenoberfläche bis tief in den Schlund		fällt allmählich auf, vergeht nach einigen Wochen oder Monaten von selbst wieder	**Nebenwirkung von Medikamenten**
schmerzlose Schwellung	**gefurchte Zungenoberfläche mit Längs- und Querfurchen („Faltenzunge")**	anfallsartig auftretende einseitige Schwellung der Lippen und Wangen, anfallsartig auftretende halbseitige Gesichtslähmung		andauernd oder anfallsweise auftretend	**Melkersson-Rosenthal-Syndrom** Seite 9
stark schmerzhafte Schwellung	**starke Schmerzen beim Sprechen, Kauen, Betasten und Bewegen der Zunge**		Unterkiefer kann nicht mehr bewegt werden (Kieferklemme), Fieber	geht oft aus einer Entzündung der Zungengrundtonsillen hervor	**Zungengrundabszess** Seite 9

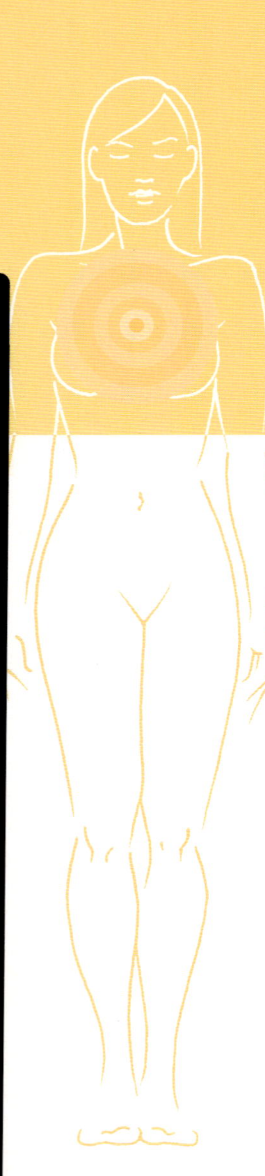

Brustbereich

Brustschmerzen, anhaltender Husten oder Atemprobleme sind Alarmsignale, die grundsätzlich ärztlich abgeklärt werden müssen. Nicht immer sind Erkrankungen der Lunge (bzw. Bronchien) oder des Herzens Ursache für Beschwerden im Brustbereich; so kann z. B. die Refluxkrankheit ganz ähnliche Schmerzen in der Brust verursachen wie etwa ein Angina-pectoris-Anfall.

Brust, weibliche

Obwohl längst nicht alle Veränderungen der weiblichen Brust gleich die gefürchtete Diagnose **Brustkrebs** nach sich ziehen, so ist dennoch grundsätzlich Vorsicht geboten, wenn eine Verhärtung ertastet werden kann, die Haut auf einmal etwas anders aussieht oder die Brüste beim Heben der Arme plötzlich unterschiedlich groß erscheinen. Ansprechpartner ist in diesem Fall der Gynäkologe, der dann gegebenenfalls weitere Untersuchungen, wie z. B. eine Ultraschalluntersuchung oder eine Mammographie, in die Wege leitet.

Brust, männliche

Was nur wenige wissen: Auch die männliche Brust kann – wenngleich sehr selten – von **Brustkrebs** betroffen sein. Gerade weil Brustkrebs als typische Frauenerkrankung gilt, wird diese Tumorform bei Männern zudem oft relativ spät entdeckt. Zugleich hindert Männer diese Annahme häufig daran, Veränderungen im Brustgewebe ernst zu nehmen. Unter dem Stichwort „**Brust (männliche), Veränderungen**“ können Sie nachlesen, welche möglichen Anzeichen Anlass für einen Arztbesuch sein sollten – und welche Erkrankungen noch infrage kommen, wenn sich Aussehen oder Beschaffenheit der männlichen Brust verändern.

Lunge und Bronchien

Leitsymptome fast aller Erkrankungen der Bronchien und/oder Lunge sind **Husten** und **Atemnot**. Während Atemnot zu Recht fast immer als bedrohlich empfunden wird, sodass die Mehrzahl der Betroffenen früher oder später einen Arzt aufsucht, wird **chronischer Husten** oft erst einmal bagatellisiert. Vor allem langjährige Raucher nehmen ihre morgendlichen Hustenattacken gern als „unabänderlich“ hin, meist wohl wissend, dass ein sofortiger Rauchverzicht möglicherweise schon nach einigen Wochen oder Monaten eine deutliche Verbesserung ihrer Beschwerden bewirken könnte. Auch wenn es schwerfällt: Ein „**Raucherhusten**" sollte immer Anlass genug sein, seinen regelmäßigen Nikotinkonsum – notfalls mit Hilfe von außen – möglichst bald einzustellen. Bleibt eine Abkehr von den schädlichen Rauchgewohnheiten aus, droht eine chronische Bronchitis in eine COPD (engl. chronic obstructive pulmonary disease) überzugehen. Dies bedeutet irreparable Schäden an den Bronchien und am Lungengewebe, die eine erhebliche Einbuße an Lebensqualität bis hin zu einer deutlich verkürzten Lebenserwartung zur Folge haben können.

Herz-Kreislauf

Macht sich ein erkranktes Herz durch Beschwerden, wie z.B. ein wiederkehrendes **Engegefühl in der Brust**, **Herzrasen** oder **-stolpern** bemerkbar, sind die genauen Ursachen meist bereits bekannt und der Betroffene in ärztlicher Behandlung. Treten derartige Erscheinungen das erste Mal auf, sollten sie nicht auf die leichte Schulter genommen, sondern ärztlich abgeklärt werden – auch wenn es sich vielleicht nur um wenige Minuten andauernde Episoden handelt.

Unverzügliches Handeln ist erforderlich, wenn plötzliche, ohne erkennbaren Anlass auftretende Symptome wie starke, ausstrahlende Schmerzen und Engegefühl im Brustkorb, oft in Kombination mit starker Angst, Blässe im Gesicht und Kaltschweißigkeit, auftreten: In diesem Fall besteht der dringende Verdacht auf einen **Herzinfarkt,** und es muss sofort der Notarzt gerufen werden.

In diesem Kapitel

Brust

Atemgeräusche

Wie	Wie noch	Zusätzlich	Eventuell auch	Wann	Siehe auch
pfeifend, v. a. beim Einatmen	**bellender, aus der Tiefe kommender Husten, Heiserkeit, Atemnot**	bläuliche Verfärbung der Gesichtshaut und Schleimhäute	Erkältungsanzeichen, schwere Atemnot*	setzt plötzlich ein, spätabends, nachts	**Pseudokrupp** Seite 9
	ausgeprägte Vergrößerung des Halses (Vorderseite)	Enge- und Kloßgefühl im Hals; Schluckbeschwerden, Heiserkeit	Atemnot	andauernd	**ausgeprägter Kropf (Struma)** Seite 313
	schwere Atemnot ohne Husten mit Erstickungsgefahr; Schwierigkeiten zu sprechen	starke Halsschmerzen mit Schluckbeschwerden, Speichelfluss, schweres Krankheitsgefühl, hohes Fieber (> 39 °C)	stark geschwollene Lymphknoten	innerhalb von Stunden lebensgefährlicher Verlauf, meist bei (Klein-)Kindern	**Kehldeckelentzündung (Epiglottitis)*** Seite 9
ziehend beim Einatmen	**während bzw. nach dem anfallsartigen, stakkatoartigen Husten mit herausgestreckter Zunge**	Erbrechen/Erschöpfung nach Hustenanfall	mäßiges Fieber (Anfangsstadium)	v. a. nachts	**Keuchhusten** Seite 9
pfeifend, zischend, giemend, brummend, v. a. beim Ausatmen	**mitunter auch als „Brodeln" über der Lunge hörbar; verlängerte Ausatmung bei schwerer Atemnot**	vorangegangener Husten mit zähem, glasig-weißem Auswurf; Unruhe, Beklemmungsgefühl in der Brust („eiserne Faust"), Erstickungsangst	bläuliche Haut und Schleimhäute, spezielle Sitzhaltung: Oberkörper ist nach vorn gebeugt, Arme sind abgestützt	v. a. frühmorgens; nach körperlicher Anstrengung, aus einer Erkältung hervorgehend, nach Kontakt mit Allergenen (z. B. Pollen), bei extrem heißem, trockenem oder kaltem Klima	**Asthma bronchiale** Seite 283
	chronischer Husten (mit Auswurf), oft Heiserkeit	wiederholte Atemwegsinfektionen, die auf keine Therapie ansprechen, oft verminderte Leistungsschwäche	Atemnot, Schwäche Schmerzen in Schulter, Arm und/oder Brust, Fieber(schübe), Schluckauf, Appetitlosigkeit, Gewichtsverlust, blutiger Auswurf	fällt allmählich auf	**Verlegung oder Verengung im Bereich der Bronchien durch einen Tumor → Lungenkrebs** Seite 316

*** sofort den (Not-)Arzt rufen**

Atemgeräusche

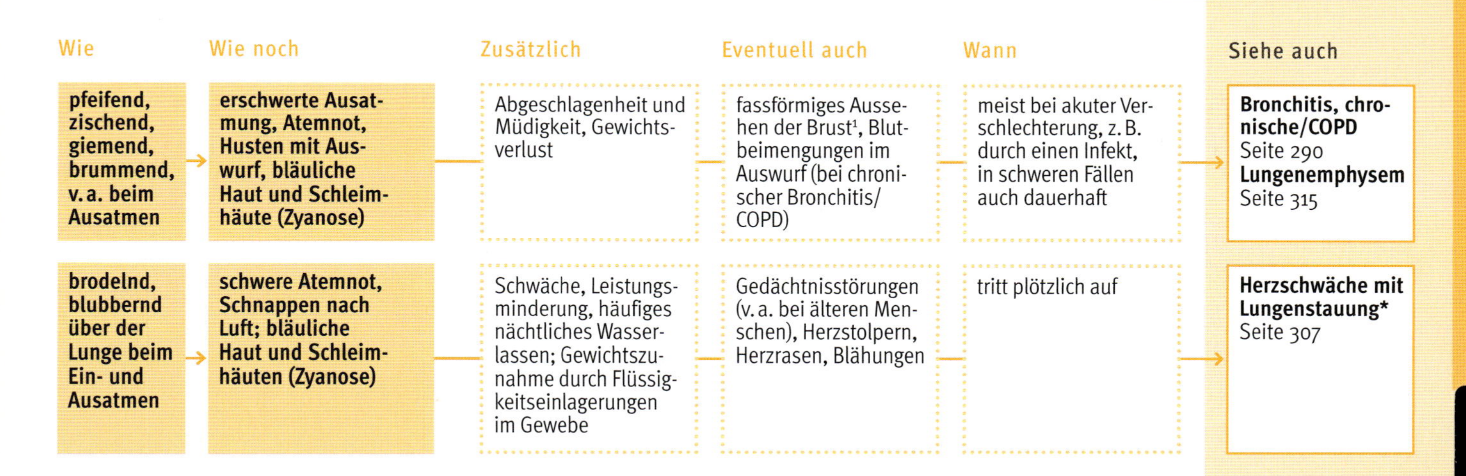

Wie	Wie noch	Zusätzlich	Eventuell auch	Wann	Siehe auch
pfeifend, zischend, giemend, brummend, v. a. beim Ausatmen →	**erschwerte Ausatmung, Atemnot, Husten mit Auswurf, bläuliche Haut und Schleimhäute (Zyanose)**	Abgeschlagenheit und Müdigkeit, Gewichtsverlust	fassförmiges Aussehen der Brust[1], Blutbeimengungen im Auswurf (bei chronischer Bronchitis/ COPD)	meist bei akuter Verschlechterung, z. B. durch einen Infekt, in schweren Fällen auch dauerhaft →	**Bronchitis, chronische/COPD** Seite 290 **Lungenemphysem** Seite 315
brodelnd, blubbernd über der Lunge beim Ein- und Ausatmen →	**schwere Atemnot, Schnappen nach Luft; bläuliche Haut und Schleimhäuten (Zyanose)**	Schwäche, Leistungsminderung, häufiges nächtliches Wasserlassen; Gewichtszunahme durch Flüssigkeitseinlagerungen im Gewebe	Gedächtnisstörungen (v. a. bei älteren Menschen), Herzstolpern, Herzrasen, Blähungen	tritt plötzlich auf →	**Herzschwäche mit Lungenstauung*** Seite 307

Atemnot ohne Husten

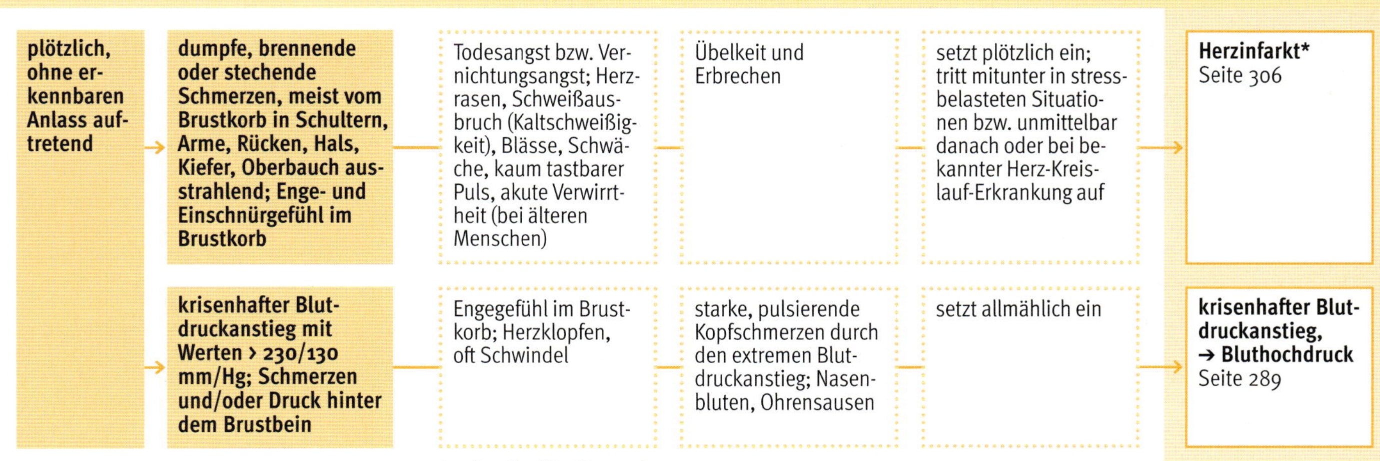

Wie	Wie noch	Zusätzlich	Eventuell auch	Wann	Siehe auch
plötzlich, ohne erkennbaren Anlass auftretend →	**dumpfe, brennende oder stechende Schmerzen, meist vom Brustkorb in Schultern, Arme, Rücken, Hals, Kiefer, Oberbauch ausstrahlend; Enge- und Einschnürgefühl im Brustkorb**	Todesangst bzw. Vernichtungsangst; Herzrasen, Schweißausbruch (Kaltschweißigkeit), Blässe, Schwäche, kaum tastbarer Puls, akute Verwirrtheit (bei älteren Menschen)	Übelkeit und Erbrechen	setzt plötzlich ein; tritt mitunter in stressbelasteten Situationen bzw. unmittelbar danach oder bei bekannter Herz-Kreislauf-Erkrankung auf →	**Herzinfarkt*** Seite 306
→	**krisenhafter Blutdruckanstieg mit Werten › 230/130 mm/Hg; Schmerzen und/oder Druck hinter dem Brustbein**	Engegefühl im Brustkorb; Herzklopfen, oft Schwindel	starke, pulsierende Kopfschmerzen durch den extremen Blutdruckanstieg; Nasenbluten, Ohrensausen	setzt allmählich ein →	**krisenhafter Blutdruckanstieg, → Bluthochdruck** Seite 289

*** sofort den (Not-)Arzt rufen**

[1] *siehe Seite 16*

Atemnot ohne Husten

Wie	Wie noch	Zusätzlich	Eventuell auch	Wann	Siehe auch
plötzlich, ohne erkennbaren Anlass auftretend	**rasche, flache Atmung, stechende Schmerzen auf einer Seite des Brustkorbs**	asymmetrische Bewegung des Brustkorbs beim Atmen	zunehmende Atemnot, bläuliche Haut und Schleimhäute, Kreislaufschock*	setzt plötzlich ein	**Pneumothorax*** Seite 325
	Erstickungsgefahr; pfeifende Atemgeräusche beim Einatmen; Schwierigkeiten zu sprechen	starke Halsschmerzen mit Schluckbeschwerden, Speichelfluss, schweres Krankheitsgefühl, hohes Fieber (> 39 °C)	stark geschwollene Lymphknoten	innerhalb von Stunden lebensgefährlicher Verlauf, meist bei (Klein-)Kindern	**Kehldeckelentzündung (Epiglottitis)*** Seite 9
plötzlich, nach Insektenstich oder Medikamenteneinnahme	**oder nach Verzehr eines unverträglichen Lebensmittels; im weiteren Verlauf droht Atem- und Herz-Kreislauf-Stillstand*; Angst und Herzrasen**	Hautreaktionen, z. B. Gesichtsrötung, Quaddelbildung, Juckreiz; diffuser Schwindel durch Blutdruckabfall, Hitzegefühl im Körper	Kopfschmerzen, Übelkeit und Erbrechen, Bewusstseinsverlust*	setzt plötzlich ein	**schwere allergische Reaktion/ allergischer Schock → anaphylaktischer Schock*** Seite 281
anfallsartig einsetzend	**extrem unregelmäßiger Puls mit einer Frequenz von über 100 Schlägen pro Minute mit sehr schnellem Herzschlag, bei Beginn der Atemnot oft Schwindel und Schwächegefühl**	anfangs meist Wechsel zwischen regelmäßigem und unregelmäßigem Puls, später dann oft anhaltend unregelmäßiger Herzschlag	diffuser Schwindel, verminderte Leistungsfähigkeit	tritt immer wieder plötzlich auf; oft bei bekannter Herzkrankheit wie Herzschwäche, Mitralklappenfehler[1] oder koronarer Herzkrankheit; mitunter auch bei Schilddrüsenüberfunktion	**Vorhofflimmern** Seite 338
	sporadisches (vom Herzvorhof) ausgehendes Herzrasen	diffuser Schwindel und Kollapsneigung, v. a. wenn bereits eine Herzkrankheit, z. B. Herzschwäche, besteht		tritt schlagartig auf, dauert Minuten bis Stunden, manchmal auch länger an, meist spontane Rückkehr zum normalen Herzrhythmus	**paroxysmale supraventrikuläre Tachykardie bzw. Reentry-Tachykardie und Präexzitationssyndrome** Seite 9

*** sofort den (Not-)Arzt rufen**

[1] Mitralklappe: Herzklappe zwischen Herzkammer und Vorhof der linken Herzhälfte

Atemnot ohne Husten

Wie	Wie noch	Zusätzlich	Eventuell auch	Wann	Siehe auch
bei körperlicher oder seelischer Belastung	**Engegefühl im Brustkorb (wie ein „Reifen“ um die Brust), drückende oder brennende Schmerzen hinter dem Brustbein, die in Hals, Unterkiefer, Schulter, linken, seltener rechten Arm, Rücken, Oberbauch ausstrahlen**	Besserung der Beschwerden in Ruhe; Schweißausbruch, (Todes-)Angst, Leistungsminderung	Auftreten des Angina-pectoris-Anfalls auch in Ruhe; Herzstolpern, Herzrasen	tritt plötzlich, aber immer wieder auf	**Angina pectoris z. B. bei koronarer Herzkrankheit (KHK)** Seite 312
bei körperlicher Belastung	**z. B. beim Treppensteigen; später auch in Ruhe, bläuliche Haut und Schleimhäute (Zyanose)**	Schwäche, Leistungsminderung, häufiges nächtliches Wasserlassen; Gewichtszunahme durch Wassereinlagerungen im Gewebe	Husten, Gedächtnisstörungen (v. a. bei älteren Menschen), Herzstolpern, Herzrasen, Blähungen	tritt plötzlich, aber immer wieder auf, wird allmählich schlimmer	**Herzschwäche** Seite 307
	oft auch in Ruhe; Symptome eines Angina-pectoris-Anfalls, wie ausstrahlende, drückende oder brennende Schmerzen und Engegefühl hinter dem Brustbein	diffuser Schwindel; generell verminderte Belastbarkeit, rasche Ermüdung	kurze Bewusstseinsverluste unter Belastung	tritt plötzlich, immer wieder auf, wird allmählich schlimmer	**Aortenklappen-Verengung, erworbene** Seite 281
	diffuser Schwindel; rasche Ermüdbarkeit, Erschöpfung, Konzentrations- und Leistungsschwäche	blasse Haut und Schleimhäute, Infektanfälligkeit, oft Ohrensausen, Kopfschmerzen und/oder Herzrasen	erhöhte Brüchigkeit und Rillenbildung der Nägel, Haarausfall, trockene Haut, eingerissene Mundwinkel	wird allmählich schlimmer	**Blutarmut, v. a. Eisenmangelanämie** Seite 296

Atemnot ohne Husten

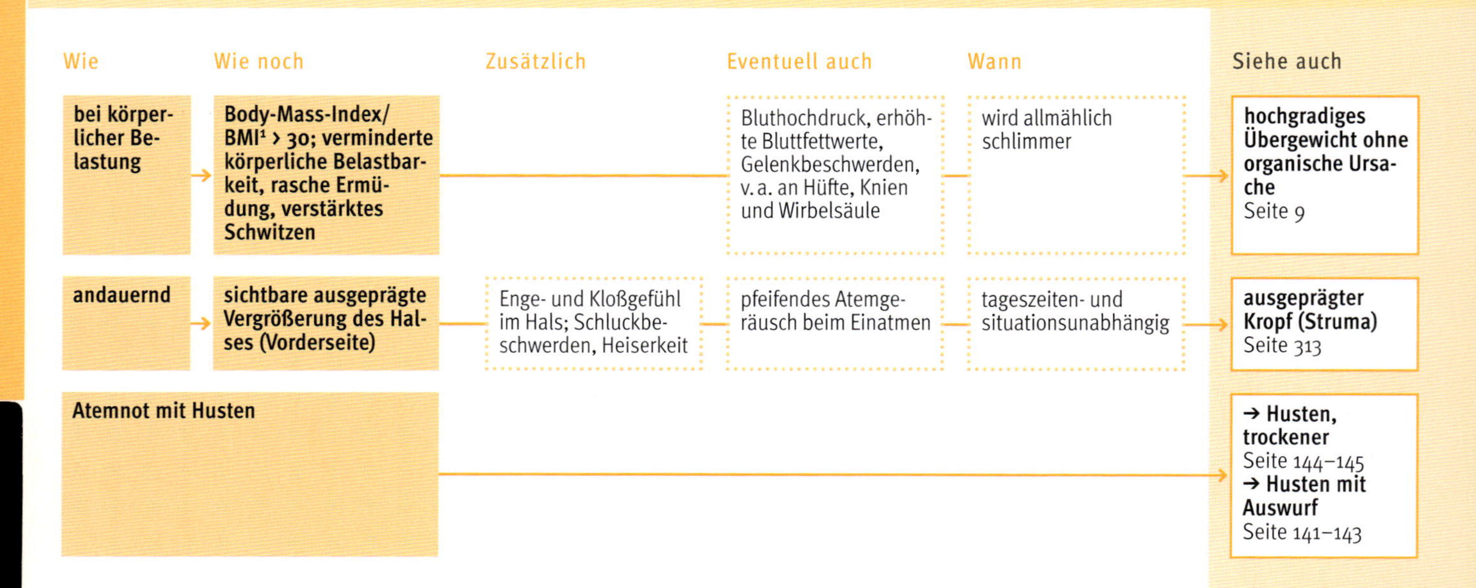

Wie	Wie noch	Zusätzlich	Eventuell auch	Wann	Siehe auch
bei körperlicher Belastung	**Body-Mass-Index/BMI[1] > 30; verminderte körperliche Belastbarkeit, rasche Ermüdung, verstärktes Schwitzen**		Bluthochdruck, erhöhte Bluttfettwerte, Gelenkbeschwerden, v. a. an Hüfte, Knien und Wirbelsäule	wird allmählich schlimmer	**hochgradiges Übergewicht ohne organische Ursache** Seite 9
andauernd	**sichtbare ausgeprägte Vergrößerung des Halses (Vorderseite)**	Enge- und Kloßgefühl im Hals; Schluckbeschwerden, Heiserkeit	pfeifendes Atemgeräusch beim Einatmen	tageszeiten- und situationsunabhängig	**ausgeprägter Kropf (Struma)** Seite 313
Atemnot mit Husten					**➔ Husten, trockener** Seite 144–145 **➔ Husten mit Auswurf** Seite 141–143

Bluthusten

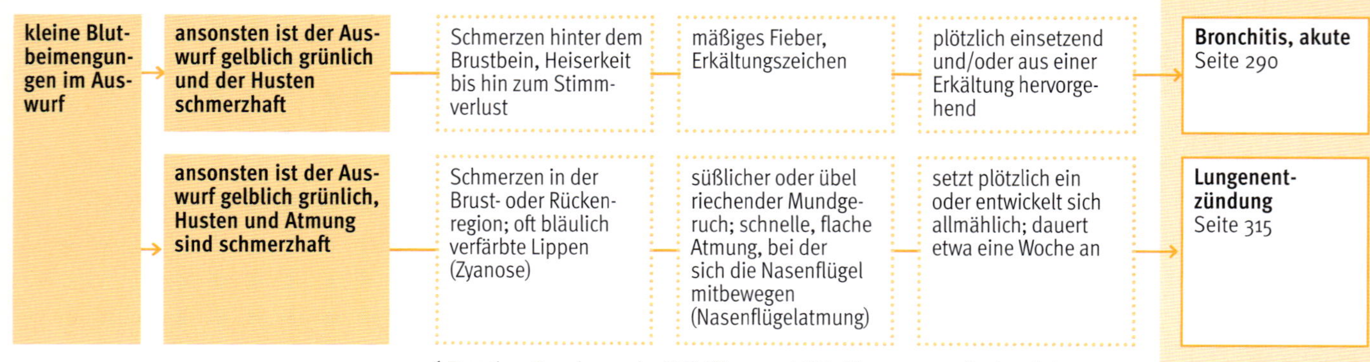

Wie	Wie noch	Zusätzlich	Eventuell auch	Wann	Siehe auch
kleine Blutbeimengungen im Auswurf	**ansonsten ist der Auswurf gelblich grünlich und der Husten schmerzhaft**	Schmerzen hinter dem Brustbein, Heiserkeit bis hin zum Stimmverlust	mäßiges Fieber, Erkältungszeichen	plötzlich einsetzend und/oder aus einer Erkältung hervorgehend	**Bronchitis, akute** Seite 290
kleine Blutbeimengungen im Auswurf	**ansonsten ist der Auswurf gelblich grünlich, Husten und Atmung sind schmerzhaft**	Schmerzen in der Brust- oder Rückenregion; oft bläulich verfärbte Lippen (Zyanose)	süßlicher oder übel riechender Mundgeruch; schnelle, flache Atmung, bei der sich die Nasenflügel mitbewegen (Nasenflügelatmung)	setzt plötzlich ein oder entwickelt sich allmählich; dauert etwa eine Woche an	**Lungenentzündung** Seite 315

[1] *Formel zur Berechnung des BMI: Körpergewicht in Kilogramm, zweimal nacheinander dividiert durch Körpergröße in Metern*

Bluthusten

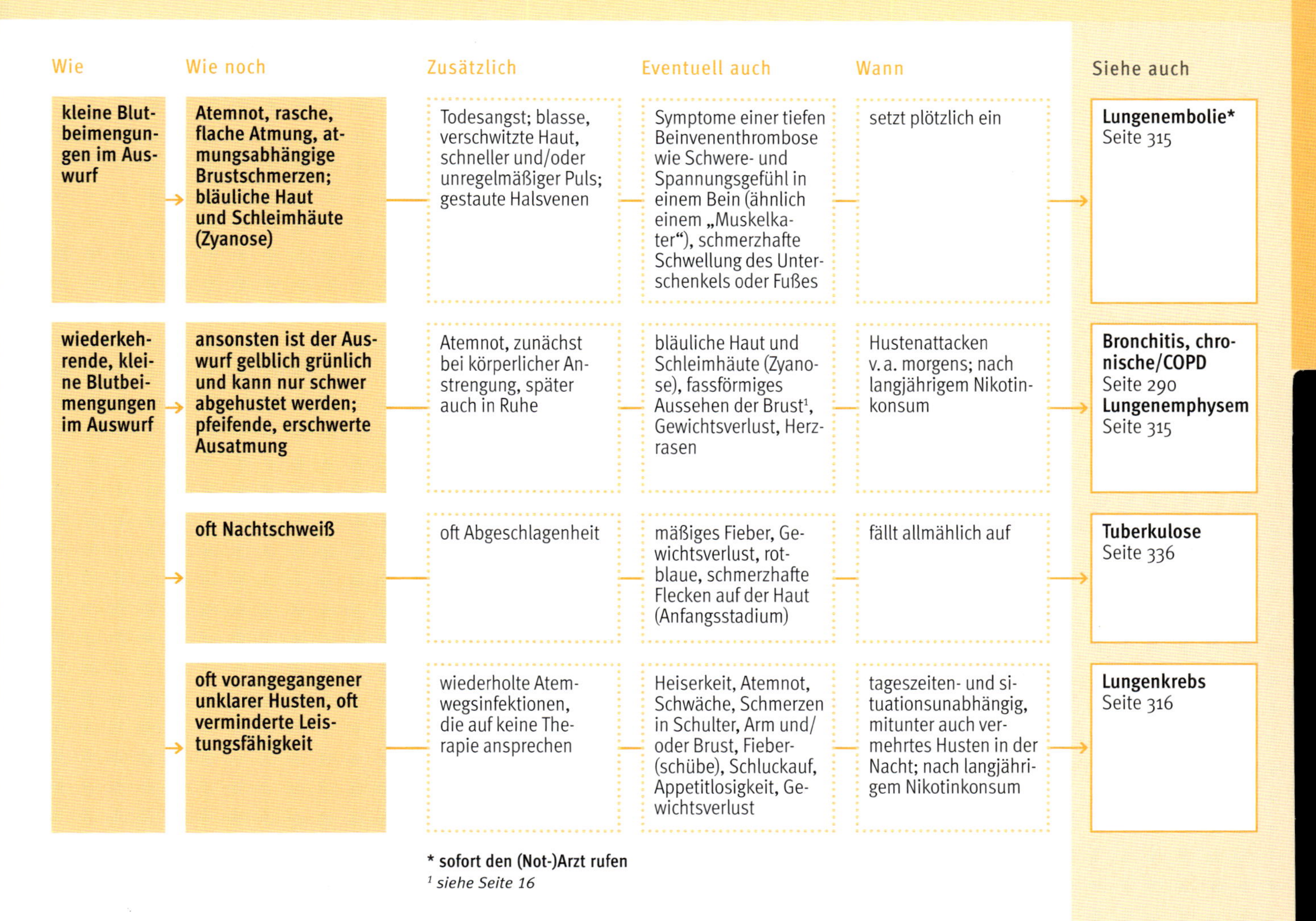

Wie	Wie noch	Zusätzlich	Eventuell auch	Wann	Siehe auch
kleine Blutbeimengungen im Auswurf	**Atemnot, rasche, flache Atmung, atmungsabhängige Brustschmerzen; bläuliche Haut und Schleimhäute (Zyanose)**	Todesangst; blasse, verschwitzte Haut, schneller und/oder unregelmäßiger Puls; gestaute Halsvenen	Symptome einer tiefen Beinvenenthrombose wie Schwere- und Spannungsgefühl in einem Bein (ähnlich einem „Muskelkater“), schmerzhafte Schwellung des Unterschenkels oder Fußes	setzt plötzlich ein	**Lungenembolie*** Seite 315
wiederkehrende, kleine Blutbeimengungen im Auswurf	**ansonsten ist der Auswurf gelblich grünlich und kann nur schwer abgehustet werden; pfeifende, erschwerte Ausatmung**	Atemnot, zunächst bei körperlicher Anstrengung, später auch in Ruhe	bläuliche Haut und Schleimhäute (Zyanose), fassförmiges Aussehen der Brust[1], Gewichtsverlust, Herzrasen	Hustenattacken v. a. morgens; nach langjährigem Nikotinkonsum	**Bronchitis, chronische/COPD** Seite 290 **Lungenemphysem** Seite 315
	oft Nachtschweiß	oft Abgeschlagenheit	mäßiges Fieber, Gewichtsverlust, rotblaue, schmerzhafte Flecken auf der Haut (Anfangsstadium)	fällt allmählich auf	**Tuberkulose** Seite 336
	oft vorangegangener unklarer Husten, oft verminderte Leistungsfähigkeit	wiederholte Atemwegsinfektionen, die auf keine Therapie ansprechen	Heiserkeit, Atemnot, Schwäche, Schmerzen in Schulter, Arm und/oder Brust, Fieber(schübe), Schluckauf, Appetitlosigkeit, Gewichtsverlust	tageszeiten- und situationsunabhängig, mitunter auch vermehrtes Husten in der Nacht; nach langjährigem Nikotinkonsum	**Lungenkrebs** Seite 316

*** sofort den (Not-)Arzt rufen**

[1] siehe Seite 16

Brust (männliche), Veränderungen

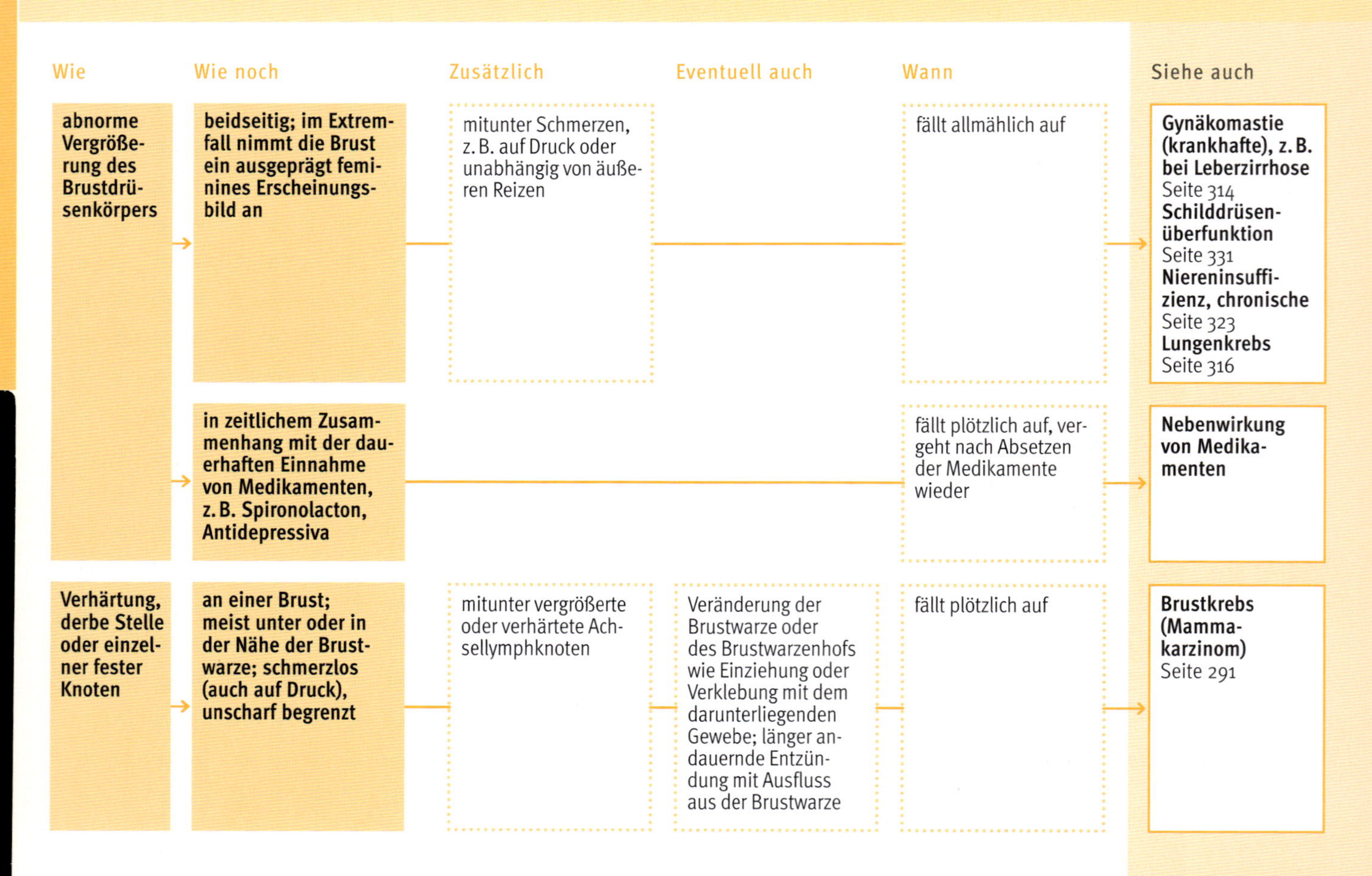

Wie	Wie noch	Zusätzlich	Eventuell auch	Wann	Siehe auch
abnorme Vergrößerung des Brustdrüsenkörpers	**beidseitig; im Extremfall nimmt die Brust ein ausgeprägt feminines Erscheinungsbild an**	mitunter Schmerzen, z. B. auf Druck oder unabhängig von äußeren Reizen		fällt allmählich auf	**Gynäkomastie (krankhafte), z. B. bei Leberzirrhose** Seite 314 **Schilddrüsenüberfunktion** Seite 331 **Niereninsuffizienz, chronische** Seite 323 **Lungenkrebs** Seite 316
	in zeitlichem Zusammenhang mit der dauerhaften Einnahme von Medikamenten, z. B. Spironolacton, Antidepressiva			fällt plötzlich auf, vergeht nach Absetzen der Medikamente wieder	**Nebenwirkung von Medikamenten**
Verhärtung, derbe Stelle oder einzelner fester Knoten	**an einer Brust; meist unter oder in der Nähe der Brustwarze; schmerzlos (auch auf Druck), unscharf begrenzt**	mitunter vergrößerte oder verhärtete Achsellymphknoten	Veränderung der Brustwarze oder des Brustwarzenhofs wie Einziehung oder Verklebung mit dem darunterliegenden Gewebe; länger andauernde Entzündung mit Ausfluss aus der Brustwarze	fällt plötzlich auf	**Brustkrebs (Mammakarzinom)** Seite 291

Brust (weibliche), Knoten/Schwellungen

Wie	Wie noch	Zusätzlich	Eventuell auch	Wann	Siehe auch
Verhärtung, derbe Stelle oder einzelner fester Knoten	**an einer Brust; schmerzlos (auch auf Druck), unscharf begrenzt**	mitunter Ödem der Haut, die wie eine Apfelsine gepunktet scheint („Apfelsinenhaut"); mitunter einseitige Erweiterung von Venen, mitunter vergrößerte oder verhärtete Achsellymphknoten	Einziehung der Haut oder einer Brustwarze; ekzemartige Veränderung oder wässrige, eitrige bzw. blutige Absonderung der Brustwarze; neu aufgetretener Größenunterschied oder unterschiedliches Aussehen der Brüste beim Heben der Arme; Rötung, Vorwölbung/Verdickung einer Brust	fällt plötzlich auf	**Brustkrebs (Mammakarzinom)** Seite 291
einzelner glatter Knoten	**an einer Brust; kann scharf abgegrenzt und „eingedrückt" werden; fühlt sich „prall" an**	schmerzt oft auf Druck; mitunter zyklusabhängige Schmerzen		fällt plötzlich auf	**Zyste der Brust (Mammazyste)** Seite 9
einzelner oder mehrere glatte Knoten	**an einer Brust; oft scharf abgegrenzt und gut verschiebbar gegen das Brustgewebe; schmerzlos oder leichte Schmerzen auf Druck**	bei großen Knoten Vorwölbung der Haut; mitunter Spannungsgefühl im betroffenen Bereich, v. a. vor der Monatsblutung	Einziehung oder Vorwölbung einer Brustwarze; wässrige oder blutige Absonderung aus der Brustwarze (v. a. bei Papillomen)	fällt plötzlich auf	**gutartiger Tumor der Brust (z. B. Fibroadenom, Papillome)** Seite 9
mehrere Knoten oder flächenhafte, knotige Beschaffenheit	**an beiden Brüsten; oft Größenzunahme der Brüste in der 2. Zyklushälfte**	Spannungsgefühl bis hin zu starken Schmerzen und Berührungsempfindlichkeit, v. a. in der 2. Zyklushälfte	Absonderung von milchartiger Flüssigkeit aus einer oder beiden Brustwarzen	tritt immer wieder auf, wird v. a. in der 2. Zyklushälfte schlimmer	**Mastopathie (hormonbedingte Umbaureaktion des Brustdrüsengewebes)** Seite 9
Schwellung, Rötung und Überwärmung	**an einer oder beiden Brüsten; Spannungsgefühl bis hin zu ausgeprägten Schmerzen; Krankheitsgefühl**	meist kein Fieber (im Gegensatz zur Brustentzündung im Wochenbett, für die hohes Fieber typisch ist)	Absonderung einer gelblich-eitrigen Flüssigkeit aus der Brustwarze, vergrößerte Achsellymphknoten	setzt plötzlich ein	**Brustentzündung außerhalb des Wochenbetts (Mastitis non-puerperalis)** Seite 9

Brust (weibliche), Veränderungen

Wie	Wie noch	Zusätzlich	Eventuell auch	Wann	Siehe auch
Spannungsgefühl in einer Brust	**ausgeprägte Schmerzen; Schwellung, Rötung und Überwärmung einer Brust; oft sind auch beide Brüste betroffen**	meist kein Fieber (im Gegensatz zur Mastitis im Wochenbett, für die hohes Fieber typisch ist); Krankheitsgefühl	Absonderung einer gelblich-eitrigen Flüssigkeit aus der Brustwarze, vergrößerte Achsellymphknoten	setzt plötzlich ein	**Brustentzündung außerhalb des Wochenbetts (Mastitis nonpuerperalis)** Seite 9
zunehmende Einziehung der Brustwarze	**im weiteren Verlauf mitunter wässrige, eitrige oder blutige Absonderung aus der Brustwarze**	mitunter einseitige Erweiterung von Venen, mitunter vergrößerte oder verhärtete Achsellymphknoten	neu aufgetretener Größenunterschied oder unterschiedliches Aussehen der Brüste beim Heben der Arme; Rötung, Vorwölbung oder Verdickung einer Brust; schmerzlose, unscharf begrenzte Verhärtung bzw. fester Knoten	setzt plötzlich ein	**Brustkrebs (Mammakarzinom)** Seite 291
zunehmende Einziehung der Haut einer Brust	**mitunter Ödem der Haut, die wie eine Apfelsine gepunktet scheint („Apfelsinenhaut“)**	mitunter einseitige Erweiterung von Venen, mitunter vergrößerte oder verhärtete Achsellymphknoten	neu aufgetretener Größenunterschied oder unterschiedliches Aussehen der Brüste beim Heben der Arme; Rötung, Vorwölbung oder Verdickung einer Brust; schmerzlose, unscharf begrenzte Verhärtung bzw. fester Knoten	fällt plötzlich auf	**Brustkrebs (Mammakarzinom)** Seite 291
neu aufgetretener Größenunterschied der Brüste	**oder neu aufgetretenes unterschiedliches Aussehen der Brüste beim Heben der Arme; mitunter einseitige Erweiterung von Venen**	mitunter vergrößerte oder verhärtete Achsellymphknoten; Ödem der Haut, die wie eine Apfelsine gepunktet scheint („Apfelsinenhaut“)	Rötung, Vorwölbung oder Verdickung einer Brust; schmerzlose, unscharf begrenzte Verhärtung bzw. fester Knoten	fällt plötzlich auf	**Brustkrebs (Mammakarzinom)** Seite 291

Brust (weibliche), Veränderungen

Wie	Wie noch	Zusätzlich	Eventuell auch	Wann	Siehe auch
gelblich-eitrige Absonderung aus der Brustwarze	**mitunter auch als wässrige oder blutige Absonderung aus der Brustwarze**		vergrößerte oder verhärtete Achsellymphknoten	fällt plötzlich auf	**Brustentzündung außerhalb des Wochenbetts (Mastitis nonpuerperalis)** Seite 9 **Brustkrebs** Seite 291
blutige Absonderung aus der Brustwarze	**einzelne oder mehrere glatte Knoten, oft scharf abgegrenzt und gut verschieblich gegen das übrige Brustgewebe; schmerzlos oder leichte Schmerzen auf Druck**	bei großen Knoten Vorwölbung der Haut; mitunter leichtes Spannungsgefühl im betroffenen Bereich, v. a. vor der Monatsblutung	Einziehung oder Vorwölbung einer Brustwarze	fällt plötzlich auf	**gutartiger Tumor der Brust (Papillom)** Seite 9
milchige Absonderung meist aus beiden Brustwarzen	**einige Tropfen bis mehrere Milliliter pro Tag infolge einer vermehrten Prolaktinproduktion**	keine Veränderungen der Brüste		fällt plötzlich auf	**Galaktorrhö[1] außerhalb der Schwangerschaft, z. B. bei Tumor der Hirnanhangsdrüse (Prolaktinom)** Seite 9 **Schilddrüsenunterfunktion** Seite 332 **Nierenkrebs** Seite 9 **Lungenkrebs** Seite 316
	in zeitlichem Zusammenhang mit der dauerhaften Einnahme von Medikamenten, z. B. Metoclopramid, Antidepressiva	keine Veränderungen der Brüste		fällt plötzlich auf, vergeht nach Absetzen der Medikamente wieder	**Nebenwirkung von Medikamenten**

[1] Galaktorrhö: Milchfluss

Brustschmerz

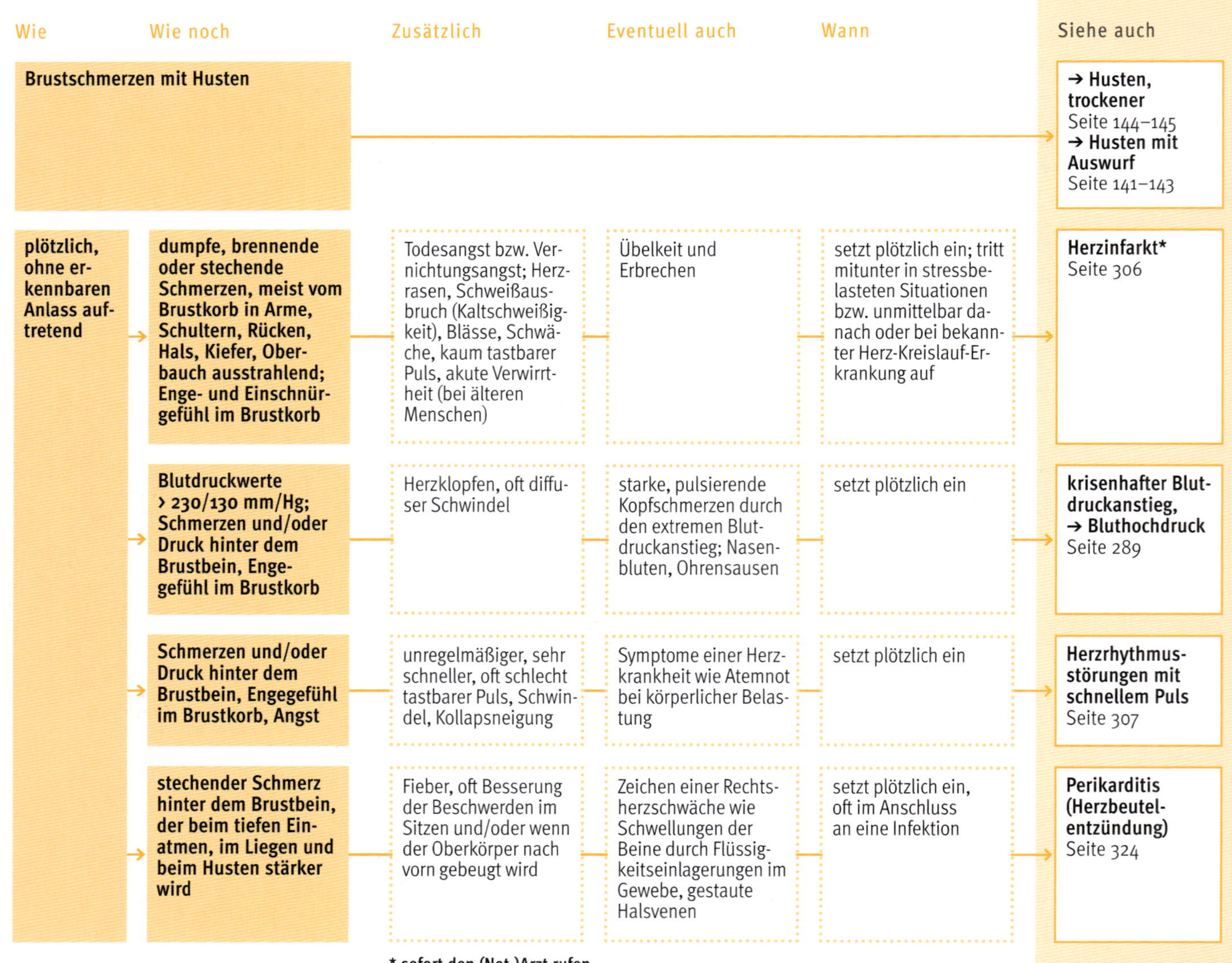

Wie	Wie noch	Zusätzlich	Eventuell auch	Wann	Siehe auch
Brustschmerzen mit Husten					**→ Husten, trockener** Seite 144–145 **→ Husten mit Auswurf** Seite 141–143
plötzlich, ohne erkennbaren Anlass auftretend	**dumpfe, brennende oder stechende Schmerzen, meist vom Brustkorb in Arme, Schultern, Rücken, Hals, Kiefer, Oberbauch ausstrahlend; Enge- und Einschnürgefühl im Brustkorb**	Todesangst bzw. Vernichtungsangst; Herzrasen, Schweißausbruch (Kaltschweißigkeit), Blässe, Schwäche, kaum tastbarer Puls, akute Verwirrtheit (bei älteren Menschen)	Übelkeit und Erbrechen	setzt plötzlich ein; tritt mitunter in stressbelasteten Situationen bzw. unmittelbar danach oder bei bekannter Herz-Kreislauf-Erkrankung auf	**Herzinfarkt*** Seite 306
	Blutdruckwerte › 230/130 mm/Hg; Schmerzen und/oder Druck hinter dem Brustbein, Engegefühl im Brustkorb	Herzklopfen, oft diffuser Schwindel	starke, pulsierende Kopfschmerzen durch den extremen Blutdruckanstieg; Nasenbluten, Ohrensausen	setzt plötzlich ein	**krisenhafter Blutdruckanstieg, → Bluthochdruck** Seite 289
	Schmerzen und/oder Druck hinter dem Brustbein, Engegefühl im Brustkorb, Angst	unregelmäßiger, sehr schneller, oft schlecht tastbarer Puls, Schwindel, Kollapsneigung	Symptome einer Herzkrankheit wie Atemnot bei körperlicher Belastung	setzt plötzlich ein	**Herzrhythmusstörungen mit schnellem Puls** Seite 307
	stechender Schmerz hinter dem Brustbein, der beim tiefen Einatmen, im Liegen und beim Husten stärker wird	Fieber, oft Besserung der Beschwerden im Sitzen und/oder wenn der Oberkörper nach vorn gebeugt wird	Zeichen einer Rechtsherzschwäche wie Schwellungen der Beine durch Flüssigkeitseinlagerungen im Gewebe, gestaute Halsvenen	setzt plötzlich ein, oft im Anschluss an eine Infektion	**Perikarditis (Herzbeutelentzündung)** Seite 324

*** sofort den (Not-)Arzt rufen**

Brustschmerz

Wie	Wie noch	Zusätzlich	Eventuell auch	Wann	Siehe auch
plötzlich, ohne erkennbaren Anlass auftretend	**extrem heftige, oft wandernde, reißende oder ziehende Brustschmerzen, die oft in Rücken oder Bauch ausstrahlen**	oft gleichzeitig Bluthochdruck	Zeichen einer Herzschwäche wie Atemnot, lautes, brodelndes Atemgeräusch, auch im weiteren Verlauf akuter Herzinfarkt	setzt schlagartig ein, ohne Behandlung meist rasches Fortschreiten zum Kreislaufstillstand	**Riss der Aorta (Aortendissektion)*** Seite 9
	rasche, flache Atmung, schneller Puls, atmungsabhängige Brustschmerzen; bläuliche Haut und Schleimhäute (Zyanose)	Todesangst, blasse, verschwitzte Haut, schneller und/oder unregelmäßiger Puls; gestaute Halsvenen	Symptome einer tiefen Beinvenenthrombose wie Schwere- und Spannungsgefühl in einem Bein (ähnlich einem „Muskelkater"), schmerzhafte Schwellung des Unterschenkels oder Fußes	setzt plötzlich ein, dann schubweise Verschlechterung	**Lungenembolie*** Seite 315
	stechende Schmerzen oft einseitig (rechts oder links) beim Atmen und Husten	oberflächliche, beschleunigte Atmung	(mäßiges) Fieber, Atemnot	setzt plötzlich ein	**Rippenfellentzündung, akute** Seite 328
	stechende Schmerzen auf einer Seite des Brustkorbs, rasche, flache Atmung	asymmetrische Bewegung des Brustkorbs beim Atmen, Atemnot	schwere Atemnot, bläuliche Haut und Schleimhäute (Zyanose), Kreislaufschock*	setzt plötzlich ein	**Pneumothorax*** Seite 325
	heftige, brennende Schmerzen in einem umschriebenen Bereich des Brustkorbs mit geröteter, leicht verdickter Haut, der Bereich breitet sich im weiteren Verlauf meist in Form eines halbseitigen Querstreifens aus	Gefühlsstörungen im betroffenen Hautbereich, später Bildung von stecknadelkopfgroßen, mit Flüssigkeit gefüllten, örtlich begrenzten, gruppiert stehenden, mitunter zusammenfließenden Bläschen		schießt meist plötzlich ein; Abheilung des Ausschlags nach ca. 10 Tagen, später mitunter monatelang bestehende Schmerzen und Missempfindungen (postzosterische Neuralgie)	**Gürtelrose (Herpes zoster)** Seite 303

*** sofort den (Not-)Arzt rufen**

Brustschmerz

Wie	Wie noch	Zusätzlich	Eventuell auch	Wann	Siehe auch
plötzlich, ohne erkennbaren Anlass auftretend	**Schmerzen hinter dem Brustbein, die mitunter nach unten (nicht in den Arm!) ausstrahlen**	oft Verstärkung der Schmerzen durch Druck auf die Brust oder wenn die Arme bzw. der Oberkörper bewegt werden	Arthroseschmerzen der Rippenansätze am Brustbein	dauert tage-, wochen-, selten jahrelang an; vergeht aber von selbst wieder	**schmerzhafte Verdickungen der Rippenansätze am Brustbein (Tietze-Syndrom)** Seite 9
nach einer üppigen Mahlzeit auftretend	**Symptome eines Angina-pectoris-Anfalls wie drückende oder brennende Schmerzen hinter dem Brustbein, Engegefühl im Brustkorb**	Symptome infolge des stark geblähten Magens oder Darmabschnitts, v. a. nach fettreicher Mahlzeit mit blähenden Speisen (z. B. Hülsenfrüchte)	Neigung zu starken Blähungen	vergeht mit der voranschreitenden Verdauung von selbst wieder, hält selten tagelang an	**Roemheld-Syndrom** Seite 9
v. a. bei körperlicher und/oder seelischer Belastung	**Engegefühl im Brustkorb (wie ein „Reifen“ um die Brust), drückende oder brennende Schmerzen hinter dem Brustbein, die in Hals, Unterkiefer, Schulter, linken, seltener rechten Arm, Rücken, Oberbauch ausstrahlen**	Besserung der Beschwerden in Ruhe; Schweißausbruch, (Todes-)Angst, Leistungsminderung	Auftreten des Angina-pectoris-Anfalls auch in Ruhe; Herzstolpern, Herzrasen	tritt plötzlich, aber immer wieder auf, weniger als 15 Minuten andauernd, nehmen die Beschwerden nach 15 Minuten nicht ab, Verdacht auf Herzinfarkt*	**Angina pectoris, z. B. bei koronarer Herzkrankheit (KHK)** Seite 312
	oft auch in Ruhe; Symptome eines Angina-pectoris-Anfalls wie Schmerzen und Engegefühl im Brustkorb	diffuser Schwindel; generell verminderte Belastbarkeit, rasche Ermüdung	Atemnot, kurze Bewusstseinsverluste unter Belastung	tritt plötzlich, immer wieder auf, wird allmählich schlimmer	**Aortenklappen-Verengung, erworbene** Seite 281
v. a. bei Belastung	**Schmerz und/oder Druck hinter dem Brustbein, Engegefühl im Brustkorb**	Herzstolpern, oft Herzrasen, mitunter Beschwerden auch in Ruhe	Atemnot, Leistungsminderung, Müdigkeit, Angstzustände	kehrt v. a. bei körperlicher Belastung immer wieder	**Mitralklappenprolaps**[1] Seite 9

*** sofort den (Not-)Arzt rufen**

[1] *siehe Seite 126*

Brustschmerz

Wie	Wie noch	Zusätzlich	Eventuell auch	Wann	Siehe auch
v. a. bewegungs- oder belastungsabhängig	**stechende, ziehende, oft ringförmige Schmerzen im Brustkorb; gleichzeitig oft Schmerzen im Rücken bzw. von dort ausstrahlende Schmerzen in den Brustkorb**	eingeschränkte Beweglichkeit, oft Druckschmerzen in der betroffenen Muskulatur	Schonhaltung (z. B. Buckelhaltung), Kribbeln oder Taubheitsgefühl entlang der Hals- und/oder Brustwirbelsäule	wird allmählich schlimmer	**Muskelverspannungen, degenerative Veränderungen oder Bandscheibenvorfall (selten) im Bereich der Brustwirbelsäule** Seite 284
v. a. in der Nacht bzw. in den frühen Morgenstunden	**tief sitzende Schmerzen im Brust- und unteren Kreuz- bzw. Gesäßbereich, die sich durch Bewegung bessern und den Betroffenen daher buchstäblich aus dem Bett treiben; Verstärkung der Schmerzen durch Husten, Niesen, Pressen**	zunehmende Steifigkeit der Lendenwirbelsäule, des Brustkorbs und Nackens und damit Abnahme oder Verschwinden der Schmerzen; Unfähigkeit, sich zu bücken oder den Kopf zur Seite zu drehen; oft wechselnde Schmerzen und Schwellungen einzelner großer Gelenke (z. B. Knie, Hüften)	wechselnde Schmerzen an der Ferse oder an anderen Sehnenansätzen; Symptome einer Regenbogenhautentzündung wie dumpfe Augenschmerzen, die sich durch Lichteinfall verschlimmern; stark vorgebeugter Rumpf, starkes Mitbewegen der Arme beim Gehen	Beschwerden nehmen langsam über Wochen zu; 80 % der Betroffenen sind Männer	**Bechterew-Krankheit** Seite 287
allmählich schlimmer werdend	**umschriebener, mitunter diffuser Schmerz im Brustkorb**	unklarer Husten, verminderte Leistungsfähigkeit, wiederholte Atemwegsinfektionen, die auf keine Therapie ansprechen; blutiger Auswurf	Heiserkeit, Atemnot, Schwäche, Schmerzen in Schulter, Arm und/oder Brust, Fieber(schübe), Schluckauf, Appetitlosigkeit, Gewichtsverlust	wird allmählich schlimmer, später andauernd; nach langjährigem Nikotinkonsum	**Lungenkrebs** Seite 316
regelmäßig auftretend	**Druckgefühl und/oder brennende Schmerzen hinter dem Brustbein, v. a. nach einer Mahlzeit, saures Aufstoßen**	oft auch nachts; Verschlechterung im Liegen, beim Bücken oder Pressen, Brennen der Speiseröhre beim Schlucken	Mundgeruch, trockener Reizhusten, Heiserkeit	wird allmählich schlimmer	**Refluxkrankheit** Seite 327 **refluxbedingte Speiseröhrenentzündung** Seite 334

Herzrasen

Wie	Wie noch	Zusätzlich	Eventuell auch	Wann	Siehe auch
akut	**mit jedem Grad Temperaturerhöhung steigt der Puls um ca. 10 Schläge pro Minute**	Krankheitsgefühl sowie Anzeichen einer Infektion, wie Halsschmerzen, Husten, Kopfschmerzen oder Schmerzen beim Wasserlassen	Frösteln	tritt plötzlich auf, Rückbildung nach Normalisierung der Körpertemperatur	**bei allen fieberhaften Erkrankungen, wie Erkältungskrankheit** Seite 298
	Schwäche, diffuser Schwindel, Kollapsneigung	feucht-kühle, blasse Haut	Durst, verminderte Urinproduktion, flache Atmung, Bewusstseinstrübung bis hin zur Bewusstlosigkeit*	beginnt allmählich, ohne Behandlung Verschlechterung bis hin zum Schock*	**akuter Flüssigkeitsverlust durch heftiges Erbrechen*, Durchfälle → Salmonelleninfektion** Seite 329 **oder extrem starkes Schwitzen, aber auch starken Blutverlust**
	schneller Puls; Hautreaktionen, z. B. Gesichtsrötung, Quaddelbildung, Juckreiz an der betroffenen Hautstelle, Angst	Atemnot bis hin zum Atemstillstand, Herz-Kreislauf-Stillstand*	vorangegangener diffuser Schwindel durch Blutdruckabfall, Hitzegefühl im Körper, Kopfschmerzen, Übelkeit, Erbrechen	setzt plötzlich ein, z. B. nach Insektenstich, Medikamenteneinnahme oder dem Verzehr eines unverträglichen Lebensmittels	**schwere allergische Reaktion/ allergischer Schock → anaphylaktischer Schock*** Seite 281
	Atemnot, rasche, flache Atmung, schneller Puls, atmungsabhängige Brustschmerzen; bläuliche Haut und Schleimhäute (Zyanose)	Todesangst, blasse, verschwitzte Haut, schneller und/oder unregelmäßiger Puls; gestaute Halsvenen	Symptome einer tiefen Beinvenenthrombose wie Schwere- und Spannungsgefühl in einem Bein (ähnlich einem „Muskelkater“), schmerzhafte Schwellung des Unterschenkels oder Fußes	setzt plötzlich ein, dann schubweise Verschlechterung	**Lungenembolie*** Seite 315

*** sofort den (Not-)Arzt rufen**

Herzrasen

Wie	Wie noch	Zusätzlich	Eventuell auch	Wann	Siehe auch
chronisch bzw. wiederkehrend	**oft gleichzeitig Herzstolpern; Atemnot bei Belastung, später auch in Ruhe, bläuliche Haut und Schleimhäute (Zyanose)**	Schwäche, Leistungsminderung, häufiges nächtliches Wasserlassen; Gewichtszunahme durch Wassereinlagerungen im Gewebe	Husten, Gedächtnisstörungen (v. a. bei älteren Menschen), Herzstolpern, Blähungen	tritt plötzlich, immer wieder auf, wird allmählich schlimmer	**Herzschwäche** Seite 307
	rasches Nachlassen der körperlichen Leistungsfähigkeit; Konzentrationsstörungen, diffuser Schwindel	„Sternchensehen“ oder Flimmern bzw. Schwarzwerden vor den Augen bei (raschem) Aufstehen, nach längerem Liegen, Sitzen oder aus gebückter Haltung	kalte Hände und Füße; Kopfschmerzen, Übelkeit, Ohrensausen, kurze Ohnmachtsanfälle	kurz dauernd, immer wieder auftretend	**Blutdruck, niedriger** Seite 289
	diffuser Schwindel; rasche Ermüdbarkeit, Erschöpfung, Konzentrations- und Leistungsschwäche	blasse Haut und Schleimhäute, Infektanfälligkeit, oft Kopfschmerzen, Ohrensausen	erhöhte Brüchigkeit und Rillenbildung der Nägel, Haarausfall, trockene Haut, eingerissene Mundwinkel	dauert kurz, tritt immer wieder auf	**Blutarmut, v. a. Eisenmangelanämie** Seite 296
	Husten mit Auswurf, der nur schwer abgehustet werden kann, pfeifende, erschwerte Ausatmung	Atemnot, zunächst bei körperlicher Anstrengung, später auch in Ruhe, mitunter Gewichtsverlust	bläuliche Haut und Schleimhäute (Zyanose), fassförmiges Aussehen der Brust[1], Blutbeimengungen im Auswurf	Hustenattacken v. a. morgens, nach langjährigem Nikotinkonsum	**Bronchitis, schwere chronische/COPD** Seite 290
	extrem unregelmäßiger Puls mit einer Frequenz von über 100 Schlägen pro Minute	anfangs meist Wechsel zwischen regelmäßigem und unregelmäßigem Puls, später dann oft anhaltend unregelmäßiger Herzschlag	Atemnot, diffuser Schwindel, verminderte Leistungsfähigkeit	tritt immer wieder auf; oft bei bekannter Herzkrankheit wie Herzschwäche, Mitralklappenfehler[2] oder bei koronarer Herzkrankheit; mitunter auch bei Schilddrüsenüberfunktion	**Vorhofflimmern mit schnellem Herzschlag** Seite 338

[1] *siehe Seite 16*
[2] *siehe Seite 126*

Herzrasen

Wie	Wie noch	Zusätzlich	Eventuell auch	Wann	Siehe auch
chronisch bzw. wiederkehrend	**schneller Puls, Nervosität, Zittern, Schlaflosigkeit, Konzentrationsstörungen**	Gewichtsabnahme trotz Heißhunger, Schwäche der Oberschenkelmuskeln, Schweißausbrüche, warme, feuchte Haut, Wärme wird schlecht vertragen	Durchfallneigung, Schweißausbrüche, erhöhte Körpertemperatur, vergrößerte Schilddrüse, aus den Höhlen hervortretende Augen	fällt allmählich auf	**Schilddrüsenüberfunktion** Seite 331
	in zeitlichem Zusammenhang mit der Einnahme von Medikamenten, wie Scopolamin-butylbromid, bronchienerweiterende Asthmamittel sowie einige Psychopharmaka			vergeht einige Tage nach Absetzen der Medikamente wieder	**Nebenwirkung von Medikamenten**
anfallsartig auftretend	**Atemnot, diffuser Schwindel und Kollapsneigung, v. a. wenn bereits eine Herzkrankheit, z. B. Herzschwäche, besteht**			tritt schlagartig auf, dauert Minuten bis Stunden, manchmal auch länger an, meist spontane Rückkehr zum normalen Herzrhythmus	**vom Herzvorhof ausgehendes Herzrasen (paroxysmale supraventrikuläre Tachykardie bzw. Reentry-Tachykardie und Präexzitationssyndrome)** Seite 9
	anfallsweise Atemnot mit erschwerter, pfeifender Atemnot	vorangegangener Husten mit zähem, glasig-weißem Auswurf; Unruhe, Beklemmungsgefühl in der Brust („eiserne Faust"), Erstickungsangst	bläuliche Haut und Schleimhäute, spezielle Sitzhaltung: Oberkörper ist nach vorn gebeugt, Arme sind abgestützt	v. a. frühmorgens; nach körperlicher Anstrengung, aus einer Erkältung hervorgehend, nach Kontakt mit Allergenen (z. B. Pollen), bei extrem heißem, trockenem oder kaltem Klima	**Asthma bronchiale** Seite 283

Husten mit Auswurf

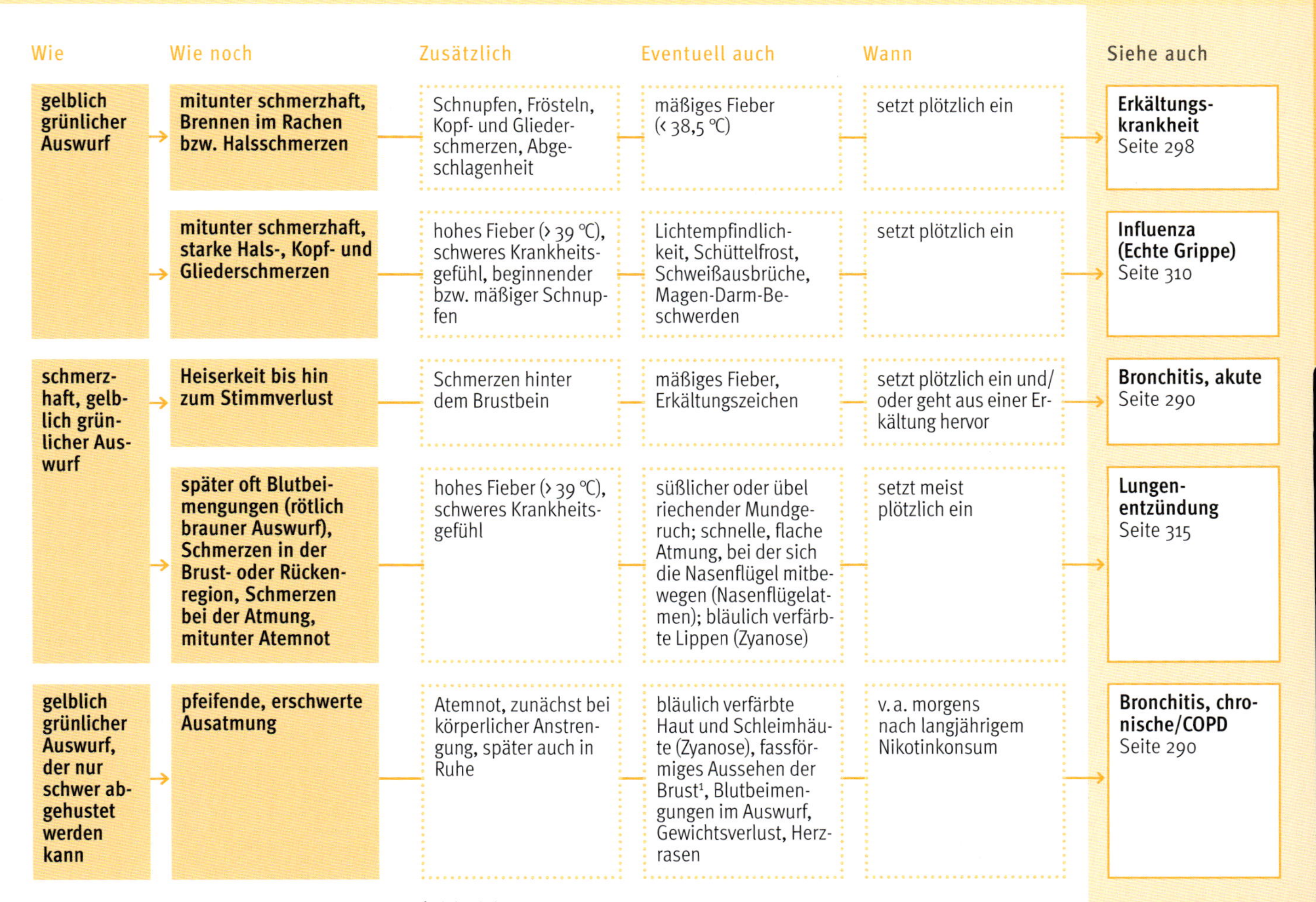

Wie	Wie noch	Zusätzlich	Eventuell auch	Wann	Siehe auch
gelblich grünlicher Auswurf	**mitunter schmerzhaft, Brennen im Rachen bzw. Halsschmerzen**	Schnupfen, Frösteln, Kopf- und Gliederschmerzen, Abgeschlagenheit	mäßiges Fieber (< 38,5 °C)	setzt plötzlich ein	**Erkältungskrankheit** Seite 298
	mitunter schmerzhaft, starke Hals-, Kopf- und Gliederschmerzen	hohes Fieber (> 39 °C), schweres Krankheitsgefühl, beginnender bzw. mäßiger Schnupfen	Lichtempfindlichkeit, Schüttelfrost, Schweißausbrüche, Magen-Darm-Beschwerden	setzt plötzlich ein	**Influenza (Echte Grippe)** Seite 310
schmerzhaft, gelblich grünlicher Auswurf	**Heiserkeit bis hin zum Stimmverlust**	Schmerzen hinter dem Brustbein	mäßiges Fieber, Erkältungszeichen	setzt plötzlich ein und/oder geht aus einer Erkältung hervor	**Bronchitis, akute** Seite 290
	später oft Blutbeimengungen (rötlich brauner Auswurf), Schmerzen in der Brust- oder Rückenregion, Schmerzen bei der Atmung, mitunter Atemnot	hohes Fieber (> 39 °C), schweres Krankheitsgefühl	süßlicher oder übel riechender Mundgeruch; schnelle, flache Atmung, bei der sich die Nasenflügel mitbewegen (Nasenflügelatmen); bläulich verfärbte Lippen (Zyanose)	setzt meist plötzlich ein	**Lungenentzündung** Seite 315
gelblich grünlicher Auswurf, der nur schwer abgehustet werden kann	**pfeifende, erschwerte Ausatmung**	Atemnot, zunächst bei körperlicher Anstrengung, später auch in Ruhe	bläulich verfärbte Haut und Schleimhäute (Zyanose), fassförmiges Aussehen der Brust[1], Blutbeimengungen im Auswurf, Gewichtsverlust, Herzrasen	v. a. morgens nach langjährigem Nikotinkonsum	**Bronchitis, chronische/COPD** Seite 290

[1] *siehe Seite 16*

Husten mit Auswurf

Wie	Wie noch	Zusätzlich	Eventuell auch	Wann	Siehe auch
große Mengen grünlicher Auswurf, oft übel riechend	**mitunter Bluthusten**	starker Mundgeruch; Trommelschlägelfinger[1] und Uhrglasnägel[2] infolge chronischen Sauerstoffmangels	häufige (fieberhafte) Atemwegsinfekte	tageszeiten- und situationsunabhängig	**Bronchiektasie** Seite 9
zäher, glasig-weißer Auswurf, der nur schwer abgehustet werden kann	**erschwerte, verlängerte Ausatmung, Atemnot**	Unruhe, Beklemmungsgefühl in der Brust („eiserne Faust"), Erstickungsangst	bläuliche Verfärbung der Haut und Schleimhäute, spezielle Sitzhaltung: Oberkörper ist nach vorn gebeugt, Arme sind abgestützt	v. a. frühmorgens; nach körperlicher Anstrengung, aus einer Erkältung hervorgehend, nach Kontakt mit Allergenen (z. B. Pollen), bei extrem heißem, trockenem oder kaltem Klima	**Asthma bronchiale** Seite 283
Auswurf in Kombination mit Reizhusten	**Atemnot, bläuliche Haut und Schleimhäute (Zyanose)**	häufiges nächtliches Wasserlassen, Schwäche, Leistungsminderung, oft Gewichtszunahme durch Wassereinlagerungen im Gewebe	Gedächtnisstörungen (v. a. bei älteren Menschen), Herzstolpern, Herzrasen, Blähungen	zunächst bei körperlicher Anstrengung, später auch in Ruhe	**Herzschwäche** Seite 307
	Atemnot, rasche, flache Atmung, schneller Puls, atmungsabhängige Brustschmerzen; bläuliche Haut und Schleimhäute (Zyanose)	Todesangst, blasse, verschwitzte Haut, schneller und/oder unregelmäßiger Puls; gestaute Halsvenen	Symptome einer tiefen Beinvenenthrombose wie Schwere- und Spannungsgefühl in einem Bein (ähnlich einem „Muskelkater"), schmerzhafte Schwellung des Unterschenkels oder Fußes	setzt plötzlich ein, dann schubweise Verschlechterung	**Lungenembolie*** Seite 315

*** sofort den (Not-)Arzt rufen**

[1,2] siehe Seite 102

Husten mit Auswurf

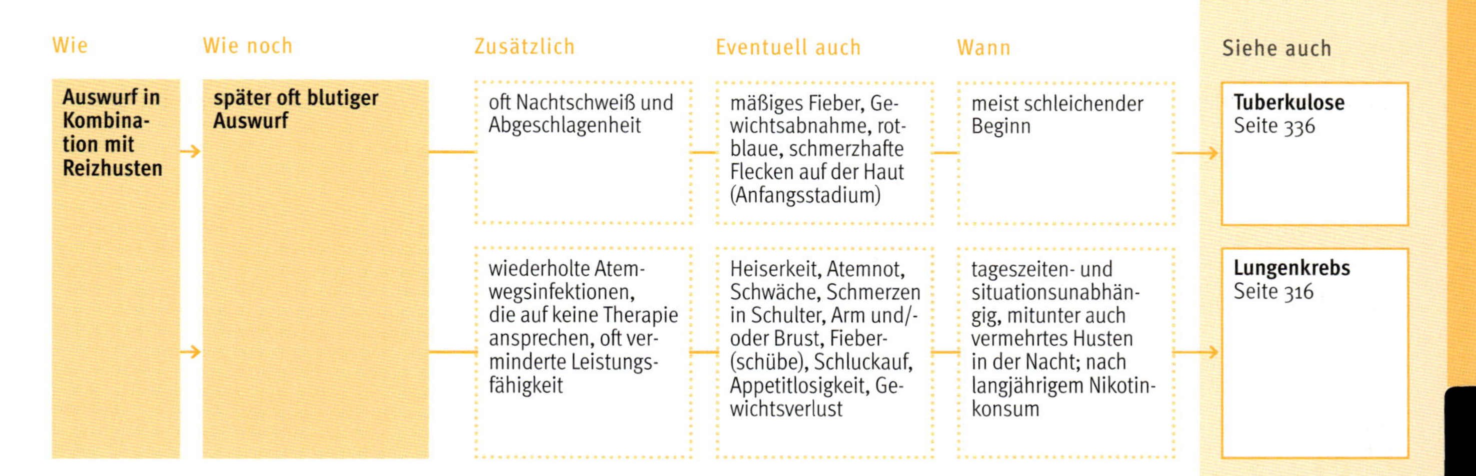

Wie	Wie noch	Zusätzlich	Eventuell auch	Wann	Siehe auch
Auswurf in Kombination mit Reizhusten	**später oft blutiger Auswurf**	oft Nachtschweiß und Abgeschlagenheit	mäßiges Fieber, Gewichtsabnahme, rotblaue, schmerzhafte Flecken auf der Haut (Anfangsstadium)	meist schleichender Beginn	**Tuberkulose** Seite 336
		wiederholte Atemwegsinfektionen, die auf keine Therapie ansprechen, oft verminderte Leistungsfähigkeit	Heiserkeit, Atemnot, Schwäche, Schmerzen in Schulter, Arm und/oder Brust, Fieber(schübe), Schluckauf, Appetitlosigkeit, Gewichtsverlust	tageszeiten- und situationsunabhängig, mitunter auch vermehrtes Husten in der Nacht; nach langjährigem Nikotinkonsum	**Lungenkrebs** Seite 316

Husten, trockener

Wie	Wie noch	Zusätzlich	Eventuell auch	Wann	Siehe auch
mit Hustenreiz	**im weiteren Verlauf Husten mit Auswurf; schmerzhaft, Brennen im Rachen bzw. Halsschmerzen**	Schnupfen, Frösteln, Kopf- und Gliederschmerzen, Abgeschlagenheit	mäßiges Fieber (< 38,5 °C)	setzt plötzlich ein	**Erkältungskrankheit** Seite 298
	im weiteren Verlauf Husten mit Auswurf; schmerzhaft, starke Hals-, Kopf- und Gliederschmerzen	hohes Fieber (> 39 °C), schweres Krankheitsgefühl, beginnender bzw. mäßiger Schnupfen	Lichtempfindlichkeit, Schüttelfrost, Schweißausbrüche, Magen-Darm-Beschwerden	setzt plötzlich ein	**Influenza (Echte Grippe)** Seite 310
	schmerzhaft, Heiserkeit bis hin zum Stimmverlust, trockenes Brennen im Hals	Kloßgefühl im Hals	Erkältungsanzeichen wie Schnupfen, mäßiges Fieber	setzt plötzlich ein, geht oft aus einer Erkältung hervor, aber auch nach Überlastung der Stimme, bei extrem heißem, trockenem oder kaltem Klima	**Kehlkopfentzündung (Laryngitis)** Seite 311
	Kurzatmigkeit, die rasch in Atemnot übergeht, pfeifende, erschwerte, verlängerte Ausatmung	Unruhe, Beklemmungsgefühl in der Brust („eiserne Faust"), Erstickungsangst, Schnappen nach Luft	bläuliche Haut und Schleimhäute, spezielle Sitzhaltung: Oberkörper ist nach vorn gebeugt, Arme sind abgestützt	v. a. frühmorgens; nach körperlicher Anstrengung, aus einer Erkältung hervorgehend, nach Kontakt mit Allergenen (z. B. Pollen), bei extrem heißem, trockenem oder kaltem Klima	**Asthma bronchiale** Seite 283
	Druckgefühl und/oder Schmerzen hinter dem Brustbein	saures Aufstoßen (Sodbrennen), oft Mundgeruch	Brennen der Speiseröhre beim Schlucken, (Druck-)Schmerzen im Oberbauch, Heiserkeit	v. a. nachts, Verstärkung der Beschwerden durch Liegen, Bücken, Pressen	**Refluxkrankheit** Seite 327 **Speiseröhrenentzündung** Seite 334

Husten, trockener

Wie	Wie noch	Zusätzlich	Eventuell auch	Wann	Siehe auch
mit Hustenreiz	**mitunter auch als trockene Hustenattacken, anhaltende Heiserkeit**	Räusperzwang, Schluck- und Atembeschwerden bis hin zur Atemnot (fortgeschrittenes Stadium)	Kratzen im Hals, Schluckstörungen, Fremdkörpergefühl im Hals/Kehlkopfbereich, Gewichtsverlust	fällt plötzlich auf, dann anhaltend	**bösartiger Tumor der Stimmlippen, → Kehlkopfkrebs** Seite 311
bellend, aus der Tiefe kommend	**Heiserkeit, mäßige bis hin zu schwerer Atemnot***	bläuliche Haut und Schleimhäute	Erkältungsanzeichen	setzt plötzlich ein, spätabends, nachts	**Pseudokrupp** Seite 9
	Heiserkeit, pfeifendes Atemgeräusch beim Einatmen, Atemnot bis hin zu Erstickungsanfällen; graugelber Belag auf der Rachenwand und auf den Mandeln	mäßiges bis hohes Fieber (38–39 °C), schweres Krankheitsgefühl, Halsschmerzen mit starken Schluckbeschwerden		setzt plötzlich ein, mit lebensbedrohlichem Verlauf	**Kehlkopfdiphtherie*, → Diphtherie** Seite 295
anfallsartig, stakkatoartig, keuchend	**mit herausgestreckter Zunge, geräuschvolle Einatmung**	Erbrechen/Erschöpfung nach Hustenanfall	Fieber (im Anfangsstadium)	Hustenattacken v. a. nachts	**Keuchhusten** Seite 9
	stechende Schmerzen oft auf einer Seite (rechts oder links) beim Atmen und Husten	oberflächliche, beschleunigte Atmung	(mäßiges) Fieber, mäßige bis hin zu schwerer Atemnot*	setzt plötzlich ein	**Rippenfellentzündung, akute** Seite 328

*** sofort den (Not-)Arzt rufen**

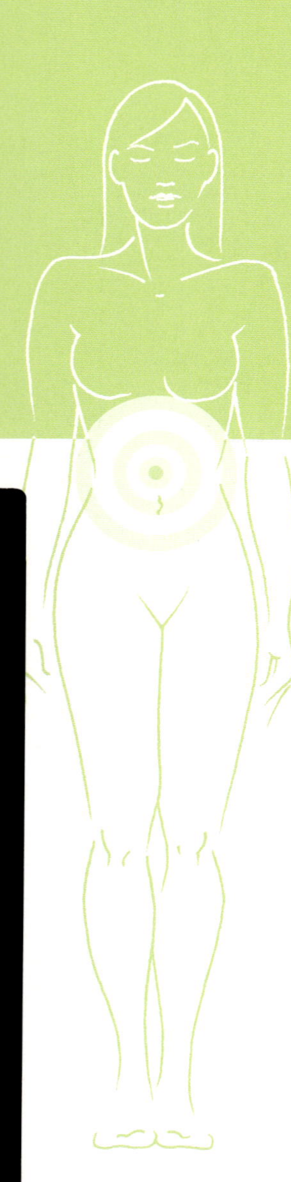

Bauchraum

Bauchschmerzen gehören neben den Symptomen einer Erkältungskrankheit zu den häufigsten Beschwerden. Da sie eine Vielzahl von Ursachen haben können, sollten Bauchschmerzen, die besonders heftig sind oder auch nach Tagen nicht von selbst verschwinden bzw. immer wieder auftreten, grundsätzlich Anlass für eine ärztliche Untersuchung sein.

Magen

Als Anfang der 1980er-Jahre das Bakterium Helicobacter pylori entdeckt wurde, kam man der bis dahin unbekannten, jedoch – wie man heute weiß – häufigsten Ursache für krankhafte Veränderungen der Magen- bzw. Zwölffingerdarmschleimhaut auf die Spur. Seitdem sind eine **chronische Magenschleimhautentzündung** bzw. ein **Magen- oder Zwölffingerdarmgeschwür** mit einer speziellen Antibiotikatherapie im Allgemeinen gut in den Griff zu bekommen. Dagegen ist die **akute Magenschleimhautentzündung** oft unmittelbare Folge eines übermäßigen Genusses von schleimhautreizenden Stoffen, die bei Meiden der Auslöser in der Regel folgenlos abklingt. Demgegenüber fehlen nach wie vor wirksame Methoden, um einen **Reizmagen** effektiv zu behandeln; hier ist die Ursache bis heute unklar. Mit einer Änderung der Ess- und Lebensgewohnheiten gelingt es jedoch vielen Betroffenen, die Beschwerden zu mildern. Ein besonders schweres Krankheitsbild ist die **akute Bauchspeicheldrüsenentzündung**, die mit heftigen bohrenden Oberbauchschmerzen einhergeht und einer sofortigen Einweisung in ein Krankenhaus bedarf. Wird die intensivmedizinische Therapie rechtzeitig eingeleitet, heilt die Erkrankung in vielen Fällen folgenlos aus.

Darm

Der **Reizdarm** ist – wie der Reizmagen – ein häufiges Leiden, das zu einer erheblichen Einbuße der Lebensqualität führt, jedoch bis heute nicht ursächlich behandelt werden kann. Deshalb steht auch hier die Identifikation und Meidung der Auslöser, wie ein Verzicht auf unverträgliche Speisen, aber auch eine Reduzierung von Stressbelastungen, im Vordergrund. Ebenso sind die schweren, chronisch-entzündlichen Darmerkrankungen **Colitis ulcerosa** und **Crohn-Krankheit** bis heute nicht heilbar. Dagegen hat **Darmkrebs** eine gute Prognose, wenn er rechtzeitig entdeckt und behandelt wird. Da man heute weiß, dass in der Regel spezielle Polypen **(adenomatöse Polypen)** den Ausgangspunkt für Darmkrebs bilden, wird empfohlen, eine Darmspiegelung vorzunehmen: Auf diese Weise können **Darmpolypen** rechtzeitig erkannt und auf endoskopischem Wege entfernt werden. Nicht immer gehen Beschwerden im Unterbauch auf eine Darmerkrankung zurück; auch Erkrankungen der Blase, der Nieren oder der Geschlechtsorgane können ursächlich dafür verantwortlich sein (siehe Kapitel Unterleib, Seite 172).

Galle

Rechte Oberbauchschmerzen können ein Hinweis auf eine Gallenerkrankung sein. Oft sind kleine Steine in den Gallengängen die Ursache. Menschen, die an **Gallensteinen** leiden, haben nicht zwangsläufig Beschwerden: In fast 75 Prozent der Fälle spürt der Betroffene den Gallenstein nicht, sodass eine Behandlung im Allgemeinen dann (erst einmal) auch nicht notwendig ist. In den restlichen Fällen muss der Gallenstein operativ entfernt werden, um mögliche Komplikationen abzuwenden. Sitzt der Gallenstein z. B. am Ausgang der Gallenblase fest, kann sich nicht nur eine **Gallenkolik** entwickeln, sondern es besteht zudem die Gefahr, dass sich durch einen gestörten Abfluss der Gallenflüssigkeit eine **Gallenblasenentzündung** entwickelt.

In diesem Kapitel

Bauch

Aufstoßen

Wie	Wie noch	Zusätzlich	Eventuell auch	Wann	Siehe auch
saures Aufstoßen von Magensäure/häufiges Aufstoßen von Luft	**Druckgefühl und (brennende oder bohrende) Schmerzen im Oberbauch, die oft ins Brustbein, in Unterbauch und/oder Rücken ausstrahlen, Appetitlosigkeit**	Völlegefühl, Übelkeit, Zunahme der Beschwerden v. a. unmittelbar nach dem Essen (Magengeschwür) oder bei Nüchternheit (Zwölffingerdarmgeschwür)	Erbrechen, Gewichtsverlust als Folge einer Nahrungsmittelunverträglichkeit, Mundgeruch	oft nach dem Essen, oft Verstärkung durch Liegen	**Magenschleimhautentzündung, akute** Seite 317 **Magen- oder Zwölffingerdarmgeschwür** Seite 318
	brennende, krampfartige oder dumpfe Schmerzen im Oberbauch, oft unabhängig von der Nahrungsaufnahme	Appetitlosigkeit, Völlegefühl, vorzeitiges Sättigungsgefühl während einer Mahlzeit	Übelkeit und Erbrechen, Blähungen	oft nach bzw. in stressbelasteten Situationen oder tageszeiten- und situationsunabhängig	**Reizmagen** Seite 328
saures Aufstoßen von Magensäure, oft mit angedautem Mageninhalt	**Druckgefühl oder Schmerzen im Oberbauch, Völlegefühl, Appetitlosigkeit**	Übelkeit, Abgeschlagenheit, Gewichtsverlust	neu aufgetretene Abneigung gegenüber Fleisch und/oder Alkohol; Schluckbeschwerden, Teerstuhl[1], Blutbeimengungen im Erbrochenen, Leistungseinschränkung	wird allmählich schlimmer	**Magenkrebs** Seite 317
	Druckgefühl und/oder brennende Schmerzen hinter dem Brustbein	Brennen der Speiseröhre beim Schlucken	Mundgeruch, trockener Reizhusten, Heiserkeit	nach einer Mahlzeit, oft auch nachts, Verstärkung durch Liegen, Bücken, Pressen	**Refluxkrankheit** Seite 327 **refluxbedingte Speiseröhrenentzündung** Seite 334
Rückfluss von Speiseresten über die Speiseröhre in den Mund	**v. a. nachts**	Druck- und Kloßgefühl („Globusgefühl") im Hals, Schluckbeschwerden, starker Mundgeruch	zunehmende Schmerzen im Brustbereich, oft direkt unter dem Brustbein	andauernd	**Speiseröhrendivertikel** Seite 9 **Achalasie** Seite 9

[1] *siehe Seite 203*

Bauchschmerzen, diffuse

Wie	Wie noch	Zusätzlich	Eventuell auch	Wann	Siehe auch
akut, mäßig bis heftig, oft krampfartig in Wellen auftretend	**oft im Nabelbereich beginnend, später nicht mehr genau lokalisierbar, mitunter Schmerzen nur im Oberbauch**	Übelkeit und Erbrechen und/oder Durchfall; Kopf-, Glieder- und Gelenkschmerzen	Fieber	setzt plötzlich ein, meist ca. 48 Stunden andauernd	**Magen-Darm-Infektion, virusbedingte** Seite 316
akut, heftig, oft krampfartig in Wellen auftretend	**oft im Nabelbereich beginnend, später nicht mehr genau lokalisierbar**	Übelkeit und Erbrechen, Durchfall, Kopfschmerzen, Fieber (> 39 °C)	massive wässrige und/oder blutige Durchfälle, schmerzhafter Stuhl- und Harndrang	dauert einige Stunden bis zu 21 Tagen an	**Magen-Darm-Infektion, bakterielle, z. B. Salmonellose, durch Bakterientoxine verunreinigte Nahrungsmittel** Seite 316
akut, heftig, krampf- bzw. kolikartig, mitunter auch brennend	**oft im Nabelbereich beginnend, später nicht mehr genau lokalisierbar, mitunter Schmerzen nur im Oberbauch**	Übelkeit und Erbrechen und/oder Durchfall, Blähungen	Juckreiz und pelziges Gefühl auf Lippen und Gaumen, Nesselsucht, Atemnot	frühestens ca. 30 Minuten, spätestens 48 Stunden nach Kontakt mit einem unverträglichen Nahrungsmittel	**Nahrungsmittelunverträglichkeit/ Nahrungsmittelallergie** Seite 321
akut, krampf- bzw. kolikartig	**oft auch als diffuser Schmerz langsam beginnend, an Intensität zunehmend, je nach betroffenem Darmabschnitt im mittleren (z. B. Nabelbereich), seitlichen oder unteren Bauchbereich beginnend**	kein Windabgang und Stuhlgang mehr, Blähbauch, Übelkeit und Erbrechen, Blässe	kotiges Erbrechen durch Stauung des Dünndarminhalts in den Magen, brettharte, gespannte Bauchdecke, Fieber (> 38,5 °C), Herzrasen	setzt plötzlich ein, anhaltend, verschlimmert sich je nach Ursache und Lokalisation des Verschlusses rasch oder langsam	**Darmverschluss*** Seite 9
akut, oft messerstichartig, extrem heftig	**oft im Oberbauch beginnend, später nicht mehr genau lokalisierbar**	bretharte, gespannte Bauchdecke, zunehmend schlechterer Allgemeinzustand	Bluterbrechen, Teerstuhl[1], Fieber und Schüttelfrost	setzt plötzlich ein, z. B. nach der Einnahme von Schmerz- oder Rheumamitteln	**Durchbruch eines Magen- oder Zwölffingerdarmgeschwürs*** Seite 318

*** sofort den (Not-)Arzt rufen**

[1] *siehe Seite 203*

Bauchschmerzen, diffuse

Wie	Wie noch	Zusätzlich	Eventuell auch	Wann	Siehe auch
akut, heftigste, schlecht zu lokalisierende Schmerzen, die sich durch Bewegung verschlimmern	**brettharte, gespannte Bauchdecke, zunächst eingefallener, später aufgetriebener Bauch, schlechter Allgemeinzustand**	ängstlicher Gesichtsausdruck, Übelkeit und Erbrechen, schneller Puls, kalte oder feucht-kalte Stirn und Hände, Schüttelfrost	Fieber, Schluckauf, Schockzeichen wie Herzrasen, Blutdruckabfall, Atemstörungen, Bewusstseinstrübung, kein Stuhlgang mehr	z. B. bei Durchbruch eines Hohlraumorgans (Magen, Zwölffingerdarm), bei bekanntem Magen- oder Zwölffingerdarmgeschwür	**Bauchfellentzündung*, diffuse (generalisierte)** Seite 285
akut, extrem stark (Vernichtungsschmerz), schlecht zu lokalisierende Schmerzen	**danach schmerzfreie Zeit (< 12 Std.), dann erneut diffuse, nicht genau zu lokalisierende Schmerzen im Bauch**	schlechter Allgemeinzustand, Übelkeit und Erbrechen	blutiger Stuhl, Schockzeichen wie Herzrasen, Blutdruckabfall, Atemstörungen, Bewusstseinstrübung	setzt plötzlich ein, wird oft durch eine Mahlzeit ausgelöst	**Verschluss einer Eingeweidearterie (Mesenterialinfarkt)*** Seite 9
akut, heftig bis extrem stark	**an einer begrenzten Stelle beginnend, in Rücken, Gesäß oder Beine ausstrahlend, später meist nicht mehr genau lokalisierbar**	Schockzeichen wie Herzrasen, Blutdruckabfall, Atemstörungen, Bewusstseinstrübung		setzt plötzlich ein	**Reißen eines Bauchaortenaneurysmas* (ausgesackte Bauchschlagader)** Seite 285
wiederkehrend, mäßig bis heftig, dumpf, drückend oder krampfartig	**wandernd, einmal linker, ein anderes Mal rechter Unter- oder Oberbauch, tritt unabhängig von der Nahrungsaufnahme auf**	Appetitlosigkeit, Völlegefühl, Blähungen, Verstopfung mit hartem, schafskotartigem Stuhl oder breiiger bis flüssiger Stuhl oder beides im Wechsel	glasige Schleimbeimengungen im Stuhl	oft nach bzw. in stressbelasteten Situationen oder tageszeiten- und situationsunabhängig	**Reizdarm** Seite 327

*** sofort den (Not-)Arzt rufen**

Bauchschmerzen, diffuse

Wie	Wie noch	Zusätzlich	Eventuell auch	Wann	Siehe auch
wiederkehrend oder als Dauerschmerz, mäßig bis heftig, dumpf, drückend oder krampfartig	**meist nicht genau lokalisierbar, Intensität der Beschwerden in Abhängigkeit von der konsumierten Menge**	Völlegefühl, Blähungen mit Aufstoßen und übel riechendem Windabgang (6–15 Minuten nach Verzehr), Übelkeit und Durchfälle (1/2–6 Stunden nach Verzehr)	Übelkeit und Erbrechen	nach dem Verzehr von Milchprodukten, Beschwerdenfreiheit bei Vermeidung von Milchprodukten	**Milchzucker-Unverträglichkeit (Laktoseintoleranz)** Seite 321
	meist nicht genau lokalisierbar	Durchfälle mit fetthaltigen Stühlen, Blähungen, aufgetriebener Bauch, Gewichtsverlust (bei Kindern Gedeihstörung), Abgeschlagenheit	Mangelerscheinungen, z. B. Symptome einer Eisenmangelanämie, wie blasse Haut und Schleimhäute, Schwindel bei körperlicher Belastung, Ohrensausen, Symptome einer Osteoporose, wie Knochenbrüche ohne Gewalteinwirkung	nach dem Verzehr von Gluten (z. B. Produkte aus Weizen, Roggen, Hafer, Gerste, Dinkel, Grünkern), Beschwerdenfreiheit bei Vermeidung von Gluten nach einigen Tagen bis Wochen (nach Abklingen der Entzündung)	**Zöliakie/Sprue** Seite 339
wiederkehrend oder als Dauerschmerz, mäßig, dumpf	**Appetitlosigkeit, mitunter im Wechsel mit Heißhunger, Gewichtsverlust**	Schwäche	Übelkeit und Erbrechen; weiße Bandwurmglieder auf dem bzw. im Stuhl, Juckreiz am ganzen Körper	wiederkehrend oder andauernd	**Infektionen durch Parasiten, z. B. Bandwurmbefall** Seite 284
wiederkehrend oder als Dauerschmerz, dumpf, bohrend oder krampfartig	**mitunter bleiben die Schmerzen auf den Unterbauch (Dickdarmbereich) beschränkt und/oder strahlen in den Rücken aus**	Veränderungen der Stuhlgewohnheiten, z. B. Durchfall und Verstopfung im Wechsel, Appetitlosigkeit, Müdigkeit, Leistungseinschränkung, Gewichtsverlust, Blähungen	sichtbare Blutbeimengungen im Stuhl, ungewollter Abgang von Stuhl bei Blähungen, Fieber	wird allmählich schlimmer, wiederkehrend, später auch andauernd	**Darmkrebs, fortgeschrittenes Stadium** Seite 293

Bauchschmerzen, Oberbauch

Wie	Wie noch	Zusätzlich	Eventuell auch	Wann	Siehe auch
akut, mäßig bis heftig, den gesamten Oberbauch betreffend	**Druckgefühl oder brennende, bohrende Schmerzen**	Aufstoßen, Appetitlosigkeit, Übelkeit und Erbrechen	Teerstuhl[1] und Bluterbrechen, wenn auch die tiefer liegenden Wandschichten betroffen sind (erosive Gastritis)	z. B. nach übermäßigem Alkohol- oder Nikotingenuss, nach der Einnahme von Schmerz- oder Rheumamitteln, nach einer Operation, heilt nach einigen Tagen ab	**Magenschleimhautentzündung, akute (Gastritis)** Seite 317
	mitunter auch an anderen Stellen des Bauchs auftretend, mitunter krampfartig in Wellen auftretend	Übelkeit und Erbrechen und/oder Durchfall, Kopf-, Glieder- und Gelenkschmerzen	Fieber	setzt plötzlich ein, dauert meist ca. 48 Stunden an	**Magen-Darm-Infektion, virusbedingte** Seite 316
	mitunter auch an anderen Stellen des Bauchs auftretend, heftig, krampf- oder kolikartig, mitunter auch brennend	Übelkeit und Erbrechen und/oder Durchfall, Blähungen	Juckreiz und pelziges Gefühl auf Lippen und Gaumen, Nesselsucht, Atemnot	frühestens ca. 30 Minuten, spätestens 48 Stunden nach Kontakt mit dem Nahrungsmittel	**Nahrungsmittelunverträglichkeit/ Nahrungsmittelallergie** Seite 321
akut, rasch schlimmer werdend, zunächst den gesamten Oberbauch betreffend	**dumpfe Schmerzen, die sich nach einiger Zeit in den rechten Unterbauch verlagern, stechend werden und sich durch Erschütterung, Bücken und Druck verschlimmern**	nach Druck auf die betroffene Stelle werden die Schmerzen heftiger, wenn der Druck nachlässt (Loslassschmerz), Appetitlosigkeit, Übelkeit, Erbrechen, mäßiges Fieber	Durchfall oder Verstopfung	setzt plötzlich ein, Schmerzintensität nimmt zu	**Blinddarmentzündung, akute (Appendizitis)** Seite 288
	extrem heftig, oft messerstichartig, im weiteren Verlauf den ganzen Bauchraum betreffend	brettharte, gespannte Bauchdecke, zunehmend schlechterer Allgemeinzustand	Bluterbrechen, Teerstuhl[1], Fieber, Schüttelfrost	setzt plötzlich ein, z. B. nach der Einnahme von Schmerz- oder Rheumamitteln, evtl. ist ein Magen- oder Zwölffingerdarmgeschwür bekannt	**Durchbruch eines Magen- oder Zwölffingerdarmgeschwürs*** Seite 318

*** sofort den (Not-)Arzt rufen**

[1] *siehe Seite 203*

Bauchschmerzen, Oberbauch

Wie	Wie noch	Zusätzlich	Eventuell auch	Wann	Siehe auch
akut, rasch schlimmer werdend, den gesamten Oberbauch betreffend	**krampfartig, azetonartiger Mundgeruch**	Appetitlosigkeit, Übelkeit und Erbrechen, starker Durst, häufiges Wasserlassen, Müdigkeit	tiefe Atmung (Kussmaul-Atmung), Bewusstseinsveränderungen	setzt meist plötzlich ein	**schwere Stoffwechselentgleisung (diabetische Ketoazidose) bei Diabetes mellitus** Seite 294
akut, rasch schlimmer werdend, von der Mitte gürtelförmig nach allen Seiten bzw. in den Rücken ausstrahlend	**heftiger, dumpfer, bohrender, nicht kolikartiger Schmerz in der Tiefe des Oberbauchs, bläulich verfärbter Nabel**	Übelkeit und Erbrechen, Blähungen, Fieber (> 38,5 °C), rote Hautflecken, kaltes Schwitzen	Symptome einer Gelbsucht wie Gelbfärbung der Haut, der Schleimhäute und des Augenweiß, Juckreiz, gerötetes Gesicht	setzt plötzlich ein, mitunter ist eine Erkrankung der Bauchspeicheldrüse bekannt	**Bauchspeicheldrüsenentzündung, akute bzw. akuter Schub der chronischen Form** Seite 286
akut, im rechten Oberbauch, eher mäßig	**dumpf, Druck- oder Völlegefühl, Appetitlosigkeit**	Übelkeit und Erbrechen, Gelenkschmerzen, Husten, Abgeschlagenheit, Fieber	Gelbfärbung der Haut, der Schleimhäute und des Augenweiß, Juckreiz[1], dunkler Urin, heller Stuhl als Folge einer Gelbsucht	setzt plötzlich ein, vergeht nach einigen Tagen wieder, wohingegen die Gelbsucht bleibt	**Hepatitis, akute (Leberentzündung)** Seite 305
akut, im rechten Oberbauch (unter dem Rippenbogen), zunächst mäßig, dann heftiger werdend	**dumpf, strahlen im weiteren Verlauf gürtelförmig nach rechts in den Rücken aus**	Verstärkung der Schmerzen durch Erschütterung (z. B. Husten) oder tiefes Einatmen, Fieber (> 38,5°C)	Schmerzen der rechten Schulter oder zwischen den Schulterblättern, Erbrechen	setzt plötzlich ein	**Gallenblasenentzündung** Seite 299

[1] siehe Seite 236

Bauchschmerzen, Oberbauch

Wie	Wie noch	Zusätzlich	Eventuell auch	Wann	Siehe auch
akut, im rechten Oberbauch, dumpf, drückend, diffus, extrem heftig, wellenförmig	**oft auch im Mittelbauch, krampf-/kolikartig, mit Ausstrahlung in den Rücken oder in die rechte Schulter**	Übelkeit und Erbrechen, Schweißausbruch, oft mäßiges Fieber (< 38,5 °C)	Gelbfärbung der Haut, Schleimhäute und des Augenweiß, Juckreiz[1], dunkler Urin, heller Stuhl als Folgen einer Gelbsucht	setzt plötzlich ein, Schmerzen nehmen über Minuten zu und halten über Stunden an, meist bei bekannten Gallensteinen	**Gallenkolik** Seite 299
akut, (extrem) heftig	**dumpf, brennend oder stechend mit Ausstrahlung in den Brustkorb, die Schultern, Arme, den Rücken, Hals oder Kiefer**	Todesangst, oft auch Enge- bzw. Einschnürgefühl im Brustkorb, Herzrasen, Schweißausbruch (Kaltschweißigkeit), Blässe, Schwäche, kaum tastbarer Puls	akute Verwirrtheit (bei älteren Menschen), Übelkeit und Erbrechen	plötzlich, ohne erkennbaren Anlass oder in stressbelasteten Situationen bzw. unmittelbar danach oder bei bekannter Herz-Kreislauf-Erkrankung	**Herzinfarkt (Hinterwandinfarkt)*** Seite 306
wiederkehrend, mäßig bis heftig	**oft als diffuses Druckgefühl oder brennend, bohrende Schmerzen, v. a. unmittelbar nach dem Essen (Sofortschmerz), mitunter auch zwischen den Mahlzeiten**	Völlegefühl, Appetitlosigkeit, Übelkeit und Erbrechen, Gewichtsverlust als Folge einer Speisenunverträglichkeit, saures Aufstoßen	Bluterbrechen, Teerstuhl[2]	wiederkehrend, v. a. in zeitlichem Zusammenhang mit der Nahrungsaufnahme	**Magengeschwür** Seite 318
wiederkehrend, mäßig bis heftig	**oft als diffuses Druckgefühl oder brennende, bohrende Schmerzen, oft auch im rechten Mittelbauch (neben dem Nabel), v. a. bei Nüchternheit (Nüchternschmerz), Besserung nach dem Essen**	Übelkeit und Erbrechen, Appetitlosigkeit, Gewichtsverlust als Folge einer Nahrungsmittelunverträglichkeit, saures Aufstoßen	Bluterbrechen, Teerstuhl[1], Rückenschmerzen	wiederkehrend, v. a. nachts oder wenn einige Stunden lang nichts gegessen wurde	**Zwölffingerdarmgeschwür** Seite 318

*** sofort den (Not-)Arzt rufen**

[1] siehe Seite 236 [2] siehe Seite 203

Bauchschmerzen, Oberbauch

Wie	Wie noch	Zusätzlich	Eventuell auch	Wann	Siehe auch
wiederkehrend, mäßig bis heftig	**brennend, krampfartig oder dumpf, oft unabhängig von der Nahrungsaufnahme**	Appetitlosigkeit, Völlegefühl, vorzeitiges Sättigungsgefühl während einer Mahlzeit	Übelkeit und Erbrechen, Blähungen	oft nach bzw. in stressbelasteten Situationen oder tageszeiten- und situationsunabhängig	**Reizmagen** Seite 328
sich schleichend entwickelnd oder wiederkehrend, mäßig	**dumpf oder als Druckgefühl, Völlegefühl, Appetitlosigkeit, Übelkeit, saures Aufstoßen, Mundgeruch**	Gewichtsverlust, Abgeschlagenheit, Leistungseinschränkung	neu aufgetretene Abneigung gegenüber Fleisch und/oder Alkohol; Teerstuhl[1], Blutbeimengungen im Erbrochenen, Schluckbeschwerden	wird allmählich schlimmer	**Magenkrebs** Seite 317
wiederkehrend, eher mäßig, von der Mitte gürtelförmig nach allen Seiten ausstrahlend	**oft auch in den Rücken ausstrahlend; nicht kolikartiger Schmerz in der Tiefe des Oberbauchs**	Unverträglichkeit von fetten Speisen mit Übelkeit und Erbrechen, Gewichtsverlust	voluminöse, glänzende fettige Stühle, Blähungen, Durchfälle, wiederkehrende Gelbsucht mit Gelbfärbung der Haut, Schleimhäute und des Augenweiß, Juckreiz[2], Symptome eines Diabetes mellitus wie Durst, häufiges Wasserlassen	wird schubweise schlimmer mit Phasen der Besserung	**Bauchspeicheldrüsenentzündung, chronische** Seite 286
wiederkehrend, eher mäßig	**Druckgefühl im Oberbauch, mitunter auch mäßige Rückenschmerzen**	im weiteren Verlauf oft Symptome einer akuten Bauchspeicheldrüsenentzündung, z. B. heftiger, dumpfer, bohrender, nicht kolikartiger Schmerz in der Tiefe des Oberbauchs, Gewichtsverlust, Übelkeit und Erbrechen	Gelbfärbung der Haut, Schleimhäute und des Augenweiß, Juckreiz[3], dunkler Urin, heller Stuhl als Folgen einer Gelbsucht, (wandernde) Thrombosen	wird allmählich schlimmer	**Bauchspeicheldrüsenkrebs, fortgeschrittenes Stadium** Seite 286

[1] siehe Seite 203   [2,3] siehe Seite 236

Bluterbrechen

Wie	Wie noch	Zusätzlich	Eventuell auch	Wann	Siehe auch
akut, mäßig bis massiv	**dunkelrotes bis schwarzes (kaffeesatzartiges) Erbrochenes, mitunter auch massives, selten schwallartiges Erbrechen von hellrotem Blut**	brennende, bohrende Schmerzen im Oberbauch sowie vorangegangene Symptome wie Aufstoßen, Appetitlosigkeit, Übelkeit und Erbrechen ohne Blut	Teerstuhl[1]	z. B. nach übermäßigem Alkohol- oder Nikotingenuss, nach der Einnahme von Schmerz- oder Rheumamitteln, nach einer Operation	**akute Magenschleimhautentzündung mit manifestem Schleimhautdefekt (erosive Gastritis)[2]** Seite 317
	nach heftigem, unblutigem Erbrechen	Erschöpfung (infolge des häufigen Erbrechens)	Blutdruckabfall, Teerstuhl[1], Herzrasen bis hin zum Kreislaufversagen*	nach heftigem unblutigem Erbrechen	**Längseinrisse am Übergang von der Speiseröhre zum Magen (Mallory-Weiss-Syndrom)*** Seite 9
akut, schwallartig	**dunkelrotes bis schwarzes (kaffeesatzartiges) Erbrochenes oder Erbrechen von hellrotem Blut**	Teerstuhl[1], oft auch Bauchwassersucht mit Zunahme des Bauchumfangs als Folge einer abnormen Flüssigkeitsansammlung in der freien Bauchhöhle	Symptome einer Leberzirrhose wie Gelbfärbung der Haut, der Schleimhäute und des Augenweiß, Juckreiz[3], dunkler Urin, kalkweiße Stuhlfarbe; Verdauungsstörungen, z. B. Fettstühle[4]	setzt plötzlich ein, meist bei bekannter chronischer Lebererkrankung (v. a. Leberzirrhose)	**Platzen von Speiseröhren-Krampfadern (Ösophagus-Varizen)*** Seite 9
wiederholt auftretendes Erbrechen mit kleineren Blutmengen oder akut massiv	**dunkelrotes bis schwarzes (kaffeesatzartiges) Erbrochenes**	Völlegefühl, Appetitlosigkeit, Übelkeit, saures Aufstoßen, Mundgeruch, Gewichtsverlust, Abgeschlagenheit	neu aufgetretene Abneigung gegenüber Fleisch und/oder Alkohol; Teerstuhl[1], Schluckbeschwerden, Leistungseinschränkung	fällt allmählich auf oder setzt plötzlich ein	**Magenkrebs** Seite 317

*** sofort den (Not-)Arzt rufen**

[1] siehe Seite 203   [2] siehe Seite 152   [3] siehe Seite 236   [4] siehe Seite 205

Bluterbrechen

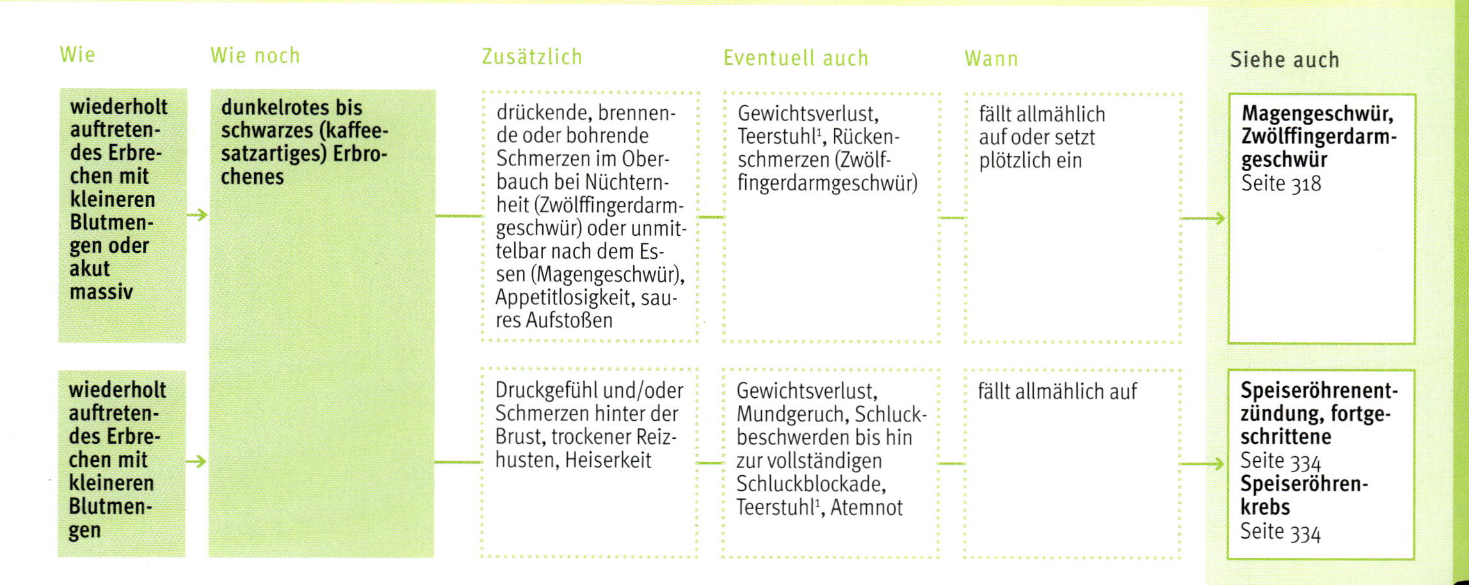

Wie	Wie noch	Zusätzlich	Eventuell auch	Wann	Siehe auch
wiederholt auftretendes Erbrechen mit kleineren Blutmengen oder akut massiv	**dunkelrotes bis schwarzes (kaffeesatzartiges) Erbrochenes**	drückende, brennende oder bohrende Schmerzen im Oberbauch bei Nüchternheit (Zwölffingerdarmgeschwür) oder unmittelbar nach dem Essen (Magengeschwür), Appetitlosigkeit, saures Aufstoßen	Gewichtsverlust, Teerstuhl[1], Rückenschmerzen (Zwölffingerdarmgeschwür)	fällt allmählich auf oder setzt plötzlich ein	**Magengeschwür, Zwölffingerdarmgeschwür** Seite 318
wiederholt auftretendes Erbrechen mit kleineren Blutmengen		Druckgefühl und/oder Schmerzen hinter der Brust, trockener Reizhusten, Heiserkeit	Gewichtsverlust, Mundgeruch, Schluckbeschwerden bis hin zur vollständigen Schluckblockade, Teerstuhl[1], Atemnot	fällt allmählich auf	**Speiseröhrenentzündung, fortgeschrittene** Seite 334 **Speiseröhrenkrebs** Seite 334

Erbrechen

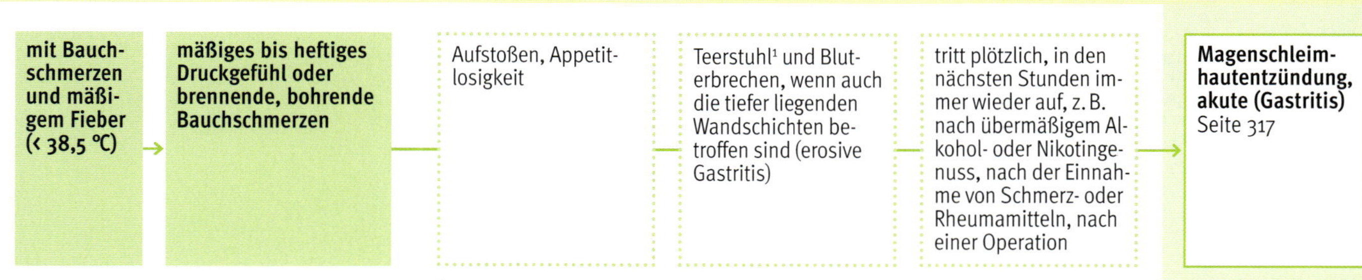

Wie	Wie noch	Zusätzlich	Eventuell auch	Wann	Siehe auch
mit Bauchschmerzen und mäßigem Fieber (< 38,5 °C)	**mäßiges bis heftiges Druckgefühl oder brennende, bohrende Bauchschmerzen**	Aufstoßen, Appetitlosigkeit	Teerstuhl[1] und Bluterbrechen, wenn auch die tiefer liegenden Wandschichten betroffen sind (erosive Gastritis)	tritt plötzlich, in den nächsten Stunden immer wieder auf, z. B. nach übermäßigem Alkohol- oder Nikotingenuss, nach der Einnahme von Schmerz- oder Rheumamitteln, nach einer Operation	**Magenschleimhautentzündung, akute (Gastritis)** Seite 317

[1] *siehe Seite 203*

Erbrechen

Wie	Wie noch	Zusätzlich	Eventuell auch	Wann	Siehe auch
mit Bauchschmerzen und mäßigem Fieber (< 38,5 °C)	**dumpfe Oberbauchschmerzen, die sich nach einiger Zeit in den rechten Unterbauch verlagern, stechend werden und sich durch Erschütterung, Bücken und Druck verschlimmern**	nach Druck auf die betroffene Bauchregion werden die Schmerzen heftiger, wenn der Druck nachlässt (Loslassschmerz), Appetitlosigkeit	Durchfall oder Verstopfung	tritt plötzlich, in den nächsten Stunden immer wieder auf	**Blinddarmentzündung, akute (Appendizitis)** Seite 288
	drückende, brennende oder bohrende Schmerzen im Oberbauch bei Nüchternheit (Zwölffingerdarmgeschwür) oder unmittelbar nach dem Essen (Magengeschwür), Appetitlosigkeit, saures Aufstoßen	Völlegefühl, Appetitlosigkeit, Gewichtsverlust als Folge einer Nahrungsmittelunverträglichkeit, saures Aufstoßen	Bluterbrechen, Teerstuhl[1], Rückenschmerzen (bei Zwölffingerdarmgeschwür)	wiederkehrend, v. a. nach dem Essen (Magengeschwür) oder bei Nüchternheit (Zwölffingerdarmgeschwür)	**Magengeschwür, Zwölffingerdarmgeschwür** Seite 318
	extrem heftige, krampf-/kolikartige, dumpfe, drückende, diffuse Oberbauchschmerzen, die in den Rücken oder in die rechte Schulter ausstrahlen	Schweißausbruch	Gelbfärbung der Haut, der Schleimhäute und des Augenweiß, Juckreiz[2], dunkler Urin, heller Stuhl als Folgen einer Gelbsucht	tritt plötzlich, in den nächsten Stunden immer wieder auf; Schmerzen nehmen über Minuten zu und halten über Stunden an, meist bei bekannten Gallensteinen	**Gallenkolik** Seite 299
	extrem heftige, wellenförmige, krampf- bzw. kolikartige, einseitige Schmerzen, die je nach Lage in den linken oder rechten Unterbauch, Rücken und/oder die Schamlippen bzw. Hoden ausstrahlen	stark geblähter Bauch, stark gespannte Bauchdecke, wenig oder gar keine Urinausscheidung mehr	kein Stuhlgang mehr, Fieber (< 38,5 °C), Blut im Urin	setzt plötzlich ein, vergeht sofort wieder, sobald der Harnstein (in 80 % auf natürlichem Weg) abgegangen ist	**durch einen Harnstein ausgelöste Nierenkolik** Seite 304

[1] siehe Seite 203 [2] siehe Seite 236

Erbrechen

Wie	Wie noch	Zusätzlich	Eventuell auch	Wann	Siehe auch
mit Bauchschmerzen und mäßigem Fieber (< 38,5 °C)	**extrem starke Bauchschmerzen (Vernichtungsschmerz), danach schmerzfreie Zeit (< 12 Std.), dann erneut diffuse Bauchschmerzen**	schlechter Allgemeinzustand	blutiger Stuhl, Schockzeichen wie Herzrasen, Blutdruckabfall, Atemstörungen, Bewusstseinstrübung	tritt plötzlich und dann in den nächsten Stunden immer wieder auf, oft durch eine Mahlzeit ausgelöst	**Verschluss einer Eingeweidearterie (Mesenterialinfarkt)*** Seite 9
	mäßige, dumpfe Bauchschmerzen	Appetitlosigkeit, mitunter im Wechsel mit Heißhunger, Gewichtsverlust, Schwäche	weiße Bandwurmglieder auf dem bzw. im Stuhl, Juckreiz am ganzen Körper	oft tageszeiten- und situationsunabhängig, evtl. gehäuft nach dem Essen auftretend	**Infektionen durch Parasiten, z. B. Bandwurmbefall** Seite 284
	heftige, krampf- bzw. kolikartige, mitunter auch brennende Bauchschmerzen	Durchfall, Blähungen	Juckreiz und pelziges Gefühl auf Lippen und Gaumen, Nesselsucht, Atemnot	tritt frühestens ca. 30 Minuten, spätestens 48 Stunden nach Kontakt mit einem unverträglichen Nahrungsmittel für einige Stunden immer wieder auf; Beschwerdenfreiheit bei Vermeidung des Produkts	**Nahrungsmittelunverträglichkeit/ Nahrungsmittelallergie** Seite 321
	mäßige bis heftige, dumpfe, drückende oder krampfartige Bauchschmerzen, Intensität der Symptome in Abhängigkeit von der konsumierten Menge	Völlegefühl, Blähungen mit Aufstoßen und (übel riechendem) Windabgang (6–15 Minuten nach Verzehr), Durchfälle (1/2–6 Stunden nach Verzehr)		tritt plötzlich, in den nächsten Stunden immer wieder auf nach dem Verzehr von Milchprodukten, Beschwerdenfreiheit bei Vermeidung von Milchprodukten	**Milchzucker-Unverträglichkeit (Laktoseintoleranz)** Seite 321
	brennende, krampfartige oder dumpfe, oft unabhängig von der Nahrungsaufnahme auftretende Bauchschmerzen	Appetitlosigkeit, Völlegefühl, vorzeitiges Sättigungsgefühl während einer Mahlzeit	Blähungen	oft nach bzw. in stressbelasteten Situationen oder tageszeiten- und situationsunabhängig	**Reizmagen** Seite 328

*** sofort den (Not-)Arzt rufen**

Erbrechen

Wie	Wie noch	Zusätzlich	Eventuell auch	Wann	Siehe auch
mit Bauchschmerzen und mäßigem Fieber (< 38,5 °C)	**krampf- bzw. kolikartige, mitunter auch diffuse Bauchschmerzen, langsam beginnend, an Intensität zunehmend; je nach betroffenem Darmabschnitt Beginn im mittleren (z. B. im Nabelbereich), seitlichen oder unteren Bauchbereich**	kein Windabgang und Stuhlgang mehr, Blähbauch, Blässe	kotiges Erbrechen durch Stauung des Dünndarminhalts in den Magen, brettharte, gespannte Bauchdecke, hohes Fieber (> 38,5 °C), Herzrasen	setzt plötzlich ein, tritt in den nächsten Stunden immer wieder auf, verschlimmert sich je nach Ursache und Lokalisation des Verschlusses rasch oder langsam	**Darmverschluss*** Seite 9
	dumpfe Bauchschmerzen oder Druckgefühl im Oberbauch	Schluckschwierigkeiten, Schmerzen im Oberbauch, Völlegefühl, Appetitlosigkeit, Übelkeit, Mundgeruch, Gewichtsverlust, Abgeschlagenheit	neu aufgetretene Abneigung gegenüber Fleisch und/oder Alkohol; Teerstuhl[1], Blutbeimengungen im Erbrochenen	setzt plötzlich ein und wird rasch schlimmer	**Magenkrebs** Seite 317
	Druckgefühl im Oberbauch, mitunter auch mäßige Rückenschmerzen	im weiteren Verlauf oft Symptome einer akuten Bauchspeicheldrüsenentzündung, z. B. heftiger, dumpfer, bohrender, nicht kolikartiger Schmerz in der Tiefe des Oberbauchs, Gewichtsverlust, Leistungseinschränkung	Gelbfärbung der Haut, der Schleimhäute und des Augenweiß, Juckreiz[2], dunkler Urin, heller Stuhl als Folgen einer Gelbsucht, wandernde Thrombosen	wird allmählich schlimmer, oft nach fetten Speisen	**Bauchspeicheldrüsenkrebs, fortgeschrittenes Stadium** Seite 286
	mäßige bis heftige Bauchschmerzen	Durchfall; Kopf-, Glieder- und Gelenkschmerzen		tritt plötzlich innerhalb von 48 Stunden immer wieder auf	**Magen-Darm-Infektion, virusbedingte** Seite 316

*** sofort den (Not-)Arzt rufen**

[1] siehe Seite 203 [2] siehe Seite 236

Erbrechen

Wie	Wie noch	Zusätzlich	Eventuell auch	Wann	Siehe auch
mit Bauchschmerzen und hohem Fieber (> 38,5 °C)	**heftige, oft krampfartig in Wellen auftretende Bauchschmerzen**	Durchfall, Kopfschmerzen, Fieber (> 39 °C)	massive wässrige und/oder blutige Durchfälle, schmerzhafter Stuhl- und Harndrang	dauert einige Stunden bis zu 21 Tagen an	**Magen-Darm-Infektion, bakterielle, z. B. Salmonellose, durch Bakterientoxine verunreinigte Nahrungsmittel** Seite 316
	zunächst mäßige, dann heftigere Schmerzen im rechten Oberbauch (unter dem Rippenbogen), die im weiteren Verlauf gürtelförmig nach rechts in den Rücken ausstrahlen	Verstärkung der Schmerzen durch Erschütterung (z. B. Husten) oder tiefes Einatmen	Schmerzen in der rechten Schulter oder zwischen den Schulterblättern	tritt plötzlich, in den nächsten Stunden immer wieder auf	**Gallenblasenentzündung** Seite 299
	v. a. im seitlichen Bauch (Flanken), mitunter auch diffuse Rückenschmerzen, Brennen und Schmerzen beim Wasserlassen	oft auch Schüttelfrost, schweres Krankheitsgefühl	Verstopfung, Blut im Urin	tritt plötzlich, in den nächsten Stunden immer wieder auf; meist im Rahmen einer Blasenentzündung	**Nieren(becken)-entzündung, akute** Seite 322
	heftigste Bauchschmerzen, die sich durch Bewegung verschlimmern, brettharte, gespannte Bauchdecke, zunächst eingefallener, später aufgetriebener Bauch	schlechter Allgemeinzustand, ängstlicher Gesichtsausdruck, schneller Puls, kalte oder feucht-kalte Stirn und Hände, Schüttelfrost	Schluckauf, Schockzeichen wie Herzrasen, Blutdruckabfall, Atemstörungen, Bewusstseinstrübung, kein Stuhlgang mehr	tritt plötzlich, in den nächsten Stunden immer wieder auf, z. B. bei Durchbruch der Magen- oder Darmwand, bei bekanntem Magen- oder Zwölffingerdarmgeschwür	**z. B. Durchbruch eines Magen- oder Zwölffingerdarmgeschwürs mit der Folge einer diffusen (generalisierten) Bauchfellentzündung*** Seite 285

*** sofort den (Not-)Arzt rufen**

Erbrechen

Wie	Wie noch	Zusätzlich	Eventuell auch	Wann	Siehe auch
mit Bauchschmerzen und hohem Fieber (> 38,5 °C)	**heftige, gürtelförmig bzw. nach allen Seiten ausstrahlende, bohrende oder dumpfe Schmerzen in der Tiefe des Oberbauchs**	bläulich verfärbter Nabel, Blähungen, rote Hautflecken, kaltes Schwitzen	Symptome einer Gelbsucht wie Gelbfärbung der Haut, der Schleimhäute und des Augenweiß, Juckreiz[1], gerötetes Gesicht	tritt plötzlich, in den nächsten Stunden immer wieder auf, mitunter ist eine Erkrankung der Bauchspeicheldrüse bekannt	**Bauchspeicheldrüsenentzündung, akute bzw. akuter Schub der chronischen Form** Seite 286
	dumpfe Schmerzen im rechten Oberbauch, Druck- oder Völlegefühl, Appetitlosigkeit	Gelenkschmerzen, Husten, Abgeschlagenheit	Gelbfärbung der Haut, der Schleimhäute und des Augenweiß, Juckreiz[1], dunkler Urin, heller Stuhl als Folgen einer Gelbsucht	tritt plötzlich, in den nächsten Stunden immer wieder auf, vergeht nach einigen Tagen wieder, die Gelbsucht bleibt	**Hepatitis, akute (Leberentzündung)** Seite 305
	Fieber oft > 40 °C, diffuser Schwindel, Schwäche	heiße, rote Haut, aber kein Schwitzen, beschleunigter Puls	Bewusstseinstrübung	tritt plötzlich, in den nächsten Stunden immer wieder auf; z. B. nach Überhitzung wie nach zu langem Aufenthalt in der Sonne	**Hitzschlag*** Seite 9
meist ohne Bauchschmerzen, ohne Fieber, mit zunehmender Muskelschwäche	**starke Schluckbeschwerden, Mundtrockenheit**	Verstopfung, Sehen von Doppelbildern, Muskelschwäche in Armen, Beinen und im Rumpf	absteigende symmetrische Lähmung vom Kopf zum Nacken über Arme und Rumpf zu den Beinen (ohne Sensibilitätsstörungen); Atemlähmung*	setzt plötzlich 12–36 Stunden nach dem Verzehr nicht ausreichend erhitzter Konserven ein	**Botulismus*** Seite 9
mit Drehschwindel	**bei passiver Bewegung als Folge einer fehlenden Übereinstimmung zwischen Gleichgewichtssinn im Innenohr und wahrgenommener Bewegung, z. B. während des Fliegens**	vorausgehender vermehrter Speichelfluss, Blässe	Schweißausbrüche, Kopfschmerzen, starke Mattigkeit	vergeht kurze Zeit nach Beendigung z. B. des Fluges, der Auto- oder Schifffahrt wieder	**Reisekrankheit (Kinetose)** Seite 9

*** sofort den (Not-)Arzt rufen**

[1] *siehe Seite 236*

Erbrechen

Wie	Wie noch	Zusätzlich	Eventuell auch	Wann	Siehe auch
mit Drehschwindel	**der Drehschwindel ist (extrem) stark und attackenartig**	tiefe Ohrgeräusche und Hörverminderung bis hin zum Hörverlust auf einem Ohr		beginnt plötzlich, tritt innerhalb von 24 Stunden immer wieder auf	**Menière-Krankheit** Seite 319
	„leeres“ Gefühl im Kopf	(leichtes) Druckgefühl im Kopf	Kopfschmerzen, Seh- und Sprechstörungen, Empfindungsstörungen, Lähmungserscheinungen, Bewusstseinsstörungen*	setzt meist plötzlich ein, tritt einmalig oder rasch hintereinander immer wieder auf	**Schlaganfall*, (Kleinhirninfarkt)** Seite 332
	attackenartiger Drehschwindel, Fallneigung zum erkrankten Ohr hin	Augenzittern	schweres Krankheitsgefühl	tritt mehrere Tage immer wieder auf	**Neuritis vestibularis** Seite 9
mit starken Kopfschmerzen	**anfallsartige, pulsierende oder pochende Schmerzen hinter dem Auge und/oder der Stirn in einer Kopfhälfte**	Lärmempfindlichkeit, Schwindel, Verschlimmerung der Schmerzen durch körperliche Aktivität, erhebliche Beeinträchtigung der Alltagsaktivitäten	Reizbarkeit, Schwitzen, Seh- und/oder Sprachstörungen, Geruchs- und Geschmacksstörung, Missempfindungen (z. B. Ameisenlaufen, Schwäche in einem Arm oder Bein), Lähmungserscheinungen	setzt oft in den frühen Morgenstunden ein, z. B. nach Wetterumschwung, Genuss von bestimmten Nahrungsmitteln (wie Schokolade), Stress, hormoneller Umstellung (z. B. Einsetzen der Regelblutung); tritt über Stunden bis Tage immer wieder auf	**Migräne** Seite 319
	hohes Fieber (> 39 °C), Nackenschmerzen und -steifigkeit, Rückenschmerzen, schweres Krankheitsgefühl	Lichtscheu, Überempfindlichkeit gegenüber Schmerzreizen, Übelkeit, Erbrechen	Hautausschlag, Krampfanfälle, Bewusstseinstrübung*	tritt plötzlich, in den nächsten Stunden immer wieder auf	**Hirnhautentzündung, bakterielle)** Seite 308

*** sofort den (Not-)Arzt rufen**

Erbrechen

Wie	Wie noch	Zusätzlich	Eventuell auch	Wann	Siehe auch
mit starken Kopfschmerzen	**einschießende schwerste Kopfschmerzen (Vernichtungsschmerz), Nackensteifigkeit, kein Fieber**	Krampfanfall	Bewusstseinstrübung bis hin zur Bewusstlosigkeit, neurologische Ausfälle, z. B. Sehen von Doppelbildern	tritt plötzlich, in den nächsten Stunden immer wieder auf; beginnt z. B. nach körperlicher Anstrengung	**Platzen einer arteriellen Gefäßaussackung mit Subarachnoidalblutung* (→ Schlaganfall)** Seite 332
	einschießende, einseitige, rasch unerträglich werdende Schmerzen, v. a. im Stirn- und Augenbereich	starke Rötung des Auges, Tränenfluss, geweitete starre Pupille, Sehbeeinträchtigung bis hin zur (einseitigen) Erblindung		tritt plötzlich, in den nächsten Stunden immer wieder auf	**grüner Star*, akuter (Glaukomanfall)** Seite 302
in Verbindung mit einem Enge- bzw. Einschnürgefühl in der Brust	**dumpfe, brennende oder stechende Schmerzen im Brustkorb, die in Schulter, Arme, Rücken, Hals Kiefer oder Oberbauch ausstrahlen**	Todesangst, Herzrasen, Schweißausbruch (Kaltschweißigkeit), Blässe, Schwäche, kaum tastbarer Puls	akute Verwirrtheit (bei älteren Menschen)	tritt plötzlich, in den nächsten Stunden immer wieder auf; z. B. in stressbelasteten Situationen bzw. unmittelbar danach oder bei bekannter Herz-Kreislauf-Erkrankung	**Herzinfarkt*** Seite 306
in Verbindung mit einer Stoffwechselentgleisung	**krampfartige Oberbauchschmerzen, azetonartiger Mundgeruch**	Appetitlosigkeit, starker Durst, häufiges Wasserlassen, Müdigkeit	tiefe Atmung (Kussmaul-Atmung), Bewusstseinsveränderungen*	tritt meist plötzlich, in den nächsten Stunden immer wieder auf	**diabetische Ketoazidose bei Diabetes mellitus** Seite 294

*** sofort den (Not-)Arzt rufen**

Erbrechen

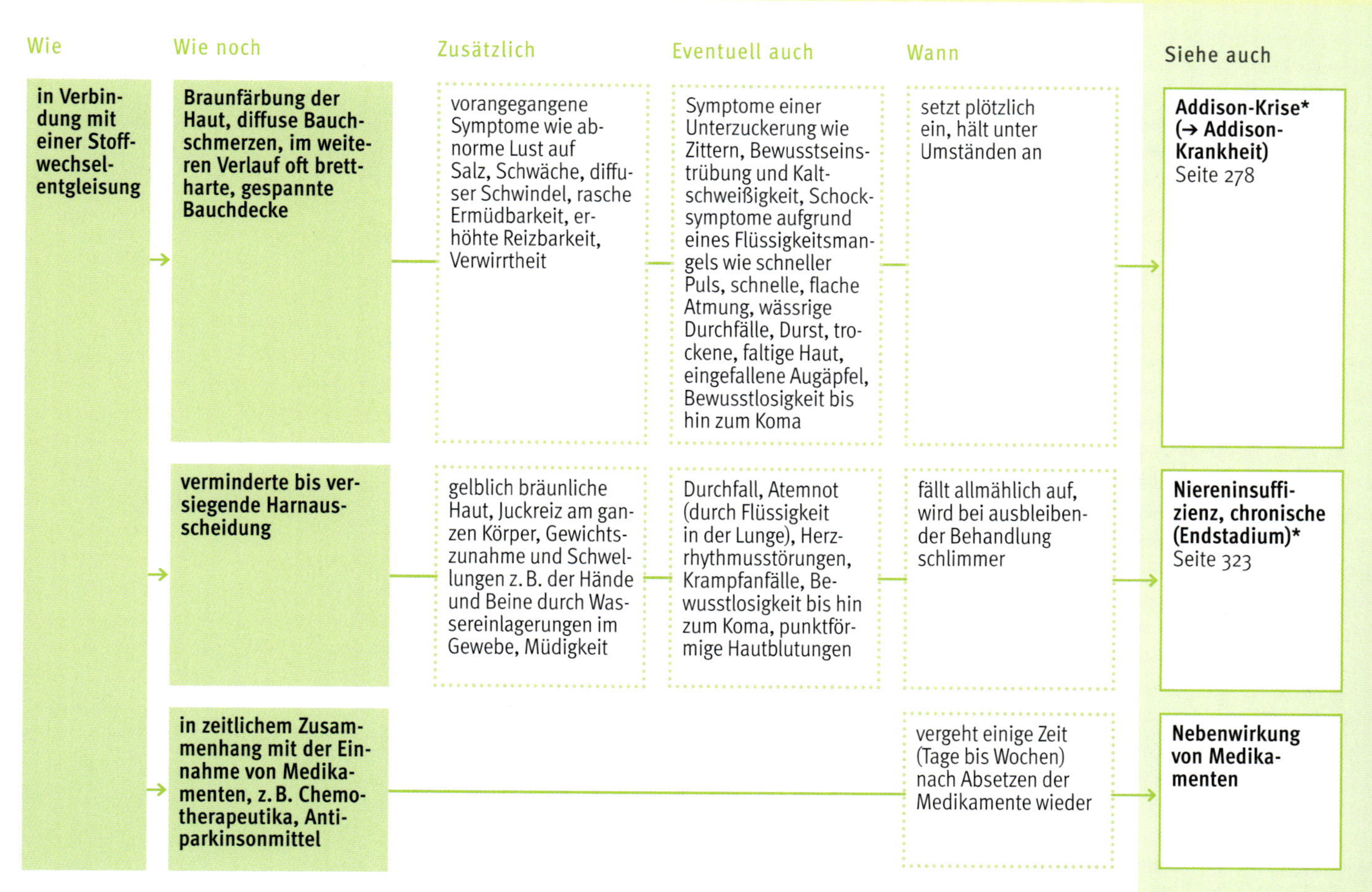

Wie	Wie noch	Zusätzlich	Eventuell auch	Wann	Siehe auch
in Verbindung mit einer Stoffwechselentgleisung	**Braunfärbung der Haut, diffuse Bauchschmerzen, im weiteren Verlauf oft brettharte, gespannte Bauchdecke**	vorangegangene Symptome wie abnorme Lust auf Salz, Schwäche, diffuser Schwindel, rasche Ermüdbarkeit, erhöhte Reizbarkeit, Verwirrtheit	Symptome einer Unterzuckerung wie Zittern, Bewusstseinstrübung und Kaltschweißigkeit, Schocksymptome aufgrund eines Flüssigkeitsmangels wie schneller Puls, schnelle, flache Atmung, wässrige Durchfälle, Durst, trockene, faltige Haut, eingefallene Augäpfel, Bewusstlosigkeit bis hin zum Koma	setzt plötzlich ein, hält unter Umständen an	**Addison-Krise* (→ Addison-Krankheit)** Seite 278
	verminderte bis versiegende Harnausscheidung	gelblich bräunliche Haut, Juckreiz am ganzen Körper, Gewichtszunahme und Schwellungen z. B. der Hände und Beine durch Wassereinlagerungen im Gewebe, Müdigkeit	Durchfall, Atemnot (durch Flüssigkeit in der Lunge), Herzrhythmusstörungen, Krampfanfälle, Bewusstlosigkeit bis hin zum Koma, punktförmige Hautblutungen	fällt allmählich auf, wird bei ausbleibender Behandlung schlimmer	**Niereninsuffizienz, chronische (Endstadium)*** Seite 323
	in zeitlichem Zusammenhang mit der Einnahme von Medikamenten, z. B. Chemotherapeutika, Antiparkinsonmittel			vergeht einige Zeit (Tage bis Wochen) nach Absetzen der Medikamente wieder	**Nebenwirkung von Medikamenten**

*** sofort den (Not-)Arzt rufen**

Flankenschmerzen (im seitlichen Bauchraum)

Wie	Wie noch	Zusätzlich	Eventuell auch	Wann	Siehe auch
akut, heftig, dumpf, meist einseitig	**mitunter auch diffuse Rückenschmerzen, Brennen und Schmerzen beim Wasserlassen**	hohes Fieber (> 39 °C), oft auch Schüttelfrost, schweres Krankheitsgefühl	Übelkeit und Erbrechen, Verstopfung, Blut im Urin	setzt plötzlich ein, meist im Rahmen einer Blasenentzündung	**Nieren(becken)-entzündung, akute** Seite 322
	mitunter zunächst als Brustschmerzen, die in den seitlichen Bauchraum (Flanken) ausstrahlen	hohes Fieber (> 39 °C), schmerzhafter Husten mit gelblich grünlichem Auswurf, später oft mit Blutbeimengungen (rötlich brauner Auswurf), Atemnot	süßlicher oder übel riechender Mundgeruch; schnelle, flache Atmung, bei der sich die Nasenflügel mitbewegen (Nasenflügelatmung); bläulich verfärbte Lippen (Zyanose)	setzt plötzlich ein oder entwickelt sich allmählich, dauert etwa eine Woche an	**Entzündung der Unterlappen bei Lungenentzündung** Seite 315
akut, dumpf, beidseitig	**werden oft auch als diffuse Rückenschmerzen beschrieben, oft rötlich bräunlich gefärbter Urin (wie „Cola"), oft häufiges Wasserlassen**	Müdigkeit, mäßiges Fieber, Kopfschmerzen, Augenlidschwellung oder „verquollenes" Gesicht durch Wassereinlagerungen im Gewebe	Symptome eines neu aufgetretenen Bluthochdrucks wie Kopfschmerzen, diffuser Schwindel, Ohrensausen, Krampfanfälle, Schläfrigkeit	setzt plötzlich 1–4 Wochen nach einer Streptokokkeninfektion (z. B. Mandelentzündung) ein	**Glomerulonephritis, akute postinfektiöse** Seite 302
akut, extrem heftig, wellenförmig, krampf- bzw. kolikartig, links	**bei Sitz im Harnleiter ausstrahlende Schmerzen in den linken Unterbauch, Rücken und/oder in die Schamlippen bzw. Hoden**	stark geblähter Bauch, stark gespannte Bauchdecke, Übelkeit und Erbrechen, wenig oder gar keine Urinausscheidung mehr	kein Stuhlgang mehr, mäßiges Fieber (< 38,5 °C), Blut im Urin	setzt plötzlich ein, vergeht sofort wieder, sobald der Harnstein (in 80 % auf natürlichem Weg) abgegangen ist	**durch einen Harnstein ausgelöste Nierenkolik in der linken Niere** Seite 304
akut, extrem heftig, wellenförmig, krampf- bzw. kolikartig, rechts	**mitunter auch eher im rechten Oberbauch lokalisiert; bei Sitz im Harnleiter ausstrahlende Schmerzen in den rechten Unterbauch, Rücken und/oder in die Schamlippen bzw. Hoden**	stark geblähter Bauch, stark gespannte Bauchdecke, Übelkeit und Erbrechen, wenig oder gar keine Urinausscheidung mehr	kein Stuhlgang mehr, mäßiges Fieber (< 38,5 °C), Blut im Urin	setzt plötzlich ein, vergeht sofort wieder, sobald der Harnstein (in 80 % auf natürlichem Weg) abgegangen ist	**durch einen Harnstein ausgelöste Nierenkolik in der rechten Niere** Seite 304

Flankenschmerzen (im seitlichen Bauchraum)

Wie	Wie noch	Zusätzlich	Eventuell auch	Wann	Siehe auch
akut, extrem heftig, wellenförmig, krampf- bzw. kolikartig, einseitig	**beginnend im rechten Oberbauch, dumpfe, drückende, diffuse Schmerzen, die in den Rücken oder in die rechte Schulter ausstrahlen**	Übelkeit und Erbrechen, Schweißausbruch	Gelbfärbung der Haut, der Schleimhäute und des Augenweiß, Juckreiz[1], als Folgen einer Gelbsucht, Symptome einer beginnenden Gallenblasenentzündung wie neu hinzugekommener Schmerz im rechten Oberbauch	setzt plötzlich ein, Schmerzen nehmen über Minuten zu und halten über Stunden an, meist bei bekannten Gallensteinen	**Gallenkolik** Seite 299
allmählich schlimmer werdend, dumpf, einseitig	**Blut im Urin**	Fieberschübe, Gewichtsverlust, Blässe, Kopfschmerzen, Müdigkeit als Folgen einer Blutarmut durch chronische Blutungen	Symptome eines Bluthochdrucks wie diffuser Schwindel, Ohrensausen, Kopfschmerzen	fällt allmählich auf	**Nierenkrebs, fortgeschrittenes Stadium** Seite 9
allmählich schlimmer werdend oder wiederkehrend, dumpf, einseitig	**Schmerzen strahlen oft ins Gesäß oder Bein aus**	oft Verstopfung	v. a. bei schlanken Menschen tastbare Schwellung im (seitlichen) Bauchraum, Appetitlosigkeit, Erbrechen, blutige Stühle	fällt allmählich auf	**Bauchaortenaneurysma (ausgesackte Bauchschlagader)** Seite 285
brennend, extrem stark, auf eine bestimmte Hautstelle begrenzt, einseitig	**im weiteren Verlauf Ausbreitung der Schmerzen sowie Hauterscheinungen in Form eines halbseitigen Querstreifens am Rumpf**	Hautrötung und Gefühlsstörungen im betroffenen Hautbereich, Bildung von stecknadelkopfgroßen, mit Flüssigkeit gefüllten, örtlich begrenzten, gruppiert stehenden, mitunter zusammenfließenden Bläschen		meist plötzlich einschießend; Abheilung des Ausschlags nach ca. 10 Tagen, später mitunter monatelang bestehende Schmerzen und Missempfindungen (postzosterische Neuralgie)	**Gürtelrose (Herpes zoster)** Seite 303

[1] *siehe Seite 236*

Unterbauchschmerzen

Wie	Wie noch	Zusätzlich	Eventuell auch	Wann	Siehe auch
akut, in Verbindung mit Verdauungsbeschwerden	**rechter Unterbauch, beginnend als dumpfe Schmerzen im Oberbauch, die sich nach einiger Zeit in den rechten Unterbauch verlagern, stechend werden und sich durch Erschütterung, Bücken und Druck verschlimmern**	nach Druck auf die betroffene Bauchregion werden die Schmerzen heftiger, wenn der Druck nachlässt (Loslassschmerz), Appetitlosigkeit, Übelkeit, Erbrechen, mäßiges Fieber	Durchfall oder Verstopfung	setzt plötzlich ein, die Schmerzintensität nimmt zu	**Blinddarmentzündung, akute (Appendizitis)** Seite 288
	v. a. im linken Unterbauch, krampfartig, Verstärkung der Beschwerden durch Erschütterung, oft auch nach dem Essen	Besserung der Beschwerden oft nach dem Stuhlgang, schweres Krankheitsgefühl, Fieber (> 38,5 °C)	Verstopfung oder Durchfall, Blut- und Schleimbeimengung im Stuhl	setzt plötzlich ein	**Divertikulitis** Seite 295
wiederkehrend, in Verbindung mit Verdauungsbeschwerden	**oft im linken Unterbauch, bei ausgedehntem Befall des Darms auch diffuse Ausbreitung der Schmerzen auf den ganzen Bauch, chronische, blutig-schleimige Durchfälle (bis zu 30-mal am Tag)**	oft Krämpfe vor der Darmentleerung, Gewichtsverlust infolge der verminderten Nahrungsaufnahme und Eiweißverluste über den Darm, Fieber, Müdigkeit	Dickdarmdurchbruch bei schwerstem Verlauf mit Darmblutungen	tritt schubweise auf	**Colitis ulcerosa** Seite 292
	oft im rechten Unterbauch, kolikartig, mitunter diffuse Ausbreitung der Schmerzen auf den ganzen Bauch, chronische Durchfälle viele Male am Tag (mit oder ohne Blutbeimengungen)	Gewichtsverlust infolge der verminderten Nahrungsaufnahme und Eiweißverluste über den Darm, Fieber, Müdigkeit, oft Rückenschmerzen (bei Beteiligung der Kreuz-Darmbein-Gelenke, Sakroileitis)	Analfisteln, Fistelbildungen vom Darm in die Bauchwand oder in Hohlraumorgane des Bauchraums wie den Magen, Knie- und Sprunggelenksentzündung, Hautausschlag (Erythema nodosum)	tritt schubweise auf	**Crohn-Krankheit** Seite 292

Unterbauchschmerzen

Wie	Wie noch	Zusätzlich	Eventuell auch	Wann	Siehe auch
wiederkehrend, später oft auch als Dauerschmerz, in Verbindung mit Verdauungsbeschwerden	**oft auch unbestimmt, den ganzen Bauch betreffend, dumpf, bohrend oder krampfartig**	Veränderungen der Stuhlgewohnheiten, z. B. Durchfall und Verstopfung im Wechsel, Appetitlosigkeit, Müdigkeit, Leistungseinschränkung, Gewichtsverlust, Blähungen	sichtbare Blutbeimengungen im Stuhl, ungewollter Abgang von Stuhl bei Blähungen, Fieber	wird allmählich schlimmer	**Darmkrebs, fortgeschrittenes Stadium eines bösartigen Enddarmtumors (Rektumkarzinom)** Seite 293
akut, in Verbindung mit Beschwerden beim Wasserlassen	**krampfartig oberhalb des Schambeins beim Wasserlassen, gelegentlich auch dumpfe, bohrende oder krampfartige Dauerschmerzen**	Brennen in der Harnröhre beim Wasserlassen, häufige Entleerung geringer Harnmengen, oft Blut im Urin, mäßiges Fieber (< 38,5 °C)	Anzeichen, dass die Infektion in die Nieren aufsteigt, wie hohes Fieber, schweres Krankheitsgefühl, einseitige Flankenschmerzen	setzt plötzlich ein	**Blasenentzündung oder Harnröhrenentzündung** Seite 288
	krampfartig oder dumpf, Spannungs- und Druckgefühl im Damm-/Analbereich, Rückenschmerzen	Schmerzen und Brennen beim Wasserlassen, häufige Entleerung geringer Harnmengen, hohes Fieber (> 39 °C)	Blut im Urin, Ausfluss aus der Harnröhre	setzt plötzlich ein	**Prostataentzündung, akute** Seite 325
	im linken oder rechten Unterbauch, extrem heftig, wellenförmig bzw. krampf- oder kolikartig, je nach Sitz des Steins v. a. Schmerzen, die in die Flanken, in den Rücken und/oder in die Schamlippen bzw. Hoden ausstrahlen	stark geblähter Bauch, stark gespannte Bauchdecke, Übelkeit und Erbrechen, wenig oder gar keine Urinausscheidung mehr	kein Stuhlgang mehr, Fieber (< 38,5 °C), Blut im Urin	setzt plötzlich ein, vergeht sofort wieder, sobald der Harnstein (in 80 % auf natürlichem Weg) abgegangen ist	**durch einen Harnstein ausgelöste Nierenkolik** Seite 304

Unterbauchschmerzen

Wie	Wie noch	Zusätzlich	Eventuell auch	Wann	Siehe auch
sich schleichend entwickelnd, in Verbindung mit Beschwerden beim Wasserlassen	**meist in der Mitte des Unterbauchs, dumpf oder krampfartig, mitunter in den Rücken ausstrahlend**	Blut im Urin	vermehrter Harndrang, Schmerzen beim und nach dem Wasserlassen	fällt allmählich auf	**Blasenkrebs, fortgeschrittenes Stadium** Seite 288
akut, in Verbindung mit einer sicht- und tastbaren Schwellung unter der Haut	**(extrem) heftig, schneidend, krampf- bzw. kolikartig; tast- und sichtbare, nicht mehr zurückschiebbare Vorwölbung in der Leistengegend**	oft Erbrechen	Anzeichen eines Darmverschlusses wie kein Windabgang und Stuhlgang mehr, kotiges Erbrechen	setzt plötzlich ein, bei bekanntem Leistenbruch, z. B. nach schwerem Heben	**Einklemmen von Darmanteilen in einen Leistenbruch*** Seite 314
akut, nur bei Frauen	**heftig, oft krampfartig, im linken oder rechten Unterbauch (obwohl oft beide Eierstöcke/Eileiter entzündet sind)**	Verstärkung der Schmerzen durch Erschütterung, gelblich grünlicher, übel riechender Scheidenausfluss, oft hohes Fieber (> 39 °C)	Zwischenblutungen, Übelkeit und Erbrechen (wenn das Bauchfell mitbeteiligt ist)	setzt plötzlich ein, z. B. wenn eine Spirale zur Empfängnisverhütung eingesetzt ist	**Eierstock-/Eileiterentzündung, akute** Seite 296
akut oder allmählich schlimmer werdend, nur bei Frauen	**mäßig dumpf oder drückend im linken oder rechten Unterbauch, oft in den Rücken ausstrahlend**	im weiteren Verlauf gelegentlich Probleme bei der Blasen- und/oder Darmentleerung, z. B. verzögerte Entleerung, mitunter leichte Zwischenblutungen	plötzlich auftretende, extrem heftige Unterbauchschmerzen bei Stieldrehung[1] oder Platzen der Zyste, brettharte, gespannte Bauchdecke	setzt plötzlich ein oder wird allmählich schlimmer	**Eierstockzyste** Seite 296

*** sofort den (Not-)Arzt rufen**

[1] *siehe Seite 296*

Unterbauchschmerzen

Wie	Wie noch	Zusätzlich	Eventuell auch	Wann	Siehe auch
akut oder allmählich schlimmer werdend, nur bei Frauen	**meist einseitige, krampfartige (wehenartige) Schmerzen**	Ausbleiben der Periode, leichte Blutungen (Zwischenblutungen), positiver Schwangerschaftstest	plötzliche massive Verschlimmerung der Schmerzen, brettharte, gespannte Bauchdecke*	tritt plötzlich auf, wird rasch oder allmählich schlimmer	**Einnistung eines befruchteten Eies außerhalb der Gebärmutter, meist im Eileiter, mitunter auch in Eierstock oder Bauchhöhle (Extrauteringravidität)*** Seite 9
sich schleichend entwickelnd, nur bei Frauen	**Druckgefühl, oft auch diffuse Bauch- und Rückenschmerzen oder Druckgefühl im Becken**	Zunahme des Bauchumfangs, Blutungen außerhalb des Zyklus, gelegentlich auch Übelkeit und Völlegefühl	Probleme bei der Blasen- und Darmentleerung	wird allmählich schlimmer	**Eierstocktumor, gutartiger (z. B. Kystom)** Seite 9 **Eierstockkrebs** Seite 296
wiederkehrend, nur bei Frauen	**diffuse oder örtlich begrenzte Unterbauchschmerzen, Beginn in der 2. Zyklushälfte, Schmerzgipfel während der Menstruation**	Schmerzfreiheit in der 1. Zyklushälfte nach Ende der Menstruation	Schmerzen beim Geschlechtsverkehr, zyklische Beschwerden beim Wasserlassen oder bei Darmentleerung, z. B. verzögerte Entleerung, blutiger Urin oder Stuhl	zyklusabhängige Beschwerdenfreiheit (1. Zyklushälfte) im Wechsel mit starken Beschwerden (2. Zyklushälfte und Menstruation)	**Endometriose mit Gebärmutterschleimhautherden in der Bauchhöhle oder an Bauchorganen** Seite 297
frauenspezifische Unterleibsschmerzen					**→ Unterleibsschmerzen bei Frauen** Seite 206–207
Schmerzen im Bauchraum unterhalb des Rippenbogens und oberhalb der Hüfte					**→ Flankenschmerzen** Seite 166–167

*** sofort den (Not-)Arzt rufen**

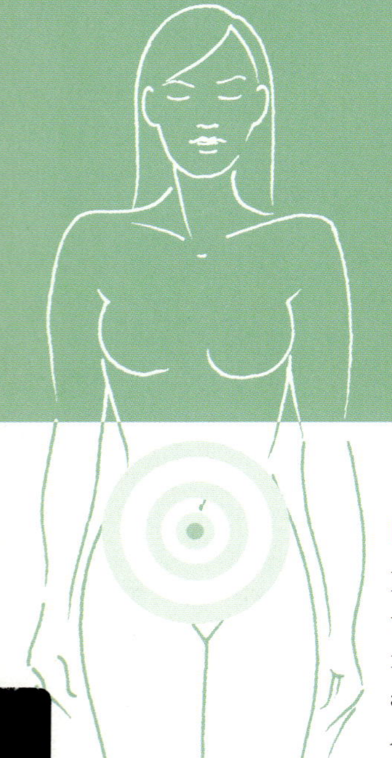

Unterleib

Mithilfe einer Urinuntersuchung kann der Arzt Erkrankungen der Harnwege, der Blase und der Nieren sowie bestimmte Stoffwechselerkrankungen, wie z. B. Diabetes mellitus, erkennen. Ebenso kann der Stuhl Hinweise auf verschiedene Erkrankungen des Verdauungssystems liefern. Deshalb sollte jede Abweichung vom Gewohnten ärztlich abgeklärt werden.

Harnwege, Blase und Nieren

Infektionen im Bereich der ableitenden Harnwege und der Blase sind weit verbreitet. Im Allgemeinen ist eine **Blasenentzündung** zwar sehr unangenehm, aber relativ harmlos. Dennoch sollte bei den ersten Anzeichen umgehend die Behandlung eingeleitet werden, denn nur so kann verhindert werden, dass sich die Infektion auf die Nieren ausdehnt. Da Blase, Harnröhre und Harnleiter eine funktionelle Einheit bilden, betrifft eine Entzündung meist auch Harnröhre und Harnleiter. Im Allgemeinen gehört hohes Fieber nicht zu den typischen Beschwerden einer Blasenentzündung. Zeigt das Thermometer eine Erhöhung der Körpertemperatur von mehr als 39 °C an, muss an eine **Nierenbeckenentzündung** gedacht und umgehend ein Arzt aufgesucht werden. Gleiches gilt, wenn einige Tage nach einem überstandenen Atemwegsinfekt plötzlich Anzeichen für eine Nierenerkrankung auftreten, wie z. B. ein rötlich verfärbter Urin in Verbindung mit häufigem Wasserlassen und dumpfen Rücken- oder Flankenschmerzen. In diesem Fall kann sich eine akute Entzündung der Nierenkörperchen, eine **Glomerulonephritis,** entwickelt haben. Im Vergleich zur Nierenbeckenentzündung kommt eine akute Glomerulonephritis zwar relativ selten vor, sie ist aber die häufigste Ursache für chronisches Nierenversagen.

Weibliche Geschlechtsorgane

Erkrankungen der äußeren (Vulva) oder der inneren Geschlechtsorgane (Scheide, Gebärmutter, Eileiter und Eierstöcke) können durch eine Vielzahl von Ursachen hervorgerufen werden. Besonders häufig sind Infektionen, von denen viele (z. B. eine **Pilzinfektion der Scheide**) zwar lästig, aber harmlos und gut zu behandeln sind. Andere können jedoch Ausgangspunkt für aufsteigende Infektionen der Gebärmutter, der Eileiter und/oder Eierstöcke sein und damit

Unfruchtbarkeit (z. B. **Chlamydien,** Erreger der **Gonorrhö**), bei Schwangeren auch eine Früh- oder Fehlgeburt (z. B. **Chlamydien, Trichomonaden**) hervorrufen. Eine Infektion mit **humanen Papillomaviren (HPV),** die u. a. für die Entstehung von **Feigwarzen** verantwortlich ist, erhöht zudem das Risiko für **Gebärmutterhalskrebs**.
Auch hormonelle Einflüsse können an der Entstehung von Frauenleiden beteiligt sein. So fördert z. B. das hormonelle Ungleichgewicht kurz vor bzw. mit dem Einsetzen der Wechseljahre u. a. die Bildung eines **Gebärmuttermyoms** oder **gutartiger Tumoren** bzw. **Zysten am Eierstock**. Regelmäßige Vorsorgeuntersuchungen und eine diagnostische Abklärung von Beschwerden durch den Frauenarzt tragen dazu bei, dass Erkrankungen der weiblichen Geschlechtsorgane rechtzeitig erkannt und mit einer angemessenen Behandlung in der Regel rasch wieder abklingen.

Männliche Geschlechtsorgane

Etwa ab dem 5. Lebensjahrzehnt muss die Mehrzahl der Männer mit einer **gutartigen Vergrößerung der Prostata** rechnen. Die Betroffenen nehmen die typischen Erstsymptome wie häufiges Wasserlassen und einen schwächer werdenden Harndrang in der Regel kaum zum Anlass, zum Arzt zu gehen – dabei kann eine weitere Vergrößerung zu diesem Zeitpunkt meist noch mit therapeutischen Mitteln hinausgezögert werden. Im fortgeschrittenen Stadium können die Beschwerden denen eines **Prostatakrebses** ähnlich sein, sodass spätestens jetzt unbedingt eine urologische Untersuchung erfolgen sollte; rechtzeitig erkannt und behandelt, sind die Heilungsaussichten dieser Krebserkrankung gut.

In diesem Kapitel

Unterleib

Anus, Beschwerden

Wie	Wie noch	Zusätzlich	Eventuell auch	Wann	Siehe auch
starker Juckreiz der Analschleimhaut	**v. a. nachts (weil die Madenwurm-Weibchen dann ihre Eier auf der Analschleimhaut ablegen)**	Rötung und/oder Schwellung der Analschleimhaut, oft nässende, schmierig-feuchte Analschleimhaut	schmerzende Kratzspuren bzw. kleine Einrisse der Analschleimhaut	fällt plötzlich auf, v. a. bei Kindern	**Madenwurmbefall des Darms** Seite 9
	Rötung und/oder Schwellung der Analschleimhaut, oft nässende, schmierig-feuchte Analschleimhaut	im weiteren Verlauf oft Blutspuren auf dem Toilettenpapier durch (entzündete) Kratzspuren bzw. kleine Einrisse der Analschleimhaut	Beschwerden durch Hämorrhoiden (siehe Seite 175) oder infolge einer Analfistel (siehe unten)	wird rasch schlimmer; Begünstigung z. B. durch Schwitzen oder enge Hosen bzw. durch mangelnde Analhygiene	**Hautentzündung der äußeren Analschleimhaut durch Bakterien- oder Pilzbefall** Seite 9
	hochrote, schmerzende Hautveränderungen, oft auch als offene Wunden oder Einrisse (nicht schuppend); v. a. in der Gesäßfalte, mitunter ist die gesamte Analregion betroffen	Schmerzen beim Stuhlgang	Hautveränderungen im Leistenbereich und am Penis bzw. an den Schamlippen und Umgebung; rötliche Herde mit silbrig glänzenden Schuppen (wie abgeschabtes Kerzenwachs) an anderen Körperstellen, z. B. an den Streckseiten der Arme, Knie	setzt plötzlich ein; wird schubweise schlimmer	**Schuppenflechte (Psoriasis)** Seite 333
	nässende, schmierig-feuchte Analschleimhaut, Schmerzen während des Stuhlgangs, mitunter auch beim Sitzen	eitriges Sekret, das aus einer kleinen Hautöffnung in der Analhaut austritt	Symptome der Crohn-Krankheit wie chronische Durchfälle mit oder ohne Blutbeimengungen oder ein vorangegangener Analabszess	wird rasch schlimmer, oft im Rahmen einer Crohn-Krankheit (siehe Seite 292) oder als Folge eines Analabszesses (siehe Seite 176)	**Analfistel** Seite 280

Anus, Beschwerden

Wie	Wie noch	Zusätzlich	Eventuell auch	Wann	Siehe auch
starker Juckreiz der Analschleimhaut	**kleine, spitze, hautfarbene bis rötlich braune Warzen mit blumenkohlähnlicher Oberfläche im Analbereich, an Damm, Schamlippen, Vagina bzw. Penis**	oft nässende, schmierig-feuchte Analschleimhaut, mitunter Brennen und Blut auf dem Toilettenpapier beim Abwischen	Bildung von großen, blumenkohlartigen Tumoren	fällt plötzlich auf; wird durch Geschlechtsverkehr übertragen; erhöht bei Frauen das Risiko, an Gebärmutterhalskrebs zu erkranken	**spitze Feigwarzen (Condylomata acuminata) → Warzen** Seite 338
Juckreiz in Verbindung mit (starken) Schmerzen während des Stuhlgangs	**Knoten, die beim Pressen während des Stuhlgangs im Afterbereich vorfallen und danach wieder verschwinden bzw. sich manuell zurückschieben lassen**	oft nässendes Ekzem auf der Analschleimhaut, hellrote Blutauflagerungen auf dem Stuhl oder Blut auf dem Toilettenpapier beim Abwischen	Dauerschmerzen durch permanent vorgefallene Knoten, die sich manuell nicht mehr zurückverlagern lassen; verschmutzte Unterwäsche durch Kotschmiere	entwickelt sich allmählich	**Hämorrhoiden (ab Stadium III)** Seite 304
	oft hellrote Blutauflagerungen auf dem Stuhl; vergrößerte Lymphknoten der Leisten	im weiteren Verlauf oft ungewollter Abgang von Stuhl bei Blähungen bzw. generell Probleme, den Stuhlgang zu halten (Stuhlinkontinenz)	auffällig geformter Stuhl, z. B. Einkerbungen oder Bleistiftform; Stuhlunregelmäßigkeiten, z. B. Verstopfung und Durchfall im Wechsel; Gewichtsverlust, Müdigkeit, Leistungseinschränkung	wird allmählich schlimmer	**Analkrebs** Seite 9
starke Schmerzen während des Stuhlgangs	**anhaltende Schmerzen oft noch einige Stunden nach dem Stuhlgang, oft auch Juckreiz, oft nässende, schmierig-feuchte Analschleimhaut**	oft hellrote Blutspuren auf dem Toilettenpapier beim Abwischen bzw. auf dem Stuhl, oft Unterdrückung des Stuhldrangs aus Angst vor den Schmerzen mit der Folge einer Verstopfung	sicht- und fühlbare Hautverdickung in der Analschleimhaut (Vorpostenfalte), schmerzhafte Verkrampfung der Schließmuskulatur	setzt meist plötzlich ein; wird durch harten Stuhl oder länger anhaltenden Durchfall begünstigt; mitunter auch als Folge von Hämorrhoiden	**Analfissur (Einrisse in der Analhaut)** Seite 280

Anus, Beschwerden

Wie	Wie noch	Zusätzlich	Eventuell auch	Wann	Siehe auch
anhaltende Schmerzen	**tastbarer Knoten, (Knubbel) auf der Analschleimhaut, der mit Eiter prall gefüllt ist**	Schmerzverstärkung durch Sitzen und/oder während des Stuhlgangs, mitunter Juckreiz im Analbereich	Fieber, Krankheitsgefühl, Bildung einer Analfistel (siehe Seite 174), wodurch die Beschwerden wieder vergehen	entwickelt sich innerhalb weniger Tage	**Analabszess** Seite 280
anhaltende, drückende Schmerzen	**oft auch Juckreiz und Brennen im Analbereich; ständiger schmerzhafter Stuhldrang mit Ausscheidung von kleinen, eiter- oder blutbedeckten Stuhlmengen**	Fremdkörpergefühl im Analbereich	Symptome einer Colitis ulcerosa wie chronische, blutig-schleimige Durchfälle	meist im Rahmen einer Colitis ulcerosa, seltener durch Schädigung der Darmschleimhaut (z. B. durch Zäpfchenmissbrauch, fehlerhaft durchgeführte Einläufe)	**Mastdarmentzündung** Seite 9
anhaltende Druckschmerzen und Spannungsgefühl	**v. a. im Damm- und Analbereich, ausstrahlende Schmerzen in den Unterbauch und Rücken**	hohes Fieber (> 39 °C), Schmerzen und Brennen beim Wasserlassen, häufige Entleerung geringer Urinmengen	Blut im Urin, Ausfluss aus der Harnröhre	setzt plötzlich ein	**Prostataentzündung, akute** Seite 325
anfallsartige, einschießende, heftige Schmerzen	**krampfartig oder stechend-schneidend, anhaltend oder wellenförmig; einige Minuten bis zu einer Stunde andauernd**	bei schwerer Attacke ausstrahlende Schmerzen in den Unterbauch und/oder Rücken	Schwindel, Schweißausbruch, Übelkeit, Brechreiz bis hin zum Kreislaufkollaps bei besonders schwerer Schmerzattacke	tritt anfallsartig in unregelmäßigen Intervallen von Wochen oder Monaten auf; oft in den frühen Morgenstunden, mitunter auch tagsüber	**Proctalgia fugax** Seite 9
plötzlich einschießende, heftige Schmerzen	**tastbarer Knoten in der Analregion, der nicht blutet und sich nicht zurückverlagern lässt**	Knoten kann innerhalb weniger Stunden die Größe einer Pflaume annehmen	wegen der starken Schmerzen Unmöglichkeit, zu sitzen oder zu gehen	setzt plötzlich ein; oft spontane Rückbildung nach 2–3 Tagen	**Blutgerinnsel (Thrombose) in den venösen Hämorrhoidalgefäßen (Perianalvenenthrombose)** Seite 9

Anus, Beschwerden

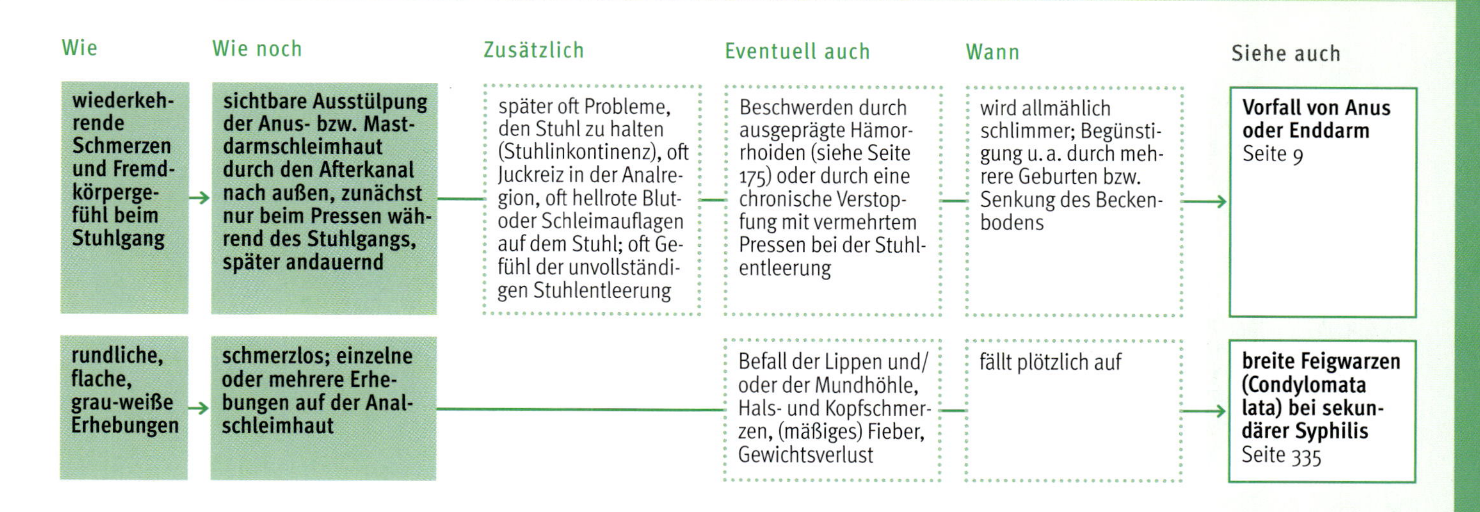

Wie	Wie noch	Zusätzlich	Eventuell auch	Wann	Siehe auch
wiederkehrende Schmerzen und Fremdkörpergefühl beim Stuhlgang	**sichtbare Ausstülpung der Anus- bzw. Mastdarmschleimhaut durch den Afterkanal nach außen, zunächst nur beim Pressen während des Stuhlgangs, später andauernd**	später oft Probleme, den Stuhl zu halten (Stuhlinkontinenz), oft Juckreiz in der Analregion, oft hellrote Blut- oder Schleimauflagen auf dem Stuhl; oft Gefühl der unvollständigen Stuhlentleerung	Beschwerden durch ausgeprägte Hämorrhoiden (siehe Seite 175) oder durch eine chronische Verstopfung mit vermehrtem Pressen bei der Stuhlentleerung	wird allmählich schlimmer; Begünstigung u. a. durch mehrere Geburten bzw. Senkung des Beckenbodens	**Vorfall von Anus oder Enddarm** Seite 9
rundliche, flache, grau-weiße Erhebungen	**schmerzlos; einzelne oder mehrere Erhebungen auf der Analschleimhaut**		Befall der Lippen und/ oder der Mundhöhle, Hals- und Kopfschmerzen, (mäßiges) Fieber, Gewichtsverlust	fällt plötzlich auf	**breite Feigwarzen (Condylomata lata) bei sekundärer Syphilis** Seite 335

Ausfluss, verstärkter aus der Scheide

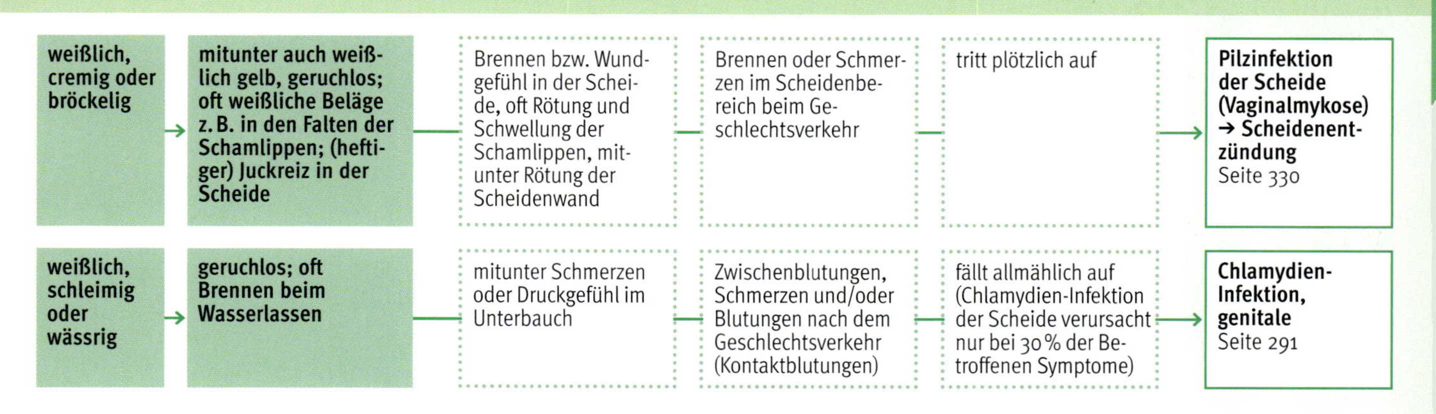

Wie	Wie noch	Zusätzlich	Eventuell auch	Wann	Siehe auch
weißlich, cremig oder bröckelig	**mitunter auch weißlich gelb, geruchlos; oft weißliche Beläge z. B. in den Falten der Schamlippen; (heftiger) Juckreiz in der Scheide**	Brennen bzw. Wundgefühl in der Scheide, oft Rötung und Schwellung der Schamlippen, mitunter Rötung der Scheidenwand	Brennen oder Schmerzen im Scheidenbereich beim Geschlechtsverkehr	tritt plötzlich auf	**Pilzinfektion der Scheide (Vaginalmykose) → Scheidenentzündung** Seite 330
weißlich, schleimig oder wässrig	**geruchlos; oft Brennen beim Wasserlassen**	mitunter Schmerzen oder Druckgefühl im Unterbauch	Zwischenblutungen, Schmerzen und/oder Blutungen nach dem Geschlechtsverkehr (Kontaktblutungen)	fällt allmählich auf (Chlamydien-Infektion der Scheide verursacht nur bei 30 % der Betroffenen Symptome)	**Chlamydien-Infektion, genitale** Seite 291

Ausfluss, verstärkter aus der Scheide

Wie	Wie noch	Zusätzlich	Eventuell auch	Wann	Siehe auch
weißlich, glasig oder schleimig	**geruchlos; stecknadelkopfgroße, mit Flüssigkeit gefüllte, örtlich begrenzte, stark schmerzende Bläschen auf den Schamlippen oder im Scheideneingang**	später Aufplatzen der Bläschen und Bildung von Krusten	Krankheitsgefühl, mäßiges Fieber, Vergrößerung der angrenzenden Lymphknoten	setzt plötzlich ein, wird durch Geschlechtsverkehr übertragen, heilt nach 10–14 Tagen ohne Narbenbildung ab	**Herpes-simplex-Infektion an den Genitalien (Genitalherpes)** Seite 306
beigegrau oder gelblich grün, wässrig	**mitunter auch leicht schäumig, unangenehmer bzw. fischartiger Geruch**	Brennen in der Scheide, oft Rötung und Schwellung der Schamlippen	Schmerzen im Scheidenbereich (beim Geschlechtsverkehr) und/oder Unterleib	tritt plötzlich auf	**bakterielle Infektion der Scheide → Scheidenentzündung** Seite 330
gelblich grün, schaumig	**übel riechend, mitunter auch klebriger Ausfluss**	Juckreiz und Brennen in der Scheide, Rötung der Scheidenwand	blutiger Ausfluss	tritt plötzlich auf, wird v. a. durch Geschlechtsverkehr übertragen	**Trichomonaden-Infektion → Scheidenentzündung** Seite 330
gelblich grün bis eitrig-trüb	**übel riechend; Symptome einer Harnröhrenentzündung wie Jucken und Brennen beim Wasserlassen, gesteigerter Harndrang**	bei ausbleibender Behandlung Ausbreitung der Infektion auf Gebärmutterschleimhaut, Bauchfell, Eierstöcke und Eileiter, meist mit hohem Fieber (› 39 °C)	Unfruchtbarkeit, einseitige Gelenkentzündung, v. a. des Kniegelenks, Hautausschlag	tritt plötzlich, 2–7 Tage nach der Infektion auf, wird durch Geschlechtsverkehr übertragen; bei 50 % der betroffenen Frauen bleibt das akute Stadium symptomlos	**Gonorrhö (untere Gonorrhö, Akutstadium)** Seite 302
	übel riechend	oft Symptome einer Scheideninfektion wie Juckreiz, Brennen und Schmerzen in der Scheide	Schmerzen beim Wasserlassen, Blutung nach dem Geschlechtsverkehr (Kontaktblutungen), Zwischenblutungen	tritt plötzlich auf; meist als Folge einer aufsteigenden Infektion der Scheide	**Gebärmutterhalsentzündung (Zervizitis)** Seite 9

Ausfluss, verstärkter aus der Scheide

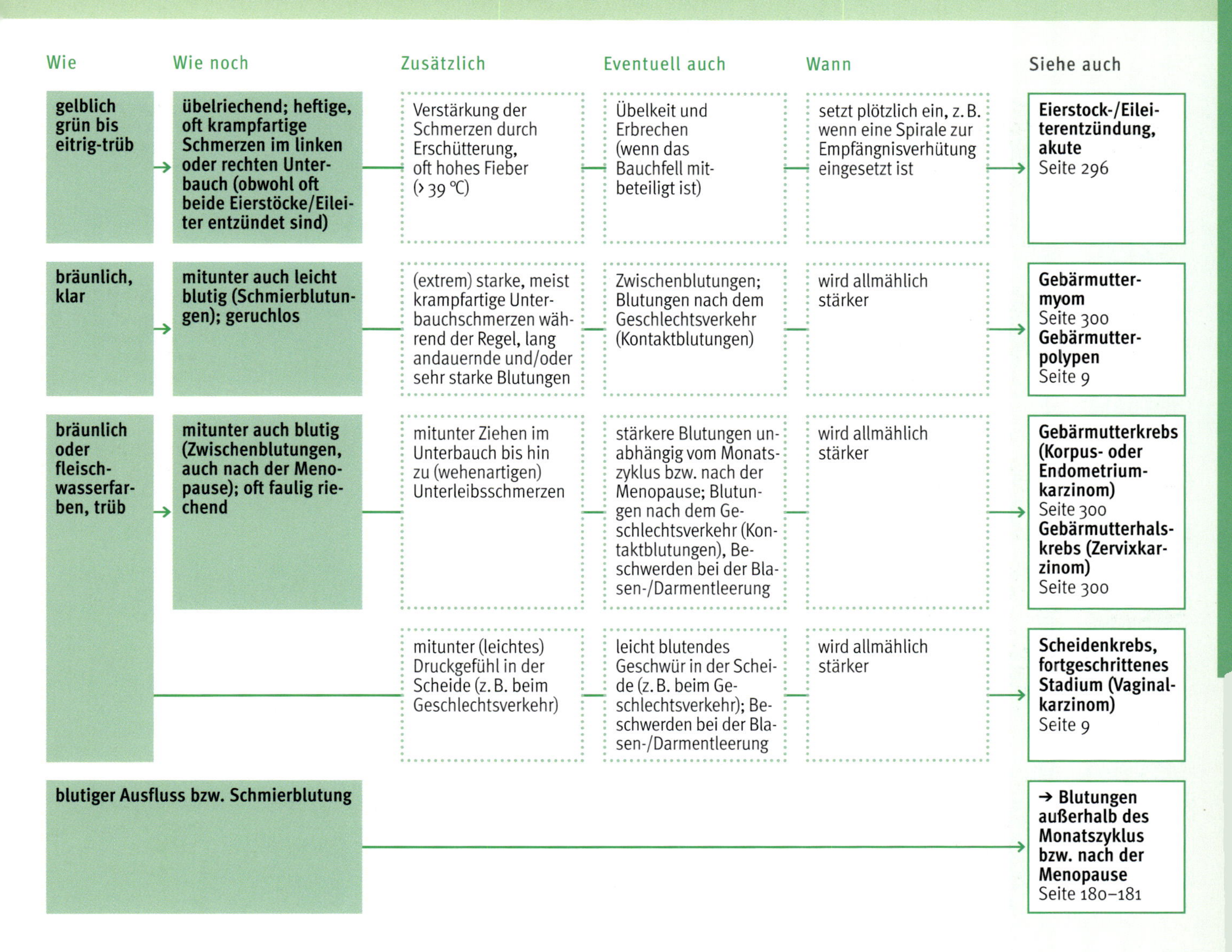

Wie	Wie noch	Zusätzlich	Eventuell auch	Wann	Siehe auch
gelblich grün bis eitrig-trüb	**übelriechend; heftige, oft krampfartige Schmerzen im linken oder rechten Unterbauch (obwohl oft beide Eierstöcke/Eileiter entzündet sind)**	Verstärkung der Schmerzen durch Erschütterung, oft hohes Fieber (> 39 °C)	Übelkeit und Erbrechen (wenn das Bauchfell mitbeteiligt ist)	setzt plötzlich ein, z. B. wenn eine Spirale zur Empfängnisverhütung eingesetzt ist	**Eierstock-/Eileiterentzündung, akute** Seite 296
bräunlich, klar	**mitunter auch leicht blutig (Schmierblutungen); geruchlos**	(extrem) starke, meist krampfartige Unterbauchschmerzen während der Regel, lang andauernde und/oder sehr starke Blutungen	Zwischenblutungen; Blutungen nach dem Geschlechtsverkehr (Kontaktblutungen)	wird allmählich stärker	**Gebärmuttermyom** Seite 300 **Gebärmutterpolypen** Seite 9
bräunlich oder fleischwasserfarben, trüb	**mitunter auch blutig (Zwischenblutungen, auch nach der Menopause); oft faulig riechend**	mitunter Ziehen im Unterbauch bis hin zu (wehenartigen) Unterleibsschmerzen	stärkere Blutungen unabhängig vom Monatszyklus bzw. nach der Menopause; Blutungen nach dem Geschlechtsverkehr (Kontaktblutungen), Beschwerden bei der Blasen-/Darmentleerung	wird allmählich stärker	**Gebärmutterkrebs (Korpus- oder Endometriumkarzinom)** Seite 300 **Gebärmutterhalskrebs (Zervixkarzinom)** Seite 300
		mitunter (leichtes) Druckgefühl in der Scheide (z. B. beim Geschlechtsverkehr)	leicht blutendes Geschwür in der Scheide (z. B. beim Geschlechtsverkehr); Beschwerden bei der Blasen-/Darmentleerung	wird allmählich stärker	**Scheidenkrebs, fortgeschrittenes Stadium (Vaginalkarzinom)** Seite 9
blutiger Ausfluss bzw. Schmierblutung					**→ Blutungen außerhalb des Monatszyklus bzw. nach der Menopause** Seite 180–181

Blutungen außerhalb des Monatszyklus bzw. nach der Menopause

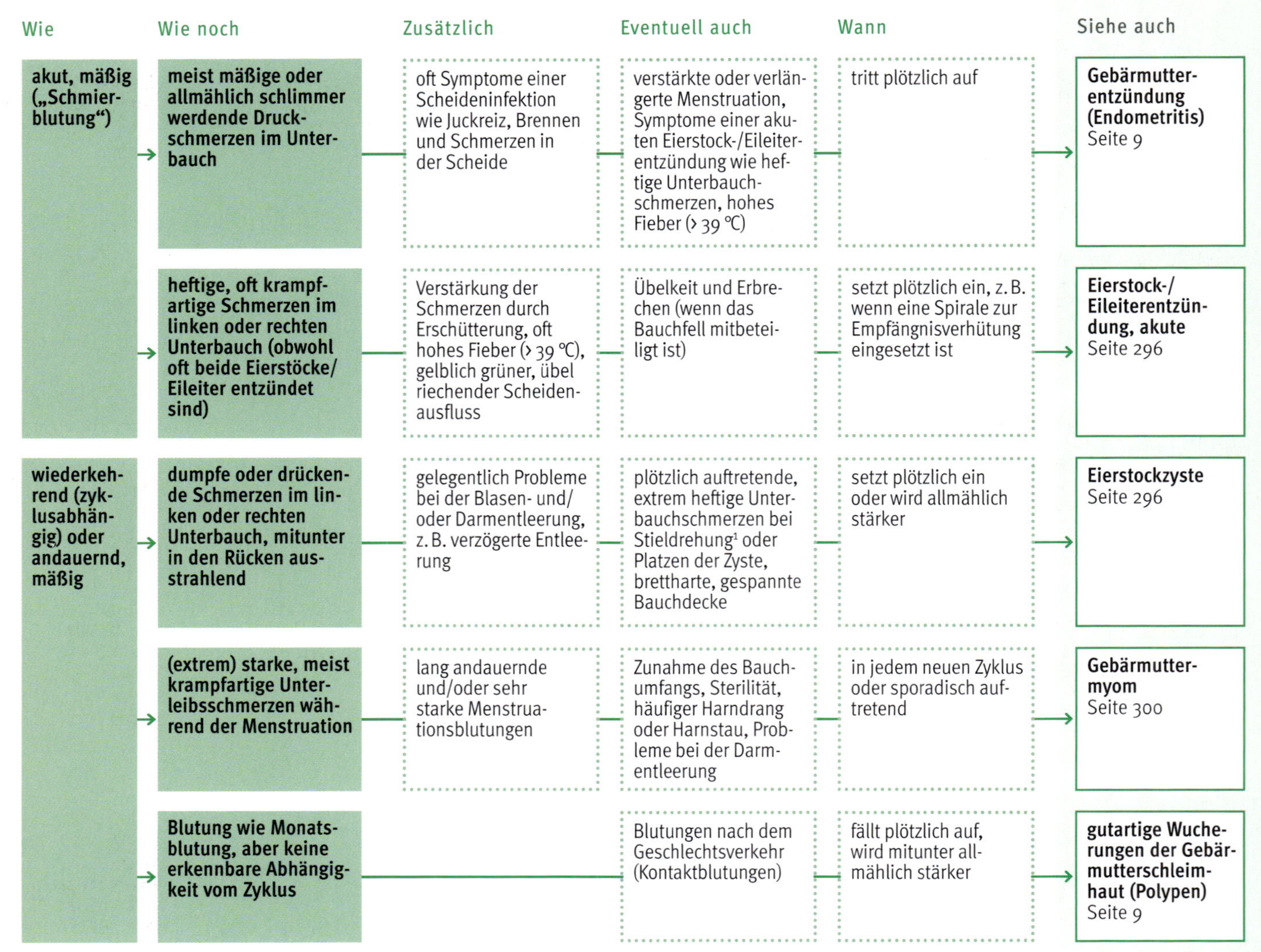

Wie	Wie noch	Zusätzlich	Eventuell auch	Wann	Siehe auch
akut, mäßig („Schmierblutung“)	**meist mäßige oder allmählich schlimmer werdende Druckschmerzen im Unterbauch**	oft Symptome einer Scheideninfektion wie Juckreiz, Brennen und Schmerzen in der Scheide	verstärkte oder verlängerte Menstruation, Symptome einer akuten Eierstock-/Eileiterentzündung wie heftige Unterbauchschmerzen, hohes Fieber (> 39 °C)	tritt plötzlich auf	**Gebärmutterentzündung (Endometritis)** Seite 9
	heftige, oft krampfartige Schmerzen im linken oder rechten Unterbauch (obwohl oft beide Eierstöcke/Eileiter entzündet sind)	Verstärkung der Schmerzen durch Erschütterung, oft hohes Fieber (> 39 °C), gelblich grüner, übel riechender Scheidenausfluss	Übelkeit und Erbrechen (wenn das Bauchfell mitbeteiligt ist)	setzt plötzlich ein, z. B. wenn eine Spirale zur Empfängnisverhütung eingesetzt ist	**Eierstock-/Eileiterentzündung, akute** Seite 296
wiederkehrend (zyklusabhängig) oder andauernd, mäßig	**dumpfe oder drückende Schmerzen im linken oder rechten Unterbauch, mitunter in den Rücken ausstrahlend**	gelegentlich Probleme bei der Blasen- und/oder Darmentleerung, z. B. verzögerte Entleerung	plötzlich auftretende, extrem heftige Unterbauchschmerzen bei Stieldrehung[1] oder Platzen der Zyste, bretharte, gespannte Bauchdecke	setzt plötzlich ein oder wird allmählich stärker	**Eierstockzyste** Seite 296
	(extrem) starke, meist krampfartige Unterleibsschmerzen während der Menstruation	lang andauernde und/oder sehr starke Menstruationsblutungen	Zunahme des Bauchumfangs, Sterilität, häufiger Harndrang oder Harnstau, Probleme bei der Darmentleerung	in jedem neuen Zyklus oder sporadisch auftretend	**Gebärmuttermyom** Seite 300
	Blutung wie Monatsblutung, aber keine erkennbare Abhängigkeit vom Zyklus		Blutungen nach dem Geschlechtsverkehr (Kontaktblutungen)	fällt plötzlich auf, wird mitunter allmählich stärker	**gutartige Wucherungen der Gebärmutterschleimhaut (Polypen)** Seite 9

*** sofort den (Not-)Arzt rufen**

[1] *siehe Seite 296*

Blutungen außerhalb des Monatszyklus bzw. nach der Menopause

Wie	Wie noch	Zusätzlich	Eventuell auch	Wann	Siehe auch
wiederkehrend (zyklusabhängig) oder andauernd, mäßig	**Blutung wie Monatsblutung, aber keine erkennbare Abhängigkeit vom Zyklus**	Druckgefühl, oft auch diffuse Bauch- und Rückenschmerzen oder Druckgefühl im Becken; Zunahme des Bauchumfangs	Übelkeit und Völlegefühl; Probleme bei der Blasen- und Darmentleerung	fällt plötzlich auf, wird allmählich stärker	**gutartiger Eierstocktumor (z. B. Kystom)** Seite 9 **Eierstockkrebs** Seite 296
wiederkehrend, v. a. nach dem Geschlechtsverkehr (Kontaktblutungen)	**mitunter auch Zwischenblutungen bzw. zyklusunabhängige stärkere Blutungen oder auch nur bräunlicher bzw. fleischfarbener, trüber Ausfluss**	mitunter Ziehen im Unterbauch bis hin zu (wehenartigen) Unterleibsschmerzen		fällt plötzlich auf	**Gebärmutterhalskrebs (Zervixkarzinom)** Seite 300
	oft fleischwasserfarbener oder blutiger Ausfluss bzw. Schmierblutungen (auch nach der Menopause)	mitunter (leichtes) Druckgefühl in der Scheide (z. B. bei Geschlechtsverkehr)	leicht blutendes Geschwür in der Scheide (z. B. bei Geschlechtsverkehr), Beschwerden bei der Blasen- und Darmentleerung	fällt plötzlich auf, wird allmählich stärker	**Scheidenkrebs, fortgeschrittenes Stadium (Vaginalkarzinom)** Seite 9
erneut auftretende Blutung nach der Menopause	**bei Frauen vor der Menopause oft als bräunlicher oder fleischfarbener, trüber Ausfluss**	mitunter Ziehen im Unterbauch bis hin zu (wehenartigen) Unterleibsschmerzen	Blutungen nach dem Geschlechtsverkehr (Kontaktblutungen), zunehmend stärkere, länger anhaltende Menstruation bei Frauen vor der Menopause	fällt plötzlich auf, vergeht nicht mehr von selbst wieder	**Gebärmutterkrebs (Korpus- oder Endometriumkarzinom)** Seite 300

Durchfall

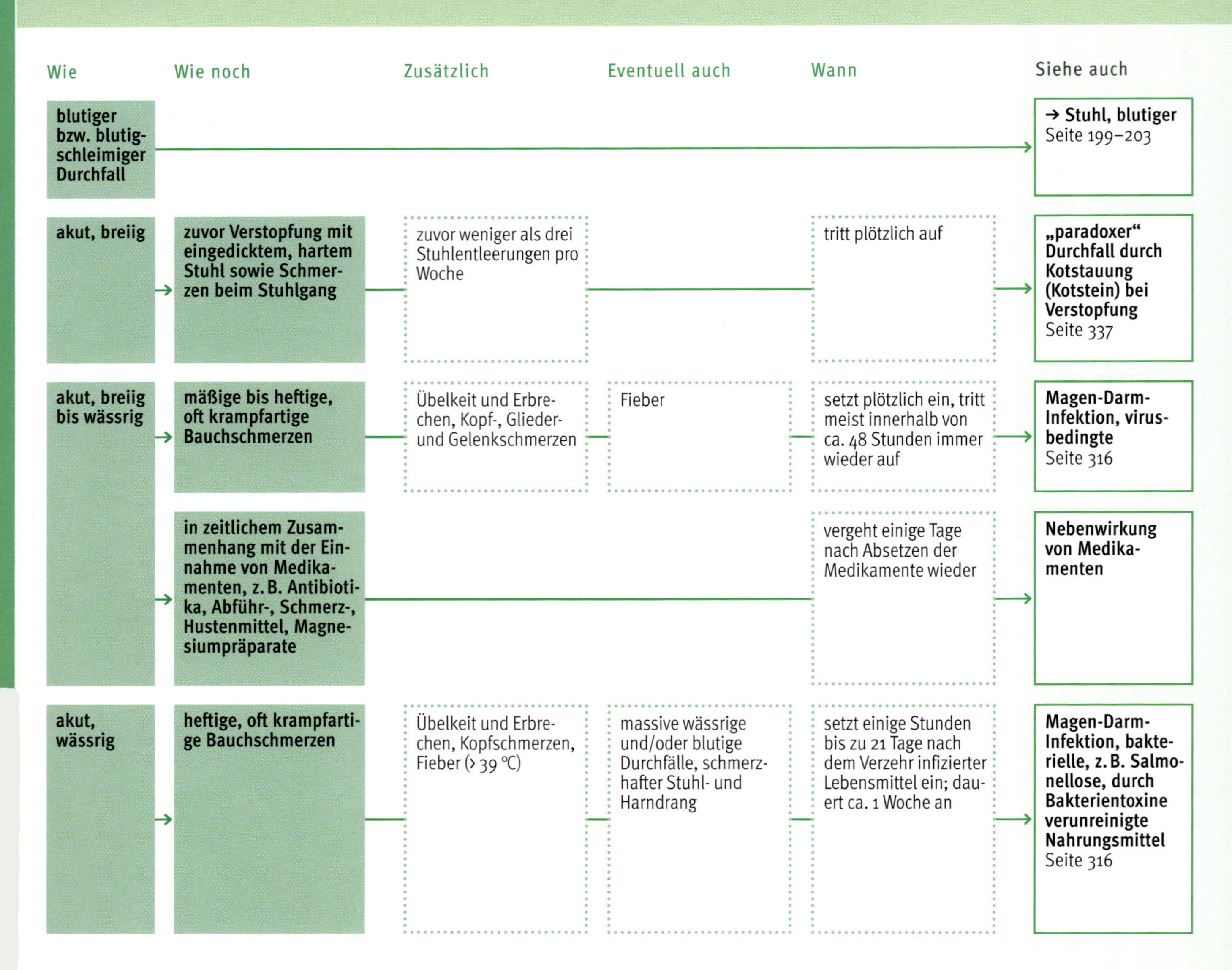

Wie	Wie noch	Zusätzlich	Eventuell auch	Wann	Siehe auch
blutiger bzw. blutig-schleimiger Durchfall					**→ Stuhl, blutiger** Seite 199–203
akut, breiig	**zuvor Verstopfung mit eingedicktem, hartem Stuhl sowie Schmerzen beim Stuhlgang**	zuvor weniger als drei Stuhlentleerungen pro Woche		tritt plötzlich auf	**„paradoxer“ Durchfall durch Kotstauung (Kotstein) bei Verstopfung** Seite 337
akut, breiig bis wässrig	**mäßige bis heftige, oft krampfartige Bauchschmerzen**	Übelkeit und Erbrechen, Kopf-, Glieder- und Gelenkschmerzen	Fieber	setzt plötzlich ein, tritt meist innerhalb von ca. 48 Stunden immer wieder auf	**Magen-Darm-Infektion, virusbedingte** Seite 316
	in zeitlichem Zusammenhang mit der Einnahme von Medikamenten, z. B. Antibiotika, Abführ-, Schmerz-, Hustenmittel, Magnesiumpräparate			vergeht einige Tage nach Absetzen der Medikamente wieder	**Nebenwirkung von Medikamenten**
akut, wässrig	**heftige, oft krampfartige Bauchschmerzen**	Übelkeit und Erbrechen, Kopfschmerzen, Fieber (> 39 °C)	massive wässrige und/oder blutige Durchfälle, schmerzhafter Stuhl- und Harndrang	setzt einige Stunden bis zu 21 Tage nach dem Verzehr infizierter Lebensmittel ein; dauert ca. 1 Woche an	**Magen-Darm-Infektion, bakterielle, z. B. Salmonellose, durch Bakterientoxine verunreinigte Nahrungsmittel** Seite 316

Durchfall

Wie	Wie noch	Zusätzlich	Eventuell auch	Wann	Siehe auch
wiederkehrend, breiig bis wässrig	**oft im Wechsel mit hartem, trockenem, schafskotähnlichem Stuhl, mitunter auch glasige Schleimbeimengungen im Stuhl**	wiederkehrende wandernde Bauchschmerzen, die unabhängig von der Nahrungsaufnahme auftreten; Appetitlosigkeit, Völlegefühl, Blähungen	Übelkeit und Erbrechen	oft nach bzw. in stressbelasteten Situationen oder tageszeiten- und situationsunabhängig	**Reizdarm** Seite 327
	schneller Puls, Nervosität, Unruhe, Zittern, Gewichtsverlust trotz gesteigertem Appetit	Schweißausbrüche, warme, feuchte Haut, Wärme wird schlecht vertragen, Brüchigkeit von Haaren und Nägeln	vergrößerte Schilddrüse, aus den Höhlen hervortretende Augäpfel, Schlaflosigkeit	andauernd oder immer wieder auftretend	**Schilddrüsenüberfunktion** Seite 331
	heftige bzw. kolikartige Bauchschmerzen	Blähungen, oft Übelkeit und Erbrechen	Juckreiz und pelziges Gefühl auf Lippen und Gaumen, Nesselsucht, Atemnot	frühestens ca. 30 Minuten, spätestens 48 Stunden nach Kontakt mit einem unverträglichen Nahrungsmittel	**Nahrungsmittelunverträglichkeit/Nahrungsmittelallergie** Seite 321
	1/2–6 Stunden nach Verzehr; Blähungen mit Aufstoßen und (übel riechendem) Windabgang (6–15 Minuten nach Verzehr)	andauernde oder wiederkehrende, mäßige bis heftige, dumpfe, drückende oder krampfartige Bauchschmerzen, Übelkeit	Erbrechen	nach dem Verzehr von Milchprodukten, Beschwerdenfreiheit bei Vermeidung von Milchprodukten	**Milchzucker-Unverträglichkeit (Laktoseintoleranz)** Seite 321
chronisch (länger als 4–6 Wochen), breiig bis wässrig	**zusätzlich lehmartig, voluminös, fettig glänzend, klebrig, scharf riechend (Fettstuhl); Blähungen**	andauernde oder wiederkehrende, mäßige bis heftige, dumpfe, drückende oder krampfartige Bauchschmerzen, Gewichtsverlust (bei Kindern Gedeihstörung), Abgeschlagenheit, aufgetriebener Bauch	Mangelerscheinungen, z. B. Symptome einer Eisenmangelanämie wie Haut- und Schleimhautblässe, Schwindel bei körperlicher Belastung, Anzeichen einer Osteoporose wie Knochenbrüche ohne Gewalteinwirkung	nach dem Verzehr von Gluten (z. B. Produkte aus Weizen, Roggen, Hafer, Gerste, Dinkel, Grünkern), Beschwerdenfreiheit bei Vermeidung von Gluten nach einigen Tagen bis Wochen (nach Abklingen der Entzündung)	**Zöliakie/Sprue** Seite 339

Durchfall

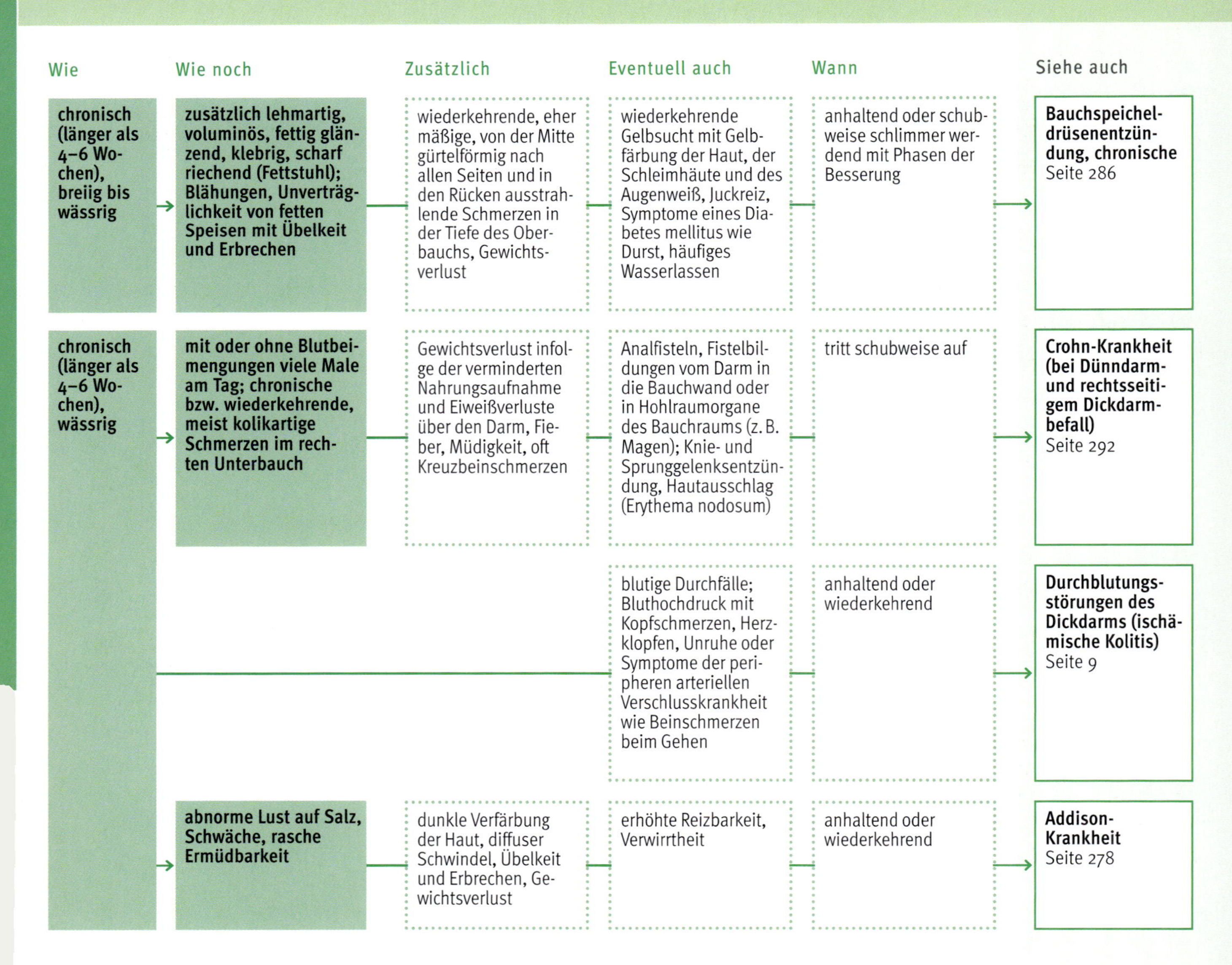

Wie	Wie noch	Zusätzlich	Eventuell auch	Wann	Siehe auch
chronisch (länger als 4–6 Wochen), breiig bis wässrig	**zusätzlich lehmartig, voluminös, fettig glänzend, klebrig, scharf riechend (Fettstuhl); Blähungen, Unverträglichkeit von fetten Speisen mit Übelkeit und Erbrechen**	wiederkehrende, eher mäßige, von der Mitte gürtelförmig nach allen Seiten und in den Rücken ausstrahlende Schmerzen in der Tiefe des Oberbauchs, Gewichtsverlust	wiederkehrende Gelbsucht mit Gelbfärbung der Haut, der Schleimhäute und des Augenweiß, Juckreiz, Symptome eines Diabetes mellitus wie Durst, häufiges Wasserlassen	anhaltend oder schubweise schlimmer werdend mit Phasen der Besserung	**Bauchspeicheldrüsenentzündung, chronische** Seite 286
chronisch (länger als 4–6 Wochen), wässrig	**mit oder ohne Blutbeimengungen viele Male am Tag; chronische bzw. wiederkehrende, meist kolikartige Schmerzen im rechten Unterbauch**	Gewichtsverlust infolge der verminderten Nahrungsaufnahme und Eiweißverluste über den Darm, Fieber, Müdigkeit, oft Kreuzbeinschmerzen	Analfisteln, Fistelbildungen vom Darm in die Bauchwand oder in Hohlraumorgane des Bauchraums (z. B. Magen); Knie- und Sprunggelenksentzündung, Hautausschlag (Erythema nodosum)	tritt schubweise auf	**Crohn-Krankheit (bei Dünndarm- und rechtsseitigem Dickdarmbefall)** Seite 292
			blutige Durchfälle; Bluthochdruck mit Kopfschmerzen, Herzklopfen, Unruhe oder Symptome der peripheren arteriellen Verschlusskrankheit wie Beinschmerzen beim Gehen	anhaltend oder wiederkehrend	**Durchblutungsstörungen des Dickdarms (ischämische Kolitis)** Seite 9
	abnorme Lust auf Salz, Schwäche, rasche Ermüdbarkeit	dunkle Verfärbung der Haut, diffuser Schwindel, Übelkeit und Erbrechen, Gewichtsverlust	erhöhte Reizbarkeit, Verwirrtheit	anhaltend oder wiederkehrend	**Addison-Krankheit** Seite 278

Durchfall

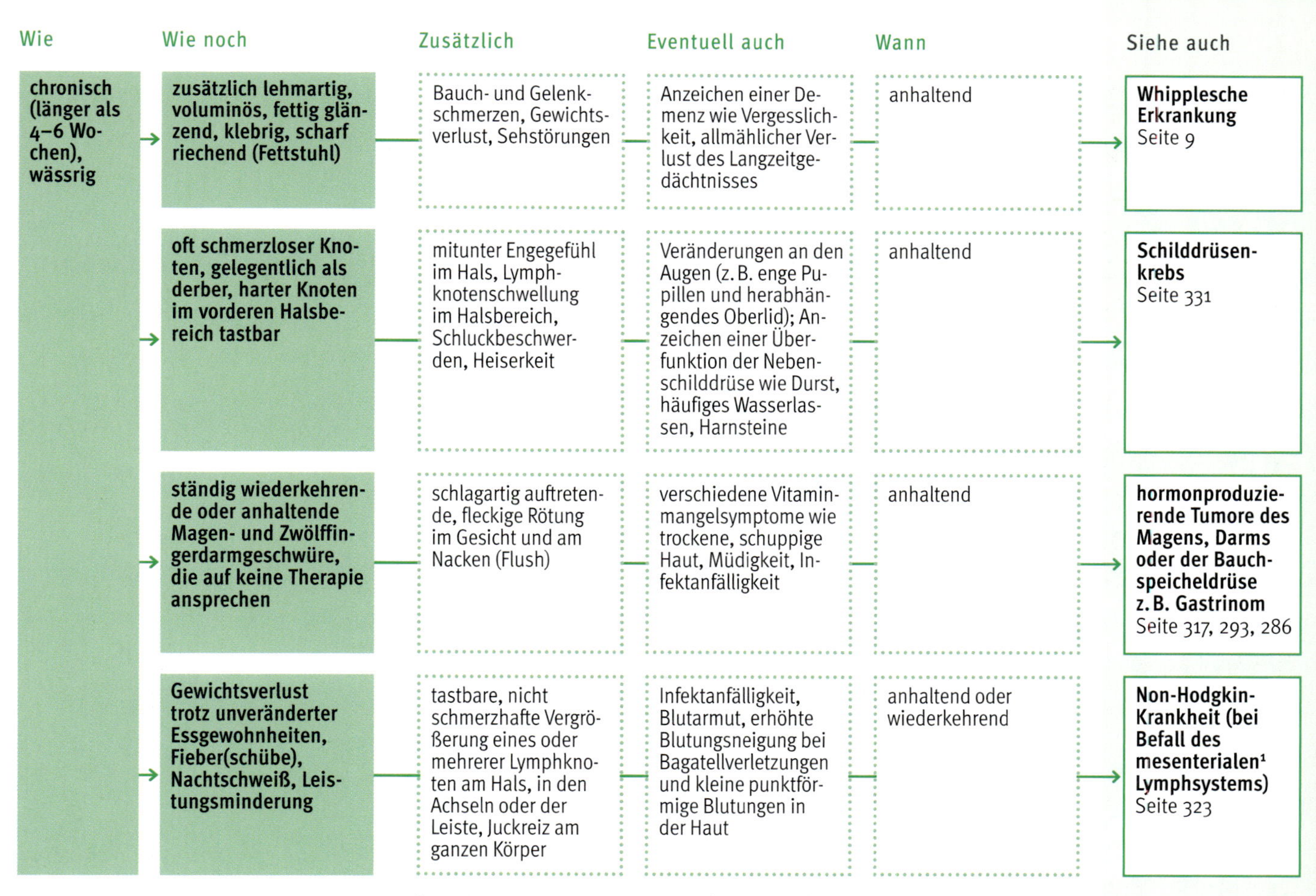

Wie	Wie noch	Zusätzlich	Eventuell auch	Wann	Siehe auch
chronisch (länger als 4–6 Wochen), wässrig	**zusätzlich lehmartig, voluminös, fettig glänzend, klebrig, scharf riechend (Fettstuhl)**	Bauch- und Gelenkschmerzen, Gewichtsverlust, Sehstörungen	Anzeichen einer Demenz wie Vergesslichkeit, allmählicher Verlust des Langzeitgedächtnisses	anhaltend	**Whipplesche Erkrankung** Seite 9
	oft schmerzloser Knoten, gelegentlich als derber, harter Knoten im vorderen Halsbereich tastbar	mitunter Engegefühl im Hals, Lymphknotenschwellung im Halsbereich, Schluckbeschwerden, Heiserkeit	Veränderungen an den Augen (z. B. enge Pupillen und herabhängendes Oberlid); Anzeichen einer Überfunktion der Nebenschilddrüse wie Durst, häufiges Wasserlassen, Harnsteine	anhaltend	**Schilddrüsenkrebs** Seite 331
	ständig wiederkehrende oder anhaltende Magen- und Zwölffingerdarmgeschwüre, die auf keine Therapie ansprechen	schlagartig auftretende, fleckige Rötung im Gesicht und am Nacken (Flush)	verschiedene Vitaminmangelsymptome wie trockene, schuppige Haut, Müdigkeit, Infektanfälligkeit	anhaltend	**hormonproduzierende Tumore des Magens, Darms oder der Bauchspeicheldrüse z. B. Gastrinom** Seite 317, 293, 286
	Gewichtsverlust trotz unveränderter Essgewohnheiten, Fieber(schübe), Nachtschweiß, Leistungsminderung	tastbare, nicht schmerzhafte Vergrößerung eines oder mehrerer Lymphknoten am Hals, in den Achseln oder der Leiste, Juckreiz am ganzen Körper	Infektanfälligkeit, Blutarmut, erhöhte Blutungsneigung bei Bagatellverletzungen und kleine punktförmige Blutungen in der Haut	anhaltend oder wiederkehrend	**Non-Hodgkin-Krankheit (bei Befall des mesenterialen[1] Lymphsystems)** Seite 323

[1] *Lymphsystem des Dünndarmgekröses (Mesenterium)*

Harnabgang, unwillkürlicher

Wie	Wie noch	Zusätzlich	Eventuell auch	Wann	Siehe auch
wenige Tropfen Urin bei starkem und häufigem Harndrang	**Brennen und Schmerzen in der Harnröhre beim Wasserlassen, oft Blut im Urin**	krampfartige Schmerzen oberhalb des Schambeins, v. a. beim Wasserlassen, mäßiges Fieber (< 38,5 °C)	Anzeichen, dass die Infektion in die Nieren aufsteigt, wie hohes Fieber, Krankheitsgefühl, einseitige Flankenschmerzen	setzt plötzlich ein; verschwindet nach Abklingen der Symptome wieder	**Blasenentzündung** Seite 288
wenige Tropfen bis hin zu größeren Mengen v. a. beim Niesen, Lachen, Husten	**später auch beim Treppensteigen, Aufstehen oder Hinsetzen**	bei ausgeprägtem Krankheitsbild auch in Ruhe	sozialer Rückzug, um vermeintlich „peinliche" Situationen in der Öffentlichkeit zu vermeiden	wird allmählich schlimmer; v. a. bei Frauen im mittleren Lebensalter nach mehreren Geburten	**Harninkontinenz (Belastungs- oder Stressinkontinenz)** Seite 304
plötzlicher unüberwindbarer und unaufschieblicher Harndrang	**meist gehen kleine Urinmengen schon vor Erreichen der Toilette verloren**	häufiger Harndrang	sozialer Rückzug, um vermeintlich „peinliche" Situationen in der Öffentlichkeit zu vermeiden	wird allmählich schlimmer; v. a oft bei Frauen im mittleren oder höheren Lebensalter	**Harninkontinenz (Drang- oder Urge-Inkontinenz)** Seite 304
ständiges Harnträufeln	**tagsüber und meist auch in der Nacht**	Symptome einer gutartigen Prostatavergrößerung wie vermehrter Harndrang, schwacher Harnstrahl, verzögerter Beginn und aktive Bauchpressung beim Wasserlassen	häufige Harnwegsinfekte	wird allmählich schlimmer	**Überlaufblase bei verengtem Blasenausgang oder der Harnröhre, z. B. bei stark ausgeprägter Prostatavergrößerung** Seite 326 **Prostatakrebs** Seite 326
Abgang von Urin, ohne dass Harndrang verspürt wird	**Lähmungen der Beinmuskulatur**			tritt plötzlich auf, z. B. nach einem Unfall mit Verletzung der Wirbelsäule	**Harninkontinenz (Reflexinkontinenz)** Seite 304

Harndrang, häufiger

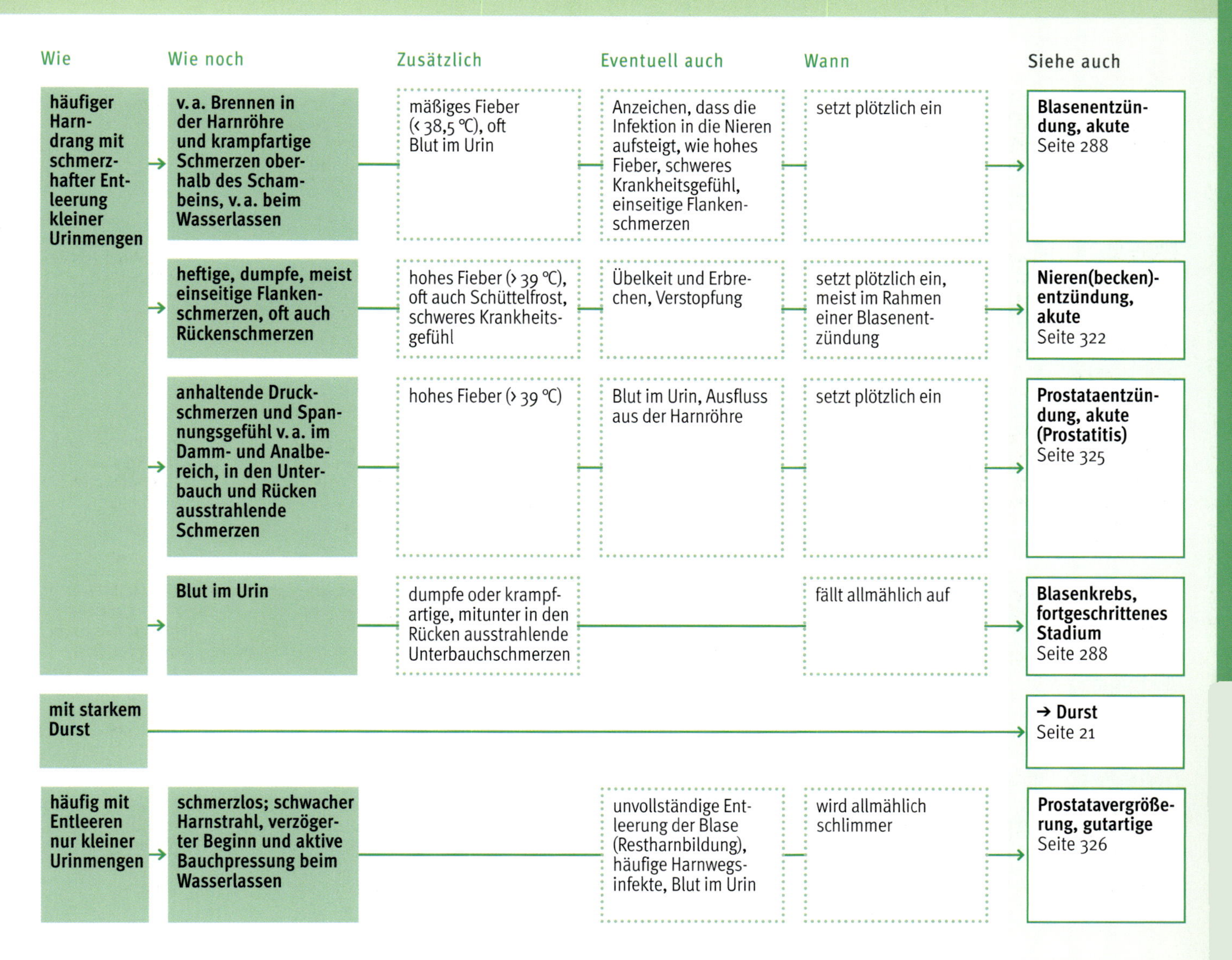

Wie	Wie noch	Zusätzlich	Eventuell auch	Wann	Siehe auch
häufiger Harndrang mit schmerzhafter Entleerung kleiner Urinmengen	**v. a. Brennen in der Harnröhre und krampfartige Schmerzen oberhalb des Schambeins, v. a. beim Wasserlassen**	mäßiges Fieber (‹ 38,5 °C), oft Blut im Urin	Anzeichen, dass die Infektion in die Nieren aufsteigt, wie hohes Fieber, schweres Krankheitsgefühl, einseitige Flankenschmerzen	setzt plötzlich ein	**Blasenentzündung, akute** Seite 288
	heftige, dumpfe, meist einseitige Flankenschmerzen, oft auch Rückenschmerzen	hohes Fieber (› 39 °C), oft auch Schüttelfrost, schweres Krankheitsgefühl	Übelkeit und Erbrechen, Verstopfung	setzt plötzlich ein, meist im Rahmen einer Blasenentzündung	**Nieren(becken)-entzündung, akute** Seite 322
	anhaltende Druckschmerzen und Spannungsgefühl v. a. im Damm- und Analbereich, in den Unterbauch und Rücken ausstrahlende Schmerzen	hohes Fieber (› 39 °C)	Blut im Urin, Ausfluss aus der Harnröhre	setzt plötzlich ein	**Prostataentzündung, akute (Prostatitis)** Seite 325
	Blut im Urin	dumpfe oder krampfartige, mitunter in den Rücken ausstrahlende Unterbauchschmerzen		fällt allmählich auf	**Blasenkrebs, fortgeschrittenes Stadium** Seite 288
mit starkem Durst					**→ Durst** Seite 21
häufig mit Entleeren nur kleiner Urinmengen	**schmerzlos; schwacher Harnstrahl, verzögerter Beginn und aktive Bauchpressung beim Wasserlassen**		unvollständige Entleerung der Blase (Restharnbildung), häufige Harnwegsinfekte, Blut im Urin	wird allmählich schlimmer	**Prostatavergrößerung, gutartige** Seite 326

Harndrang, häufiger

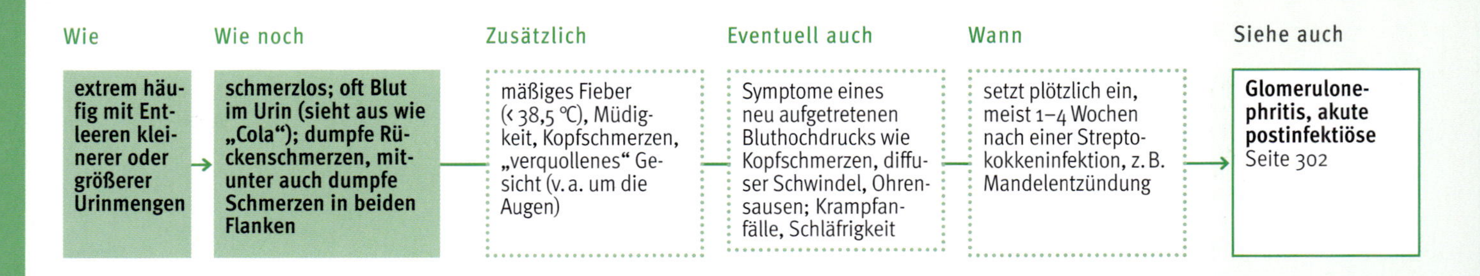

Wie	Wie noch	Zusätzlich	Eventuell auch	Wann	Siehe auch
extrem häufig mit Entleeren kleinerer oder größerer Urinmengen	**schmerzlos; oft Blut im Urin (sieht aus wie „Cola"); dumpfe Rückenschmerzen, mitunter auch dumpfe Schmerzen in beiden Flanken**	mäßiges Fieber (< 38,5 °C), Müdigkeit, Kopfschmerzen, „verquollenes" Gesicht (v. a. um die Augen)	Symptome eines neu aufgetretenen Bluthochdrucks wie Kopfschmerzen, diffuser Schwindel, Ohrensausen; Krampfanfälle, Schläfrigkeit	setzt plötzlich ein, meist 1–4 Wochen nach einer Streptokokkeninfektion, z. B. Mandelentzündung	**Glomerulonephritis, akute postinfektiöse** Seite 302

Harnmenge, verminderte

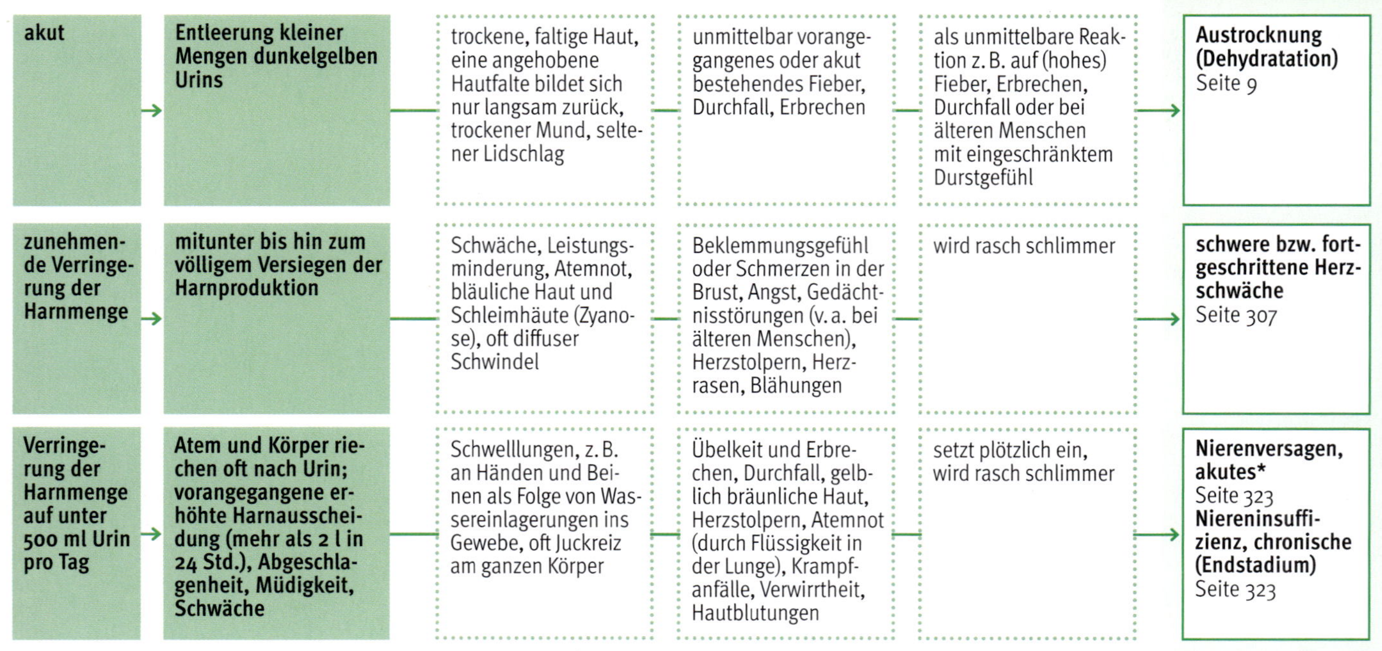

Wie	Wie noch	Zusätzlich	Eventuell auch	Wann	Siehe auch
akut	**Entleerung kleiner Mengen dunkelgelben Urins**	trockene, faltige Haut, eine angehobene Hautfalte bildet sich nur langsam zurück, trockener Mund, seltener Lidschlag	unmittelbar vorangegangenes oder akut bestehendes Fieber, Durchfall, Erbrechen	als unmittelbare Reaktion z. B. auf (hohes) Fieber, Erbrechen, Durchfall oder bei älteren Menschen mit eingeschränktem Durstgefühl	**Austrocknung (Dehydratation)** Seite 9
zunehmende Verringerung der Harnmenge	**mitunter bis hin zum völligem Versiegen der Harnproduktion**	Schwäche, Leistungsminderung, Atemnot, bläuliche Haut und Schleimhäute (Zyanose), oft diffuser Schwindel	Beklemmungsgefühl oder Schmerzen in der Brust, Angst, Gedächtnisstörungen (v. a. bei älteren Menschen), Herzstolpern, Herzrasen, Blähungen	wird rasch schlimmer	**schwere bzw. fortgeschrittene Herzschwäche** Seite 307
Verringerung der Harnmenge auf unter 500 ml Urin pro Tag	**Atem und Körper riechen oft nach Urin; vorangegangene erhöhte Harnausscheidung (mehr als 2 l in 24 Std.), Abgeschlagenheit, Müdigkeit, Schwäche**	Schwelllungen, z. B. an Händen und Beinen als Folge von Wassereinlagerungen ins Gewebe, oft Juckreiz am ganzen Körper	Übelkeit und Erbrechen, Durchfall, gelblich bräunliche Haut, Herzstolpern, Atemnot (durch Flüssigkeit in der Lunge), Krampfanfälle, Verwirrtheit, Hautblutungen	setzt plötzlich ein, wird rasch schlimmer	**Nierenversagen, akutes*** Seite 323 **Niereninsuffizienz, chronische (Endstadium)** Seite 323

*** sofort den (Not-)Arzt rufen**

Harnmenge, verminderte

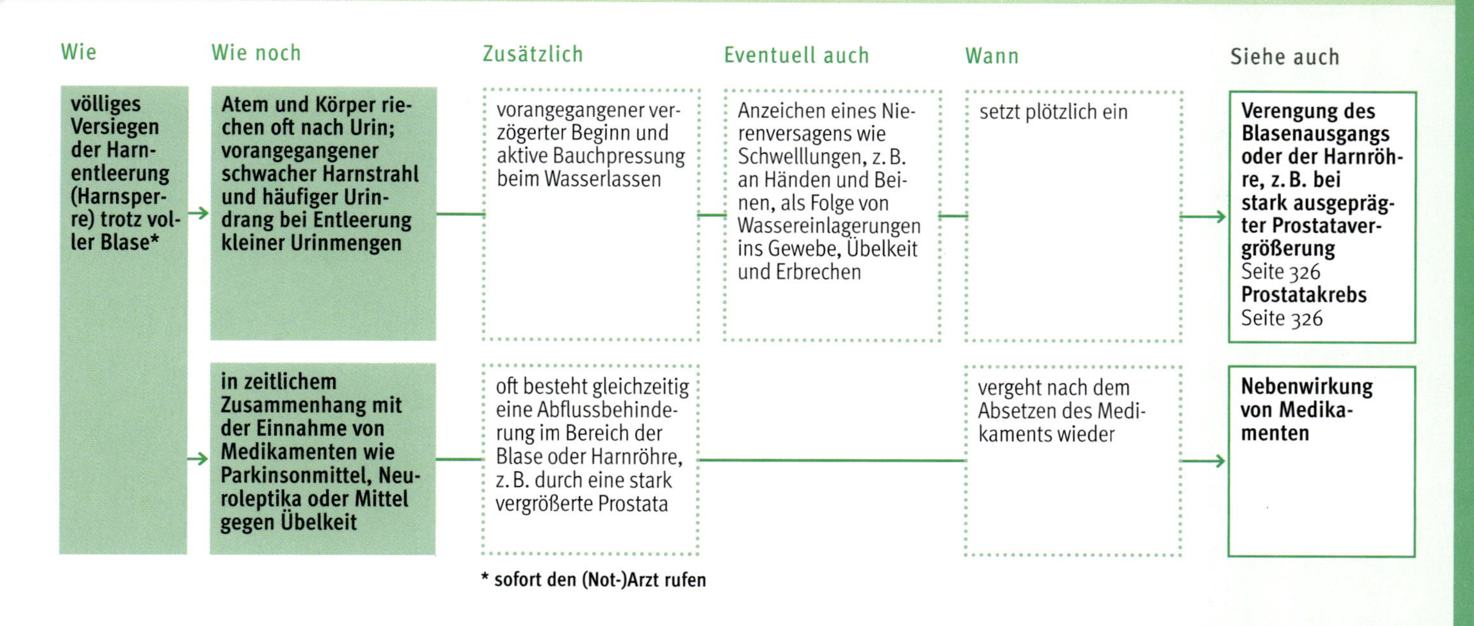

Hoden/Damm, Beschwerden

Wie	Wie noch	Zusätzlich	Eventuell auch	Wann	Siehe auch
akute, stark schmerzhafte Schwellung eines Hodens	**meist ist der Nebenhoden mit betroffen; die Hodenschmerzen strahlen bis in die Leisten und den Rücken aus**	stark gerötete, überwärmte Haut über dem Hodensack; (hohes) Fieber	Brennen und Schmerzen beim Wasserlassen	setzt plötzlich ein, oft im Rahmen einer oder im Anschluss an eine andere Infektion, z. B. Mumps	**Hodenentzündung (Orchitis) oder Nebenhodenentzündung (Epididymitis)** Seite 9
plötzlich auftretende, extrem schmerzhafte Schwellung eines Hodens	**starke Rötung; mitunter nimmt der Schmerz auch allmählich zu und lässt sich zunächst schlecht lokalisieren (z. B. erst im Bauchraum oder in der Leistengegend)**	Schmerzintensität lässt bei Anheben des betroffenen Hodens leicht nach	Übelkeit und Erbrechen sowie Symptome eines Schocks wie Schweißausbruch, diffuser Schwindel	tritt plötzlich auf, z. B. während sportlicher oder sexueller Aktivität, mitunter auch in der Nacht ohne erkennbare Ursache	**Hodenverdrehung (Hodentorsion)*** Seite 9
akute, extrem heftige, wellenförmige, krampf- bzw. kolikartige Schmerzen in einem Hoden	**meist auch im linken Unterbauch und/oder Rücken**	stark geblähter Bauch, stark gespannte Bauchdecke, Übelkeit und Erbrechen, wenig oder gar keine Harnausscheidung mehr	kein Stuhlgang mehr, mäßiges Fieber (< 38,5 °C), Blut im Urin	setzt plötzlich ein, vergeht sofort wieder, sobald der Harnstein (in 80 % der Fälle auf natürlichem Weg) abgegangen ist	**Nierenkolik, durch einen Harnstein ausgelöst** Seite 304
tastbare Verhärtung in einem Hoden	**meist schmerzlos; kann sich auch als Schwellung bzw. Vergrößerung eines Hodens zeigen**	Schweregefühl und/oder Ziehen in dem betroffenen Hoden und/oder in der Leiste	ein- oder beidseitiges (schmerzhaftes) Anschwellen der Brustdrüsen; Rückenschmerzen	fällt allmählich auf; nimmt langsam zu	**Hodenkrebs** Seite 308

*** sofort den (Not-)Arzt rufen**

Hoden/Damm, Beschwerden

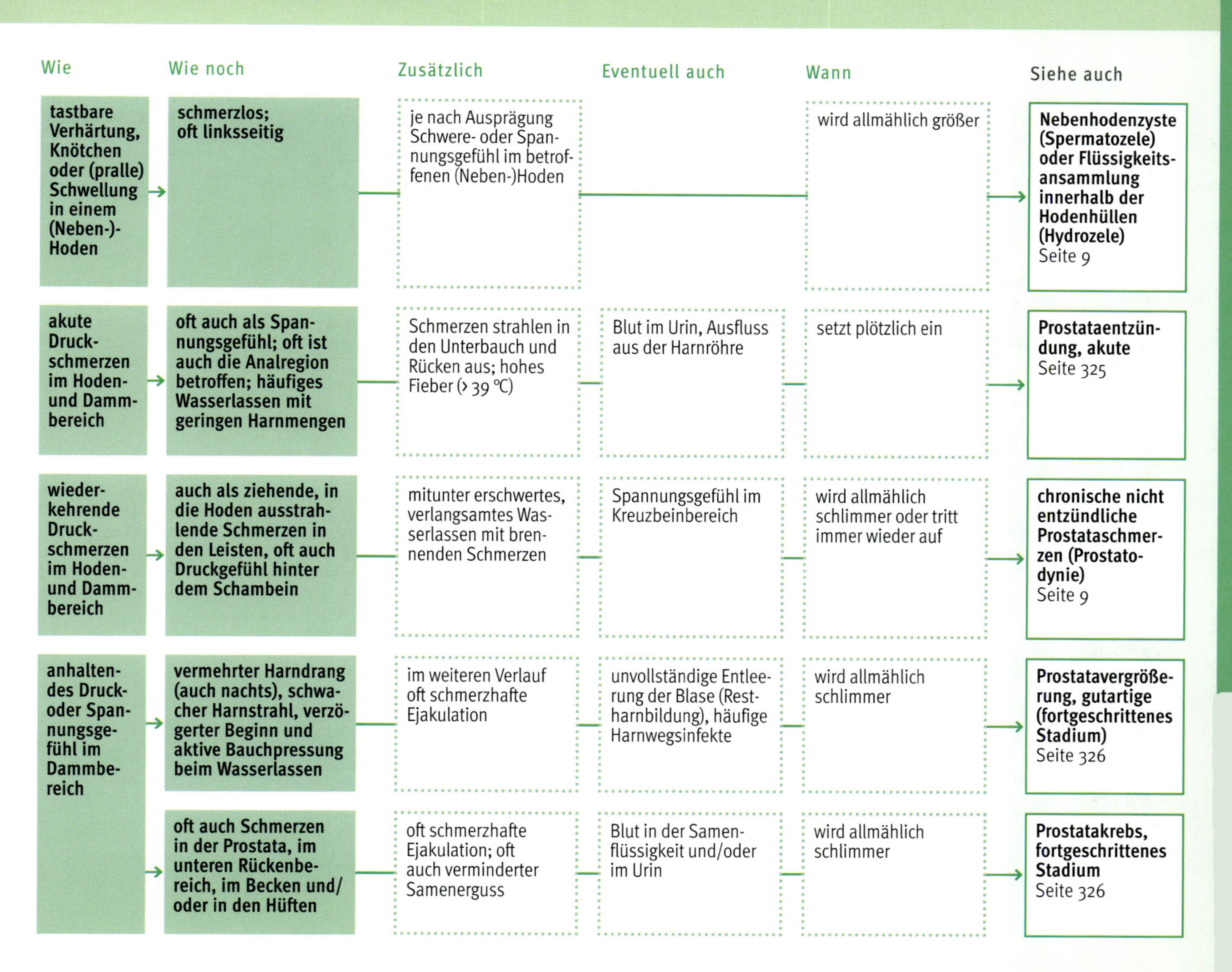

Wie	Wie noch	Zusätzlich	Eventuell auch	Wann	Siehe auch
tastbare Verhärtung, Knötchen oder (pralle) Schwellung in einem (Neben-)-Hoden	**schmerzlos; oft linksseitig**	je nach Ausprägung Schwere- oder Spannungsgefühl im betroffenen (Neben-)Hoden		wird allmählich größer	**Nebenhodenzyste (Spermatozele) oder Flüssigkeitsansammlung innerhalb der Hodenhüllen (Hydrozele)** Seite 9
akute Druckschmerzen im Hoden- und Dammbereich	**oft auch als Spannungsgefühl; oft ist auch die Analregion betroffen; häufiges Wasserlassen mit geringen Harnmengen**	Schmerzen strahlen in den Unterbauch und Rücken aus; hohes Fieber (> 39 °C)	Blut im Urin, Ausfluss aus der Harnröhre	setzt plötzlich ein	**Prostataentzündung, akute** Seite 325
wiederkehrende Druckschmerzen im Hoden- und Dammbereich	**auch als ziehende, in die Hoden ausstrahlende Schmerzen in den Leisten, oft auch Druckgefühl hinter dem Schambein**	mitunter erschwertes, verlangsamtes Wasserlassen mit brennenden Schmerzen	Spannungsgefühl im Kreuzbeinbereich	wird allmählich schlimmer oder tritt immer wieder auf	**chronische nicht entzündliche Prostataschmerzen (Prostatodynie)** Seite 9
anhaltendes Druck- oder Spannungsgefühl im Dammbereich	**vermehrter Harndrang (auch nachts), schwacher Harnstrahl, verzögerter Beginn und aktive Bauchpressung beim Wasserlassen**	im weiteren Verlauf oft schmerzhafte Ejakulation	unvollständige Entleerung der Blase (Restharnbildung), häufige Harnwegsinfekte	wird allmählich schlimmer	**Prostatavergrößerung, gutartige (fortgeschrittenes Stadium)** Seite 326
	oft auch Schmerzen in der Prostata, im unteren Rückenbereich, im Becken und/oder in den Hüften	oft schmerzhafte Ejakulation; oft auch verminderter Samenerguss	Blut in der Samenflüssigkeit und/oder im Urin	wird allmählich schlimmer	**Prostatakrebs, fortgeschrittenes Stadium** Seite 326

Penis, schmerzhafte Veränderungen

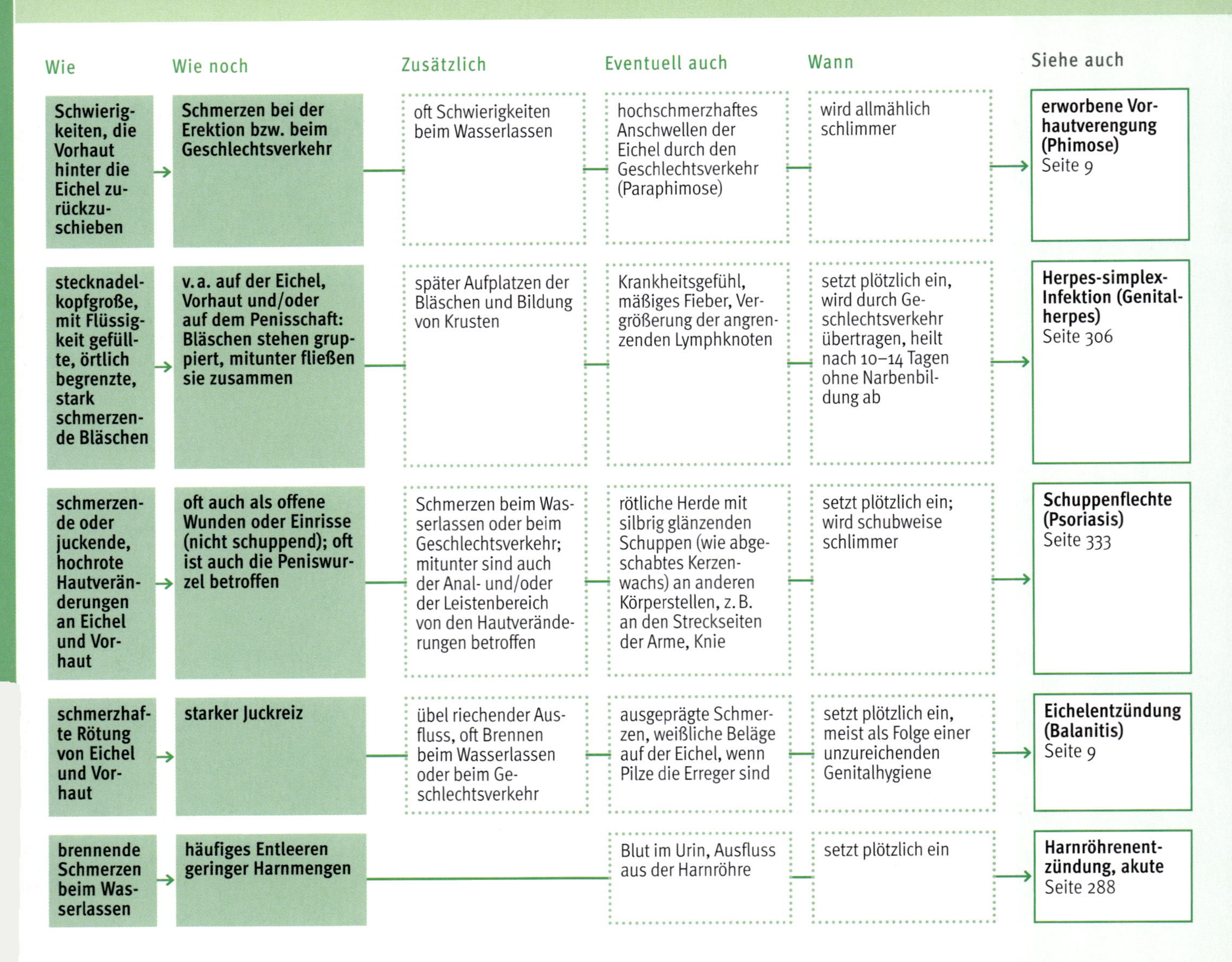

Wie	Wie noch	Zusätzlich	Eventuell auch	Wann	Siehe auch
Schwierigkeiten, die Vorhaut hinter die Eichel zurückzuschieben	**Schmerzen bei der Erektion bzw. beim Geschlechtsverkehr**	oft Schwierigkeiten beim Wasserlassen	hochschmerzhaftes Anschwellen der Eichel durch den Geschlechtsverkehr (Paraphimose)	wird allmählich schlimmer	**erworbene Vorhautverengung (Phimose)** Seite 9
stecknadelkopfgroße, mit Flüssigkeit gefüllte, örtlich begrenzte, stark schmerzende Bläschen	**v.a. auf der Eichel, Vorhaut und/oder auf dem Penisschaft: Bläschen stehen gruppiert, mitunter fließen sie zusammen**	später Aufplatzen der Bläschen und Bildung von Krusten	Krankheitsgefühl, mäßiges Fieber, Vergrößerung der angrenzenden Lymphknoten	setzt plötzlich ein, wird durch Geschlechtsverkehr übertragen, heilt nach 10–14 Tagen ohne Narbenbildung ab	**Herpes-simplex-Infektion (Genitalherpes)** Seite 306
schmerzende oder juckende, hochrote Hautveränderungen an Eichel und Vorhaut	**oft auch als offene Wunden oder Einrisse (nicht schuppend); oft ist auch die Peniswurzel betroffen**	Schmerzen beim Wasserlassen oder beim Geschlechtsverkehr; mitunter sind auch der Anal- und/oder der Leistenbereich von den Hautveränderungen betroffen	rötliche Herde mit silbrig glänzenden Schuppen (wie abgeschabtes Kerzenwachs) an anderen Körperstellen, z. B. an den Streckseiten der Arme, Knie	setzt plötzlich ein; wird schubweise schlimmer	**Schuppenflechte (Psoriasis)** Seite 333
schmerzhafte Rötung von Eichel und Vorhaut	**starker Juckreiz**	übel riechender Ausfluss, oft Brennen beim Wasserlassen oder beim Geschlechtsverkehr	ausgeprägte Schmerzen, weißliche Beläge auf der Eichel, wenn Pilze die Erreger sind	setzt plötzlich ein, meist als Folge einer unzureichenden Genitalhygiene	**Eichelentzündung (Balanitis)** Seite 9
brennende Schmerzen beim Wasserlassen	**häufiges Entleeren geringer Harnmengen**		Blut im Urin, Ausfluss aus der Harnröhre	setzt plötzlich ein	**Harnröhrenentzündung, akute** Seite 288

Penis, schmerzhafte Veränderungen

Wie	Wie noch	Zusätzlich	Eventuell auch	Wann	Siehe auch
brennende Schmerzen beim Wasserlassen	**häufiges Entleeren geringer Harnmengen; Druckschmerzen und Spannungsgefühl im Damm- und Analbereich**	Schmerzen in Unterbauch und Rücken; hohes Fieber (> 39 °C)	Blut im Harn, Ausfluss aus der Harnröhre	setzt plötzlich ein	**Prostataentzündung, akute** Seite 325
	mitunter erschwertes, verlangsamtes Wasserlassen	ziehende, in die Hoden und Damm ausstrahlende Schmerzen in den Leisten, Druckgefühl im Damm und hinter dem Schambein	Spannungsgefühl im Kreuzbeinbereich	tritt immer wieder auf oder wird allmählich schlimmer	**chronische, nicht entzündliche Prostataschmerzen (Prostatodynie)** Seite 9
schmerzhafte Ejakulation	**Verkrümmung und Abknicken des Penis bei der Erektion, später dauerhafte „Verbiegung“ des Penis nach oben oder zur Seite; oft tastbare Knoten in der Schwellkörperhaut**	im weiteren Verlauf oft Wanderungstendenz der Knoten, wodurch sich Richtung und Ausmaß der Penisverbiebung ändern können	fassreifenartiges Abschnürungsgefühl im Bereich der Schwellkörper, nachlassende Erektionsfähigkeit bis hin zum Unvermögen einer Versteifung	wird allmählich oder schubweise schlimmer	**herdförmige Einlagerungen von Bindegewebe in die Schwellkörper (Induratio penis plastica)** Seite 9
	vermehrter Harndrang (auch nachts), schwacher Harnstrahl, verzögerter Beginn und aktive Bauchpressung beim Wasserlassen	Druck- oder Spannungsgefühl im Dammbereich	unvollständiges Entleeren der Blase (Restharnbildung), häufige Harnwegsinfekte	wird allmählich schlimmer	**Prostatavergrößerung, gutartige** Seite 326
	oft auch verminderter Samenerguss, mitunter Blut in der Samenflüssigkeit und/oder im Urin	vermehrter Harndrang (auch nachts); schwacher Harnstrahl, verzögerter Beginn und aktive Bauchpressung beim Wasserlassen	Schmerzen in der Prostata, im unteren Rückenbereich, im Becken und/oder in den Hüften	wird allmählich schlimmer	**Prostatakrebs** Seite 326

Penis, schmerzhafte Veränderungen

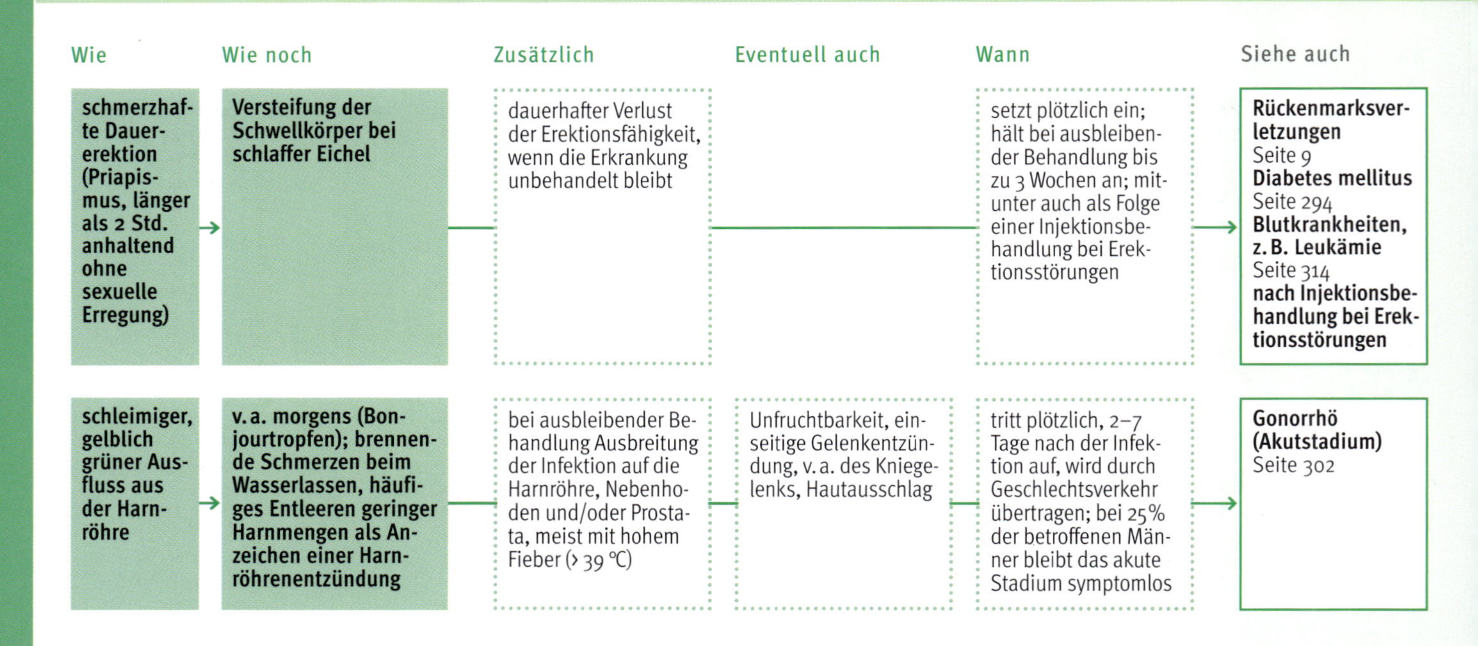

Wie	Wie noch	Zusätzlich	Eventuell auch	Wann	Siehe auch
schmerzhafte Dauererektion (Priapismus, länger als 2 Std. anhaltend ohne sexuelle Erregung)	**Versteifung der Schwellkörper bei schlaffer Eichel**	dauerhafter Verlust der Erektionsfähigkeit, wenn die Erkrankung unbehandelt bleibt		setzt plötzlich ein; hält bei ausbleibender Behandlung bis zu 3 Wochen an; mitunter auch als Folge einer Injektionsbehandlung bei Erektionsstörungen	**Rückenmarksverletzungen** Seite 9 **Diabetes mellitus** Seite 294 **Blutkrankheiten, z. B. Leukämie** Seite 314 **nach Injektionsbehandlung bei Erektionsstörungen**
schleimiger, gelblich grüner Ausfluss aus der Harnröhre	**v. a. morgens (Bonjourtropfen); brennende Schmerzen beim Wasserlassen, häufiges Entleeren geringer Harnmengen als Anzeichen einer Harnröhrenentzündung**	bei ausbleibender Behandlung Ausbreitung der Infektion auf die Harnröhre, Nebenhoden und/oder Prostata, meist mit hohem Fieber (> 39 °C)	Unfruchtbarkeit, einseitige Gelenkentzündung, v. a. des Kniegelenks, Hautausschlag	tritt plötzlich, 2–7 Tage nach der Infektion auf, wird durch Geschlechtsverkehr übertragen; bei 25 % der betroffenen Männer bleibt das akute Stadium symptomlos	**Gonorrhö (Akutstadium)** Seite 302

Penis, schmerzlose Veränderungen

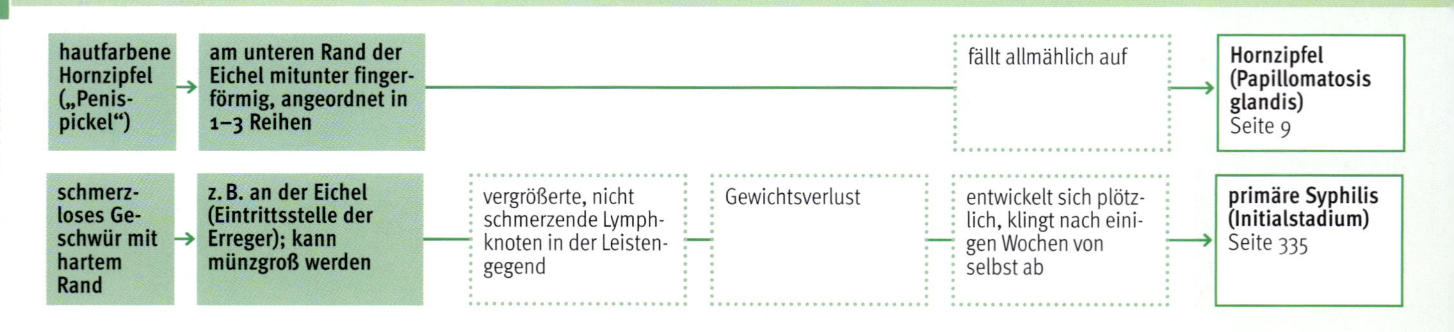

Wie	Wie noch	Zusätzlich	Eventuell auch	Wann	Siehe auch
hautfarbene Hornzipfel („Penispickel“)	**am unteren Rand der Eichel mitunter fingerförmig, angeordnet in 1–3 Reihen**			fällt allmählich auf	**Hornzipfel (Papillomatosis glandis)** Seite 9
schmerzloses Geschwür mit hartem Rand	**z. B. an der Eichel (Eintrittsstelle der Erreger); kann münzgroß werden**	vergrößerte, nicht schmerzende Lymphknoten in der Leistengegend	Gewichtsverlust	entwickelt sich plötzlich, klingt nach einigen Wochen von selbst ab	**primäre Syphilis (Initialstadium)** Seite 335

Penis, schmerzlose Veränderungen

Wie	Wie noch	Zusätzlich	Eventuell auch	Wann	Siehe auch
kleine, spitze, hautfarbene bis braune Warzen mit blumenkohlähnlicher Oberfläche	**an Eichelrand oder Vorhaut; oft auch im Anal- und Dammbereich, vermehren sich rasch, breiten sich oft beerenartig aus**	die Warzen am Penis sind zunächst oft feucht, später sind sie von einer Hornhaut überzogen	Bildung von großen blumenkohlartigen Tumoren	fällt plötzlich auf, wird durch Geschlechtsverkehr übertragen	**spitze Feigwarzen (Condylomata acuminata) → Warzen** Seite 338
schmerzlose Verhärtung oder Schwellung	**v. a. an Eichel oder Vorhaut, mitunter auch am Penisschaft**	oft Ausfluss (klar bzw. blutig, übel riechend), oft vergrößerte Lymphknoten in der Leiste	warzenähnlicher Tumor mit blumenkohlartiger Oberfläche oder blutendes Geschwür	fällt allmählich auf; begünstigt u. a. durch Vorhautverengung, HPV[1]-Infektion	**Peniskrebs** Seite 9
stecknadel- bis erbsengroße, weiße Hautareale	**an Vorhaut und Eichel; mitunter vereinigen sich die einzelnen Bereiche im weiteren Verlauf zu einem großen Areal**	später pergamentartige Umwandlung bzw. Verhornung und Rückbildung der betroffenen Haut mit einer Vorhautverengung	schmerzhaftes Wasserlassen als Folge einer Schrumpfung der Harnröhre	wird schubweise schlimmer	**Lichen sclerosus (LS)** Seite 9
verzögerte, verkürzte, mangelhafte oder ausbleibende Erektion trotz sexueller Erregung				tritt sporadisch oder andauernd auf	**Bluthochdruck** Seite 289 **Diabetes mellitus** Seite 294 **neurologische Erkrankungen wie Multiple Sklerose** Seite 320 **Depression** Seite 294
	in zeitlichem Zusammenhang mit der Einnahme von Medikamenten wie Betablocker, entwässernde Mittel, Psychopharmaka, Spironolacton			tritt andauernd auf, vergeht beim Absetzen der Medikamente wieder	**Nebenwirkung von Medikamenten**

HPV = Humane Papillomaviren

Unterleib

Scheide, schmerzhafte Veränderungen

Wie	Wie noch	Zusätzlich	Eventuell auch	Wann	Siehe auch
stecknadelkopfgroße, mit Flüssigkeit gefüllte, örtlich begrenzte, stark schmerzende Bläschen →	**v. a. auf den Schamlippen, im Scheideneingang; Bläschen stehen gruppiert, mitunter fließen sie zusammen, später Aufplatzen der Bläschen und Bildung von Krusten**	weißlicher, glasiger oder schleimiger Ausfluss	Krankheitsgefühl, mäßiges Fieber, Vergrößerung der angrenzenden Lymphknoten	setzt plötzlich ein, wird durch Geschlechtsverkehr übertragen, heilt nach 10–14 Tagen ohne Narbenbildung ab	→ **Herpes-simplex-Infektion (Genitalherpes)** Seite 306
schmerzende oder juckende, hochrote Hautveränderungen an den Schamlippen →	**oft auch als offene Wunden oder Einrisse (nicht schuppend); oft auch in der Scheide**	Schmerzen beim Wasserlassen oder beim Geschlechtsverkehr	Hautveränderungen auch im Anal- und Leistenbereich; rötliche Herde mit silbrig glänzenden Schuppen (wie abgeschabtes Kerzenwachs) an anderen Körperstellen, z. B. an den Streckseiten der Arme, Knie	setzt plötzlich ein; wird schubweise schlimmer	→ **Schuppenflechte (Psoriasis)** Seite 333
schmerzende Schwellung der Schamlippen →	**meist einseitig an der Innenseite von einer der beiden kleinen Schamlippen**	Beeinträchtigung beim Sitzen oder Laufen	Bildung einer Zyste (bis zu 5 cm groß) durch Verschluss des Drüsenausführungsgangs	tritt plötzlich auf	→ **Bartholinitis (Entzündung der Bartholin-Drüsen am Scheideneingang)** Seite 285
Brennen und Wundgefühl in der Scheide →	**gerötete und geschwollene Schamlippen, oft auch Rötung der Scheidenwand; (heftiger) Juckreiz in der Scheide**	weißlicher, cremiger oder bröckeliger Ausfluss, oft weißliche Beläge z. B. in den Falten der Schamlippen	Brennen oder Schmerzen im Scheidenbereich beim Geschlechtsverkehr	tritt plötzlich auf	→ **Pilzinfektion der Scheide (Vaginalmykose) → Scheidenentzündung** Seite 330

Scheide, schmerzhafte Veränderungen

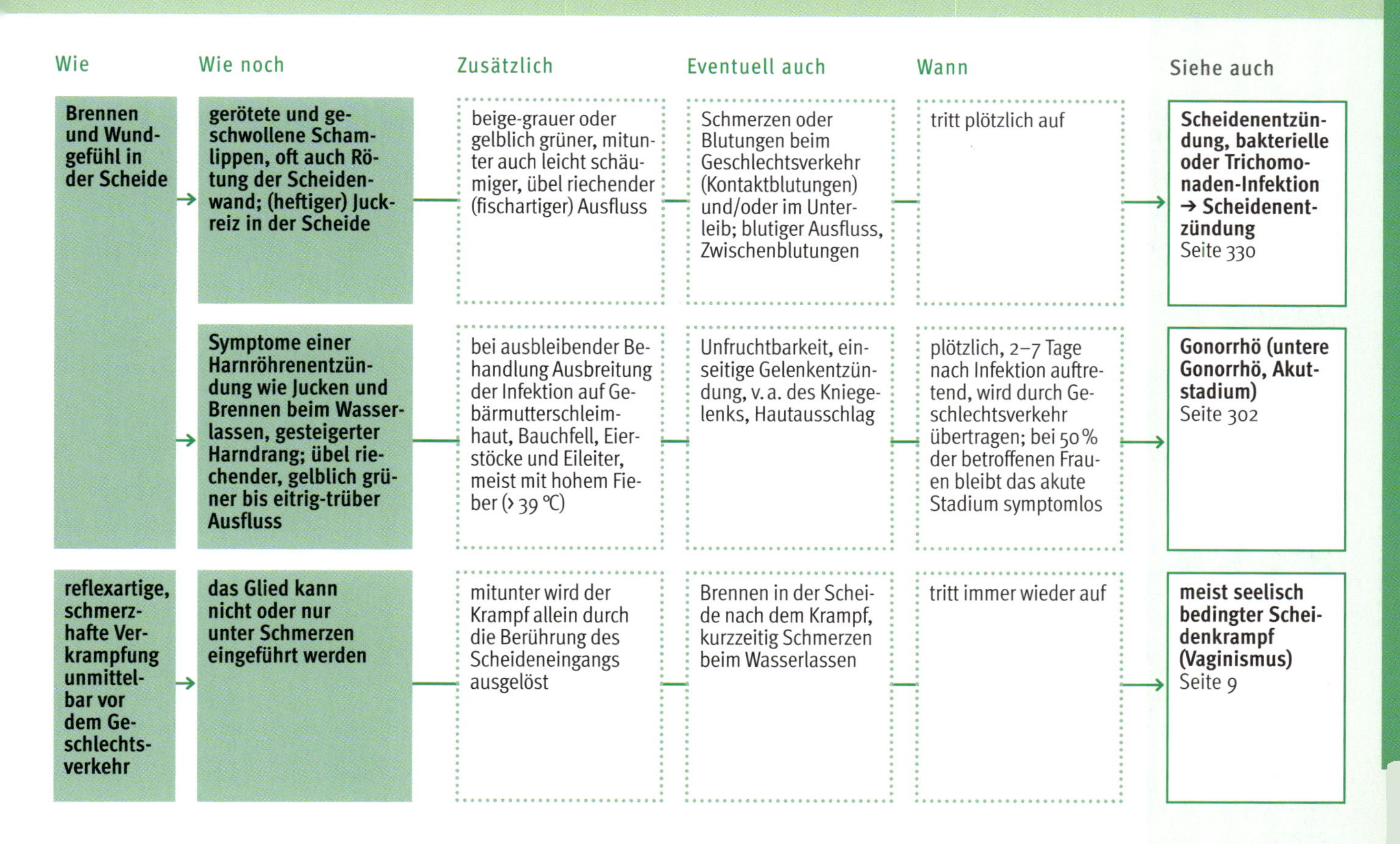

Wie	Wie noch	Zusätzlich	Eventuell auch	Wann	Siehe auch
Brennen und Wundgefühl in der Scheide	**gerötete und geschwollene Schamlippen, oft auch Rötung der Scheidenwand; (heftiger) Juckreiz in der Scheide**	beige-grauer oder gelblich grüner, mitunter auch leicht schäumiger, übel riechender (fischartiger) Ausfluss	Schmerzen oder Blutungen beim Geschlechtsverkehr (Kontaktblutungen) und/oder im Unterleib; blutiger Ausfluss, Zwischenblutungen	tritt plötzlich auf	**Scheidenentzündung, bakterielle oder Trichomonaden-Infektion → Scheidenentzündung** Seite 330
Brennen und Wundgefühl in der Scheide	**Symptome einer Harnröhrenentzündung wie Jucken und Brennen beim Wasserlassen, gesteigerter Harndrang; übel riechender, gelblich grüner bis eitrig-trüber Ausfluss**	bei ausbleibender Behandlung Ausbreitung der Infektion auf Gebärmutterschleimhaut, Bauchfell, Eierstöcke und Eileiter, meist mit hohem Fieber (> 39 °C)	Unfruchtbarkeit, einseitige Gelenkentzündung, v. a. des Kniegelenks, Hautausschlag	plötzlich, 2–7 Tage nach Infektion auftretend, wird durch Geschlechtsverkehr übertragen; bei 50 % der betroffenen Frauen bleibt das akute Stadium symptomlos	**Gonorrhö (untere Gonorrhö, Akutstadium)** Seite 302
reflexartige, schmerzhafte Verkrampfung unmittelbar vor dem Geschlechtsverkehr	**das Glied kann nicht oder nur unter Schmerzen eingeführt werden**	mitunter wird der Krampf allein durch die Berührung des Scheideneingangs ausgelöst	Brennen in der Scheide nach dem Krampf, kurzzeitig Schmerzen beim Wasserlassen	tritt immer wieder auf	**meist seelisch bedingter Scheidenkrampf (Vaginismus)** Seite 9

Scheide, schmerzlose Veränderungen

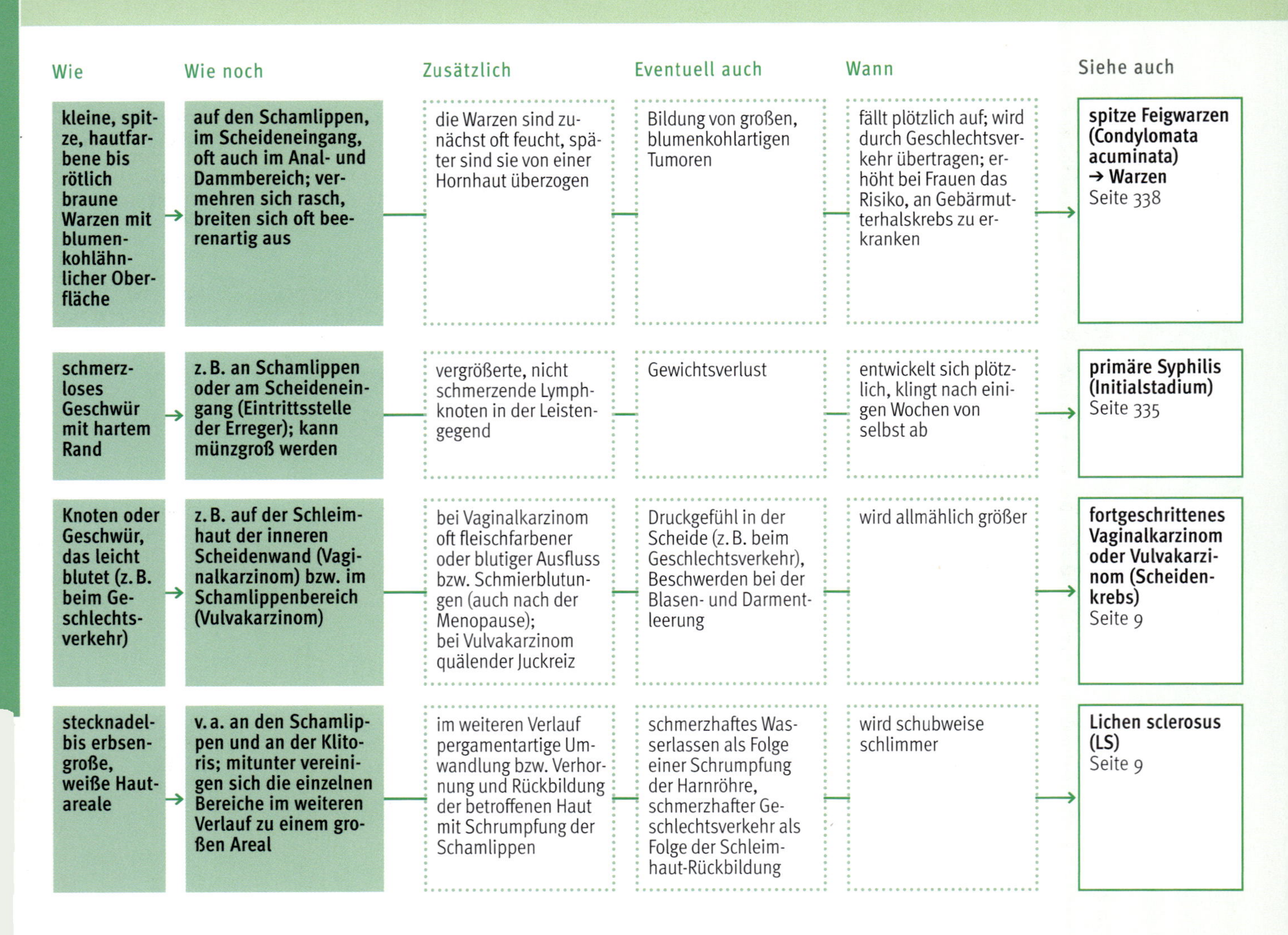

Wie	Wie noch	Zusätzlich	Eventuell auch	Wann	Siehe auch
kleine, spitze, hautfarbene bis rötlich braune Warzen mit blumenkohlähnlicher Oberfläche	**auf den Schamlippen, im Scheideneingang, oft auch im Anal- und Dammbereich; vermehren sich rasch, breiten sich oft beerenartig aus**	die Warzen sind zunächst oft feucht, später sind sie von einer Hornhaut überzogen	Bildung von großen, blumenkohlartigen Tumoren	fällt plötzlich auf; wird durch Geschlechtsverkehr übertragen; erhöht bei Frauen das Risiko, an Gebärmutterhalskrebs zu erkranken	**spitze Feigwarzen (Condylomata acuminata) → Warzen** Seite 338
schmerzloses Geschwür mit hartem Rand	**z. B. an Schamlippen oder am Scheideneingang (Eintrittsstelle der Erreger); kann münzgroß werden**	vergrößerte, nicht schmerzende Lymphknoten in der Leistengegend	Gewichtsverlust	entwickelt sich plötzlich, klingt nach einigen Wochen von selbst ab	**primäre Syphilis (Initialstadium)** Seite 335
Knoten oder Geschwür, das leicht blutet (z. B. beim Geschlechtsverkehr)	**z. B. auf der Schleimhaut der inneren Scheidenwand (Vaginalkarzinom) bzw. im Schamlippenbereich (Vulvakarzinom)**	bei Vaginalkarzinom oft fleischfarbener oder blutiger Ausfluss bzw. Schmierblutungen (auch nach der Menopause); bei Vulvakarzinom quälender Juckreiz	Druckgefühl in der Scheide (z. B. beim Geschlechtsverkehr), Beschwerden bei der Blasen- und Darmentleerung	wird allmählich größer	**fortgeschrittenes Vaginalkarzinom oder Vulvakarzinom (Scheidenkrebs)** Seite 9
stecknadel- bis erbsengroße, weiße Hautareale	**v. a. an den Schamlippen und an der Klitoris; mitunter vereinigen sich die einzelnen Bereiche im weiteren Verlauf zu einem großen Areal**	im weiteren Verlauf pergamentartige Umwandlung bzw. Verhornung und Rückbildung der betroffenen Haut mit Schrumpfung der Schamlippen	schmerzhaftes Wasserlassen als Folge einer Schrumpfung der Harnröhre, schmerzhafter Geschlechtsverkehr als Folge der Schleimhaut-Rückbildung	wird schubweise schlimmer	**Lichen sclerosus (LS)** Seite 9

Stuhl, blutiger

Wie	Wie noch	Zusätzlich	Eventuell auch	Wann	Siehe auch
hellrote Blutspuren auf dem Toilettenpapier beim Abwischen	**(entzündete) Kratzspuren bzw. kleine Einrisse der Analschleimhaut, starker Juckreiz**	Rötung und/oder Schwellung der Analschleimhaut, oft nässende, schmierig-feuchte Analschleimhaut	Beschwerden durch Hämorrhoiden (siehe unten) oder infolge einer Analfistel (siehe 174)	wird rasch schlimmer; wird begünstigt z. B. durch Schwitzen oder enge Hosen bzw. durch mangelnde Analhygiene	**Hautentzündung der äußeren Analschleimhaut durch Bakterien- oder Pilzbefall** Seite 9
hellrote Blutauflagerungen auf dem Stuhl	**starke Schmerzen während des Stuhlgangs, die oft noch einige Stunden danach anhalten, oft auch Juckreiz, oft nässende, schmierig-feuchte Analschleimhaut**	oft Unterdrückung des Stuhldrangs aus Angst vor den Schmerzen, mit der Folge einer Verstopfung	sicht- und fühlbare Hautverdickung in der Analschleimhaut (Vorpostenfalte), schmerzhafte Verkrampfung der Schließmuskulatur	setzt meist plötzlich ein; wird begünstigt z. B. durch harten Stuhl oder länger anhaltenden Durchfall; mitunter auch Folge von Hämorrhoiden	**Analfissur (Einriss der Analschleimhaut)** Seite 280
	Knoten, die beim Pressen während des Stuhlgangs im Afterbereich vorfallen und danach wieder verschwinden bzw. sich manuell zurückschieben lassen	starke Schmerzen während des Stuhlgangs, oft Juckreiz und nässendes Ekzem auf der Analschleimhaut	Dauerschmerzen durch permanent vorgefallene Knoten, die sich manuell nicht mehr zurückverlagern lassen; verschmutzte Unterwäsche durch Kotschmiere	fällt allmählich auf	**Hämorrhoiden (ab Stadium III)** Seite 304
	oft auch Schleimauflagerungen auf dem Stuhl; sichtbare Ausstülpung der Anus- bzw. Mastdarmschleimhaut durch den Afterkanal nach außen, zunächst nur beim Pressen während des Stuhlgangs, später andauernd	wiederkehrende Schmerzen und Fremdkörpergefühl beim Stuhlgang; später oft Probleme, den Stuhl zu halten (Stuhlinkontinenz), oft Juckreiz in der Analregion, oft Gefühl der unvollständigen Stuhlentleerung	Beschwerden durch ausgeprägte Hämorrhoiden (siehe oben) oder eine chronische Verstopfung mit vermehrtem Pressen bei der Stuhlentleerung	fällt allmählich auf; Begünstigung u. a. durch mehrere Geburten bzw. Senkung des Beckenbodens	**Vorfall von Anus oder Enddarm** Seite 9

Stuhl, blutiger

Wie	Wie noch	Zusätzlich	Eventuell auch	Wann	Siehe auch
hellrotes Blut auf dem Stuhl bzw. Blutbeimengungen im Stuhl	**oft Stuhlunregelmäßigkeiten, z. B. Verstopfung und Durchfall im Wechsel**	oft ungewollter Abgang von Stuhl bei Blähungen bzw. generell Probleme, den Stuhl zu halten (Stuhlinkontinenz); vergrößerte Lymphknoten der Leisten (v. a. Analkrebs)	auffällig geformter Stuhl, z. B. Einkerbungen oder Bleistiftform; diffuse Unterbauchschmerzen; Gewichtsverlust, Müdigkeit, Leistungseinschränkung	fällt allmählich auf	**bösartiger Tumor der Analregion (Analkrebs) oder des Enddarms (Rektumkarzinom) → Darmkrebs** Seite 293
häufige Stühle, die mit hellrotem Blut oder Eiter bedeckt sind	**(Druck-)Schmerzen; Juckreiz und Brennen im Analbereich; ständiger schmerzhafter Stuhldrang mit Ausscheidung kleiner Stuhlmengen**	Fremdkörpergefühl im Analbereich	Symptome einer Colitis ulcerosa wie chronische, blutig-schleimige Durchfälle	oft im Rahmen einer Colitis ulcerosa, seltener durch Schädigung der Darmschleimhaut (z. B. Zäpfchenmissbrauch, fehlerhaft durchgeführte Einläufe)	**Mastdarmentzündung** Seite 9
Blut- und Schleimbeimengung im Stuhl	**krampfartige Schmerzen im linken Unterbauch, Verstärkung der Beschwerden durch Erschütterung; oft nach dem Essen**	Besserung der Beschwerden oft nach dem Stuhlgang, schweres Krankheitsgefühl, Fieber (> 38,5 °C)	Verstopfung oder Durchfall	tritt plötzlich auf	**Divertikulitis** Seite 295
	mitunter auch schwarzer, glänzender, klebriger Stuhl (Teerstuhl)		Stuhlunregelmäßigkeiten, z. B. Verstopfung und Durchfall im Wechsel; (leichtes) Druckgefühl im Unterbauch	fällt allmählich auf	**große Darmpolypen** Seite 9
plötzlich auftretender blutiger Stuhl, oft als Durchfall	**extrem starke Bauchschmerzen (Vernichtungsschmerz), danach schmerzfreie Zeit (< 12 Std.), dann erneut diffuse Bauchschmerzen**	mäßiges Fieber (< 38,5 °C), schlechter Allgemeinzustand, Übelkeit und Erbrechen	Schockzeichen wie Herzrasen, Blutdruckabfall, Atemstörungen, Bewusstseinstrübung	tritt plötzlich in den nächsten Stunden immer wieder auf	**Verschluss einer Eingeweidearterie (Mesenterialinfarkt)*** Seite 9

*** sofort den (Not-)Arzt rufen**

Stuhl, blutiger

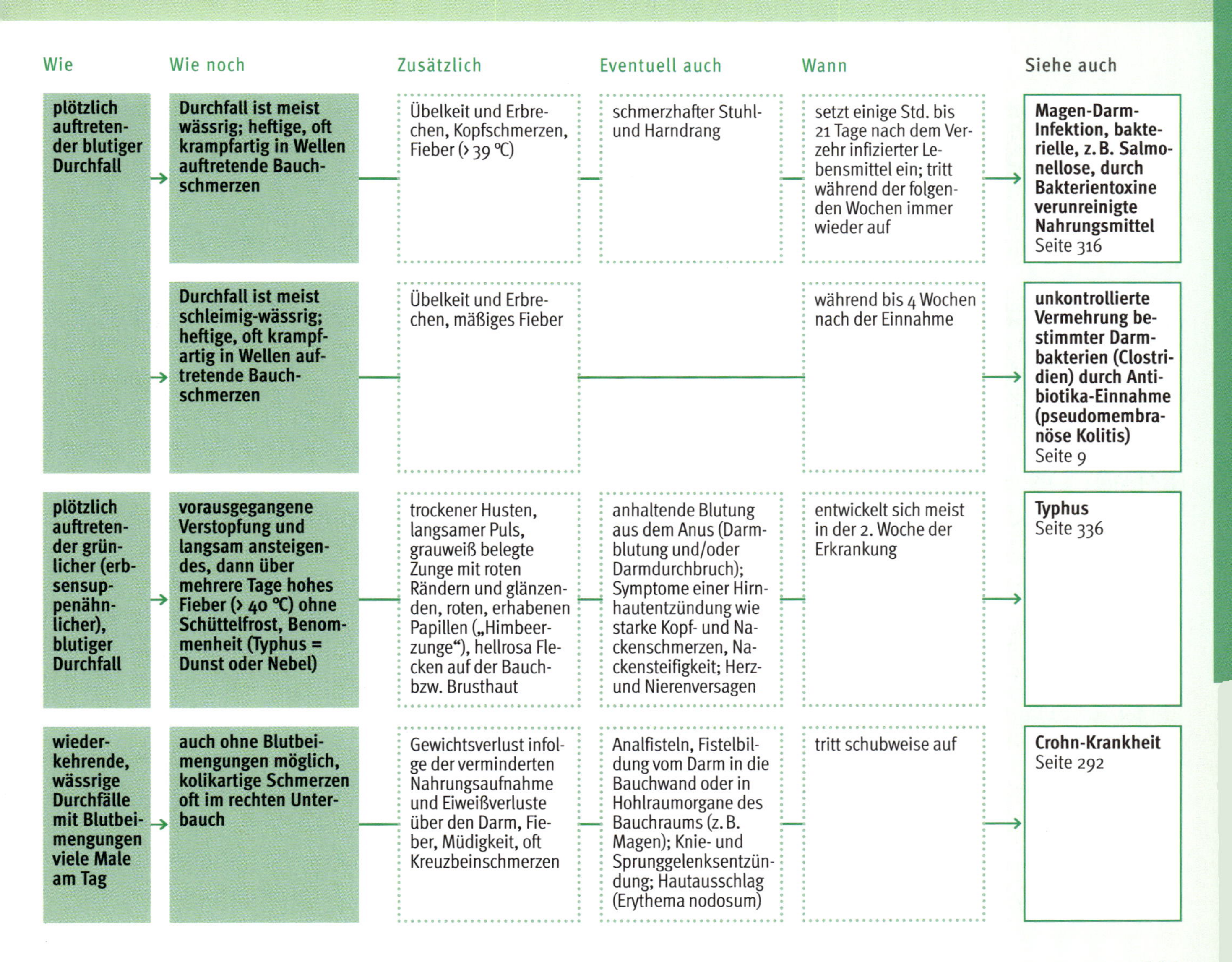

Wie	Wie noch	Zusätzlich	Eventuell auch	Wann	Siehe auch
plötzlich auftretender blutiger Durchfall	**Durchfall ist meist wässrig; heftige, oft krampfartig in Wellen auftretende Bauchschmerzen**	Übelkeit und Erbrechen, Kopfschmerzen, Fieber (> 39 °C)	schmerzhafter Stuhl- und Harndrang	setzt einige Std. bis 21 Tage nach dem Verzehr infizierter Lebensmittel ein; tritt während der folgenden Wochen immer wieder auf	**Magen-Darm-Infektion, bakterielle, z. B. Salmonellose, durch Bakterientoxine verunreinigte Nahrungsmittel** Seite 316
	Durchfall ist meist schleimig-wässrig; heftige, oft krampfartig in Wellen auftretende Bauchschmerzen	Übelkeit und Erbrechen, mäßiges Fieber		während bis 4 Wochen nach der Einnahme	**unkontrollierte Vermehrung bestimmter Darmbakterien (Clostridien) durch Antibiotika-Einnahme (pseudomembranöse Kolitis)** Seite 9
plötzlich auftretender grünlicher (erbsensuppenähnlicher), blutiger Durchfall	**vorausgegangene Verstopfung und langsam ansteigendes, dann über mehrere Tage hohes Fieber (> 40 °C) ohne Schüttelfrost, Benommenheit (Typhus = Dunst oder Nebel)**	trockener Husten, langsamer Puls, grauweiß belegte Zunge mit roten Rändern und glänzenden, roten, erhabenen Papillen („Himbeerzunge“), hellrosa Flecken auf der Bauch- bzw. Brusthaut	anhaltende Blutung aus dem Anus (Darmblutung und/oder Darmdurchbruch); Symptome einer Hirnhautentzündung wie starke Kopf- und Nackenschmerzen, Nackensteifigkeit; Herz- und Nierenversagen	entwickelt sich meist in der 2. Woche der Erkrankung	**Typhus** Seite 336
wiederkehrende, wässrige Durchfälle mit Blutbeimengungen viele Male am Tag	**auch ohne Blutbeimengungen möglich, kolikartige Schmerzen oft im rechten Unterbauch**	Gewichtsverlust infolge der verminderten Nahrungsaufnahme und Eiweißverluste über den Darm, Fieber, Müdigkeit, oft Kreuzbeinschmerzen	Analfisteln, Fistelbildung vom Darm in die Bauchwand oder in Hohlraumorgane des Bauchraums (z. B. Magen); Knie- und Sprunggelenksentzündung; Hautausschlag (Erythema nodosum)	tritt schubweise auf	**Crohn-Krankheit** Seite 292

Stuhl, blutiger

Wie	Wie noch	Zusätzlich	Eventuell auch	Wann	Siehe auch
wiederkehrende, blutig-schleimige Durchfälle viele Male am Tag	**kolikartige Schmerzen oft im linken Unterbauch**	oft Krämpfe vor der Darmentleerung, Gewichtsverlust infolge der verminderten Nahrungsaufnahme und Eiweißverluste über den Darm; Fieber; Müdigkeit	Dickdarmdurchbruch bei schwerstem Verlauf mit Darmblutungen	tritt schubweise auf	**Colitis ulcerosa** Seite 292
schwarzer, glänzender, klebriger, breiiger Stuhl, der nach Erde riecht (Teerstuhl)	**brennende, bohrende Schmerzen im Oberbauch**	vorangegangene Symptome wie Aufstoßen, Appetitlosigkeit, Übelkeit und Erbrechen ohne Blut	mäßiges bis massives, dunkelrotes bis schwarzes (kaffeesatzartiges) Bluterbrechen oder schwallartiges Erbrechen von hellrotem Blut	z. B. nach übermäßigem Alkohol- oder Nikotingenuss, nach der Einnahme von Schmerz- oder Rheumamitteln, nach einer Operation	**akute Magenschleimhautentzündung, bei der auch die tiefer liegenden Wandschichten betroffen sind (erosive Gastritis)** Seite 317
	Druckgefühl und (brennende oder bohrende) Schmerzen im Oberbauch, die oft ins Brustbein, in den Unterbauch und/oder Rücken ausstrahlen, Appetitlosigkeit, oft Mundgeruch	Völlegefühl, Übelkeit, Zunahme der Beschwerden v. a. unmittelbar nach dem Essen (Magengeschwür) oder bei Nüchternheit (Zwölffingerdarmgeschwür), oft Gewichtsverlust als Folge einer Nahrungsmittelunverträglichkeit	plötzliche messerstichartige, extrem heftige Bauchschmerzen, zunehmend schlechterer Allgemeinzustand, (Blut-)Erbrechen als Anzeichen eines Durchbruchs des Geschwürs	fällt allmählich auf oder setzt plötzlich ein	**blutendes Magen- oder Zwölffingerdarmgeschwür** Seite 318
	Bluterbrechen	Erschöpfung (infolge des häufigen Erbrechens)	Blutdruckabfall, Herzrasen bis hin zum Kreislaufversagen	nach heftigem unblutigem Erbrechen	**Längseinrisse am Übergang von der Speiseröhre zum Magen (Mallory-Weiss-Syndrom)*** Seite 9

*** sofort den (Not-)Arzt rufen**

Stuhl, blutiger

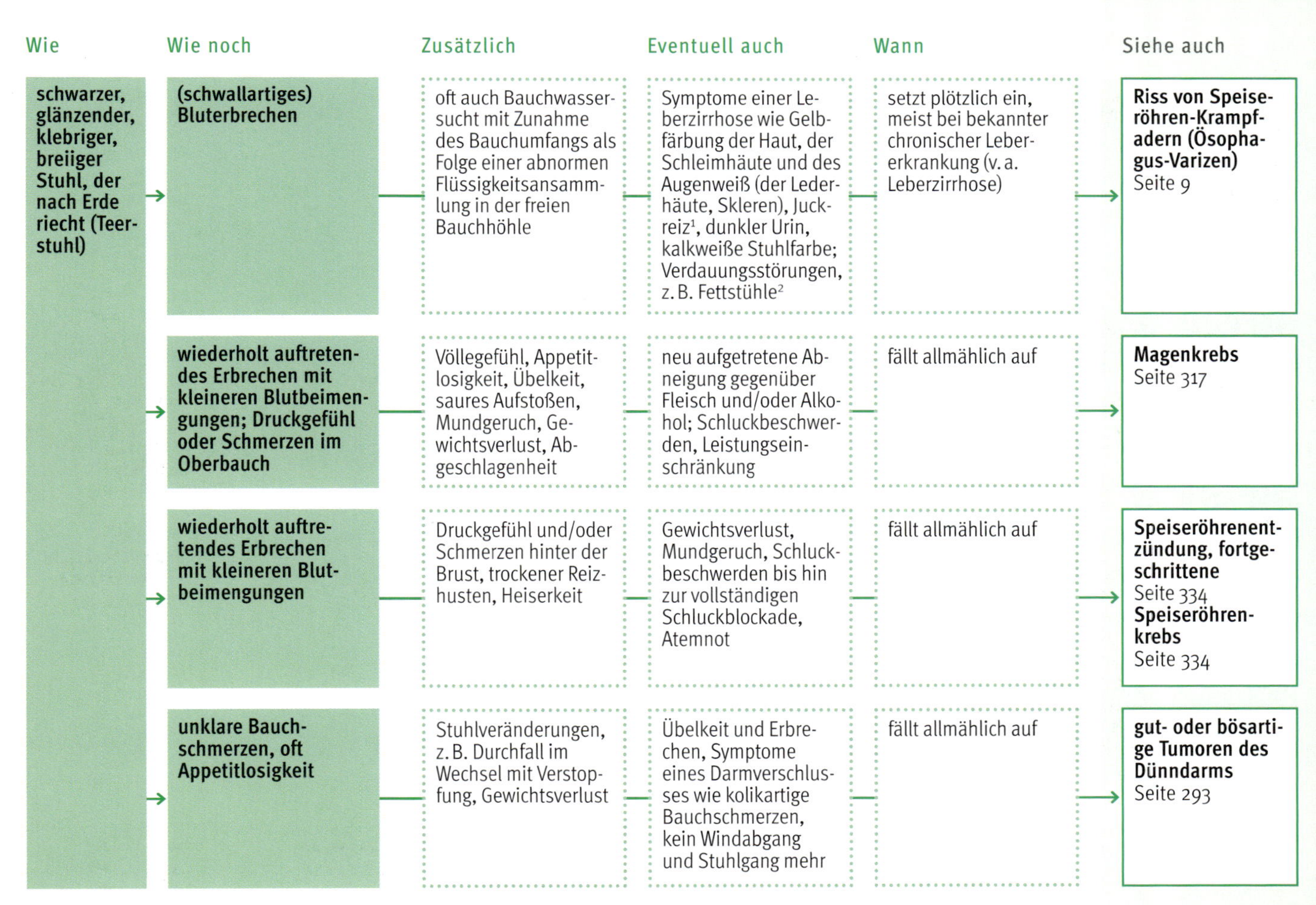

Wie	Wie noch	Zusätzlich	Eventuell auch	Wann	Siehe auch
schwarzer, glänzender, klebriger, breiiger Stuhl, der nach Erde riecht (Teerstuhl)	**(schwallartiges) Bluterbrechen**	oft auch Bauchwassersucht mit Zunahme des Bauchumfangs als Folge einer abnormen Flüssigkeitsansammlung in der freien Bauchhöhle	Symptome einer Leberzirrhose wie Gelbfärbung der Haut, der Schleimhäute und des Augenweiß (der Lederhäute, Skleren), Juckreiz[1], dunkler Urin, kalkweiße Stuhlfarbe; Verdauungsstörungen, z. B. Fettstühle[2]	setzt plötzlich ein, meist bei bekannter chronischer Lebererkrankung (v. a. Leberzirrhose)	**Riss von Speiseröhren-Krampfadern (Ösophagus-Varizen)** Seite 9
	wiederholt auftretendes Erbrechen mit kleineren Blutbeimengungen; Druckgefühl oder Schmerzen im Oberbauch	Völlegefühl, Appetitlosigkeit, Übelkeit, saures Aufstoßen, Mundgeruch, Gewichtsverlust, Abgeschlagenheit	neu aufgetretene Abneigung gegenüber Fleisch und/oder Alkohol; Schluckbeschwerden, Leistungseinschränkung	fällt allmählich auf	**Magenkrebs** Seite 317
	wiederholt auftretendes Erbrechen mit kleineren Blutbeimengungen	Druckgefühl und/oder Schmerzen hinter der Brust, trockener Reizhusten, Heiserkeit	Gewichtsverlust, Mundgeruch, Schluckbeschwerden bis hin zur vollständigen Schluckblockade, Atemnot	fällt allmählich auf	**Speiseröhrenentzündung, fortgeschrittene** Seite 334 **Speiseröhrenkrebs** Seite 334
	unklare Bauchschmerzen, oft Appetitlosigkeit	Stuhlveränderungen, z. B. Durchfall im Wechsel mit Verstopfung, Gewichtsverlust	Übelkeit und Erbrechen, Symptome eines Darmverschlusses wie kolikartige Bauchschmerzen, kein Windabgang und Stuhlgang mehr	fällt allmählich auf	**gut- oder bösartige Tumoren des Dünndarms** Seite 293

[1] siehe Seite 236 [2] siehe Seite 205

Stuhl, Veränderungen

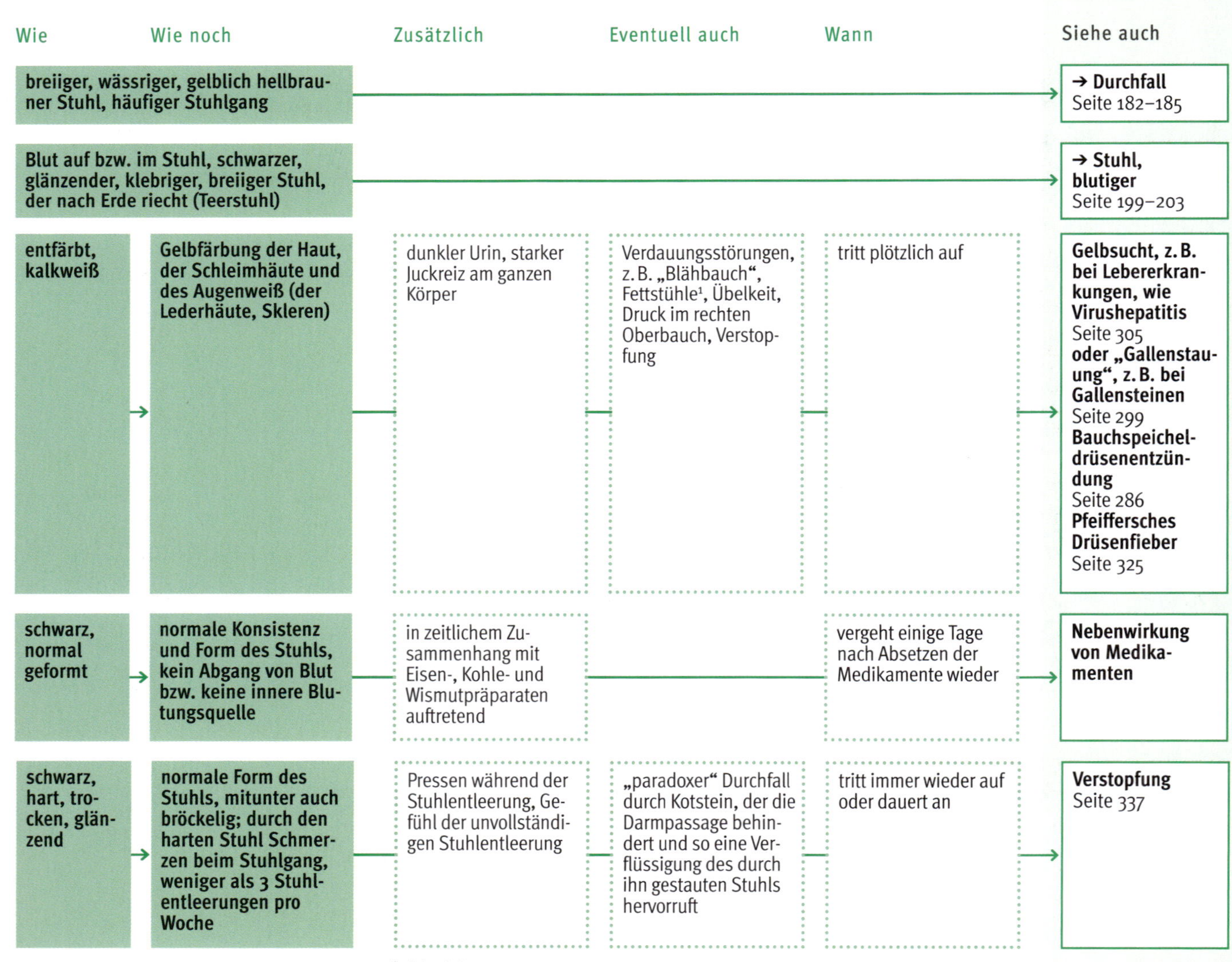

Wie	Wie noch	Zusätzlich	Eventuell auch	Wann	Siehe auch
breiiger, wässriger, gelblich hellbrauner Stuhl, häufiger Stuhlgang					**→ Durchfall** Seite 182–185
Blut auf bzw. im Stuhl, schwarzer, glänzender, klebriger, breiiger Stuhl, der nach Erde riecht (Teerstuhl)					**→ Stuhl, blutiger** Seite 199–203
entfärbt, kalkweiß	**Gelbfärbung der Haut, der Schleimhäute und des Augenweiß (der Lederhäute, Skleren)**	dunkler Urin, starker Juckreiz am ganzen Körper	Verdauungsstörungen, z. B. „Blähbauch“, Fettstühle[1], Übelkeit, Druck im rechten Oberbauch, Verstopfung	tritt plötzlich auf	**Gelbsucht, z. B. bei Lebererkrankungen, wie Virushepatitis** Seite 305 **oder „Gallenstauung“, z. B. bei Gallensteinen** Seite 299 **Bauchspeicheldrüsenentzündung** Seite 286 **Pfeiffersches Drüsenfieber** Seite 325
schwarz, normal geformt	**normale Konsistenz und Form des Stuhls, kein Abgang von Blut bzw. keine innere Blutungsquelle**	in zeitlichem Zusammenhang mit Eisen-, Kohle- und Wismutpräparaten auftretend		vergeht einige Tage nach Absetzen der Medikamente wieder	**Nebenwirkung von Medikamenten**
schwarz, hart, trocken, glänzend	**normale Form des Stuhls, mitunter auch bröckelig; durch den harten Stuhl Schmerzen beim Stuhlgang, weniger als 3 Stuhlentleerungen pro Woche**	Pressen während der Stuhlentleerung, Gefühl der unvollständigen Stuhlentleerung	„paradoxer“ Durchfall durch Kotstein, der die Darmpassage behindert und so eine Verflüssigung des durch ihn gestauten Stuhls hervorruft	tritt immer wieder auf oder dauert an	**Verstopfung** Seite 337

[1] *siehe Seite 205*

Stuhl, Veränderungen

Wie	Wie noch	Zusätzlich	Eventuell auch	Wann	Siehe auch
hart, trocken, ähnlich wie Schafskot	**oft im Wechsel mit breiigem bis flüssigem Stuhl, mitunter auch glasige Schleimbeimengungen im Stuhl**	wiederkehrende wandernde Bauchschmerzen, die unabhängig von der Nahrungsaufnahme auftreten; Appetitlosigkeit, Völlegefühl, Blähungen	Übelkeit und Erbrechen	oft nach bzw. in stressbelasteten Situationen oder tageszeiten- und situationsunabhängig	**Reizdarm** Seite 327
bleistiftförmig, bandartig	**mitunter auch eingekerbter oder aasartig riechender Stuhl; Blutauflagen oder -beimengungen im Stuhl, oft Stuhlunregelmäßigkeiten, z. B. Verstopfung und Durchfall im Wechsel**	oft ungewollter Abgang von Stuhl bei Blähungen bzw. generell Probleme, den Stuhl zu halten (Stuhlinkontinenz); vergrößerte Lymphknoten der Leisten (v. a. Analkrebs)	diffuse Unterbauchschmerzen; Gewichtsverlust, Müdigkeit, Leistungseinschränkung	fällt allmählich auf	**tumorbedingte Verengung der Darmpassage, z. B. Analkrebs oder Enddarmkrebs (Rektumkarzinom) → Darmkrebs** Seite 293
lehmartig, voluminös, fettig glänzend, klebrig, scharf riechend (Fettstuhl)	**oft breiig, durchfallartig**	Blähungen, Gewichtsverlust, diffuse Bauchschmerzen (Zöliakie/Sprue) bzw. von der Mitte gürtelförmig ausstrahlende Schmerzen in der Tiefe des Oberbauchs (chronische Bauchspeicheldrüsenentzündung)		tritt immer wieder auf oder dauert an	**vermehrte Fettausscheidung durch mangelnde Fettverdauung im Darm z. B. bei Zöliakie/Sprue** Seite 339 **Bauchspeicheldrüsenentzündung, chronische** Seite 286
ungewollter Abgang von Stuhl (Stuhlinkontinenz)	**(geringe) Verschmutzung der Unterwäsche**	(zunächst) v. a. bei Blähungen	immer wieder unkontrollierter bis hin zum vollständig unkontrollierten Abgang von flüssigem oder breiigem Stuhl	wird allmählich schlimmer oder ist von Beginn an ausgeprägt; mitunter auch bei Einnahme von Abmagerungsmitteln nach Verzehr von fetten Speisen	**neurologische Erkrankungen wie Multiple Sklerose** Seite 320

Unterleibsschmerzen bei Frauen

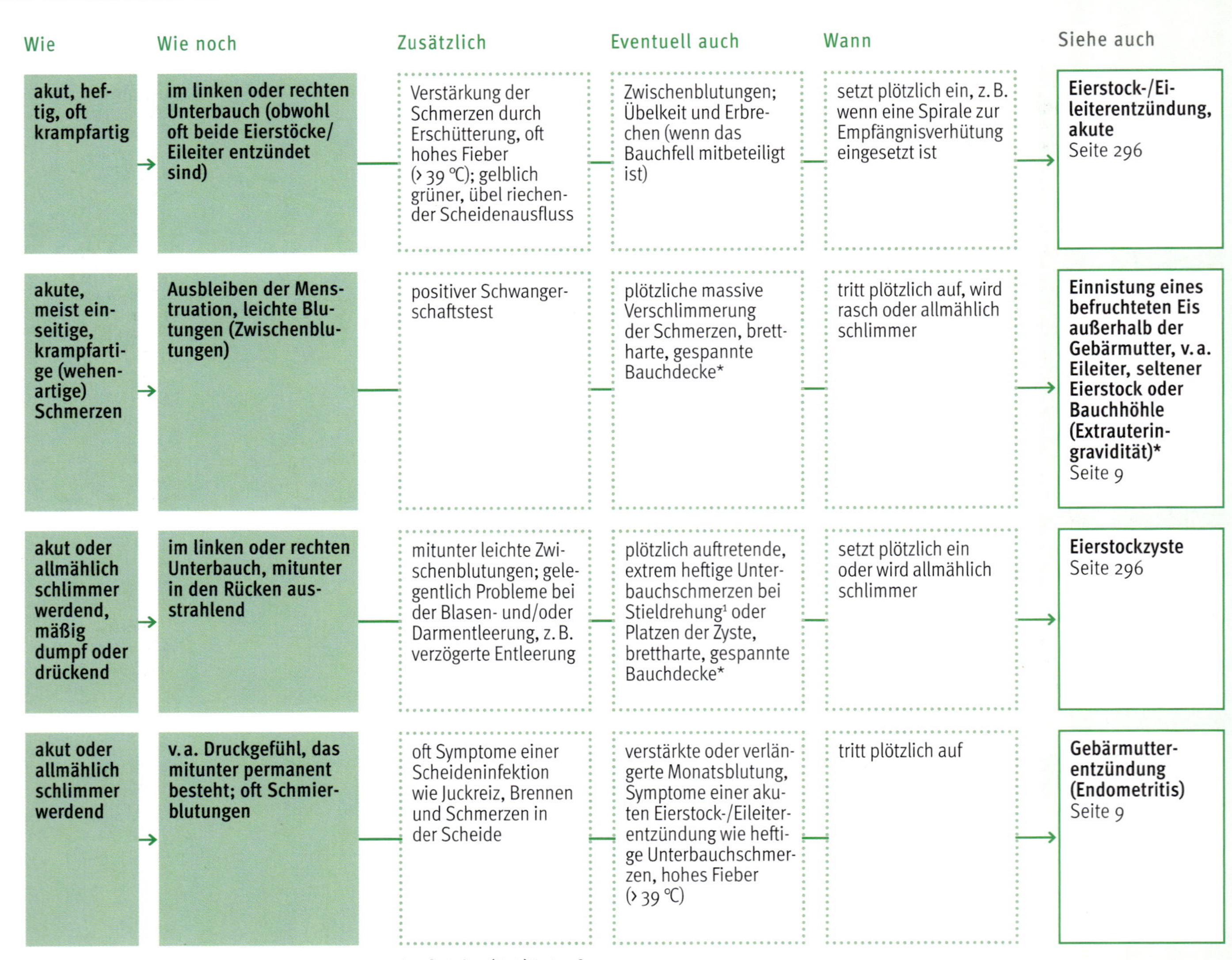

Wie	Wie noch	Zusätzlich	Eventuell auch	Wann	Siehe auch
akut, heftig, oft krampfartig	**im linken oder rechten Unterbauch (obwohl oft beide Eierstöcke/Eileiter entzündet sind)**	Verstärkung der Schmerzen durch Erschütterung, oft hohes Fieber (> 39 °C); gelblich grüner, übel riechender Scheidenausfluss	Zwischenblutungen; Übelkeit und Erbrechen (wenn das Bauchfell mitbeteiligt ist)	setzt plötzlich ein, z. B. wenn eine Spirale zur Empfängnisverhütung eingesetzt ist	**Eierstock-/Eileiterentzündung, akute** Seite 296
akute, meist einseitige, krampfartige (wehenartige) Schmerzen	**Ausbleiben der Menstruation, leichte Blutungen (Zwischenblutungen)**	positiver Schwangerschaftstest	plötzliche massive Verschlimmerung der Schmerzen, brettharte, gespannte Bauchdecke*	tritt plötzlich auf, wird rasch oder allmählich schlimmer	**Einnistung eines befruchteten Eis außerhalb der Gebärmutter, v. a. Eileiter, seltener Eierstock oder Bauchhöhle (Extrauteringravidität)*** Seite 9
akut oder allmählich schlimmer werdend, mäßig dumpf oder drückend	**im linken oder rechten Unterbauch, mitunter in den Rücken ausstrahlend**	mitunter leichte Zwischenblutungen; gelegentlich Probleme bei der Blasen- und/oder Darmentleerung, z. B. verzögerte Entleerung	plötzlich auftretende, extrem heftige Unterbauchschmerzen bei Stieldrehung[1] oder Platzen der Zyste, brettharte, gespannte Bauchdecke*	setzt plötzlich ein oder wird allmählich schlimmer	**Eierstockzyste** Seite 296
akut oder allmählich schlimmer werdend	**v. a. Druckgefühl, das mitunter permanent besteht; oft Schmierblutungen**	oft Symptome einer Scheideninfektion wie Juckreiz, Brennen und Schmerzen in der Scheide	verstärkte oder verlängerte Monatsblutung, Symptome einer akuten Eierstock-/Eileiterentzündung wie heftige Unterbauchschmerzen, hohes Fieber (> 39 °C)	tritt plötzlich auf	**Gebärmutterentzündung (Endometritis)** Seite 9

*** sofort den (Not-)Arzt rufen**

[1] siehe Seite 296

Unterleib

Unterleibsschmerzen bei Frauen

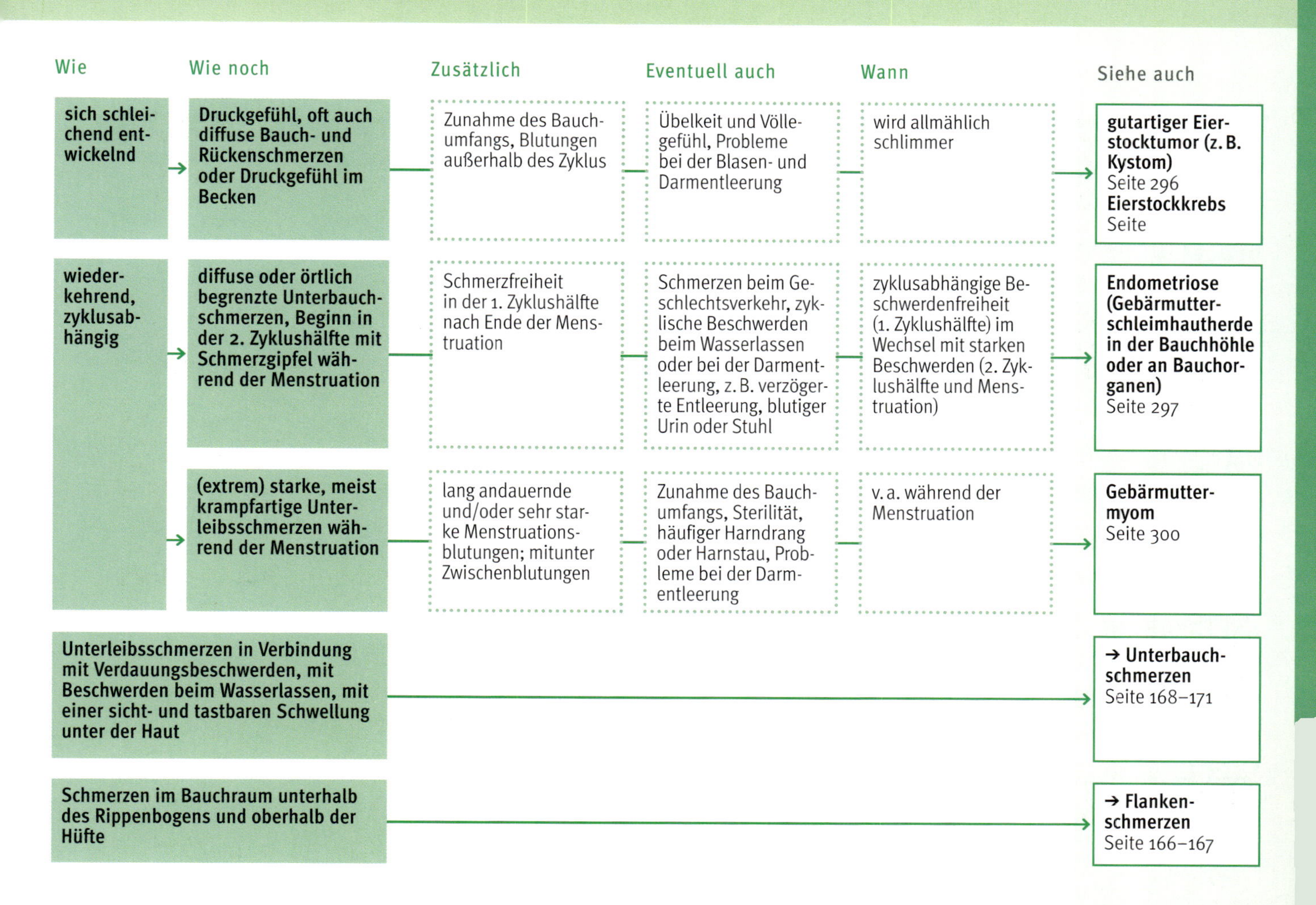

Wie	Wie noch	Zusätzlich	Eventuell auch	Wann	Siehe auch
sich schleichend entwickelnd	**Druckgefühl, oft auch diffuse Bauch- und Rückenschmerzen oder Druckgefühl im Becken**	Zunahme des Bauchumfangs, Blutungen außerhalb des Zyklus	Übelkeit und Völlegefühl, Probleme bei der Blasen- und Darmentleerung	wird allmählich schlimmer	**gutartiger Eierstocktumor (z. B. Kystom)** Seite 296 **Eierstockkrebs** Seite
wiederkehrend, zyklusabhängig	**diffuse oder örtlich begrenzte Unterbauchschmerzen, Beginn in der 2. Zyklushälfte mit Schmerzgipfel während der Menstruation**	Schmerzfreiheit in der 1. Zyklushälfte nach Ende der Menstruation	Schmerzen beim Geschlechtsverkehr, zyklische Beschwerden beim Wasserlassen oder bei der Darmentleerung, z. B. verzögerte Entleerung, blutiger Urin oder Stuhl	zyklusabhängige Beschwerdenfreiheit (1. Zyklushälfte) im Wechsel mit starken Beschwerden (2. Zyklushälfte und Menstruation)	**Endometriose (Gebärmutterschleimhautherde in der Bauchhöhle oder an Bauchorganen)** Seite 297
	(extrem) starke, meist krampfartige Unterleibsschmerzen während der Menstruation	lang andauernde und/oder sehr starke Menstruationsblutungen; mitunter Zwischenblutungen	Zunahme des Bauchumfangs, Sterilität, häufiger Harndrang oder Harnstau, Probleme bei der Darmentleerung	v. a. während der Menstruation	**Gebärmuttermyom** Seite 300
Unterleibsschmerzen in Verbindung mit Verdauungsbeschwerden, mit Beschwerden beim Wasserlassen, mit einer sicht- und tastbaren Schwellung unter der Haut					**→ Unterbauchschmerzen** Seite 168–171
Schmerzen im Bauchraum unterhalb des Rippenbogens und oberhalb der Hüfte					**→ Flankenschmerzen** Seite 166–167

Urin, rötlich verfärbter (blutiger)

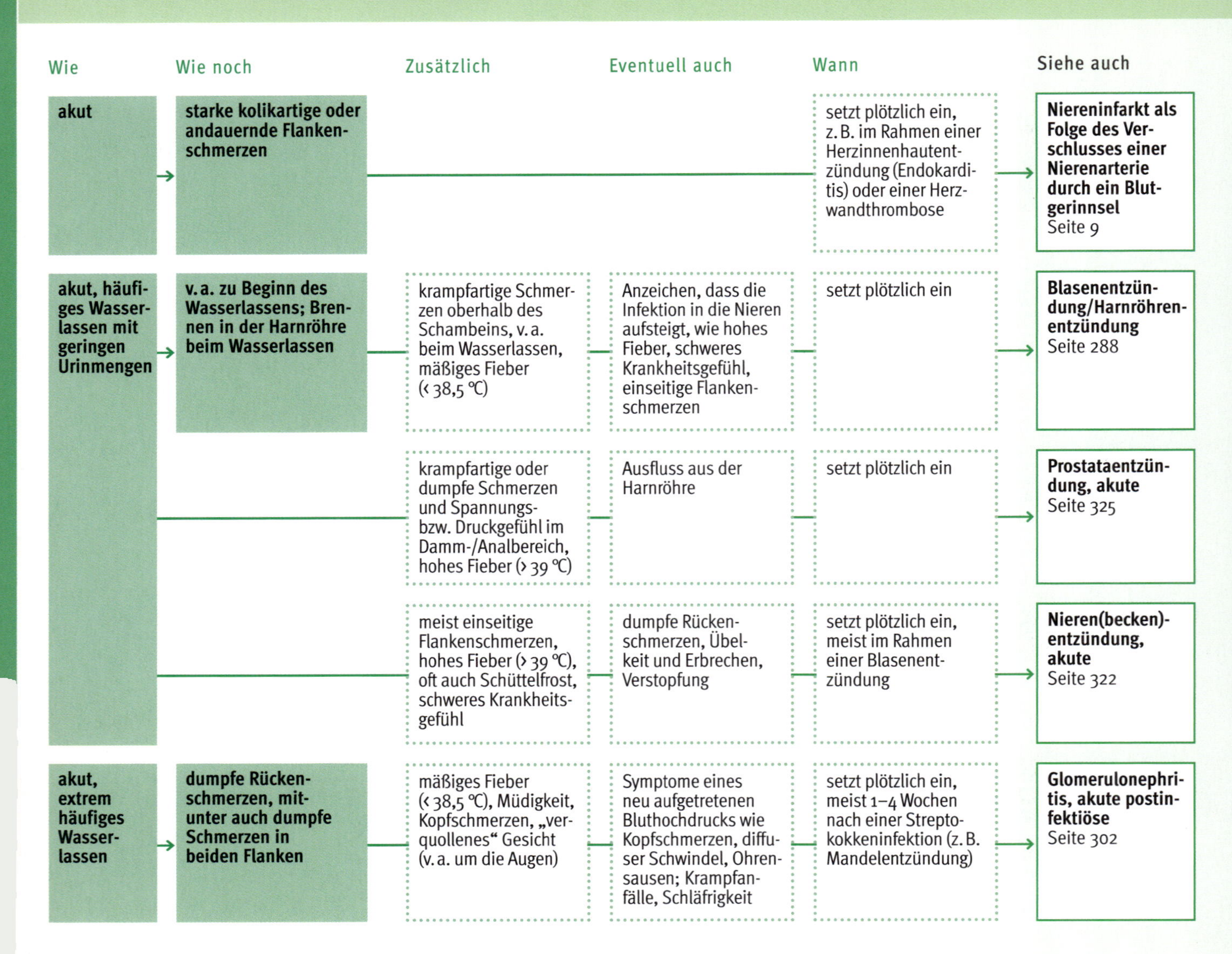

Wie	Wie noch	Zusätzlich	Eventuell auch	Wann	Siehe auch
akut	**starke kolikartige oder andauernde Flankenschmerzen**			setzt plötzlich ein, z. B. im Rahmen einer Herzinnenhautentzündung (Endokarditis) oder einer Herzwandthrombose	**Niereninfarkt als Folge des Verschlusses einer Nierenarterie durch ein Blutgerinnsel** Seite 9
akut, häufiges Wasserlassen mit geringen Urinmengen	**v. a. zu Beginn des Wasserlassens; Brennen in der Harnröhre beim Wasserlassen**	krampfartige Schmerzen oberhalb des Schambeins, v. a. beim Wasserlassen, mäßiges Fieber (< 38,5 °C)	Anzeichen, dass die Infektion in die Nieren aufsteigt, wie hohes Fieber, schweres Krankheitsgefühl, einseitige Flankenschmerzen	setzt plötzlich ein	**Blasenentzündung/Harnröhrenentzündung** Seite 288
		krampfartige oder dumpfe Schmerzen und Spannungs- bzw. Druckgefühl im Damm-/Analbereich, hohes Fieber (> 39 °C)	Ausfluss aus der Harnröhre	setzt plötzlich ein	**Prostataentzündung, akute** Seite 325
		meist einseitige Flankenschmerzen, hohes Fieber (> 39 °C), oft auch Schüttelfrost, schweres Krankheitsgefühl	dumpfe Rückenschmerzen, Übelkeit und Erbrechen, Verstopfung	setzt plötzlich ein, meist im Rahmen einer Blasenentzündung	**Nieren(becken)entzündung, akute** Seite 322
akut, extrem häufiges Wasserlassen	**dumpfe Rückenschmerzen, mitunter auch dumpfe Schmerzen in beiden Flanken**	mäßiges Fieber (< 38,5 °C), Müdigkeit, Kopfschmerzen, „verquollenes“ Gesicht (v. a. um die Augen)	Symptome eines neu aufgetretenen Bluthochdrucks wie Kopfschmerzen, diffuser Schwindel, Ohrensausen; Krampfanfälle, Schläfrigkeit	setzt plötzlich ein, meist 1–4 Wochen nach einer Streptokokkeninfektion (z. B. Mandelentzündung)	**Glomerulonephritis, akute postinfektiöse** Seite 302

Urin, rötlich verfärbter (blutiger)

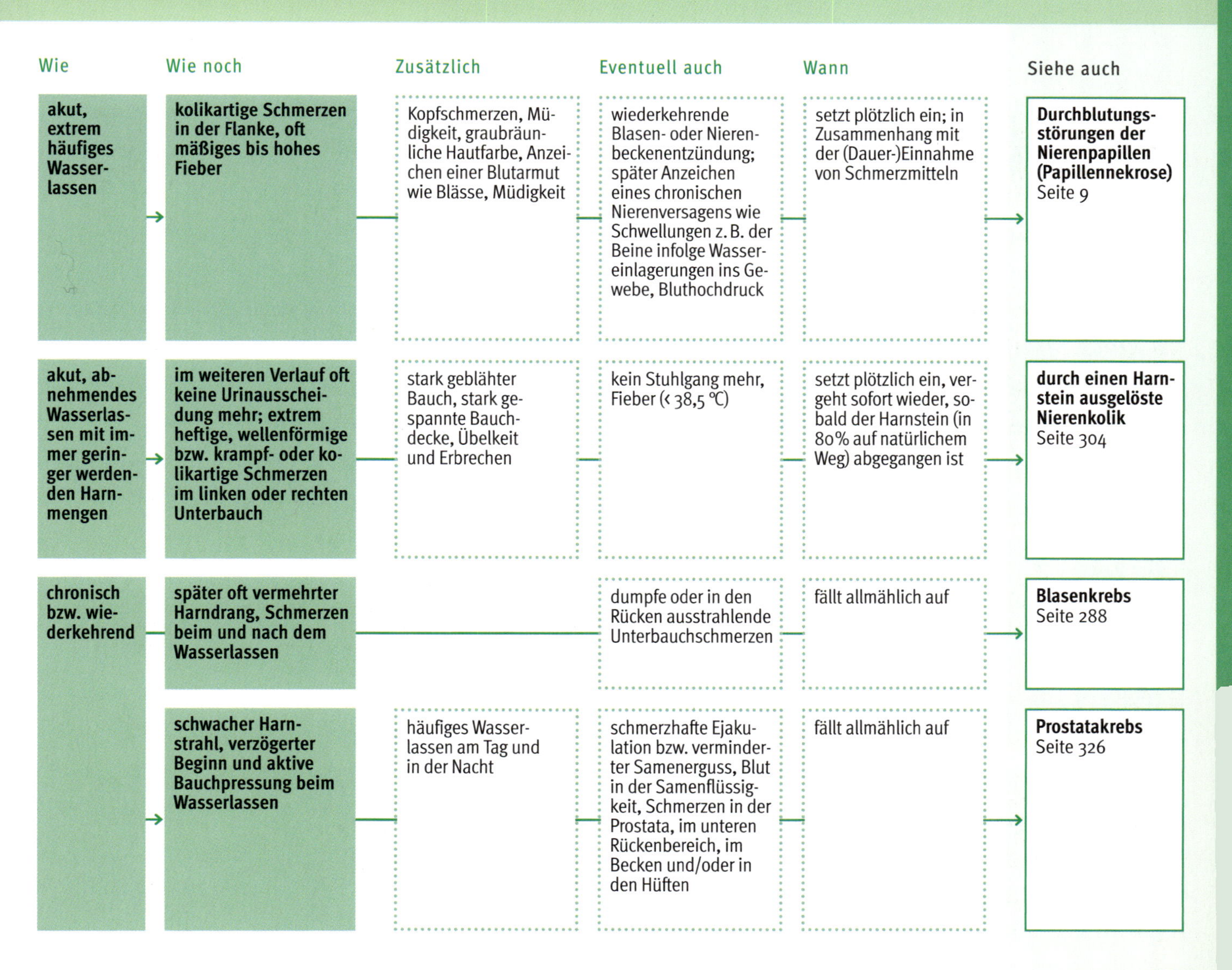

Wie	Wie noch	Zusätzlich	Eventuell auch	Wann	Siehe auch
akut, extrem häufiges Wasserlassen	**kolikartige Schmerzen in der Flanke, oft mäßiges bis hohes Fieber**	Kopfschmerzen, Müdigkeit, graubräunliche Hautfarbe, Anzeichen einer Blutarmut wie Blässe, Müdigkeit	wiederkehrende Blasen- oder Nierenbeckenentzündung; später Anzeichen eines chronischen Nierenversagens wie Schwellungen z. B. der Beine infolge Wassereinlagerungen ins Gewebe, Bluthochdruck	setzt plötzlich ein; in Zusammenhang mit der (Dauer-)Einnahme von Schmerzmitteln	**Durchblutungsstörungen der Nierenpapillen (Papillennekrose)** Seite 9
akut, abnehmendes Wasserlassen mit immer geringer werdenden Harnmengen	**im weiteren Verlauf oft keine Urinausscheidung mehr; extrem heftige, wellenförmige bzw. krampf- oder kolikartige Schmerzen im linken oder rechten Unterbauch**	stark geblähter Bauch, stark gespannte Bauchdecke, Übelkeit und Erbrechen	kein Stuhlgang mehr, Fieber (< 38,5 °C)	setzt plötzlich ein, vergeht sofort wieder, sobald der Harnstein (in 80 % auf natürlichem Weg) abgegangen ist	**durch einen Harnstein ausgelöste Nierenkolik** Seite 304
chronisch bzw. wiederkehrend	**später oft vermehrter Harndrang, Schmerzen beim und nach dem Wasserlassen**		dumpfe oder in den Rücken ausstrahlende Unterbauchschmerzen	fällt allmählich auf	**Blasenkrebs** Seite 288
	schwacher Harnstrahl, verzögerter Beginn und aktive Bauchpressung beim Wasserlassen	häufiges Wasserlassen am Tag und in der Nacht	schmerzhafte Ejakulation bzw. verminderter Samenerguss, Blut in der Samenflüssigkeit, Schmerzen in der Prostata, im unteren Rückenbereich, im Becken und/oder in den Hüften	fällt allmählich auf	**Prostatakrebs** Seite 326

Urin, rötlich verfärbter (blutiger)

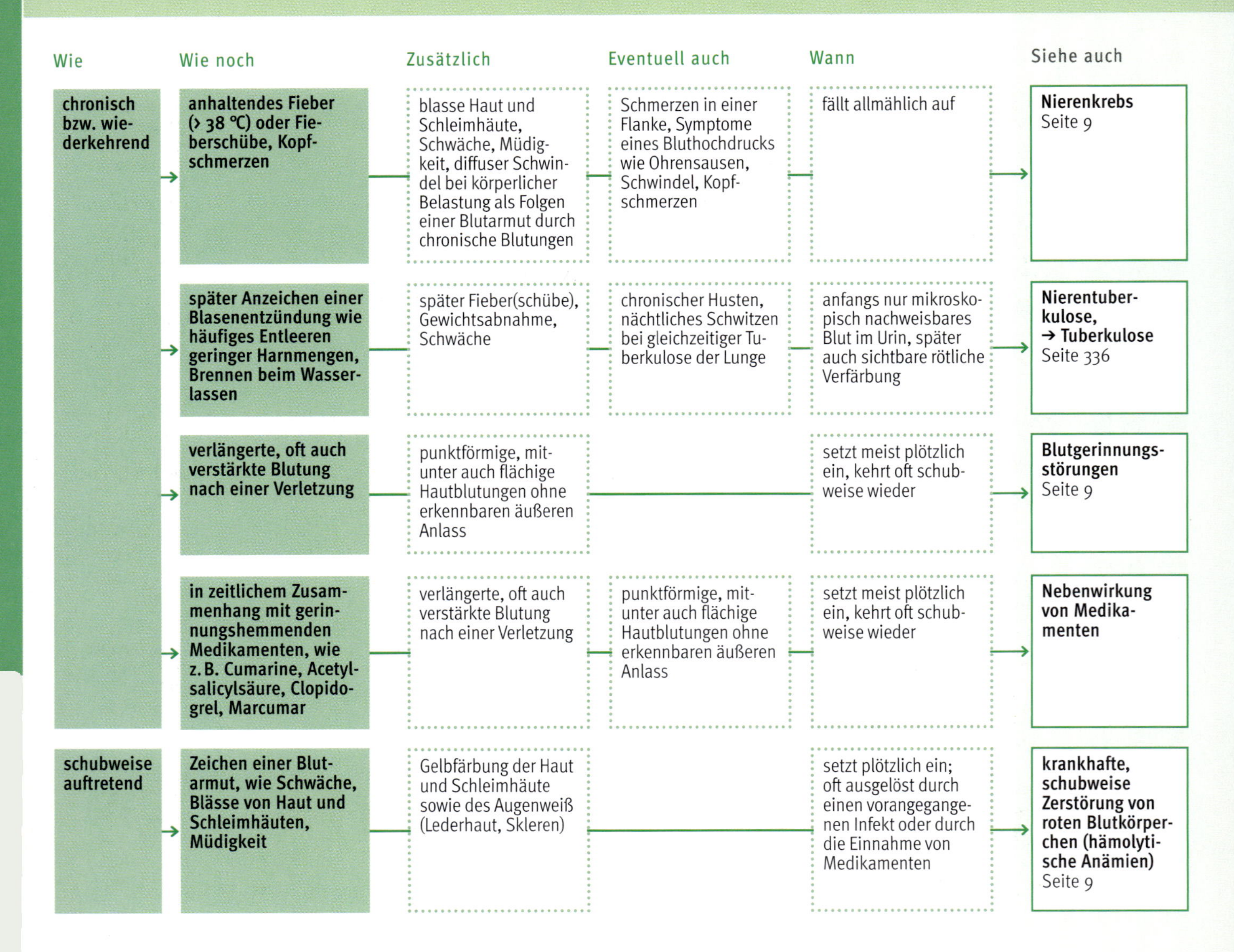

Wie	Wie noch	Zusätzlich	Eventuell auch	Wann	Siehe auch
chronisch bzw. wiederkehrend	**anhaltendes Fieber (> 38 °C) oder Fieberschübe, Kopfschmerzen**	blasse Haut und Schleimhäute, Schwäche, Müdigkeit, diffuser Schwindel bei körperlicher Belastung als Folgen einer Blutarmut durch chronische Blutungen	Schmerzen in einer Flanke, Symptome eines Bluthochdrucks wie Ohrensausen, Schwindel, Kopfschmerzen	fällt allmählich auf	**Nierenkrebs** Seite 9
	später Anzeichen einer Blasenentzündung wie häufiges Entleeren geringer Harnmengen, Brennen beim Wasserlassen	später Fieber(schübe), Gewichtsabnahme, Schwäche	chronischer Husten, nächtliches Schwitzen bei gleichzeitiger Tuberkulose der Lunge	anfangs nur mikroskopisch nachweisbares Blut im Urin, später auch sichtbare rötliche Verfärbung	**Nierentuberkulose, → Tuberkulose** Seite 336
	verlängerte, oft auch verstärkte Blutung nach einer Verletzung	punktförmige, mitunter auch flächige Hautblutungen ohne erkennbaren äußeren Anlass		setzt meist plötzlich ein, kehrt oft schubweise wieder	**Blutgerinnungsstörungen** Seite 9
	in zeitlichem Zusammenhang mit gerinnungshemmenden Medikamenten, wie z. B. Cumarine, Acetylsalicylsäure, Clopidogrel, Marcumar	verlängerte, oft auch verstärkte Blutung nach einer Verletzung	punktförmige, mitunter auch flächige Hautblutungen ohne erkennbaren äußeren Anlass	setzt meist plötzlich ein, kehrt oft schubweise wieder	**Nebenwirkung von Medikamenten**
schubweise auftretend	**Zeichen einer Blutarmut, wie Schwäche, Blässe von Haut und Schleimhäuten, Müdigkeit**	Gelbfärbung der Haut und Schleimhäute sowie des Augenweiß (Lederhaut, Skleren)		setzt plötzlich ein; oft ausgelöst durch einen vorangegangenen Infekt oder durch die Einnahme von Medikamenten	**krankhafte, schubweise Zerstörung von roten Blutkörperchen (hämolytische Anämien)** Seite 9

Urin, Verfärbung

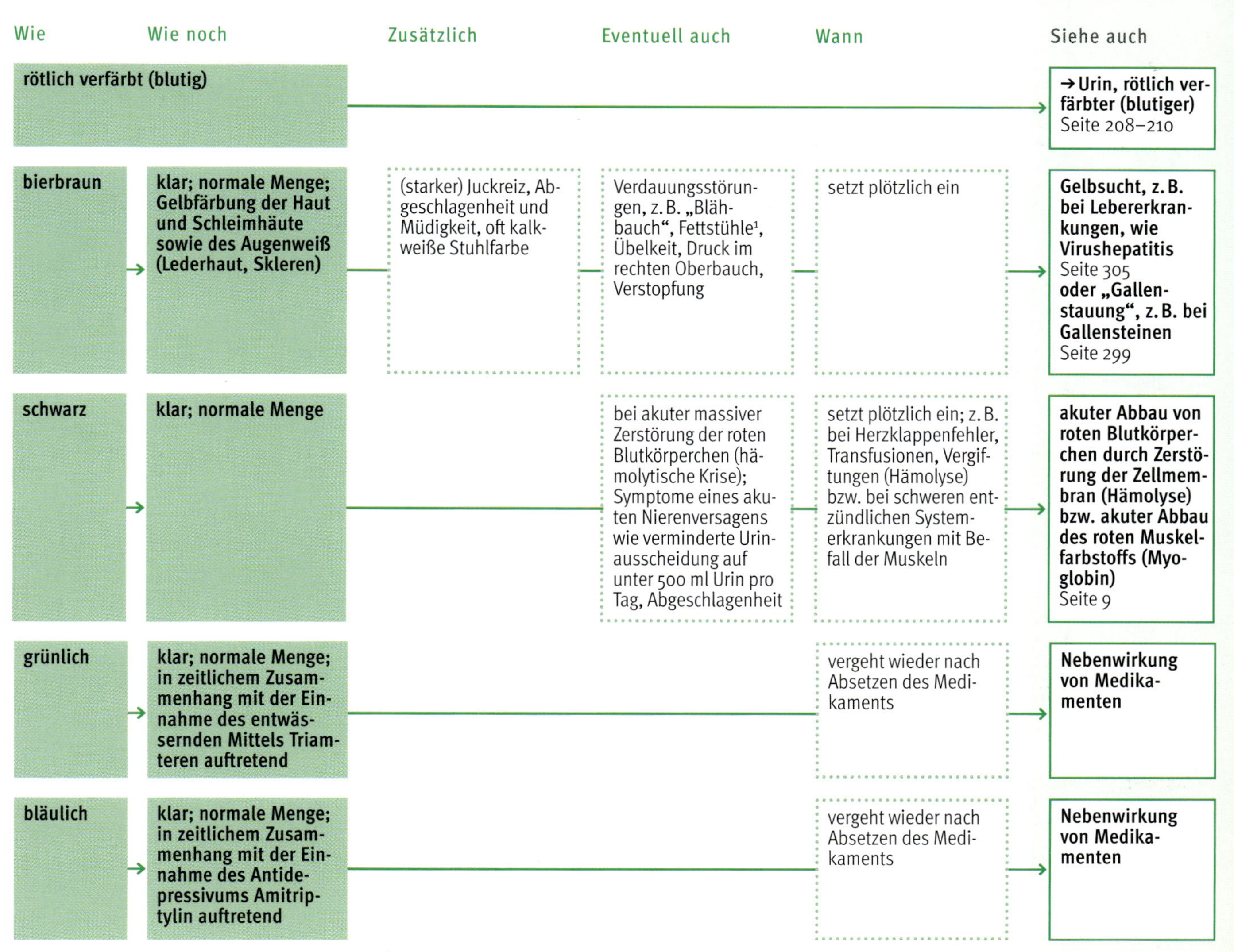

Wie	Wie noch	Zusätzlich	Eventuell auch	Wann	Siehe auch
rötlich verfärbt (blutig)					**→ Urin, rötlich verfärbter (blutiger)** Seite 208–210
bierbraun	**klar; normale Menge; Gelbfärbung der Haut und Schleimhäute sowie des Augenweiß (Lederhaut, Skleren)**	(starker) Juckreiz, Abgeschlagenheit und Müdigkeit, oft kalkweiße Stuhlfarbe	Verdauungsstörungen, z. B. „Blähbauch", Fettstühle[1], Übelkeit, Druck im rechten Oberbauch, Verstopfung	setzt plötzlich ein	**Gelbsucht, z. B. bei Lebererkrankungen, wie Virushepatitis** Seite 305 **oder „Gallenstauung", z. B. bei Gallensteinen** Seite 299
schwarz	**klar; normale Menge**		bei akuter massiver Zerstörung der roten Blutkörperchen (hämolytische Krise); Symptome eines akuten Nierenversagens wie verminderte Urinausscheidung auf unter 500 ml Urin pro Tag, Abgeschlagenheit	setzt plötzlich ein; z. B. bei Herzklappenfehler, Transfusionen, Vergiftungen (Hämolyse) bzw. bei schweren entzündlichen Systemerkrankungen mit Befall der Muskeln	**akuter Abbau von roten Blutkörperchen durch Zerstörung der Zellmembran (Hämolyse) bzw. akuter Abbau des roten Muskelfarbstoffs (Myoglobin)** Seite 9
grünlich	**klar; normale Menge; in zeitlichem Zusammenhang mit der Einnahme des entwässernden Mittels Triamteren auftretend**			vergeht wieder nach Absetzen des Medikaments	**Nebenwirkung von Medikamenten**
bläulich	**klar; normale Menge; in zeitlichem Zusammenhang mit der Einnahme des Antidepressivums Amitriptylin auftretend**			vergeht wieder nach Absetzen des Medikaments	**Nebenwirkung von Medikamenten**

[1] *siehe Seite 205*

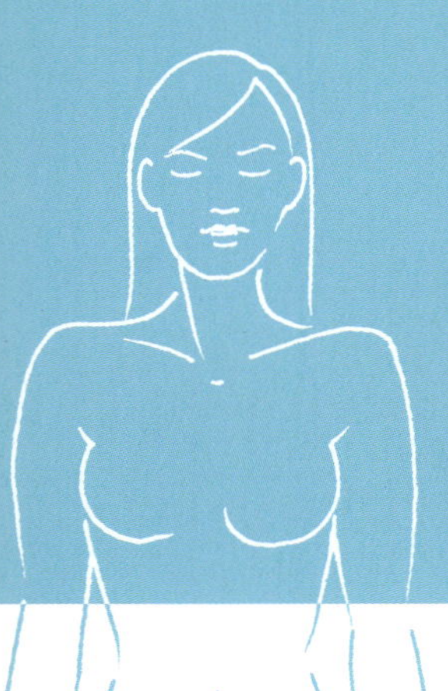

Haut, Haare, Nägel

Hauterkrankungen können für den Betroffenen extrem belastend sein – vor allem wenn es sich um chronische Formen mit Hautausschlag und/oder quälendem Juckreiz handelt. Immerhin stehen heute verschiedene Behandlungsstrategien zur Verfügung, mit denen sich auch chronische Hauterkrankungen oft gut unter Kontrolle bringen lassen.

Haarausfall

Haarausfall kann eine Begleiterscheinung von schweren Infektionen oder Mangelzuständen, wie z. B. einer **Eisenmangelanämie** oder einer **Schilddrüsenunterfunktion,** sein. Ebenso kann die Einnahme von Medikamenten Haarausfall hervorrufen, allen voran eine Behandlung mit bestimmten **Zytostatika** zur Bekämpfung einer Krebserkrankung. Sobald die ursächliche Erkrankung erfolgreich behandelt wird oder die entsprechenden Medikamente abgesetzt werden können, verschwindet in der Regel auch der Haarausfall wieder, und es wachsen gesunde, neue Haare nach.

Hautausschläge mit Fieber

Masern, Windpocken, Röteln sind eigentlich typische „Kinderkrankheiten", die durch jeweils einen charakteristischen Hautausschlag und eine mehr oder weniger stark erhöhte Körpertemperatur gekennzeichnet sind. Gleichwohl können auch nicht-immunisierte Erwachsene betroffen sein. Bei ihnen verlaufen diese Krankheiten oft wesentlich schwerer und sind nicht selten mit Komplikationen verbunden. Aber auch ein virusbedingter **Atemwegs-** oder **Magen-Darm-Infekt**, eine **eitrige Hirnhautentzündung** oder eine **akute Entzündung der Herzinnenhaut (Endokarditis)** können zu Hautveränderungen und Fieber führen.

Hautausschläge und Hautschuppung ohne Fieber

Häufigste Ursache eines Hautausschlags ohne Infektzeichen ist das **Kontaktekzem**. Aber auch **Nesselsucht** oder die **Knötchenflechte** sind weit verbreitet. Während die beiden erstgenannten Erkrankungen in der Regel durch Meiden der Auslöser gebannt werden können, ist die Ursache für die Knötchenflechte nach wie vor unbekannt, sodass nur symptomatisch behandelt werden kann. Eine besonders quälende Hauterkrankung ist die **Neurodermitis**, die durch extrem stark juckende, rote Flecken und Knötchen an bestimmten Körperpartien gekennzeichnet ist. Meist ist es eine lebenslange Aufgabe für den Betroffenen, die Erkrankung in den Griff zu bekommen. In vielen Fällen werden jedoch im Laufe der Jahre die Schübe seltener und die Verläufe milder; bei erkrankten Kindern kommt es sogar vor, dass sie im Erwachsenenalter weitgehend beschwerdenfrei sind. Ähnlich belastend ist die **Schuppenflechte (Psoriasis)**, die ebenfalls ein Leben lang bestehen bleibt. Dies heißt aber nicht, dass man ständig damit konfrontiert ist; oft werden mit fortschreitendem Alter die Phasen der Beschwerdenarmut oder völliger Beschwerdenfreiheit immer länger und können Jahre anhalten.

Nagelveränderungen

Veränderungen der Fingernägel zeigen nicht selten Erkrankungen an: So sind sie beispielsweise bei einer **Funktionsstörung der Schilddrüse** oft brüchig oder bei einer **Leberzirrhose** weißlich verfärbt. Ebenso können sich Nägel im Rahmen chronischer Lungenerkrankungen, wie z. B. bei **Asthma bronchiale** oder **chronischer Bronchitis/COPD**, auffällig verändern. Hinzu kommen Erkrankungen, die den Nagel selbst betreffen, so z. B. **Nagelpilz** oder auch die **akute Entzündung des Nagelbetts**, die in der Regel ärztlich behandelt werden müssen.

In diesem Kapitel

Haarausfall

Wie	Wie noch	Zusätzlich	Eventuell auch	Wann	Siehe auch
diffuser, aber nicht vollständiger Haarausfall am gesamten Kopf	**Verlust von täglich mehr als 100 Haaren, großer Unterschied zwischen der Anzahl der ausgefallenen und der nachgewachsenen Haare**		z. B. blasse Haut und Schleimhäute, brüchige Nägel, trockene (juckende) Haut, Müdigkeit und Leistungsabfall, Verstopfung	setzt plötzlich ein, oft 2–4 Monate nach dem auslösenden Ereignis	**schwere Infektionen oder Mangelzustände, z. B. Eisenmangelanämie** Seite 296 **Schilddrüsenunterfunktion** Seite 332
	in zeitlichem Zusammenhang mit Medikamenten auftretend, z. B. Zytostatika, Carbimazol, Heparin, Interferone, Vitamin-A-Abkömmlinge, Allupurinol, entwässernde Mittel			tritt einige Wochen nach der Einnahme auf, vergeht einige Wochen bis Monate nach Absetzen der Medikamente wieder	**Nebenwirkung von Medikamenten**
Haarausfall an Schläfen, Stirn und Oberkopf	**im Extremfall völliger Haarausfall beim Mann bzw. im Scheitelbereich bei der Frau**	Haare wachsen nicht mehr nach; die übrigen Haare sind feiner und wachsen nicht mehr so lang		allmählicher Beginn im mittleren Lebensalter, meist schubweiser Verlauf	**anlagebedingter Haarausfall** Seite 9
runde bis ovale Stellen mit totalem Haarausfall	**oft auch flächiger Haarausfall im Bereich von Augenbrauen, Wimpern, Brust- und Schamhaaren**	mitunter Nagelveränderungen und/oder Störung der Schweißbildung; Ausfall aller Haare	kleine, scharf begrenzte, unregelmäßige, weiße Flecken, z. B. an Händen und Füßen (Weißfleckenkrankheit)	setzt plötzlich ein, meist an nur einer Stelle	**kreisrunder Haarausfall** Seite 9
Ausfall der Achsel- und Körperhaare	**Verdauungsstörungen, z. B. „Blähbauch", Fettstühle[1], Übelkeit, Druck im rechten Oberbauch, Verstopfung, Händezittern, Gangunsicherheit**	Symptome einer Gelbsucht wie Gelbfärbung der Haut, Schleimhäute und des Augenweiß (der Lederhäute, Skleren), Juckreiz[2], dunkler Urin, kalkweißer Stuhl	rote, spinnenförmige Gefäßerweiterungen im Gesicht und am Oberkörper (Spider-Nävi), rote Handflächen und Fußsohlen	nimmt allmählich zu	**Leberzirrhose** Seite 314

[1] siehe Seite 205
[2] siehe Seite 236

Hautausschlag, juckender (ohne Fieber)

Wie	Wie noch	Zusätzlich	Eventuell auch	Wann	Siehe auch
mäßig juckende, flach erhabene, gruppiert stehende, bogig begrenzte rotviolette Knötchen	**Knoten haben feine, netzförmige, weiße Streifen; v. a. an den Beugeseiten der Handgelenke, Knöcheln, Unterschenkelvorderseiten, an der Kreuzbeingegend**		weißliche Papeln an der Mundschleimhaut/Zunge, die sich zu einem feinen, farnkrautartigen Netz zusammenschließen und sich nicht entfernen lassen	setzt plötzlich ein, heilt in ca. 80 % der Fälle nach etwa einem Jahr spontan wieder ab	**Knötchenflechte (Lichen ruber planus)** Seite 312
stark juckende, unscharf begrenzte Rötung	**meist auch leichte Schwellung der betroffenen Hautstelle**	später oft Bildung von Bläschen, nach deren Aufplatzen nässende Hautbereiche		setzt plötzlich ein, z. B. nach Kontakt mit nickelhaltigem Metall, Wasch- oder Putzmitteln	**Kontaktekzem** Seite 312
stark juckende, gerötete kleine Hautschwellungen	**bei größeren Herden oft rötlich betonter Rand**	oft nicht schmerzhafte, nicht juckende Schwellungen im Gesicht, am Hals oder an den Armen	zunehmendes Hitzegefühl im Körper, Jucken im Hals, Atemnot, Übelkeit, Brechreiz, Schwindel, Schweißausbruch, Bewusstseinsverlust und Kreislaufversagen	tritt plötzlich auf, z. B. nach der Einnahme eines unverträglichen Medikaments oder Nahrungsmittels, durch Kälte, Wärme oder nach körperlicher Anstrengung	**Nesselsucht** Seite 322
	v. a. an Hals und Armen; oft leichtes Spannungsgefühl, Symptome bleiben auf die Haut beschränkt	oft auch nicht schmerzhafte Schwellungen im Gesicht (z. B. Lippen, Lider)		setzt plötzlich ein, dauert mehrere Tage an	**gutartiges Quincke-Ödem z. B. bei Allergie auf ACE-Hemmer → Medikamentenallergie** Seite 9
stark juckende, kleine, rote Flecken bzw. Quaddeln	**oft an den Beinen nach Kontakt mit von Milben befallenem Gras**	andere Hautbereiche, die mit den Milben in Kontakt kamen		setzt einige Stunden nach dem Milbenkontakt ein, hält ca. 2 Wochen an	**Erntekrätze (Trombidiose)** Seite 9

Hautausschlag, juckender (ohne Fieber)

Wie	Wie noch	Zusätzlich	Eventuell auch	Wann	Siehe auch
stark juckende, feine, gewundene, rötliche, mehrere Millimeter lange Linien (Milbengänge) unter der Haut	**die Enden der Linien sind oft gelblich erhaben (Milbenhügel); oft auch von einem roten Hof umgebene Papeln, v. a. zwischen den Fingern, an den Brustwarzen, im Genitalbereich, in den Achselfalten, an den Beugeseiten der Handgelenke**	Anzeichen einer bakteriellen Infektion wie eiternde Hautausschläge, nach 4–6 Wochen Bildung eines großflächigen Ekzems, braunrote Knoten (bis zu 2 cm groß)	extreme Krustenbildung (v. a. bei geschwächtem Immunsystem)	wird allmählich schlimmer, v. a. nachts (Verstärkung durch Bettwärme), nach engem Körperkontakt	**Skabies (Krätze)** Seite 9
extrem stark juckende, unscharf begrenzte, z.T. rote Flecken und Knötchen	**v. a. in Gelenkbeugen, an Nacken, Händen und Füßen, hinter den Ohren; vergröberte Hautfelderung**	sehr trockene, empfindliche Haut; trockene, glanzlose Haare, charakteristische Falte (Atopiefalte) im Bereich der Unterlider, oft eingerissene Mundwinkel	entzündlich-nässende oder verkrustete Hautstellen als Folge des heftigen Kratzens; Schrunden an den Ohrläppchen; Pollenallergie oder Asthma bronchiale	tritt plötzlich während eines Schubs auf	**Neurodermitis (Dermatitis atopica)** Seite 322
starker Juckreiz bei trockener Haut mit leichter Schuppung	**später rundliche bis ovale, leicht gerötete Herde mit feinen bis mittleren Schuppen, v. a. an Unterschenkeln und Unterarmen, seltener im Gesicht**	Spannungsgefühl der betroffenen Haut nach dem Waschen	feine, dunkelrote Einrisse der Hornschicht	entwickelt sich allmählich, wird gefördert durch häufiges Waschen, Baden oder Duschen	**Trockenflechte (Exsikkationsekzematid)** Seite 9
extrem starker Juckreiz, der erst nach dem Aufkratzen nachlässt	**viele mit Schorf bedeckte aufgekratzte Stellen**		bis 5 mm große, stark juckende, bräunlich rote Knoten an den Streckseiten der Arme und Beine	tritt schubweise auf	**Prurigo simplex** Seite 9

Hautausschlag mit Fieber

Wie	Wie noch	Zusätzlich	Eventuell auch	Wann	Siehe auch
mäßig bis stark juckende, stecknadelkopfgroße, mit Flüssigkeit gefüllte, örtlich begrenzte, gruppiert stehende Bläschen →	**mitunter fließen die Bläschen zusammen; z. B. am Rumpf, seitlichen Bauch; später Ausbreitung der Beschwerden in Form eines halbseitigen Querstreifens am Rumpf**	brennende, extrem starke Schmerzen im betroffenen Hautbereich	Gefühlsstörungen im betroffenen Hautbereich	schießt meist plötzlich ein; Abheilen des Ausschlags nach ca. 10 Tagen, mitunter monatelang bestehende Schmerzen und Missempfindungen (postzosterische Neuralgie) →	**Gürtelrose (Herpes zoster)** Seite 303
stecknadelkopfgroße, leicht erhabene, rote Flecken →	**beginnend an den Leisten, oft auch den Achseln, aufsteigend über den Rumpf zum Hals, Blässe um den Mund, Fieber (> 39 °C), mäßiges bis schweres Krankheitsgefühl**	Mandelentzündung, oft punktförmige Hautblutungen am weichen Gaumen, kloßige Sprache, einige Tage vor Beginn des Ausschlags oft Husten, Erbrechen, Kopf- und Bauchschmerzen	anfangs weißlich belegte, dann gerötete Zunge („Himbeerzunge“) mit geschwollenen Papillen, nach Verblassen des Ausschlags Schuppung von Rumpf, Handtellern und Fußsohlen	plötzlicher Beginn, meist bei Kindern, mitunter auch bei Erwachsenen →	**Scharlach** Seite 9
große, z.T. zusammenfließende, anfangs hell-, später dunkelrote Flecken →	**beginnend im Gesicht und hinter den Ohren, Ausbreitung über Hals, Gesicht, Schultern, Rumpf und Gliedmaßen, hohes Fieber (> 39 °C), schweres Krankheitsgefühl**	1–3 Tage vor Beginn des Ausschlags oft Schnupfen, Bindehautentzündung, Husten, Halsschmerzen, aufgedunsenes Gesicht, weiße Flecken an der Wangenschleimhaut	nach Verblassen des Ausschlags feine Schuppung, Komplikationen wie Lungenentzündung und Mittelohrentzündung	plötzlicher Beginn, Fieberanstieg zu Beginn der Vorsymptome und zweiter Fieberanstieg mit Auftreten des Ausschlags →	**Masern** Seite 319
hirsekorngroße, hellrote, nicht zusammenfließende Flecken →	**beginnend im Gesicht, dann Ausbreitung auf Rumpf und Gliedmaßen, mäßiges Fieber (< 38,5 °C), kein oder mäßiges Krankheitsgefühl**	vor Beginn des Ausschlags schmerzlose Lymphknotenschwellung am Hals, im Nacken und hinter den Ohren		allmählicher Beginn, meist bei älteren Kindern und jungen Erwachsenen →	**Röteln** Seite 329

Hautausschlag mit Fieber

Wie	Wie noch	Zusätzlich	Eventuell auch	Wann	Siehe auch
mittelgroße, rote Flecken, auf denen sich kleine Bläschen bilden, die nach Aufplatzen verkrusten	**rasche Ausbreitung auf den ganzen Körper, auf Gesicht, Kopf und Schleimhäute, mäßiges Fieber (< 38,5 °C) bei Erwachsenen mitunter hohes Fieber (> 39 °C), mäßiges Krankheitsgefühl**	starker Juckreiz, was zum Aufkratzen der Blasen, zu deren Entzündung und anschließender Narbenbildung führt	unterschiedliche Stadien des Hautausschlags zum gleichen Zeitpunkt („Sternenhimmel“)	allmählicher Beginn, vorwiegend sind Kinder betroffen, zunehmend auch Erwachsene	**Windpocken** Seite 338
Rötung, die sich zu ring- bzw. girlandenförmigen, ineinander übergehenden Rötungen entwickelt	**Rötung ist flächig oder randbetont (wie nach einer Ohrfeige); Beginn auf den Wangen und der Nase, später auch auf den Innenseiten der Arme, mäßiges Fieber (< 38,5 °C)**	phasenweise verblassender und dann wieder stärker werdender Ausschlag	Gelenkschmerzen	allmählicher Beginn, v. a. sind Klein- und Schulkinder, mitunter auch Erwachsene betroffen	**Ringelröteln** Seite 9
hellroter Hautausschlag mit blassem Zentrum und schlangenlinienförmiger Begrenzung	**kleine Knötchen unter der Haut, hohes Fieber (> 39 °C)**	asymmetrisch auftretende „springende“ Schmerzen, Schwellungen, Überwärmung und eingeschränkte Beweglichkeit von Gelenken, v. a. Kniegelenk	vergrößerte Lymphknoten im Nacken, Symptome einer Herz(muskel)entzündung wie Herzrasen, Atembeschwerden	einige Tage bis Wochen nach einer bakteriellen Rachen- oder Mandelentzündung (Streptokokkenangina)	**rheumatisches Fieber („Streptokokkenrheumatismus“)** Seite 9
stecknadelkopfgroße, in der Mitte erhabene Hautblutungen	**meist an den Beinen, mitunter auch an den Handtellern, Fußsohlen und an der Mundschleimhaut, hohes Fieber (> 39 °C), schweres Krankheitsgefühl**	Kopf- und Nackenschmerzen, Nacken-/Rückensteifigkeit, Licht- und Überempfindlichkeit gegenüber Schmerzreizen, Bauchschmerzen, Übelkeit, Erbrechen	flächige Hautblutungen, Hautausschlag, Krampfanfälle, Bewusstseinsstörungen	setzt plötzlich ein, Beschwerden nehmen über Stunden zu	**Hirnhautentzündung, eitrige (bakterielle)** Seite 308

Hautausschlag mit Fieber

Wie	Wie noch	Zusätzlich	Eventuell auch	Wann	Siehe auch
punktförmige Hautblutungen unter der Haut	**v. a. an Oberkörper, Bindehäuten der Augen und den unteren Bereichen von Armen und Beinen; hohes Fieber (> 39 °C), schweres Krankheitsgefühl, Gelenkschmerzen**	linsengroße, schmerzhafte, gerötete, unter der Haut gelegene Knötchen v. a. an den Fingerbeeren und Zehen; Schwäche, Appetitlosigkeit, beschleunigter Puls	rasch zunehmende Atemnot bei Herzschwäche, Bewusstseinstrübung, Herz- und Nierenversagen	setzt plötzlich ein, ohne Behandlung rasches Fortschreiten bis hin zum tödlichen Herzversagen oder bis zur Entwicklung eines Schlaganfalls	**Endokarditis* (akute Entzündung der Herzinnenhaut)** Seite 297
fleckenförmige, z.T. erhabene Hautrötungen	**mäßiges Fieber, Abgeschlagenheit, Kopf- und Gliederschmerzen**	Schnupfen, Halsschmerzen und/oder Husten bzw. Bauchschmerzen, Übelkeit, Erbrechen und/oder Durchfall		tritt einige Stunden bis Tage nach Beginn des Virusinfekts auf, nach einigen Tagen rasche Rückbildung	**virusbedingter Atemwegsinfekt** Seite 298 **oder Magen-Darm-Infekt** Seite 316
hellrosa, 2–4 mm große Flecken auf der Bauch- und Brusthaut	**langsam ansteigendes Fieber, dann über mehrere Tage sehr hoch (> 40 °C), ohne Schüttelfrost, starke Benommenheit (Typhus = Dunst oder Nebel)**	grau-weißer Zungenbelag mit roten Rändern und glänzend roten, erhabenen Papillen („Himbeerzunge"); trockener Husten, langsamer Puls, anfangs Verstopfung, in der 2. Woche dann Durchfall	Symptome einer Hirnhautentzündung wie starke Kopf- und Nackenschmerzen, Nackensteifigkeit; Darmblutung, Darmdurchbruch, Herz- und Nierenversagen	entwickelt sich in den ersten Tagen der Erkrankung, klingt nach überstandener Krankheit langsam ab	**Typhus** Seite 336
rötliche, scharf begrenzte Flecken mit rauer bzw. schuppender Oberfläche oder diffuse flächige Rötungen	**v. a. an Kopfhaut, Stirn, Wangen, Ohren, Oberlippe, Kinn, an der oberen Brust und an den Streckseiten der Arme; über Nasenrücken und Wangen verlaufende Rötung (Schmetterlingserythem), oft mit leichter Hautschwellung**	mäßiges Fieber (< 38,5 °C), Rötungen, Blasen oder Geschwüre am Gaumen, erweiterte Äderchen am Nagelfalz bzw. Nagelhäutchen, Haarausfall bei Beteiligung der Kopfhaut; Müdigkeit, Schwäche	Beschwerden infolge einer Herzbeutel-, Nieren-, Rippenfell- oder Lungenentzündung	setzt plötzlich ein, oft nach intensiver UV-Bestrahlung	**Lupus erythematodes, systemischer** Seite 316

*** sofort den (Not-)Arzt rufen**

Hautausschlag mit Fieber

Wie	Wie noch	Zusätzlich	Eventuell auch	Wann	Siehe auch
5–10 mm große, hellrote, oft erhabene, oft schuppende Flecken, z.T. mit Bläschen	**v.a. am Rumpf und an den Armen**	silbergraue Flecken und Geschwüre mit Verkrustungen an den Schleimhäuten von Mund, Rachen und Genitalbereich	geschwollene Lymphknoten, z. B. am Hals	entwickelt sich plötzlich, verändert sich dann allmählich	**Syphilis, 2. Stadium** Seite 335
flächige, anfangs scharf begrenzte, zungen- bzw. flammenförmige Rötung	**leichte Schwellung, Überwärmung und Druckschmerzhaftigkeit der betroffenen Haut, z.B. im Gesicht oder am Unterschenkel, Fieber (> 40 °C), schweres Krankheitsgefühl**	Lymphknotenschwellung in der betroffenen Region, z.B. am Hals, meist zunächst einseitige, nach 1–2 Tagen symmetrische Ausbreitung der Hauterscheinungen	Blasenbildung auf der Rötung, Kopfschmerzen, Übelkeit, Erbrechen, bei Befall des Unterschenkels oft gleichzeitig Fußpilzerkrankung, die den auslösenden Bakterien Zugang verschafft	setzt plötzlich ein	**Wundrose (Erysipel)** Seite 339

Hautblutung

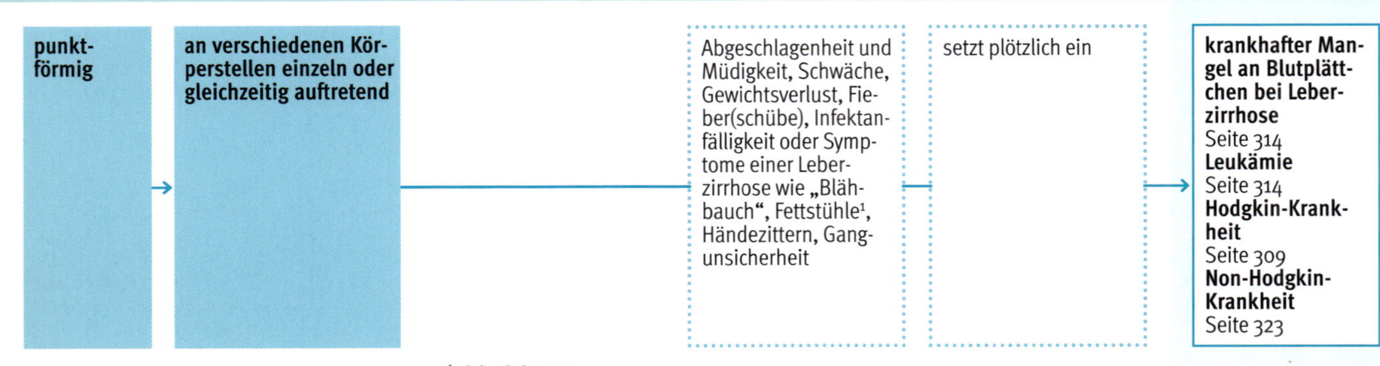

Wie	Wie noch	Zusätzlich	Eventuell auch	Wann	Siehe auch
punktförmig	**an verschiedenen Körperstellen einzeln oder gleichzeitig auftretend**		Abgeschlagenheit und Müdigkeit, Schwäche, Gewichtsverlust, Fieber(schübe), Infektanfälligkeit oder Symptome einer Leberzirrhose wie „Blähbauch“, Fettstühle[1], Händezittern, Gangunsicherheit	setzt plötzlich ein	**krankhafter Mangel an Blutplättchen bei Leberzirrhose** Seite 314 **Leukämie** Seite 314 **Hodgkin-Krankheit** Seite 309 **Non-Hodgkin-Krankheit** Seite 323

[1] siehe Seite 205

Hautblutung

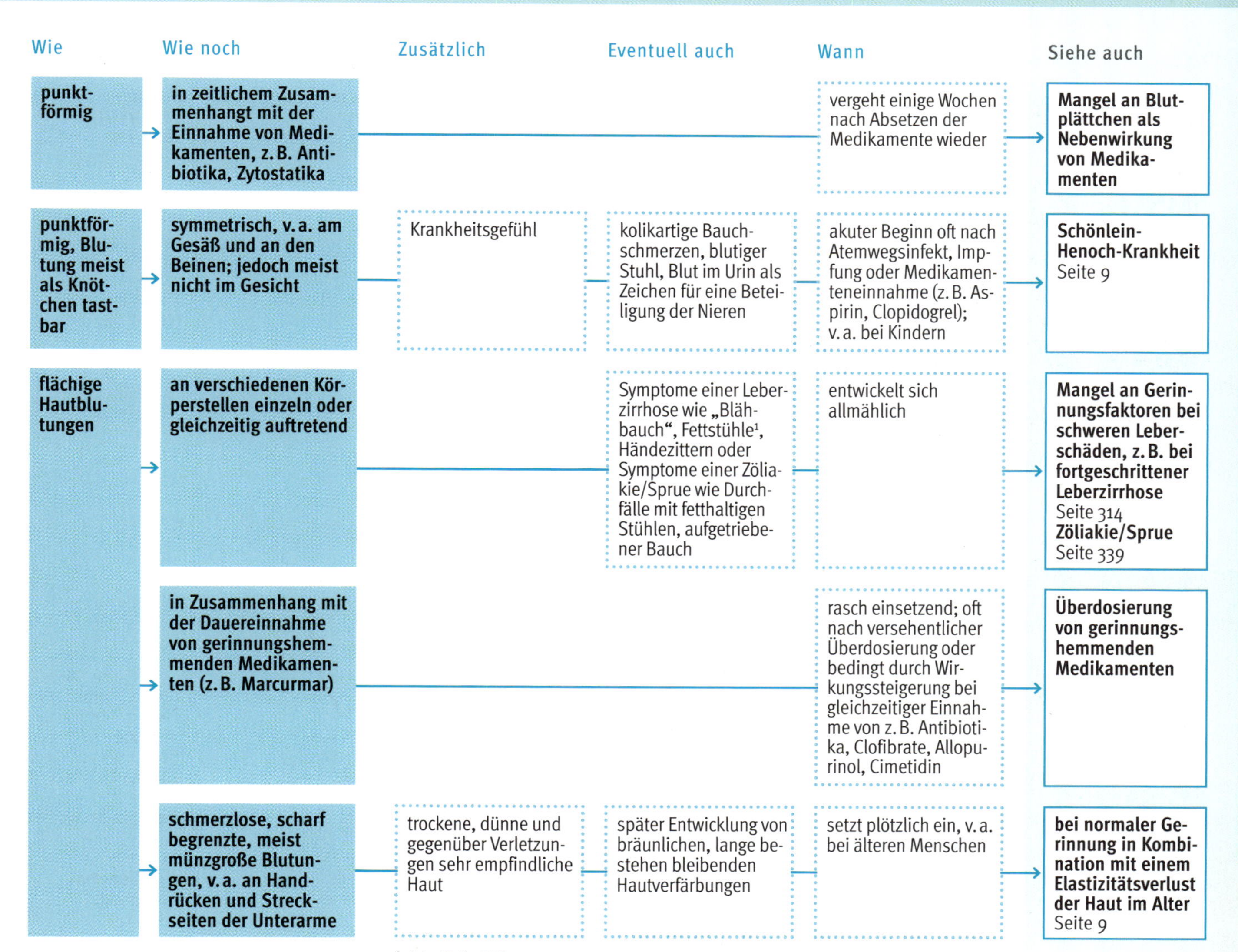

Wie	Wie noch	Zusätzlich	Eventuell auch	Wann	Siehe auch
punktförmig	**in zeitlichem Zusammenhangt mit der Einnahme von Medikamenten, z. B. Antibiotika, Zytostatika**			vergeht einige Wochen nach Absetzen der Medikamente wieder	**Mangel an Blutplättchen als Nebenwirkung von Medikamenten**
punktförmig, Blutung meist als Knötchen tastbar	**symmetrisch, v. a. am Gesäß und an den Beinen; jedoch meist nicht im Gesicht**	Krankheitsgefühl	kolikartige Bauchschmerzen, blutiger Stuhl, Blut im Urin als Zeichen für eine Beteiligung der Nieren	akuter Beginn oft nach Atemwegsinfekt, Impfung oder Medikamenteneinnahme (z. B. Aspirin, Clopidogrel); v. a. bei Kindern	**Schönlein-Henoch-Krankheit** Seite 9
flächige Hautblutungen	**an verschiedenen Körperstellen einzeln oder gleichzeitig auftretend**		Symptome einer Leberzirrhose wie „Blähbauch", Fettstühle[1], Händezittern oder Symptome einer Zöliakie/Sprue wie Durchfälle mit fetthaltigen Stühlen, aufgetriebener Bauch	entwickelt sich allmählich	**Mangel an Gerinnungsfaktoren bei schweren Leberschäden, z. B. bei fortgeschrittener Leberzirrhose** Seite 314 **Zöliakie/Sprue** Seite 339
	in Zusammenhang mit der Dauereinnahme von gerinnungshemmenden Medikamenten (z. B. Marcurmar)			rasch einsetzend; oft nach versehentlicher Überdosierung oder bedingt durch Wirkungssteigerung bei gleichzeitiger Einnahme von z. B. Antibiotika, Clofibrate, Allopurinol, Cimetidin	**Überdosierung von gerinnungshemmenden Medikamenten**
	schmerzlose, scharf begrenzte, meist münzgroße Blutungen, v. a. an Handrücken und Streckseiten der Unterarme	trockene, dünne und gegenüber Verletzungen sehr empfindliche Haut	später Entwicklung von bräunlichen, lange bestehen bleibenden Hautverfärbungen	setzt plötzlich ein, v. a. bei älteren Menschen	**bei normaler Gerinnung in Kombination mit einem Elastizitätsverlust der Haut im Alter** Seite 9

[1] *siehe Seite 205*

Haut, knotige Veränderungen

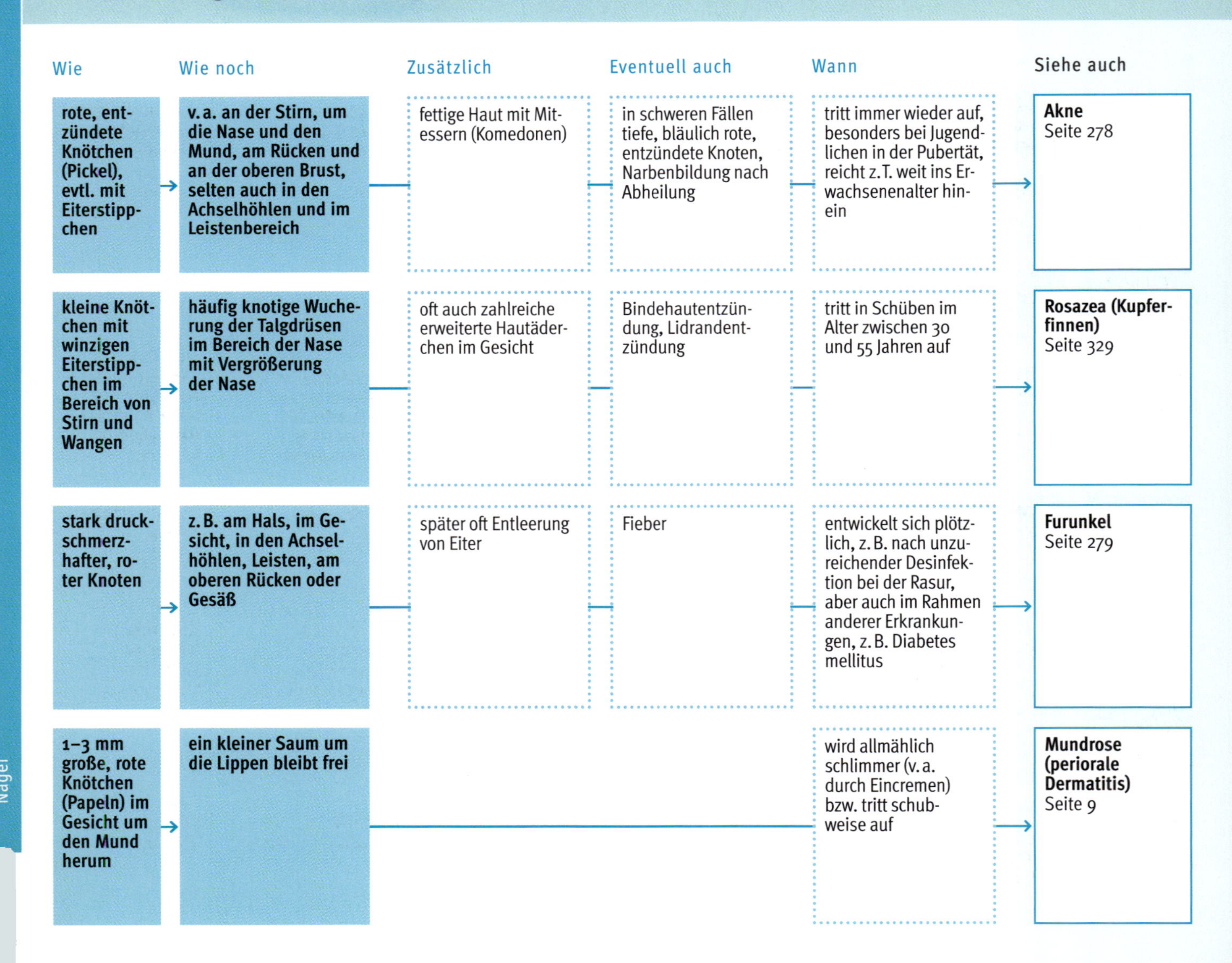

Wie	Wie noch	Zusätzlich	Eventuell auch	Wann	Siehe auch
rote, entzündete Knötchen (Pickel), evtl. mit Eiterstippchen	**v. a. an der Stirn, um die Nase und den Mund, am Rücken und an der oberen Brust, selten auch in den Achselhöhlen und im Leistenbereich**	fettige Haut mit Mitessern (Komedonen)	in schweren Fällen tiefe, bläulich rote, entzündete Knoten, Narbenbildung nach Abheilung	tritt immer wieder auf, besonders bei Jugendlichen in der Pubertät, reicht z. T. weit ins Erwachsenenalter hinein	**Akne** Seite 278
kleine Knötchen mit winzigen Eiterstippchen im Bereich von Stirn und Wangen	**häufig knotige Wucherung der Talgdrüsen im Bereich der Nase mit Vergrößerung der Nase**	oft auch zahlreiche erweiterte Hautäderchen im Gesicht	Bindehautentzündung, Lidrandentzündung	tritt in Schüben im Alter zwischen 30 und 55 Jahren auf	**Rosazea (Kupferfinnen)** Seite 329
stark druckschmerzhafter, roter Knoten	**z. B. am Hals, im Gesicht, in den Achselhöhlen, Leisten, am oberen Rücken oder Gesäß**	später oft Entleerung von Eiter	Fieber	entwickelt sich plötzlich, z. B. nach unzureichender Desinfektion bei der Rasur, aber auch im Rahmen anderer Erkrankungen, z. B. Diabetes mellitus	**Furunkel** Seite 279
1–3 mm große, rote Knötchen (Papeln) im Gesicht um den Mund herum	**ein kleiner Saum um die Lippen bleibt frei**			wird allmählich schlimmer (v. a. durch Eincremen) bzw. tritt schubweise auf	**Mundrose (periorale Dermatitis)** Seite 9

Haut, knotige Veränderungen

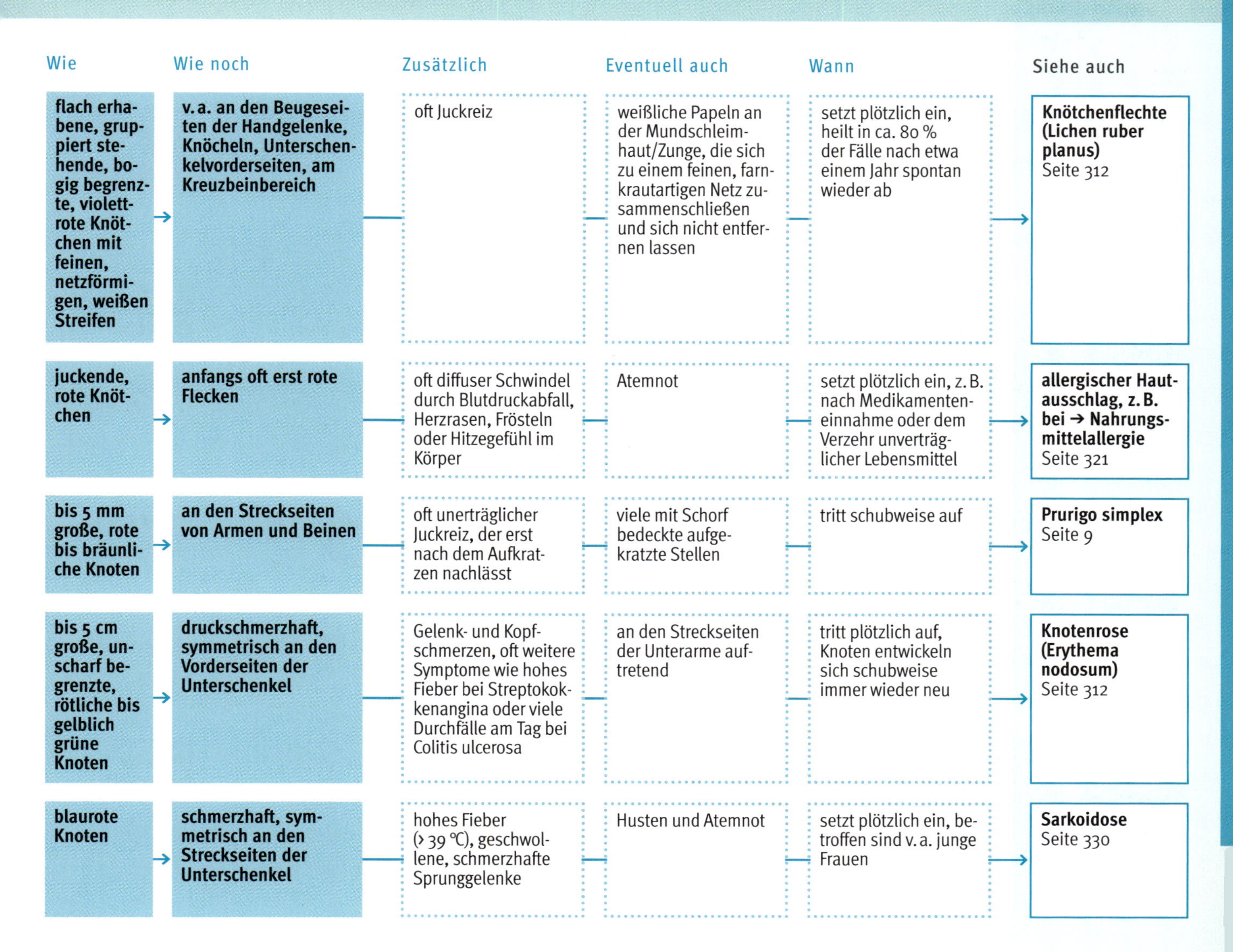

Wie	Wie noch	Zusätzlich	Eventuell auch	Wann	Siehe auch
flach erhabene, gruppiert stehende, bogig begrenzte, violettrote Knötchen mit feinen, netzförmigen, weißen Streifen	**v. a. an den Beugeseiten der Handgelenke, Knöcheln, Unterschenkelvorderseiten, am Kreuzbeinbereich**	oft Juckreiz	weißliche Papeln an der Mundschleimhaut/Zunge, die sich zu einem feinen, farnkrautartigen Netz zusammenschließen und sich nicht entfernen lassen	setzt plötzlich ein, heilt in ca. 80 % der Fälle nach etwa einem Jahr spontan wieder ab	**Knötchenflechte (Lichen ruber planus)** Seite 312
juckende, rote Knötchen	**anfangs oft erst rote Flecken**	oft diffuser Schwindel durch Blutdruckabfall, Herzrasen, Frösteln oder Hitzegefühl im Körper	Atemnot	setzt plötzlich ein, z. B. nach Medikamenteneinnahme oder dem Verzehr unverträglicher Lebensmittel	**allergischer Hautausschlag, z. B. bei → Nahrungsmittelallergie** Seite 321
bis 5 mm große, rote bis bräunliche Knoten	**an den Streckseiten von Armen und Beinen**	oft unerträglicher Juckreiz, der erst nach dem Aufkratzen nachlässt	viele mit Schorf bedeckte aufgekratzte Stellen	tritt schubweise auf	**Prurigo simplex** Seite 9
bis 5 cm große, unscharf begrenzte, rötliche bis gelblich grüne Knoten	**druckschmerzhaft, symmetrisch an den Vorderseiten der Unterschenkel**	Gelenk- und Kopfschmerzen, oft weitere Symptome wie hohes Fieber bei Streptokokkenangina oder viele Durchfälle am Tag bei Colitis ulcerosa	an den Streckseiten der Unterarme auftretend	tritt plötzlich auf, Knoten entwickeln sich schubweise immer wieder neu	**Knotenrose (Erythema nodosum)** Seite 312
blaurote Knoten	**schmerzhaft, symmetrisch an den Streckseiten der Unterschenkel**	hohes Fieber (> 39 °C), geschwollene, schmerzhafte Sprunggelenke	Husten und Atemnot	setzt plötzlich ein, betroffen sind v. a. junge Frauen	**Sarkoidose** Seite 330

Haut, knotige Veränderungen

Wie	Wie noch	Zusätzlich	Eventuell auch	Wann	Siehe auch
2–3 cm große Knoten unter der Haut	**schmerzlos, derb, verschiebbar; v. a. an den Streckseiten von Ellbogen und Unterarmen**	Symptome einer rheumatoiden Arthritis wie symmetrisch auftretende Schmerzen, Schwellungen, eingeschränkte Beweglichkeit und morgendliche Steifigkeit v. a. der Fingergrundgelenke	trockene Augen und Mundschleimhaut (Sicca-Syndrom)	entwickelt sich allmählich	**„Rheumaknoten" bei rheumatoider Arthritis** Seite 282
		asymmetrisch auftretende Schmerzen, Schwellungen, Überwärmung und eingeschränkte Beweglichkeit von Gelenken, v. a. Kniegelenk; „Springen" der Beschwerden von einem zum anderen Gelenk; hohes Fieber (> 39 °C)	vergrößerte Lymphknoten im Nacken, girlandenförmige Rötungen der Haut, z. B. am Rumpf; Symptome einer Herz(muskel)entzündung wie Herzrasen, Atembeschwerden	fällt plötzlich auf; einige Tage bis Wochen nach einer bakteriellen Rachen- oder Mandelentzündung (Streptokokkenangina)	**„Rheumaknoten" bei rheumatischem Fieber („Streptokokkenrheumatismus")** Seite 9
weicher, prallelastischer, linsen- bis handtellergroßer Knoten unter der Haut	**schmerzlos, glatt gegen seine Umgebung abgegrenzt oder auch schwer zu tasten, v. a. an Armen, Rumpf oder Beinen**	zeigt sich als Wölbung der darüberliegenden, ansonsten unauffälligen Haut	bei ungünstiger Lage Schmerzen durch Druck auf Nerven	entsteht langsam, über Wochen und Monate	**Lipom (Lipofibrom)** Seite 314
linsengroße, gerötete, unter der Haut gelegene Knötchen	**schmerzhaft; v. a. an den Fingerbeeren und Zehen; hohes Fieber (> 39 °C), schweres Krankheitsgefühl, Schwäche, beschleunigter Puls**	Appetitlosigkeit, Gelenkschmerzen, punktförmige Hautblutungen unter der Haut v. a. an Oberkörper, Bindehäuten der Augen und unteren Bereichen von Armen und Beinen	rasch zunehmende Atemnot bei Herzschwäche, Bewusstseinstrübung, Herz- und Nierenversagen	plötzlich einsetzend und ohne Behandlung rasches Fortschreiten bis hin zum tödlichen Herzversagen oder Entwicklung eines Schlaganfalls	**Endokarditis* (akute Entzündung der Herzinnenhaut)** Seite 297

*** sofort den (Not-)Arzt rufen**

Haut, schuppende

Wie	Wie noch	Zusätzlich	Eventuell auch	Wann	Siehe auch
flächig, als feine, weiße Schuppen auf trockener Haut	**v.a. an den Streckseiten von Armen und Beinen, am Rumpf und an den seitlichen Gesichtspartien**	mitunter sind auch die Beugeseiten der großen Gelenke betroffen	Symptome der Grundkrankheit wie schmerzlose Vergrößerung von Lymphknoten, Fieber(schübe), Nachtschweiß, Gewichtsverlust, Juckreiz	beginnt allmählich	**erworbene Fischschuppenkrankheit (Ichthyose), v.a. bei Hodgkin-Krankheit** Seite 9 **Non-Hodgkin-Krankheit** Seite 323
umschriebene fleckige Schuppenbildung	**scharf begrenzte, unterschiedlich große, leicht erhabene, rötliche Herde mit silbrig glänzenden Schuppen (wie abgeschabtes Kerzenwachs), v.a. an den Streckseiten der Arme, an den Knien, Unterschenkeln, über dem Kreuzbein, in der Gesäßfalte, am Kopf (Kopfhaut)**	mitunter auch Befall von Handtellern und Fußsohlen; unter den Nägeln hellbraune bis gelbliche, scharf begrenzte Verfärbungen (Ölflecken) sowie Tüpfelung, bröckeliger Zerfall der Nägel	Morgensteifigkeit, Schmerzen und Schwellungen, später oft Deformierung von Gelenken bei Gelenkbeteiligung (Psoriasis-Arthritis)	setzt plötzlich ein, wird schubweise schlimmer	**Schuppenflechte (Psoriasis)** Seite 333
	ein oder mehrere runde bzw. bogige, scharf begrenzte, rötliche Herde mit dunklerem Rand und hellerer Mitte	mitunter auch Befall der Nägel, Füße, Hände, des Kopfs oder Gesichts; leichte Schuppung der gesamten Körperhaut	Bläschen- und Pustelbildung auf der Haut	beginnt allmählich, oft zunehmende Ausbreitung	**Hautpilz (Tinea)** Seite 9
	rundliche bis ovale, leicht gerötete Herde mit feinen bis mittleren Schuppen, v.a. an den Unterschenkeln und Unterarmen, selten im Gesicht	trockene Haut, Juckreiz an den betroffenen Stellen	feine, dunkelrote Einrisse der Hornschicht	entwickelt sich allmählich, v.a. durch häufiges Waschen, Baden oder Duschen bedingt	**Trockenflechte** Seite 9

Haut, schuppende

Wie	Wie noch	Zusätzlich	Eventuell auch	Wann	Siehe auch
umschriebene fleckige Schuppenbildung	**rötlich gelbe, unscharf begrenzte, leicht erhabene Hautflecken mit feiner bis mittlerer Schuppung, v. a. an Augenbrauen, der Falte zwischen Nase und Mundwinkeln, mitunter auch an der Brust**	bei Kopfhautbefall weißlich gelbliche Schuppenbildung auf der Kopfhaut oft mit Ausbreitung auf den Nacken, die Haut hinter den Ohren; fettige Haut	Juckreiz an den betroffenen Stellen	entwickelt sich allmählich	**seborrhoisches Ekzem** Seite 9
	beginnend mit einem größeren (2–6 cm), rötlichen, von einer Schuppenkrause umgebenen „Mutterfleck" meist am Rumpf	nach 1–2 Wochen 1–3 cm große, scharf begrenzte, erhabene, hellrote, ovale Flecken mit kleieförmiger Schuppung an lichtgeschützten Arealen, z. B. am Rumpf	leichter bis starker Juckreiz an den betroffenen Stellen	setzt plötzlich ein (v. a. bei jüngeren Menschen); heilt nach 2 Wochen bis 3 Monaten von allein wieder ab	**Röschenflechte (Pityriasis rosea)** Seite 329
	hellbraune, zusammenfließende, unterschiedlich große Flecken mit kleieartiger Schuppung (v. a. beim Kratzen), v. a. auf Rücken und Brust	bei dunkelhäutigen Menschen erscheinen die Flecken nach Sonnenbräunung hell	Erscheinungen auch an den Oberarmen, am Hals und im Gesicht	fällt allmählich auf	**Kleieflechte, durch Hefepilze verursacht** Seite 311
weißliche Schuppung an den Füßen	**v. a. an den Fußsohlen, Fußrändern, in den Zehenzwischenräumen, oft auf leicht geröteter Haut**	Hauteinrisse, v. a. zwischen den Zehen, (starke) Juckreizattacken; Schweißneigung der Füße	Nagelpilz mit gelblich bräunlicher Verdickung und Bröckelung des Nagels beim Nägelschneiden	fällt allmählich auf	**Fußpilz** Seite 299
weißliche Schuppung der Handteller	**mitunter auch Ablösung größerer Hornhautschichten der Handteller**	oft Rötung und Einrisse der betroffenen Hautstellen	Blasenbildung auf den betroffenen Hautstellen	allmählich schlimmer werdend, v. a. bei häufigem Kontakt mit Wasser, Putzmitteln und anderen Reizstoffen	**allergisches Kontaktekzem oder kumulativ-toxisches Handekzem** Seite 312

Haut, Verfärbung

Wie	Wie noch	Zusätzlich	Eventuell auch	Wann	Siehe auch
„weißliche", blasse Haut und Schleimhäute	**rasche Ermüdbarkeit, Erschöpfung, Konzentrations- und Leistungsschwäche**	Kopfschmerzen, oft diffuser Schwindel bei körperlicher Belastung, Infektanfälligkeit	Ohrensausen, Atemnot, Herzrasen, Brüchigkeit und Rillenbildung der Nägel, Haarausfall, trockene Haut, eingerissene Mundwinkel	z. B. bei Frauen mit starker Monatsblutung, bei Vegetariern, bei (unbemerkten) Blutungen im Magen-Darm-Trakt	**Blutarmut, v. a. Eisenmangelanämie** Seite 296
weiße Verfärbung an einzelnen Stellen	**helle Flecken mit leichter (kleieartiger) Schuppung, v. a. auf Brust und Rücken**	bei hellhäutigen Menschen erscheinen die Flecken hellbraun	Erscheinungen auch an den Oberarmen, am Hals und im Gesicht	z. B. bei Sonnenbräunung im Sommer	**Kleieflechte, durch Hefepilze verursacht** Seite 311
	kleine, zunächst scharf begrenzte, unregelmäßig konfigurierte, weiße Flecken, z. B. an Händen und Füßen	allmähliche Vergrößerung der Flecken	Symptome einer Autoimmunerkrankung, z. B. der Basedow-Krankheit wie Hervortreten der Augäpfel, schneller Puls, Nervosität, Zittern	tritt plötzlich, ohne erkennbaren Anlass auf	**Weißfleckenkrankheit (Vitiligo)** Seite 9
zeitweilige weiße Verfärbung aller oder einzelner Finger	**an beiden Händen; Kälte- und Taubheitsgefühl in den betroffenen Fingern**	später Blau- und Rotfärbung der Finger sowie Einsetzen eines brennenden Schmerzes		tritt oft durch Kälte auf	**Raynaud-Syndrom** Seite 326
dunkle (bräunliche) Verfärbung der Haut	**langsam zunehmende Pigmentierung der Haut und Schleimhäute, v. a. im Bereich der Fingerknöchel, Knie, Ellbogen, Narben**	diffuser Schwindel, Übelkeit und Erbrechen, abnorme Lust auf Salz, Schwäche, rasche Ermüdbarkeit, Gewichtsverlust	erhöhte Reizbarkeit, Verwirrtheit, wässrige Durchfälle	fällt allmählich auf	**Addison-Krankheit** Seite 278

Haut, Verfärbung

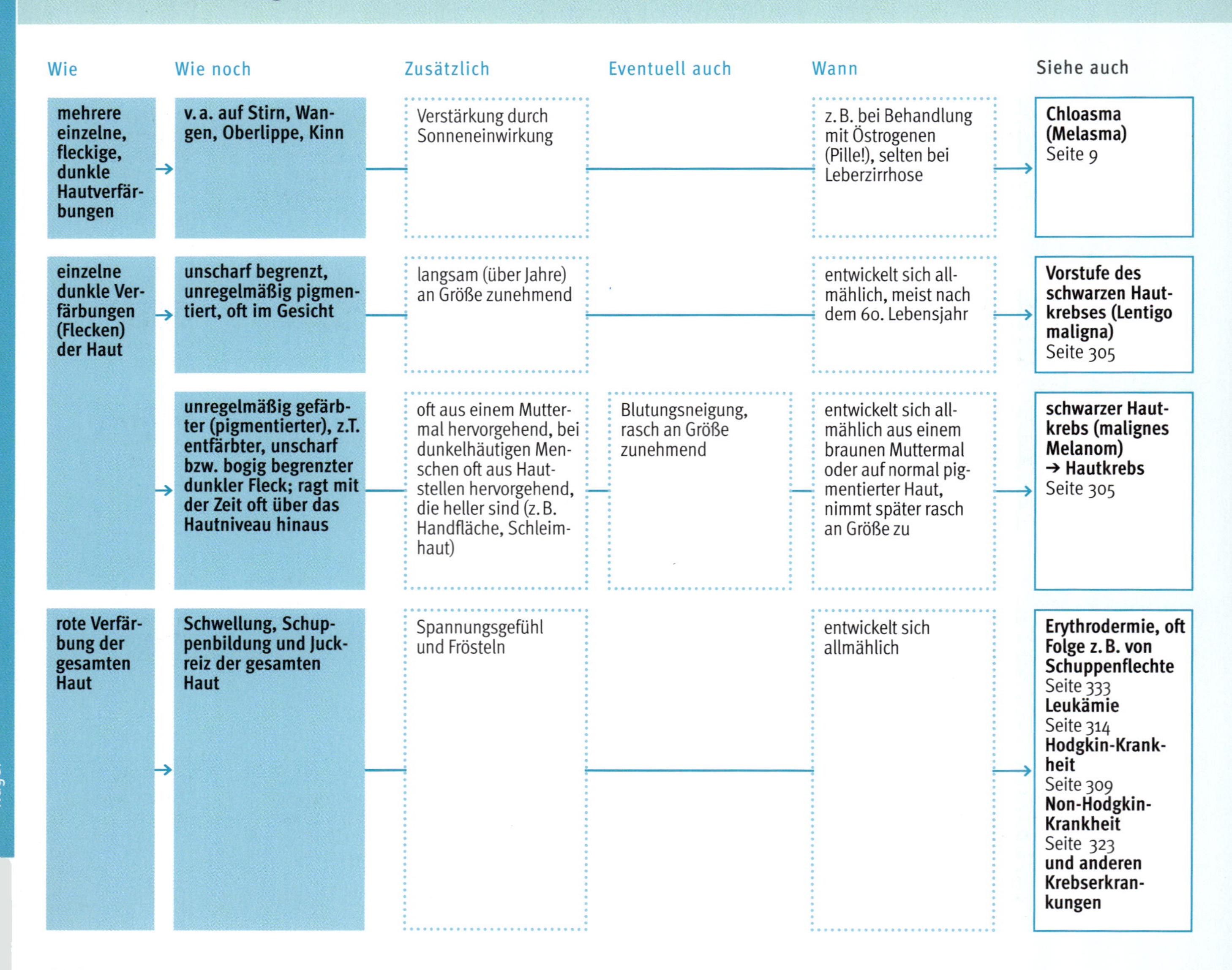

Wie	Wie noch	Zusätzlich	Eventuell auch	Wann	Siehe auch
mehrere einzelne, fleckige, dunkle Hautverfärbungen	**v. a. auf Stirn, Wangen, Oberlippe, Kinn**	Verstärkung durch Sonneneinwirkung		z. B. bei Behandlung mit Östrogenen (Pille!), selten bei Leberzirrhose	**Chloasma (Melasma)** Seite 9
einzelne dunkle Verfärbungen (Flecken) der Haut	**unscharf begrenzt, unregelmäßig pigmentiert, oft im Gesicht**	langsam (über Jahre) an Größe zunehmend		entwickelt sich allmählich, meist nach dem 60. Lebensjahr	**Vorstufe des schwarzen Hautkrebses (Lentigo maligna)** Seite 305
	unregelmäßig gefärbter (pigmentierter), z.T. entfärbter, unscharf bzw. bogig begrenzter dunkler Fleck; ragt mit der Zeit oft über das Hautniveau hinaus	oft aus einem Muttermal hervorgehend, bei dunkelhäutigen Menschen oft aus Hautstellen hervorgehend, die heller sind (z. B. Handfläche, Schleimhaut)	Blutungsneigung, rasch an Größe zunehmend	entwickelt sich allmählich aus einem braunen Muttermal oder auf normal pigmentierter Haut, nimmt später rasch an Größe zu	**schwarzer Hautkrebs (malignes Melanom) → Hautkrebs** Seite 305
rote Verfärbung der gesamten Haut	**Schwellung, Schuppenbildung und Juckreiz der gesamten Haut**	Spannungsgefühl und Frösteln		entwickelt sich allmählich	**Erythrodermie, oft Folge z. B. von Schuppenflechte** Seite 333 **Leukämie** Seite 314 **Hodgkin-Krankheit** Seite 309 **Non-Hodgkin-Krankheit** Seite 323 **und anderen Krebserkrankungen**

Haut, Verfärbung

Wie	Wie noch	Zusätzlich	Eventuell auch	Wann	Siehe auch
gleichzeitig auftretende, mehrere fleckige, rote Hautverfärbungen	**stark juckende, oft erhabene (knötchenartige), unterschiedliche große rote Flecken, die zusammenfließen können**	oft diffuser Schwindel durch Blutdruckabfall, Herzrasen, Frösteln oder Hitzegefühl im Körper	Atemnot	plötzlich, z. B. nach Insektenstich, Medikamenteneinnahme oder dem Verzehr eines unverträglichen Lebensmittels	**allergischer Hautausschlag, z. B. bei Medikamentenallergie** Seite 9 **Nahrungsmittelallergie** Seite 321
gleichzeitig auftretende, mehrere fleckige, rote Hautverfärbungen	**scharf begrenzte, unterschiedlich große, leicht erhabene, rötliche Herde mit silbrig glänzenden Schuppen (wie abgeschabtes Kerzenwachs), v. a. an den Streckseiten der Arme, Knie, Unterschenkel, über dem Kreuzbein, in der Gesäßfalte, Kopfhaut**	oft steht die Schuppung im Vordergrund, mitunter auch Befall von Handtellern und Fußsohlen	unter den Nägeln hellbraune bis gelbliche, scharf begrenzte Verfärbungen (Ölflecken), Tüpfelung, bröckeliger Zerfall der Nägel; Morgensteifigkeit, Schmerzen, Schwellungen, später oft Deformierung von Gelenken (Psoriasis-Arthritis)	setzt plötzlich ein, wird schubweise schlimmer	**Schuppenflechte (Psoriasis)** Seite 333
	extrem stark juckende, unscharf begrenzte, z. T. aufgekratzte rote Flecken, vergröberte Hautfelderung; v. a. in Gelenkbeugen, an Nacken, Händen, Füßen, hinter den Ohren	sehr trockene, empfindliche Haut; trockene, glanzlose Haare, charakteristische Falte (Atopiefalte) im Bereich der Unterlider, oft eingerissene Mundwinkel	entzündlich-nässende oder verkrustete Hautstellen als Folge des heftigen Kratzens; Schrunden an den Ohrläppchen; Pollenallergie oder Asthma bronchiale	tritt plötzlich, während eines Schubs auf, mitunter auch andauernd bestehend	**Neurodermitis (Dermatitis atopica)** Seite 322
	mehrere unterschiedlich große, hellrote, ovale Flecken mit feiner (kleieförmiger) Schuppung, v. a. am Rumpf, mitunter auch am oberen Drittel von Armen und Beinen	oft ein erster größerer Herd (muttermalartig), meist am Rumpf, der den anderen Flecken 1–2 Wochen vorausgeht	leichter bis starker Juckreiz an den betroffenen Stellen	tritt plötzlich oft bei jüngeren Menschen auf, heilt nach 2 Wochen bis 3 Monaten von allein wieder ab	**Röschenflechte (Pityriasis rosea)** Seite 329

Haut, Verfärbung

Wie	Wie noch	Zusätzlich	Eventuell auch	Wann	Siehe auch
rote Hautverfärbung an einer einzelnen Stelle	**Rötung um die Bissstelle einer Zecke**	ringförmige, großflächige Ausbreitung der Rötung, die dabei in der Mitte verblasst	kurzzeitig grippeähnliche Symptome wie Kopf- und Gliederschmerzen, Müdigkeit	tritt nach einem Zeckenbiss auf	**Wanderröte (Erythema migrans) bei Borreliose, Anfangsstadium** Seite 290
	umschriebene, gerötete, verdickte, juckende Hautstelle, z. B. an der Lippe, in der Genitalregion, mitunter auch an anderen Hautstellen oder Schleimhäuten	Spannungsgefühl in dem betroffenen Hautareal, später Bildung von stecknadelkopfgroßen, mit Flüssigkeit gefüllten, örtlich begrenzten, gruppiert stehenden, mitunter zusammenfließenden Bläschen mit rotem Hof	Krankheitsgefühl, erhöhte Körpertemperatur	setzt plötzlich ein (oft über Nacht), z. B. nach intensiver Sonneneinwirkung oder nach Infektionen	**Herpes-simplex-Infektion der Lippen, des Auges oder der Genitalregion** Seite 306
	geröteter, leicht verdickter Hautbereich, z. B. im Rumpf- oder Brustkorbbereich, der sich im weiteren Verlauf meist in Form eines halbseitigen Querstreifens ausbreitet	heftige, brennende Schmerzen und Gefühlsstörungen im betroffenen Hautbereich, später Bildung von stecknadelkopfgroßen, mit Flüssigkeit gefüllten, örtlich begrenzten, gruppiert stehenden, mitunter zusammenfließenden Bläschen		meist plötzlich einschießend; Abheilung des Ausschlags nach ca. 10 Tagen, später mitunter monatelang bestehende Schmerzen und Missempfindungen (postzosterische Neuralgie)	**Gürtelrose (Herpes zoster)** Seite 303
	mäßig bis stark juckende, unscharf begrenzte Rötung und leichte Schwellung des betroffenen Hautbereichs	später oft Bildung von Bläschen, nach deren Aufplatzen nässende Hautbereiche		setzt plötzlich ein, z. B. nach Kontakt mit unverträglichen Stoffen wie nickelhaltiges Metall, Kosmetika, Wasch-, Putzmittel	**Kontaktekzem** Seite 312

Haut, Verfärbung

Wie	Wie noch	Zusätzlich	Eventuell auch	Wann	Siehe auch
rote Hautverfärbung an einer einzelnen Stelle	**flächige, anfangs scharf begrenzte zungen- bzw. flammenförmige Rötung mit leichter Schwellung, Überwärmung und Druckschmerzhaftigkeit der betroffenen Haut, z. B. im Gesicht oder am Unterschenkel**	Fieber und Schüttelfrost, Lymphknotenschwellung in der betroffenen Region, meist zunächst einseitige, nach 1–2 Tagen symmetrische Ausbreitung der Hauterscheinungen	bei Befall des Unterschenkels oft gleichzeitig Fußpilzerkrankung, die den auslösenden Bakterien das Eindringen erleichtert	setzt plötzlich ein	**Wundrose (Erysipel)** Seite 339
hellrosa Flecken auf der Bauch- und Brusthaut	**langsam ansteigendes, dann über mehrere Tage hohes Fieber (> 40 °C), Benommenheit (Typhus = Dunst oder Nebel)**	trockener Husten, langsamer Puls, grauweiß belegte Zunge mit roten Rändern und glänzenden roten Papillen („Himbeerzunge“), anfangs Verstopfung, in der 2. Woche dann Durchfall	Symptome einer Hirnhautentzündung wie starke Kopf- und Nackenschmerzen, Nackensteifigkeit; Darmblutung, Darmdurchbruch, Herz- und Nierenversagen	entwickelt sich in den ersten Tagen der Erkrankung, klingt nach überstandener Erkrankung ab	**Typhus** Seite 336
gelbliche Verfärbung der Haut und Schleimhäute	**blutiger Urin**	Zeichen einer Blutarmut, wie Schwäche, blasse Haut und Schleimhäute, Müdigkeit		setzt plötzlich ein; oft ausgelöst durch einen vorangegangenen Infekt oder Einnahme von Medikamenten	**krankhafte, schubweise Zerstörung von roten Blutkörperchen (hämolytische Anämien)** Seite 9
plötzliche bläuliche Verfärbung der (Gesichts-)Haut und der Schleimhäute	**schwere Atemnot, ausgeprägte Kurzatmigkeit, kaum oder nicht mehr hörbares Atemgeräusch**	beschleunigter Herzschlag (> 120/Minute), Beklemmungsgefühl in der Brust („eiserne Faust“), Erstickungsangst, Schwierigkeiten zu sprechen, Erschöpfung, Verwirrtheit	spezielle Sitzhaltung: Oberkörper ist nach vorn gebeugt, Arme sind abgestützt	v. a. frühmorgens; nach körperlicher Anstrengung, aus einer Erkältung hervorgehend, nach Kontakt mit Allergenen (z. B. Pollen), bei extrem heißem, trockenem oder kaltem Klima	**schwerer bis lebensbedrohlicher Asthmaanfall bei Asthma bronchiale*** Seite 283

*** sofort den (Not-)Arzt rufen**

Haut, Verfärbung

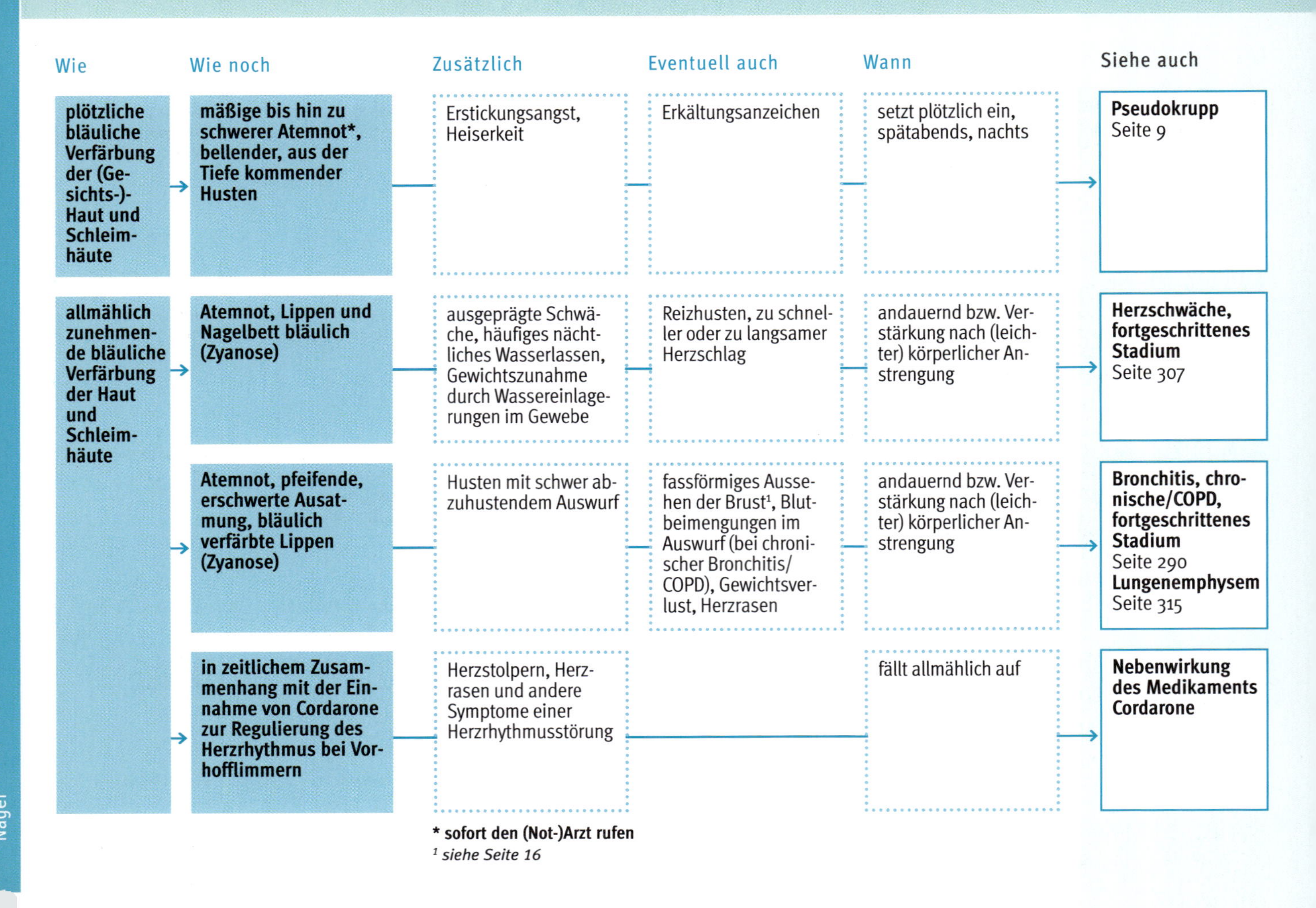

Wie	Wie noch	Zusätzlich	Eventuell auch	Wann	Siehe auch
plötzliche bläuliche Verfärbung der (Gesichts-)Haut und Schleimhäute	**mäßige bis hin zu schwerer Atemnot*, bellender, aus der Tiefe kommender Husten**	Erstickungsangst, Heiserkeit	Erkältungsanzeichen	setzt plötzlich ein, spätabends, nachts	**Pseudokrupp** Seite 9
allmählich zunehmende bläuliche Verfärbung der Haut und Schleimhäute	**Atemnot, Lippen und Nagelbett bläulich (Zyanose)**	ausgeprägte Schwäche, häufiges nächtliches Wasserlassen, Gewichtszunahme durch Wassereinlagerungen im Gewebe	Reizhusten, zu schneller oder zu langsamer Herzschlag	andauernd bzw. Verstärkung nach (leichter) körperlicher Anstrengung	**Herzschwäche, fortgeschrittenes Stadium** Seite 307
allmählich zunehmende bläuliche Verfärbung der Haut und Schleimhäute	**Atemnot, pfeifende, erschwerte Ausatmung, bläulich verfärbte Lippen (Zyanose)**	Husten mit schwer abzuhustendem Auswurf	fassförmiges Aussehen der Brust[1], Blutbeimengungen im Auswurf (bei chronischer Bronchitis/COPD), Gewichtsverlust, Herzrasen	andauernd bzw. Verstärkung nach (leichter) körperlicher Anstrengung	**Bronchitis, chronische/COPD, fortgeschrittenes Stadium** Seite 290 **Lungenemphysem** Seite 315
allmählich zunehmende bläuliche Verfärbung der Haut und Schleimhäute	**in zeitlichem Zusammenhang mit der Einnahme von Cordarone zur Regulierung des Herzrhythmus bei Vorhofflimmern**	Herzstolpern, Herzrasen und andere Symptome einer Herzrhythmusstörung		fällt allmählich auf	**Nebenwirkung des Medikaments Cordarone**

*** sofort den (Not-)Arzt rufen**

[1] siehe Seite 16

Haut, Wucherungen

Wie	Wie noch	Zusätzlich	Eventuell auch	Wann	Siehe auch
weich, prall elastisch, linsen- bis handtellergroß, unter der Haut	**schmerzlos, glatt gegen seine Umgebung abgegrenzt oder auch schwer zu tasten, v.a. an Armen, Rumpf oder Beinen**	zeigt sich als Wölbung der darüberliegenden, ansonsten unauffälligen Haut	bei ungünstiger Lage Schmerzen durch Druck auf Nerven	entsteht langsam, über Wochen und Monate	**Lipom (Lipofibrom)** Seite 314
hellgelb, weich, an den Augenlidern	**schmerzlos, flach bzw. plattenförmig, leicht verschiebbar, mitunter ist auch das angrenzende Gewebe um die Augenlider betroffen**	oft ergibt eine Laboruntersuchung erhöhte Blutfettwerte	weitere Fetteinlagerungen in der Haut, z.B. in Form von flachen oder halbkugeligen, gelblichen Hautwucherungen an verschiedenen Körperregionen	sehr langsame Entwicklung, bei älteren Menschen meist ohne auffällige Blutfettwerte	**Fetteinlagerung in der Haut (Xanthelasma)** Seite 9
gelblich grau, rundlich, über das Hautniveau herausragend	**schmerzlos; anfangs stecknadelkopf-, später erbsen- bis bohnengroß, dann oft blumenkohlartig zerklüftet, oft mit schwarzen punkt- oder streifenförmigen Einblutungen**	im weiteren Verlauf Bildung von weiteren Wucherungen, meist in der Umgebung der ersten Wucherung, z.B. an Fingern, um den Fingernagel herum, an Händen, Füßen	im Gesicht und am Kopf eher fadenförmige Wucherungen, bei Kindern und Jugendlichen im Gesicht (und an den Händen) oft zahlreiche flache, helle Knötchen	allmählich größer werdend, oft spontane Abheilung, in anderen Fällen sehr hartnäckig	**Viruswarzen** Seite 338
halbkugelig auf der Haut aufsitzend, weißlich bis rosa, derb mit zentraler Delle	**schmerzlos, v.a. im Gesicht, an Augenlidern, Hals, Oberkörper, Oberarmen, im Genital- oder Analbereich**	aus den Warzen lässt sich durch seitliches Quetschen eine fettige, weiße Masse ausdrücken	gelegentlich Juckreiz	allmählich größer werdend	**Dellwarzen** Seite 338
einzeln, klein, weißlich, knotenartig (Anfangsstadium)	**schmerzlos; im Genital- und Analbereich**	zunächst feuchte, dann mit einer Hornhaut überzogene, rötlich bis braune blumenkohlartige Wucherungen	Bildung von großen blumenkohlartigen Tumoren	rasch größer werdend, Übertragung meist durch Geschlechtsverkehr; erhöht bei Frauen das Risiko für Gebärmutterhalskrebs	**spitze Feigwarzen (Contylomata acuminata → Warzen)** Seite 338

Haut, Wucherungen

Wie	Wie noch	Zusätzlich	Eventuell auch	Wann	Siehe auch
dornartig in die Tiefe der Fußsohle wachsend	**mit einer Schwiele bedeckt und mit schwarzen punktförmigen Einblutungen durchsetzt; (stark) druckschmerzhaft, unscharf begrenzt**	meist an Druckstellen, z. B. am Großzehenballen	beetartige Ausbreitung mehrerer Fußsohlenwarzen	wird allmählich größer	**Dorn- oder Fußsohlenwarzen → Warzen** Seite 338
flach bis halbkugelig, breit aufsitzend, glasig-glänzend	**schmerzlos; im weiteren Verlauf mit perlschnurartigem Randsaum und kleinen, erweiterten Blutgefäßen**	v. a. im Gesicht, mitunter auch am Rumpf (dann meist in größerer Zahl)	Geschwür mit Kruste, das nicht verheilt, mitunter rasches Wachstum mit Zerstörung des umliegenden Gewebes	wird in der Regel allmählich größer	**Hautkrebs, heller (Basaliom) → Hautkrebs** Seite 305
rötlich, unscharf begrenzt, derb, leicht erhaben, leicht blutend	**schmerzlos; mitunter auch erst als Flecken oder Knötchen mit zentraler Schuppung, als Geschwür bzw. als schlecht ablösbare Kruste**	v. a. an Hautstellen, die häufig dem Sonnenlicht ausgesetzt waren, z. B. Lippen, Ohren, Hände, seltener im Genitalbereich und an anderen Körperstellen		wird allmählich größer, später rasches Fortschreiten mit Zerstörung des umliegenden Gewebes	**spinozelluläres Karzinom (→ Hautkrebs)** Seite 305
unregelmäßig gefärbt (pigmentiert), dunkel, fleckenartig	**z.T. auch entfärbt, unscharf bzw. bogig begrenzt; schmerzlos; ragt mit der Zeit oft über das Hautniveau hinaus**	oft aus einem Muttermal hervorgehend, bei dunkelhäutigen Menschen oft aus Hautstellen hervorgehend, die heller sind (z. B. Handfläche)	Blutungsneigung	entwickelt sich allmählich aus einem braunen Muttermal oder auf normal pigmentierter Haut, nimmt später rasch an Größe zu	**schwarzer Hautkrebs (malignes Melanom) → Hautkrebs** Seite 305
hautfarben bis rot in bzw. unter der Haut	**schmerzlos; hart, schlecht verschieblich, von unterschiedlicher Größe, kann an jeder Hautstelle auftreten**		Anzeichen einer Krebserkrankung, z. B. Gewichtsverlust, Abgeschlagenheit und andauernde Müdigkeit, Fieber(schübe)	wird allmählich größer, nimmt später rasch an Größe und evtl. Zahl zu	**Hautmetastase(n)** Seite 9

Haut, Wucherungen

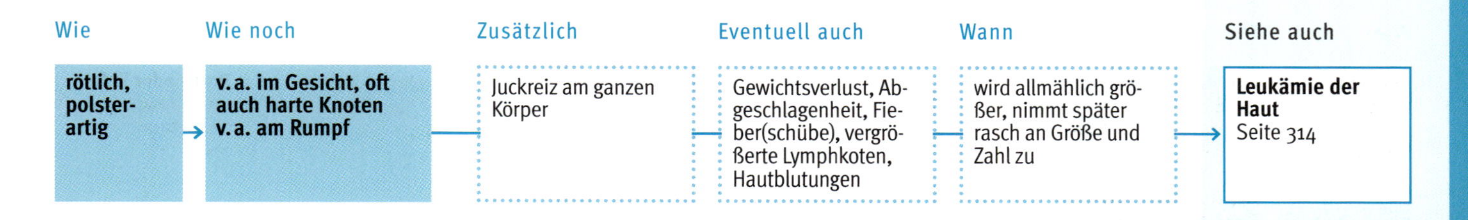

Wie	Wie noch	Zusätzlich	Eventuell auch	Wann	Siehe auch
rötlich, polsterartig	**v. a. im Gesicht, oft auch harte Knoten v. a. am Rumpf**	Juckreiz am ganzen Körper	Gewichtsverlust, Abgeschlagenheit, Fieber(schübe), vergrößerte Lymphkoten, Hautblutungen	wird allmählich größer, nimmt später rasch an Größe und Zahl zu	**Leukämie der Haut** Seite 314

Juckreiz (ohne Hautausschlag)

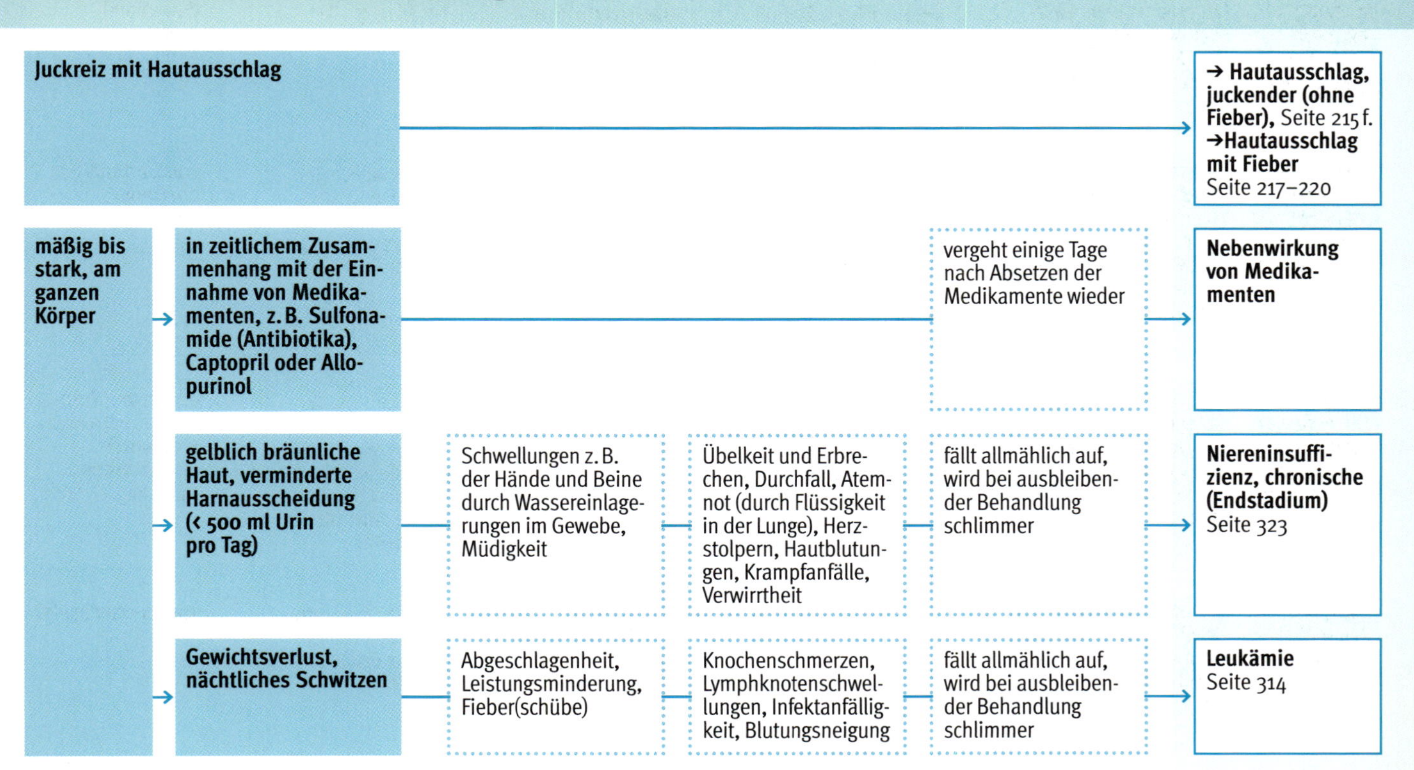

Wie	Wie noch	Zusätzlich	Eventuell auch	Wann	Siehe auch
Juckreiz mit Hautausschlag					**→ Hautausschlag, juckender (ohne Fieber),** Seite 215 f. **→Hautausschlag mit Fieber** Seite 217–220
mäßig bis stark, am ganzen Körper	**in zeitlichem Zusammenhang mit der Einnahme von Medikamenten, z. B. Sulfonamide (Antibiotika), Captopril oder Allopurinol**			vergeht einige Tage nach Absetzen der Medikamente wieder	**Nebenwirkung von Medikamenten**
	gelblich bräunliche Haut, verminderte Harnausscheidung (< 500 ml Urin pro Tag)	Schwellungen z. B. der Hände und Beine durch Wassereinlagerungen im Gewebe, Müdigkeit	Übelkeit und Erbrechen, Durchfall, Atemnot (durch Flüssigkeit in der Lunge), Herzstolpern, Hautblutungen, Krampfanfälle, Verwirrtheit	fällt allmählich auf, wird bei ausbleibender Behandlung schlimmer	**Niereninsuffizienz, chronische (Endstadium)** Seite 323
	Gewichtsverlust, nächtliches Schwitzen	Abgeschlagenheit, Leistungsminderung, Fieber(schübe)	Knochenschmerzen, Lymphknotenschwellungen, Infektanfälligkeit, Blutungsneigung	fällt allmählich auf, wird bei ausbleibender Behandlung schlimmer	**Leukämie** Seite 314

Juckreiz (ohne Hautausschlag)

Wie	Wie noch	Zusätzlich	Eventuell auch	Wann	Siehe auch
mäßig bis stark, am ganzen Körper	**tastbare, nicht schmerzhafte Vergrößerung eines oder mehrerer Lymphknoten am Hals, in den Achseln oder in der Leiste**	Fieber(schübe), Nachtschweiß, Gewichtsverlust, Abgeschlagenheit, Leistungsminderung	Schmerzen in den vergrößerten Lymphknoten nach Alkoholgenuss	fällt allmählich auf, wird bei ausbleibender Behandlung schlimmer	**Hodgkin-Krankheit** Seite 309
		Hautveränderungen, z. B. (sonnenbrandähnliche) Hautrötungen	erhöhte Infektanfälligkeit, Blutarmut, erhöhte Blutungsneigung bei Bagatellverletzungen, kleine punktförmige Blutungen in der Haut	fällt allmählich auf, wird bei ausbleibender Behandlung schlimmer	**Non-Hodgkin-Krankheit** Seite 323
	häufiges Wasserlassen, Durst	Appetitlosigkeit, Abgeschlagenheit, Kopfschmerzen, Schwindel, Gewichtsverlust	Schweißausbrüche, Heißhungerattacken, nächtliche Wadenkrämpfe, Sehstörungen	tritt immer wieder auf, aber nicht andauernd	**Diabetes mellitus, nicht erkannt oder schlecht eingestellt** Seite 294
	diffuse, wiederkehrende oder andauernde, mäßig dumpfe Bauchschmerzen	Appetitlosigkeit, mitunter im Wechsel mit Heißhunger, Gewichtsverlust, Schwäche	Übelkeit und Erbrechen, weiße Bandwurmglieder auf dem bzw. im Stuhl	wiederkehrend oder andauernd	**Infektionen durch Parasiten, z. B. Bandwurmbefall** Seite 284
stark, quälend, am ganzen Körper	**Gelbfärbung der Haut, Schleimhäute und des Augenweiß (der Lederhäute, Skleren)**	dunkler Urin, heller Stuhl	Schmerzen im rechten Oberbauch, Übelkeit und Erbrechen, Fieber	fällt allmählich auf, wird bei ausbleibender Behandlung schlimmer	**Gelbsucht, z. B. bei Gallensteinen** Seite 299 **Hepatitis** Seite 305 **Leberzirrhose** Seite 314 **Pfeiffersches Drüsenfieber** Seite 325

Juckreiz (ohne Hautausschlag)

Wie	Wie noch	Zusätzlich	Eventuell auch	Wann	Siehe auch
mäßig bis stark, v. a. in den Achselhöhlen, im Genitalbereich, im Hosen- oder Rockbundbereich	**strichförmige Kratzspuren**	zahlreiche kleine Narben mit heller und dunkler Verfärbung der Haut	Anzeichen einer bakteriellen Infektion, wie eiternde Hautausschläge	fällt allmählich auf, wird immer schlimmer	**Kleiderläuse** Seite 9
mäßig bis stark, auf dem Kopf	**oft Kratzspuren auf der Haut am unteren Hinterkopf und im Nacken**	weißliche Kügelchen knapp über dem Austritt der Haare aus der Kopfhaut (Nissen), in denen sich die Eier der Läuse befinden	Anzeichen einer bakteriellen Infektion, wie eiternde Hautausschläge	fällt allmählich auf, wird immer schlimmer; nach Kontakt mit infizierten Menschen, z. B. in Gemeinschaftseinrichtungen wie Kindergärten, Schulen	**Kopfläuse** Seite 9
mäßig bis stark, auf eine Körperstelle beschränkt	**meist am Rumpf, seitlichen Bauch; später Ausbreitung der Beschwerden in Form eines halbseitigen Querstreifens am Rumpf; tritt mitunter auch am Kopf (v. a. im Gesicht) oder Hals auf**	im weiteren Verlauf Hautrötung, Bildung von örtlich begrenzten, mit Flüssigkeit gefüllten, gruppiert stehenden, mitunter zusammenfließenden Bläschen; auch brennende, extrem starke Schmerzen	Gefühlsstörungen im betroffenen Hautbereich	schießt meist plötzlich ein; Abheilung des Ausschlags nach ca. 10 Tagen, später mitunter monatelang bestehende Schmerzen und Missempfindungen (postzosterische Neuralgie)	**Gürtelrose (Herpes zoster), Vorstufe** Seite 303
mäßig bis stark, auf eine Körperstelle beschränkt oder am ganzen Körper	**verminderter Antrieb, Gleichgültigkeit, Verlust von Interessen, pessimistische Weltsicht, Traurigkeit, Hoffnungslosigkeit**	Angst, Schlafstörungen, Vergesslichkeit	weitere körperliche Beschwerden ohne organische Ursache, wie z. B. Kopfschmerzen, Herzbeschwerden, Atemnot	setzt allmählich ein, nach längerer Dauer (Wochen bis Monate) meist wieder spontane Besserung, kehrt oft in Schüben wieder	**psychogener Juckreiz bei Depression** Seite 294

Nagel, Veränderungen

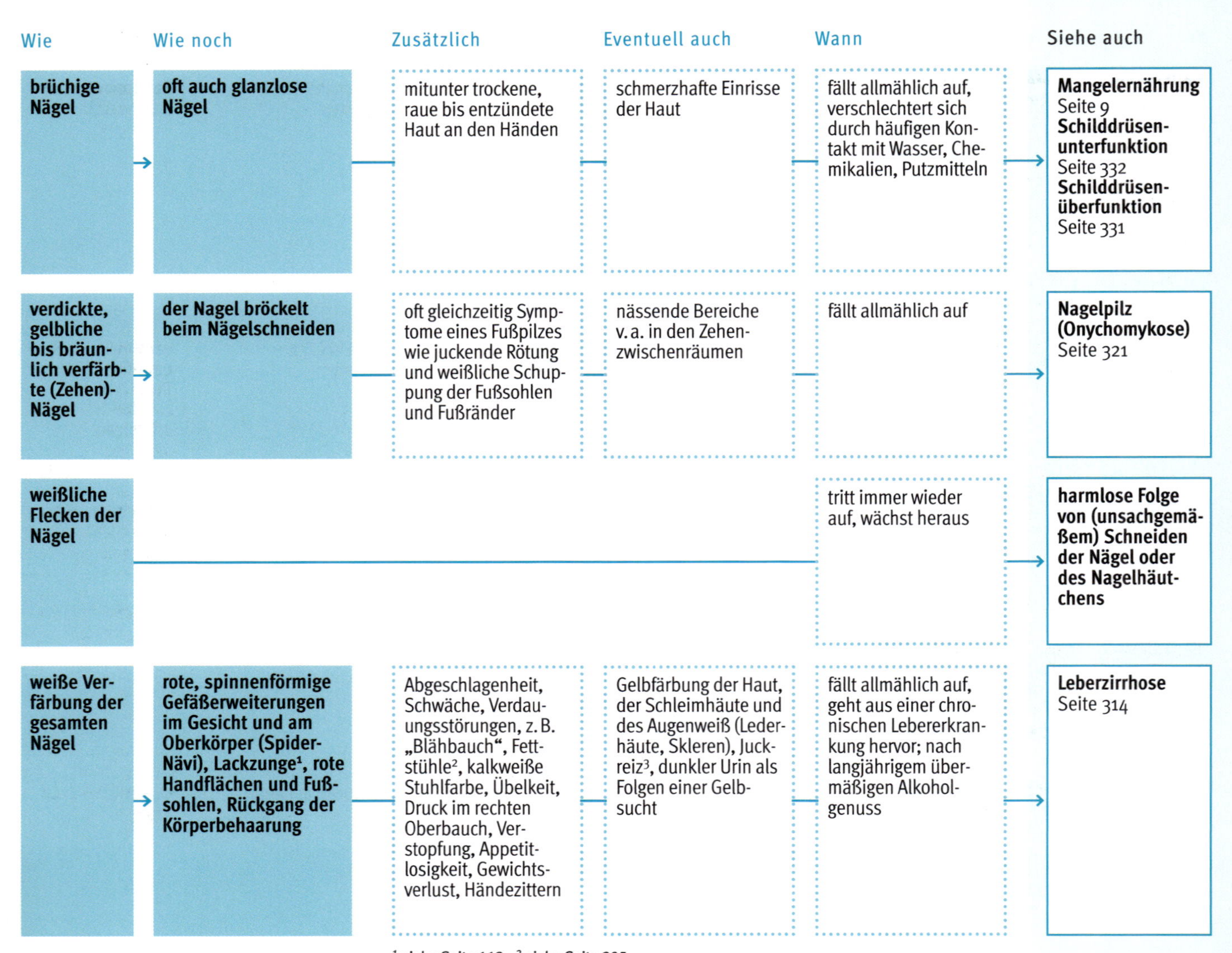

Wie	Wie noch	Zusätzlich	Eventuell auch	Wann	Siehe auch
brüchige Nägel	**oft auch glanzlose Nägel**	mitunter trockene, raue bis entzündete Haut an den Händen	schmerzhafte Einrisse der Haut	fällt allmählich auf, verschlechtert sich durch häufigen Kontakt mit Wasser, Chemikalien, Putzmitteln	**Mangelernährung** Seite 9 **Schilddrüsenunterfunktion** Seite 332 **Schilddrüsenüberfunktion** Seite 331
verdickte, gelbliche bis bräunlich verfärbte (Zehen)-Nägel	**der Nagel bröckelt beim Nägelschneiden**	oft gleichzeitig Symptome eines Fußpilzes wie juckende Rötung und weißliche Schuppung der Fußsohlen und Fußränder	nässende Bereiche v. a. in den Zehenzwischenräumen	fällt allmählich auf	**Nagelpilz (Onychomykose)** Seite 321
weißliche Flecken der Nägel				tritt immer wieder auf, wächst heraus	**harmlose Folge von (unsachgemäßem) Schneiden der Nägel oder des Nagelhäutchens**
weiße Verfärbung der gesamten Nägel	**rote, spinnenförmige Gefäßerweiterungen im Gesicht und am Oberkörper (Spider-Nävi), Lackzunge[1], rote Handflächen und Fußsohlen, Rückgang der Körperbehaarung**	Abgeschlagenheit, Schwäche, Verdauungsstörungen, z. B. „Blähbauch", Fettstühle[2], kalkweiße Stuhlfarbe, Übelkeit, Druck im rechten Oberbauch, Verstopfung, Appetitlosigkeit, Gewichtsverlust, Händezittern	Gelbfärbung der Haut, der Schleimhäute und des Augenweiß (Lederhäute, Skleren), Juckreiz[3], dunkler Urin als Folgen einer Gelbsucht	fällt allmählich auf, geht aus einer chronischen Lebererkrankung hervor; nach langjährigem übermäßigen Alkoholgenuss	**Leberzirrhose** Seite 314

[1] siehe Seite 119 *[2] siehe Seite 205*
[3] siehe Seite 236

Nagel, Veränderungen

Wie	Wie noch	Zusätzlich	Eventuell auch	Wann	Siehe auch
hellbraune bis gelbliche, scharf begrenzte Verfärbungen („Ölflecken") unter den Nägeln	**Tüpfelung, bröckeliger Zerfall der Nägel**	scharf begrenzte, unterschiedlich große, rötliche, silbrig glänzende Schuppenherde (wie abgeschabtes Kerzenwachs), v. a. an den Streckseiten der Arme, an den Knien, Unterschenkeln, über dem Kreuzbein, in der Gesäßfalte, am Kopf	Morgensteifigkeit, Schmerzen und Schwellungen, später oft Deformierung von Gelenken bei Gelenkbeteiligung (Psoriasis-Arthritis)	wird allmählich schlimmer	**Schuppenflechte (Psoriasis)** Seite 333
starke, uhrglasförmige Krümmung der Nägel	**oft auch verdickte Fingerendglieder**	bläuliche Verfärbung von Lippen und Nagelbett sowie von Haut und Schleimhäuten; Kurzatmigkeit und Atemnot	stark eingeschränkte körperliche Belastbarkeit; Blutbeimengungen im Auswurf (bei chronischer Bronchitis/COPD)	wird allmählich schlimmer	**verminderter Sauerstoffgehalt im Blut (Zyanose), z. B. bei Herzschwäche** Seite 307 **Asthma bronchiale** Seite 283 **Bronchitis, chronische/COPD** Seite 290
Rötung und Schwellung des Nagelbetts	**oft ist auch der seitliche Nagelrand betroffen; mitunter Bildung von Blasen und eitrigen Pusteln im Bereich der geröteten Schwellung**	starke (pochende) Schmerzen, v. a. bei Druck	gruppiert stehende Bläschen	wird rasch schlimmer	**Nagelbettentzündung, akute** Seite 9
Rötung und Schwellung des Gewebes seitlich eines eingewachsenen Nagels	**meist ist der Großzehennagel betroffen; starker Druckschmerz**	oft starke Entzündungsreaktion mit Bildung von „wildem Fleisch"		wird rasch schlimmer	**eingewachsener Nagel**

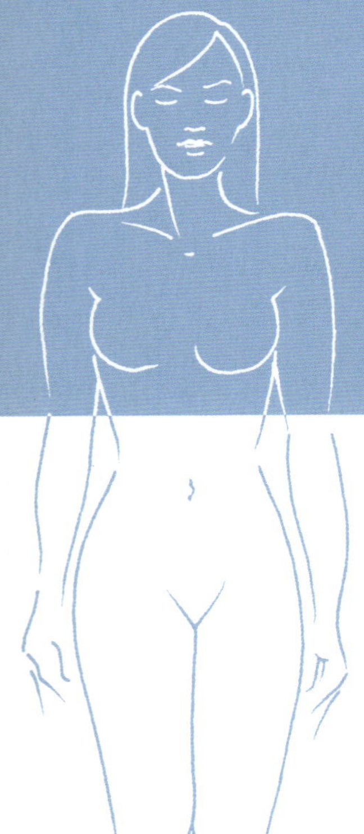

Bewegungsapparat

Ob Knochen, Gelenke oder die an den Gelenken ansetzenden Bänder, Sehnen und Skelettmuskeln – praktisch jede Funktionseinheit des Bewegungsapparates kann durch eine Erkrankung beeinträchtigt sein. Oft sind degenerative Prozesse die Ursache; mitunter steckt auch eine entzündliche Systemerkrankung dahinter.

Rücken

Rückenschmerzen gelten in Deutschland als Volkskrankheit Nummer eins – dicht gefolgt von anhaltenden oder wiederkehrenden Beschwerden des Knie- und Hüftgelenks infolge einer **Arthrose**. Besonders oft ist die Lendenwirbelsäule betroffen, wobei das Spektrum von **Verspannungen der Rückenmuskulatur** oder dem akuten **Hexenschuss** (Lumbalgie oder Lumbalischialgie) bis hin zum **Bandscheibenvorfall** reicht. Diese Schmerzzustände beruhen meist auf (altersbedingten) Verschleißerscheinungen im Zusammenspiel mit ungünstigen Lebensgewohnheiten (z. B. Bewegungsmangel, überwiegend sitzende Tätigkeiten, Haltungsschäden bzw. falsche Bewegungsabläufe). Weitere häufige Ursachen für Rückenschmerzen sind Folgeerscheinungen (vor allem **Wirbelkörperbrüche**) einer **Osteoporose,** von der vor allem Frauen im fortgeschrittenen Alter betroffen sind, oder die **Bechterew-Krankheit**, eine entzündlich-rheumatische Erkrankung, an der überwiegend jüngere Männer leiden. Hierbei ist vorwiegend die Wirbelsäule in Mitleidenschaft gezogen, wodurch es über kurz oder lang zu einer Versteifung der gesamten Wirbelsäule – einschließlich der Halswirbelsäule sowie des Brustkorbs kommt.

Gelenke

Häufigste Gelenkerkrankung ist die **Arthrose**, der degenerative Veränderungen des Gelenkknorpels zugrunde liegen und die sich vor allem im fortgeschrittenen Alter durch Schmerzen und zunehmende Bewegungsbeeinträchtigungen bemerkbar macht. Dagegen handelt es sich bei der **rheumatoiden Arthritis** um eine chronisch-entzündliche Autoimmunerkrankung, die altersunabhängig auftreten kann. Hiervon sind verschiedene andere Arthritisformen abzugrenzen, so z. B. die **Psoriasis-Arthritis** oder die **reaktive (para- bzw. postinfektiöse) Arthritis**, die während oder nach einer Infektion auftritt und bei konsequenter Behandlung in der Regel nach einigen Wochen wieder vollständig abklingt. Auch wenn alle Arthritisformen auf den ersten Blick ganz ähnliche Symptome hervorrufen, so zeigt sich bei näherer Betrachtung oft ein spezifisches Krankheitsmuster, das richtungweisend für Diagnose und Therapie ist.

Schulter, Arme, Hände, Finger

Beschwerden infolge eines **Schulter-Arm-** bzw. **Halswirbelsäulen-Syndroms (HWS-Syndrom)** haben oft ähnliche Ursachen wie Schmerzzustände im Bereich der Lendenwirbelsäule und können ebenso wie diese trotz angemessener Behandlung langwierig sein. Gleiches gilt für das **Karpaltunnelsyndrom**, das in den letzten Jahren hierzulande immer häufiger diagnostiziert wird: Diese vor allem durch Missempfindungen und starke nächtliche Schmerzen gekennzeichnete Erkrankung kann, wenn sie nicht rechtzeitig behandelt wird, zu einem Schwund des daumenseitigen Handmuskels und damit zu einer Einschränkung der Handfunktion führen.

Beine

Beschwerden in einem oder beiden Beinen sollten immer Anlass für einen Arztbesuch sein. Denn in Betracht kommt eine Vielzahl von Erkrankungen, die in der Regel einer sofortigen Behandlung bedürfen, so etwa schmerzlose Schwellungen im Rahmen einer **Herzschwäche,** Schmerzen beim Gehen infolge einer **peripheren arteriellen Verschlusskrankheit** oder ein plötzliches Schweregefühl in einem Bein, hinter dem sich eine **tiefe Beinvenenthrombose** verbergen kann.

In diesem Kapitel

Bewegungsapparat

Arm/Ellbogen/Unterarm, Beschwerden

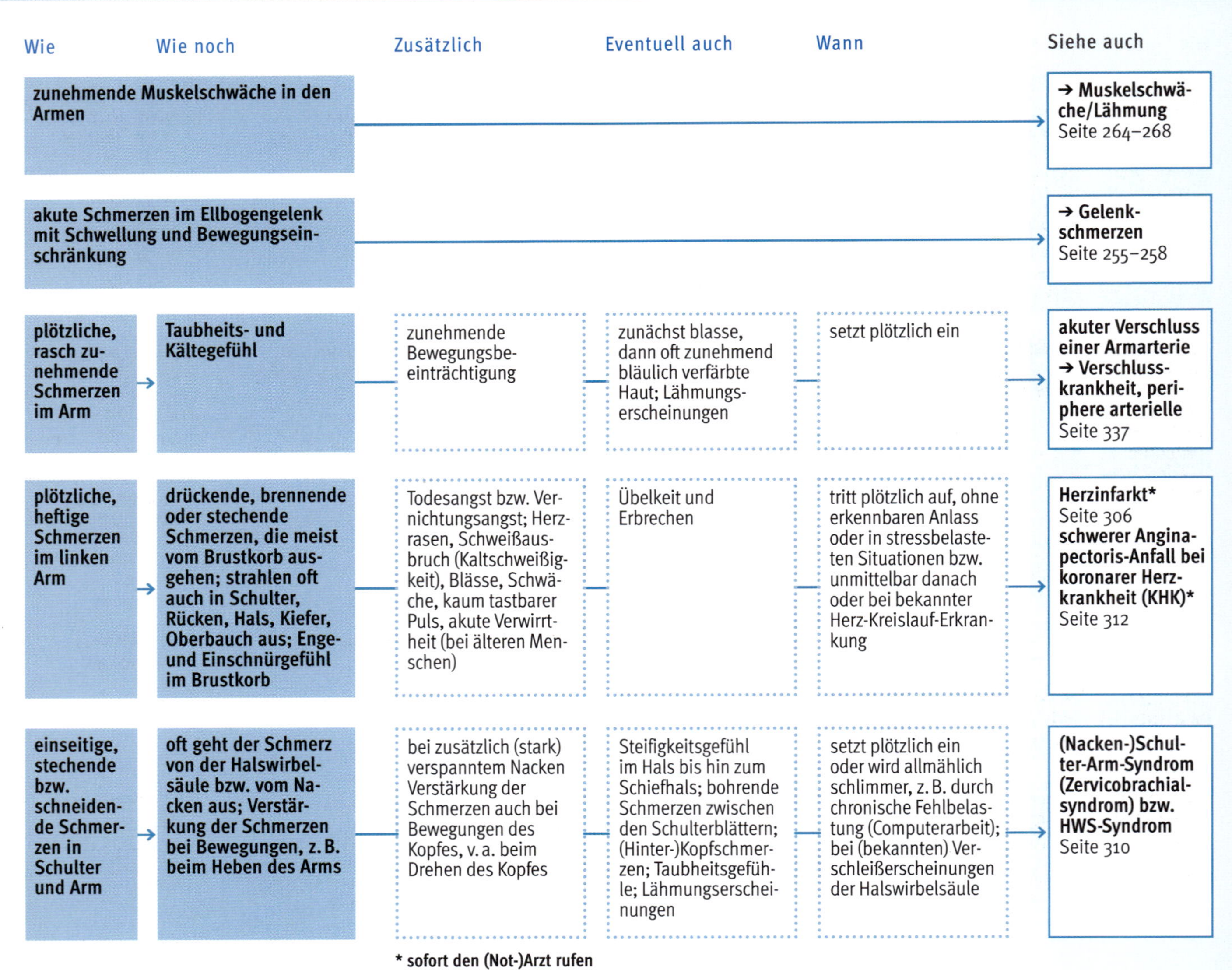

Wie	Wie noch	Zusätzlich	Eventuell auch	Wann	Siehe auch
zunehmende Muskelschwäche in den Armen					**→ Muskelschwäche/Lähmung** Seite 264–268
akute Schmerzen im Ellbogengelenk mit Schwellung und Bewegungseinschränkung					**→ Gelenkschmerzen** Seite 255–258
plötzliche, rasch zunehmende Schmerzen im Arm	**Taubheits- und Kältegefühl**	zunehmende Bewegungsbeeinträchtigung	zunächst blasse, dann oft zunehmend bläulich verfärbte Haut; Lähmungserscheinungen	setzt plötzlich ein	**akuter Verschluss einer Armarterie → Verschlusskrankheit, periphere arterielle** Seite 337
plötzliche, heftige Schmerzen im linken Arm	**drückende, brennende oder stechende Schmerzen, die meist vom Brustkorb ausgehen; strahlen oft auch in Schulter, Rücken, Hals, Kiefer, Oberbauch aus; Enge- und Einschnürgefühl im Brustkorb**	Todesangst bzw. Vernichtungsangst; Herzrasen, Schweißausbruch (Kaltschweißigkeit), Blässe, Schwäche, kaum tastbarer Puls, akute Verwirrtheit (bei älteren Menschen)	Übelkeit und Erbrechen	tritt plötzlich auf, ohne erkennbaren Anlass oder in stressbelasteten Situationen bzw. unmittelbar danach oder bei bekannter Herz-Kreislauf-Erkrankung	**Herzinfarkt*** Seite 306 **schwerer Angina-pectoris-Anfall bei koronarer Herzkrankheit (KHK)*** Seite 312
einseitige, stechende bzw. schneidende Schmerzen in Schulter und Arm	**oft geht der Schmerz von der Halswirbelsäule bzw. vom Nacken aus; Verstärkung der Schmerzen bei Bewegungen, z. B. beim Heben des Arms**	bei zusätzlich (stark) verspanntem Nacken Verstärkung der Schmerzen auch bei Bewegungen des Kopfes, v. a. beim Drehen des Kopfes	Steifigkeitsgefühl im Hals bis hin zum Schiefhals; bohrende Schmerzen zwischen den Schulterblättern; (Hinter-)Kopfschmerzen; Taubheitsgefühle; Lähmungserscheinungen	setzt plötzlich ein oder wird allmählich schlimmer, z. B. durch chronische Fehlbelastung (Computerarbeit); bei (bekannten) Verschleißerscheinungen der Halswirbelsäule	**(Nacken-)Schulter-Arm-Syndrom (Zervicobrachialsyndrom) bzw. HWS-Syndrom** Seite 310

*** sofort den (Not-)Arzt rufen**

Arm/Ellbogen/Unterarm, Beschwerden

Wie	Wie noch	Zusätzlich	Eventuell auch	Wann	Siehe auch
einseitige, streifenförmige Schmerzen in Arm und Schulter →	**oft stechende oder schneidende Schmerzen entlang des Nervenverlaufs, ausgehend vom Nacken über Schulter, Ober- und Unterarm bis in Hand und Finger; Gefühlsstörungen, v. a. Kribbeln und Taubheitsgefühle**	im weiteren Verlauf oft Lähmungserscheinungen des betroffenen Arms und/oder der betroffenen Hand	Muskelschwund an Teilen der Schultergürtel-, Arm-, Hand- und Fingermuskulatur	wird allmählich schlimmer; oft durch chronische Fehlbelastung (z. B. Berufsgruppe der Zahnärzte) →	**Einengung von Nervenwurzeln an der Halswirbelsäule z. B. durch degenerative Knochenwülste** Seite 9 **oder Bandscheibenvorfall** Seite 284
Schmerzen an der Innenseite von Ober- und/oder Unterarm sowie in der Schulter →	**Gefühlsstörungen, v. a. Kribbeln und/oder Taubheitsgefühle**	Beschwerden werden durch bestimmte Bewegungen oder Haltungen (z. B. Drehen des Kopfes, Heben von Lasten) ausgelöst; später oft andauernd	blauviolette Hautverfärbungen und/oder Schwellungen am Arm	setzt plötzlich ein, wird rasch schlimmer →	**Einengung des Gefäß-Nerven-Strangs zum Arm, z. B. bei Thoracic-Outlet- oder Thoracic-Inlet-Syndrom, bei Skalenusengpass-Syndrom oder Kostoklavikular-Syndrom** Seite 9
Schwellung, die sich von der Achsel zum Oberarm ausbreitet →	**einseitig, schmerzlos, bei Druck auf die Schwellung bleibt eine Delle zurück, oft Rückbildung in der Nacht, später oft andauernd**	bei ausgeprägtem Krankheitsbild sind der ganze Arm und die Hand betroffen	Infektionsneigung und tastbare Verhärtungen der betroffenen Haut, irreparable Bewegungsbeeinträchtigungen	nimmt langsam zu, oft als Folge einer Brust(krebs)operation oder Strahlentherapie →	**Lymphödem, sekundäres** Seite 9
brennendes oder reibendes Gefühl im Ellbogengelenk →	**im weiteren Verlauf schmerzhafte Schwellung, Rötung und Überwärmung der Ellbogenspitze**	Schmerzen beim Beugen des Arms	Fieber, Schüttelfrost; Bildung eines Ergusses im betroffenen Ellbogenbereich	setzt plötzlich ein, z. B. nach Überlastung, auch im Rahmen einer rheumatoiden Arthritis; wird rasch schlimmer →	**Entzündung des Ellbogenschleimbeutels (Bursitis olecrani)** Seite 9

Arm/Ellbogen/Unterarm, Beschwerden

Wie	Wie noch	Zusätzlich	Eventuell auch	Wann	Siehe auch
Druckschmerzen am äußeren Ellbogenknochen	**meist strahlen die Schmerzen im Ellbogen über die Außenseite (Streckseite) bis in die Hand aus; Schmerzen beim Ballen der Faust und beim Händedrücken**	Schmerzen bei Drehungen des Unterarms, beim Strecken des Handgelenks; Schmerzen beim Heben von Gegenständen	zunehmende Schmerzen bei passiver Beugung von Handgelenk und Finger; Kraftlosigkeit des betroffenen Arms	setzt plötzlich ein, z. B. nach Überlastung, wie längeres Schraubendrehen, Hämmern, aber auch durch falsche Belastung beim Aufschlag (Tennis)	**Tennisarm (Tennisellbogen, Epicondylitis humeri radialis)** Seite 335
Druckschmerzen an der inneren Seite des Ellbogens	**meist strahlen die Schmerzen im Ellbogen über die Innenseite (Beugeseite) bis in die Hand aus; Schmerzen beim Ballen der Faust und beim Händedrücken**	Schmerzen bei Drehungen des Unterarms sowie beim Beugen des Handgelenks	zunehmende Schmerzen bei passiver Streckung von Handgelenk und Finger; Kraftlosigkeit des betroffenen Arms	setzt plötzlich ein, z. B. nach Überlastung, wie monotone Handarbeiten, aber auch Fehlhaltung des Arms beim Golfspielen	**Golferarm (Golferellbogen, Epicondylitis humeri ulnaris) → Tennisarm** Seite 335
Knirschen oder Ziehen im Ellbogengelenk in Verbindung mit Bewegungsschmerzen	**langsam zunehmende Schmerzen; Steifigkeitsgefühl und Schmerzen v. a. morgens nach dem Aufstehen**	zunehmend schmerzhafte Bewegungseinschränkung; oft witterungsbedingte Verstärkung der Beschwerden	Gelenkerguss und Schwellung bei akuter Entzündung (aktivierte Arthritis); Ruhe- und Nachtschmerzen	wird allmählich über Monate schlimmer	**Arthrose des Ellbogengelenks → Arthrose** Seite 282
schmerzhaftes Knirschen und Reiben im Unterarm in Verbindung mit ziehenden Schmerzen bei Bewegung	**meist bestehen die Schmerzen auch im Handgelenk und Daumen; später Schmerzen auch in Ruhe sowie Schwellung, Rötung und Überwärmung im Verlauf der betroffenen Sehnen**	Ruhigstellung (z. B. nachts) bringt kaum (mehr) Besserung; später oft tastbare, knotige Verdickungen der betroffenen Sehnen	völlige Bewegungsunfähigkeit des (Unter-)Arms; Symptome des „schnellenden Fingers“ wie Streck- und Beugehemmung mit schmerzhaftem Schnappen eines Fingers	tritt plötzlich, nach mechanischer Überlastung (z. B. Tastaturarbeit) auf	**Sehnenscheidenentzündung (Tendovaginitis)** Seite 333

Arm/Ellbogen/Unterarm, Beschwerden

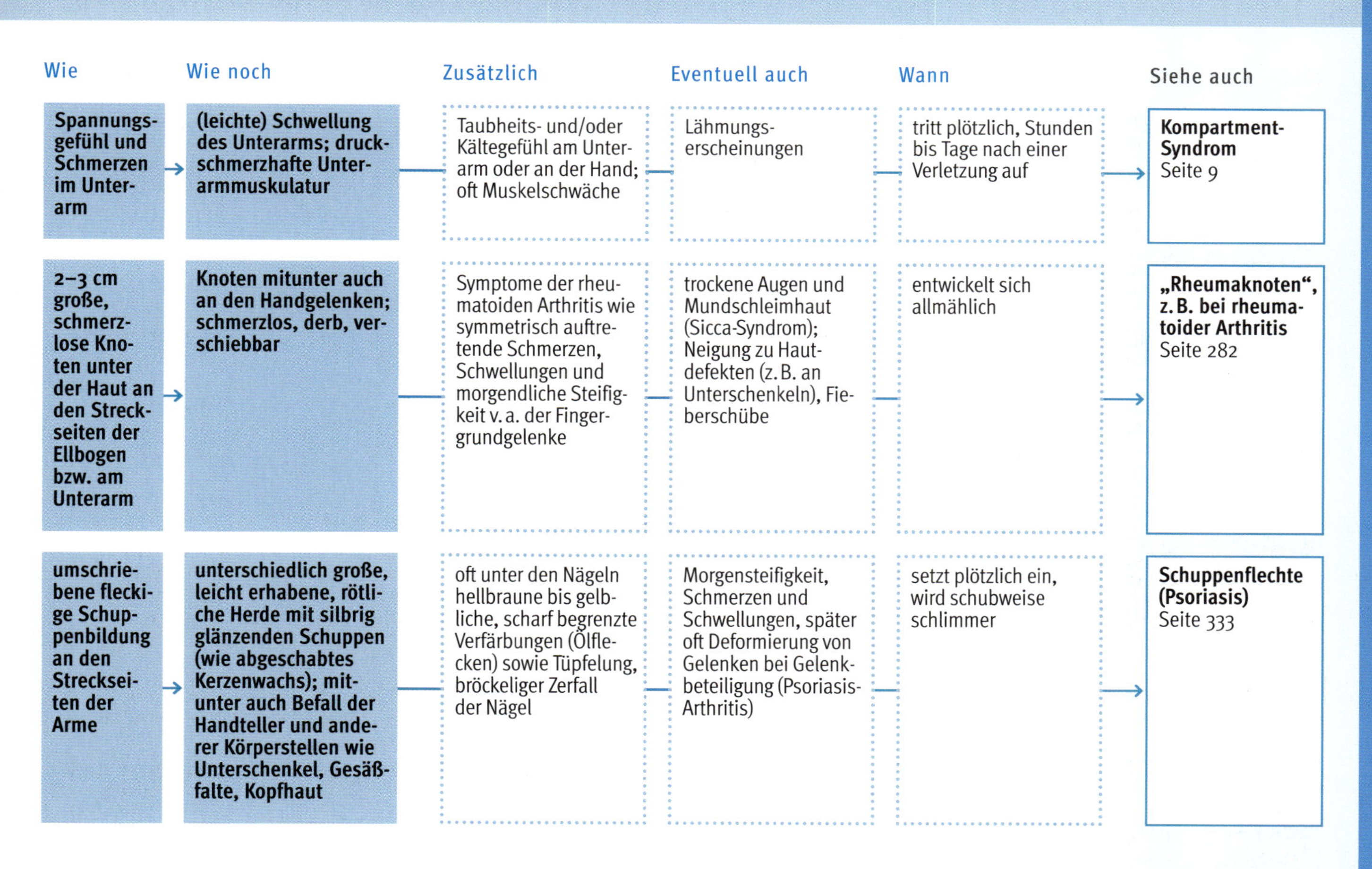

Wie	Wie noch	Zusätzlich	Eventuell auch	Wann	Siehe auch
Spannungsgefühl und Schmerzen im Unterarm	**(leichte) Schwellung des Unterarms; druckschmerzhafte Unterarmmuskulatur**	Taubheits- und/oder Kältegefühl am Unterarm oder an der Hand; oft Muskelschwäche	Lähmungserscheinungen	tritt plötzlich, Stunden bis Tage nach einer Verletzung auf	**Kompartment-Syndrom** Seite 9
2–3 cm große, schmerzlose Knoten unter der Haut an den Streckseiten der Ellbogen bzw. am Unterarm	**Knoten mitunter auch an den Handgelenken; schmerzlos, derb, verschiebbar**	Symptome der rheumatoiden Arthritis wie symmetrisch auftretende Schmerzen, Schwellungen und morgendliche Steifigkeit v. a. der Fingergrundgelenke	trockene Augen und Mundschleimhaut (Sicca-Syndrom); Neigung zu Hautdefekten (z. B. an Unterschenkeln), Fieberschübe	entwickelt sich allmählich	**„Rheumaknoten“, z. B. bei rheumatoider Arthritis** Seite 282
umschriebene fleckige Schuppenbildung an den Streckseiten der Arme	**unterschiedlich große, leicht erhabene, rötliche Herde mit silbrig glänzenden Schuppen (wie abgeschabtes Kerzenwachs); mitunter auch Befall der Handteller und anderer Körperstellen wie Unterschenkel, Gesäßfalte, Kopfhaut**	oft unter den Nägeln hellbraune bis gelbliche, scharf begrenzte Verfärbungen (Ölflecken) sowie Tüpfelung, bröckeliger Zerfall der Nägel	Morgensteifigkeit, Schmerzen und Schwellungen, später oft Deformierung von Gelenken bei Gelenkbeteiligung (Psoriasis-Arthritis)	setzt plötzlich ein, wird schubweise schlimmer	**Schuppenflechte (Psoriasis)** Seite 333

Bein, Beschwerden

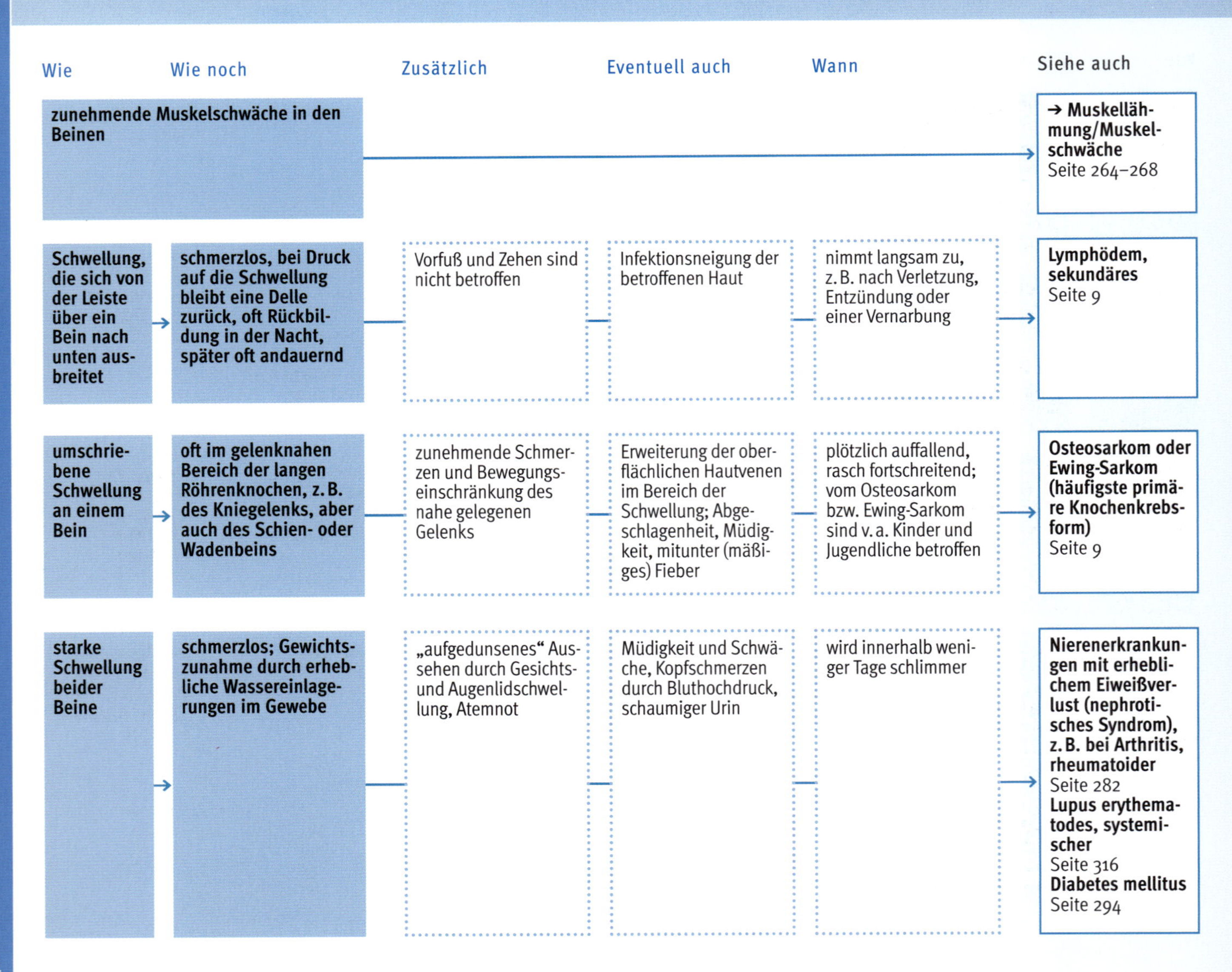

Wie	Wie noch	Zusätzlich	Eventuell auch	Wann	Siehe auch
zunehmende Muskelschwäche in den Beinen					**→ Muskellähmung/Muskelschwäche** Seite 264–268
Schwellung, die sich von der Leiste über ein Bein nach unten ausbreitet	**schmerzlos, bei Druck auf die Schwellung bleibt eine Delle zurück, oft Rückbildung in der Nacht, später oft andauernd**	Vorfuß und Zehen sind nicht betroffen	Infektionsneigung der betroffenen Haut	nimmt langsam zu, z. B. nach Verletzung, Entzündung oder einer Vernarbung	**Lymphödem, sekundäres** Seite 9
umschriebene Schwellung an einem Bein	**oft im gelenknahen Bereich der langen Röhrenknochen, z. B. des Kniegelenks, aber auch des Schien- oder Wadenbeins**	zunehmende Schmerzen und Bewegungseinschränkung des nahe gelegenen Gelenks	Erweiterung der oberflächlichen Hautvenen im Bereich der Schwellung; Abgeschlagenheit, Müdigkeit, mitunter (mäßiges) Fieber	plötzlich auffallend, rasch fortschreitend; vom Osteosarkom bzw. Ewing-Sarkom sind v. a. Kinder und Jugendliche betroffen	**Osteosarkom oder Ewing-Sarkom (häufigste primäre Knochenkrebsform)** Seite 9
starke Schwellung beider Beine	**schmerzlos; Gewichtszunahme durch erhebliche Wassereinlagerungen im Gewebe**	„aufgedunsenes" Aussehen durch Gesichts- und Augenlidschwellung, Atemnot	Müdigkeit und Schwäche, Kopfschmerzen durch Bluthochdruck, schaumiger Urin	wird innerhalb weniger Tage schlimmer	**Nierenerkrankungen mit erheblichem Eiweißverlust (nephrotisches Syndrom), z. B. bei Arthritis, rheumatoider** Seite 282 **Lupus erythematodes, systemischer** Seite 316 **Diabetes mellitus** Seite 294

Bein, Beschwerden

Wie	Wie noch	Zusätzlich	Eventuell auch	Wann	Siehe auch
Schwellung v. a. der Unterschenkel, Füße bzw. Fußknöchel	**schmerzlos; Unterschenkel mit baumstammartigem Aussehen; oft Schweregefühl; Gewichtszunahme (durch Wassereinlagerung im Gewebe)**	häufiges nächtliches Wasserlassen, Schwäche, Leistungsminderung, Atemnot, bläuliche Haut und Schleimhäute (Zyanose)	Gedächtnisstörungen (v. a. bei älteren Menschen), Herzstolpern, Blähungen	fällt allmählich auf	**Herzschwäche** Seite 307
plötzliches Spannungs- und Schweregefühl in einem Bein	**ähnlich wie „Muskelkater"; meist in der Wade, Kniekehle, Leiste und/oder im Fuß, schmerzhafte Schwellung und Schmerzen beim Gehen**	mäßiges Fieber (‹ 38,5 °C), bläulich-glänzende Haut, Überwärmung des betroffenen Beins	Schmerzen bei Druck auf die Wade; das ganze Bein nimmt an Umfang zu	setzt plötzlich ein; z. B. nach mehrtägiger Bettlägerigkeit, sehr langem Sitzen auf Reisen, nach körperlicher Überanstrengung	**Beinvenenthrombose, tiefe** Seite 287
plötzliche ziehende Schmerzen entlang einer Vene in einem Bein	**die Vene ist verhärtet, die Haut darüber ist gerötet und fühlt sich warm an**	Schmerzen bei Druck auf die Vene		setzt plötzlich ein; z. B. oft nach einer Infusion oder bei (fortgeschrittenen) Krampfadern	**Venenentzündung, oberflächliche akute (Thrombophlebitis)** Seite 337
zunehmende (ziehende) Schmerzen in einem Bein beim Gehen	**Schmerzen entweder v. a. in der Wade (z. B. bei Etagenverschluss einer Arterie am Oberschenkel) oder v. a. im Fuß (bei Verschluss einer Unterschenkelarterie); Besserung der Beschwerden durch Stehenbleiben für einige Minuten; später werden die beschwerdenfreien Gehstrecken immer kürzer**	blasser, kühler Fuß, verzögerte Wundheilung, Gefühlsstörungen in den Beinen, z. B. Kribbeln, Taubheitsgefühl, im weiteren Verlauf Schmerzen auch in Ruhe (v. a. nachts)	Hautveränderungen wie Verfärbung und Bildung von offenen Geschwüren mit Absterben von Gewebe bei stark eingeschränkter Durchblutung	wird allmählich schlimmer	**Verschlusskrankheit, periphere arterielle (Schaufensterkrankheit)** Seite 337

Bein, Beschwerden

Wie	Wie noch	Zusätzlich	Eventuell auch	Wann	Siehe auch
Spannungsgefühl in einem oder beiden Beinen, v. a nach längerem Stehen	**sich im Laufe des Tages entwickelnde schmerzlose Schwellung von Fuß und Unterschenkel, die sich am Morgen und durch Hochlagern des Beins bessert; später ist sie ständig vorhanden; kleine, venöse Gefäßneubildungen in der Haut (Besenreiser); meist auch sackförmig oder zylindrisch erweiterte Venen (Krampfadern)**	dunkelblaue Hautveränderungen an den Fußrändern; rotbraune Flecken am Unterschenkel und weiße Flecken oberhalb des Sprunggelenks; später oft auch gerötete, nässende, schuppende Haut und starker Juckreiz; Neigung zu (kleinen), schlecht oder nicht heilenden Verletzungen	gamaschenartige, derbe, harte, feste Haut im gesamten unteren Unterschenkeldrittel; offenes Bein (Ulcus cruris)	wird allmählich schlimmer	**Veneninsuffizienz, chronische, → Krampfadern** Seite 313
plötzlich einschießende, stechende Schmerzen im Gesäß und/oder im Oberschenkel	**geht von der Lendenwirbelsäule (dem „Kreuz") aus; stark eingeschränkte Beweglichkeit, Schonhaltung; Schmerzen sprechen gut auf Schmerzmittel an**	in den ersten Tagen ist es meist unmöglich, bestimmte Bewegungen und Haltungen einzunehmen (z. B. aufrecht stehen); Besserung oft durch Anziehen der Beine im Liegen	nach schmerzarmem Intervall bzw. Beschwerdenfreiheit erneutes Auftreten der Schmerzen (chronischer Verlauf)	tritt plötzlich auf, z. B. nach Heben von Lasten oder schnellem Aufstehen; klingt in der Regel innerhalb weniger Tage von selbst ab	**Hexenschuss (Lumbalgie oder Lumboischialgie)** Seite 308
(heftige) ziehende Schmerzen und Gefühlsstörungen in einem Bein	**geht von der Lendenwirbelsäule (dem „Kreuz") aus; Kribbeln und/oder Taubheitsgefühl sowie (Muskel)-Schwäche bis hin zu Lähmungserscheinungen des Beins; Schmerzen sprechen kaum auf Schmerzmittel an**	oft sind auch Gesäß und/oder Fuß betroffen (z. B. Fuß kann beim Laufen nicht mehr richtig angehoben werden); mitunter ausgeprägte Sensibilitätsstörungen im Afterbereich und an den Schenkelinnenseiten (Reithosenanästhesie)	Taubheit im Genitalbereich mit Unfähigkeit, den Urin oder Stuhl zu halten	tritt plötzlich auf	**Einengung von Nervenwurzeln an der Lendenwirbelsäule durch knöcherne Einengungen bzw. degenerative Veränderungen der Wirbelgelenke (Spinalstenose) oder Bandscheibenvorfall** Seite 284

Bein, Beschwerden

Wie	Wie noch	Zusätzlich	Eventuell auch	Wann	Siehe auch
Schmerzen und Missempfindungen in beiden Beinen in Ruhe und im Liegen	**Kribbeln, brennende, reißende, stechende oder auch bohrende, dumpfe Schmerzen in der Tiefe des Beins; v. a. in der Nacht, verbunden mit Schlaflosigkeit**	starker Bewegungsdrang; Besserung der Beschwerden durch Bewegung; oft auch unbemerktes Erwachen in der Nacht durch unwillkürliche Bewegungen	Unruhe, Konzentrationsstörungen, Vergesslichkeit und Leistungsabfall als Folge des Schlafmangels	andauernd oder phasenweise bzw. allmählich schlimmer werdend	**Restless-Legs-Syndrom (Syndrom der unruhigen Beine)** Seite 328
	v. a. in den Unterschenkeln und/oder Füßen; Kribbeln, brennende, reißende, stechende oder auch bohrende, dumpfe Schmerzen in der Tiefe des Beins; v. a in der Nacht	Besserung der Beschwerden durch Bewegung; mitunter auch Taubheitsgefühle; später Schmerzen und Missempfindungen auch in Ruhe	eingeschränkte Schmerz- und Temperaturempfindung; Symptome des diabetischen Fußes wie schlecht heilende, offene (eitrige) Stelle am Fuß	wird allmählich schlimmer	**Polyneuropathie, z. B. als Folge eines langjährigen Diabetes mellitus** Seite 294
plötzliches Spannungsgefühl und Schmerzen im Unterschenkel	**(leichte) Schwellung des Unterschenkels; druckschmerzhafte Unterschenkelmuskulatur**	Taubheits- und/oder Kältegefühl im Unterschenkel und oft auch im Fuß; oft Muskelschwäche	Lähmungserscheinungen, v. a. Fußheberlähmung (Steppergang)	tritt plötzlich, z. B. nach Überanstrengung (z. B. Bergwandern ohne ausreichendes Training) auf	**Kompartment-Syndrom** Seite 9
zunehmendes Spannungs- und Schweregefühl v. a. im Unterschenkel	**Besserung der Beschwerden im Liegen und bei Bewegung; sackförmig oder zylindrisch erweiterte Venen, die als Schlängelung oder Knäuelbildung sichtbar ist**	leicht geschwollene Fußknöchel im Lauf des Tages (durch Wassereinlagerung im Gewebe), als Zeichen einer chronischen Veneninsuffizienz, mitunter ist dies das erste Symptom, bevor die Krampfadern sichtbar sind	schlecht heilende Unterschenkelgeschwüre (Ulcus venosum)	fällt allmählich auf	**Krampfadern (Varizen)** Seite 313

Bein, Beschwerden

Wie	Wie noch	Zusätzlich	Eventuell auch	Wann	Siehe auch
plötzliche flächige, flammenförmige Rötung der Haut am Unterschenkel	**Rötung ist anfangs scharf begrenzt; leichte Schwellung, Überwärmung und Druckschmerzhaftigkeit der betroffenen Haut**	hohes Fieber (> 39,5 °C), oft Schüttelfrost, schweres Krankheitsgefühl, Lymphknotenschwellung z. B. in den Leisten; meist zunächst einseitige, nach 1–2 Tagen symmetrische Ausbreitung der Hauterscheinungen	Blasenbildung auf der Rötung, Kopfschmerzen, Übelkeit und Erbrechen, oft gleichzeitig Fußpilzerkrankung, die den auslösenden Bakterien das Eindringen erleichtert	setzt plötzlich ein	**Wundrose (Erysipel)** Seite 339
wiederkehrende schmerzhafte Muskelkrämpfe in den Beinen	**v. a. in der Nacht in den Waden**	Durst, häufiges Wasserlassen, Juckreiz, Appetitlosigkeit, Abgeschlagenheit, Kopfschmerzen, diffuser Schwindel	Gewichtsverlust; Schweißausbrüche, Hungerattacken, Sehstörungen; punktförmige Hauteinblutungen (bei Niereninsuffizienz); chronische Durchfälle (Zöliakie/Sprue)	tritt nachts immer wieder auf	**Diabetes mellitus** Seite 294 **oder degenerative Veränderungen der Lendenwirbelsäule oder Kalzium- oder Vitamin-D-Mangel, z. B. bei Zöliakie/Sprue** Seite 339 **Niereninsuffizienz, chronische** Seite 323 **akuter Kalziumabfall im Blutserum bei akuter Bauchspeicheldrüsenentzündung** Seite 286
	in zeitlichem Zusammenhang mit der Einnahme von Medikamenten wie Abführmittel, Entwässerungsmittel, Lithium			tritt einige Tage bis Wochen bei regelmäßiger Einnahme auf; vergeht nach dem Absetzen der Medikamente wieder	**Nebenwirkung von Medikamenten**

Fuß/Sprunggelenk/Zehen, Beschwerden

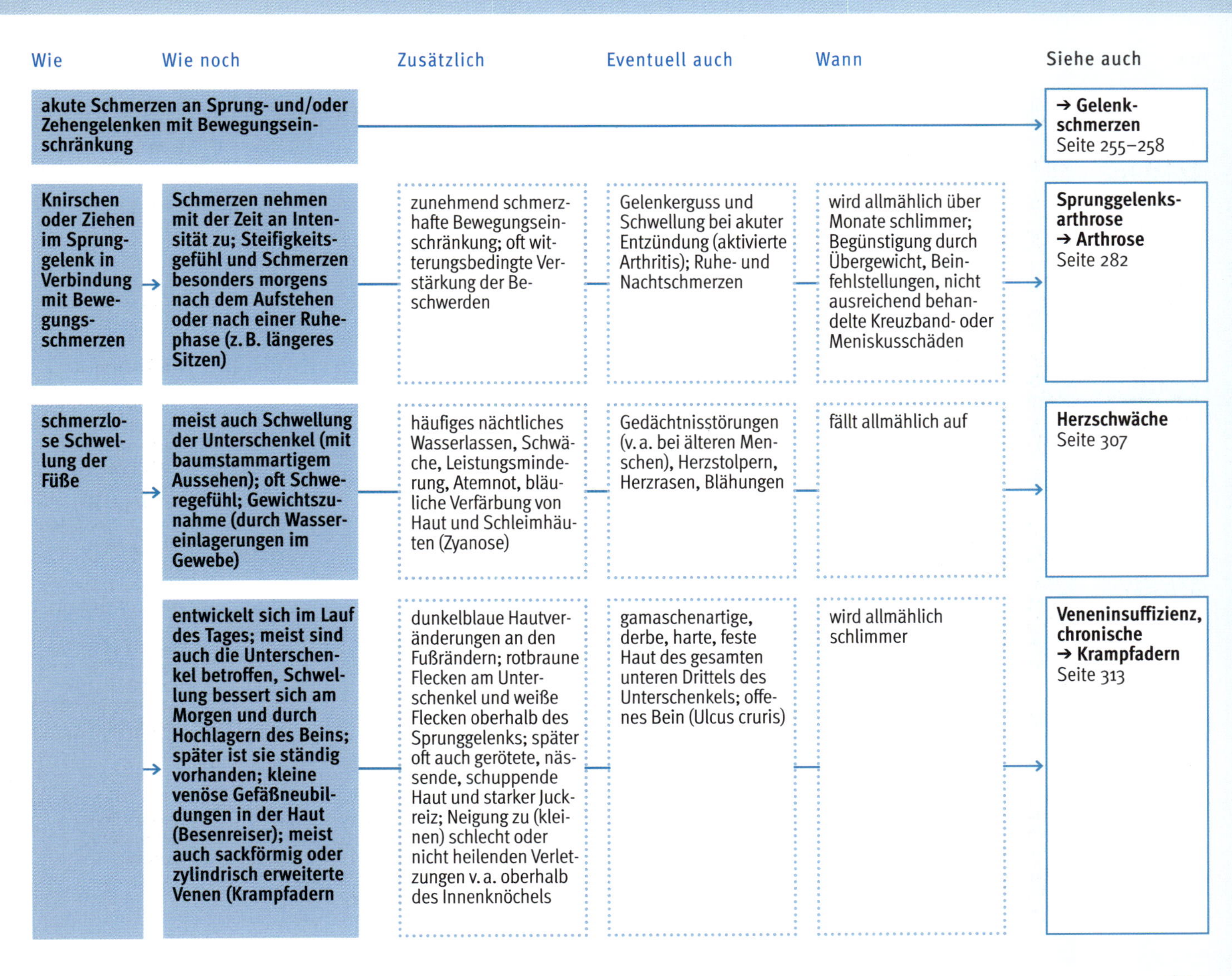

Wie	Wie noch	Zusätzlich	Eventuell auch	Wann	Siehe auch
akute Schmerzen an Sprung- und/oder Zehengelenken mit Bewegungseinschränkung					**→ Gelenkschmerzen** Seite 255–258
Knirschen oder Ziehen im Sprunggelenk in Verbindung mit Bewegungsschmerzen	**Schmerzen nehmen mit der Zeit an Intensität zu; Steifigkeitsgefühl und Schmerzen besonders morgens nach dem Aufstehen oder nach einer Ruhephase (z. B. längeres Sitzen)**	zunehmend schmerzhafte Bewegungseinschränkung; oft witterungsbedingte Verstärkung der Beschwerden	Gelenkerguss und Schwellung bei akuter Entzündung (aktivierte Arthritis); Ruhe- und Nachtschmerzen	wird allmählich über Monate schlimmer; Begünstigung durch Übergewicht, Beinfehlstellungen, nicht ausreichend behandelte Kreuzband- oder Meniskusschäden	**Sprunggelenksarthrose → Arthrose** Seite 282
schmerzlose Schwellung der Füße	**meist auch Schwellung der Unterschenkel (mit baumstammartigem Aussehen); oft Schweregefühl; Gewichtszunahme (durch Wassereinlagerungen im Gewebe)**	häufiges nächtliches Wasserlassen, Schwäche, Leistungsminderung, Atemnot, bläuliche Verfärbung von Haut und Schleimhäuten (Zyanose)	Gedächtnisstörungen (v. a. bei älteren Menschen), Herzstolpern, Herzrasen, Blähungen	fällt allmählich auf	**Herzschwäche** Seite 307
	entwickelt sich im Lauf des Tages; meist sind auch die Unterschenkel betroffen, Schwellung bessert sich am Morgen und durch Hochlagern des Beins; später ist sie ständig vorhanden; kleine venöse Gefäßneubildungen in der Haut (Besenreiser); meist auch sackförmig oder zylindrisch erweiterte Venen (Krampfadern	dunkelblaue Hautveränderungen an den Fußrändern; rotbraune Flecken am Unterschenkel und weiße Flecken oberhalb des Sprunggelenks; später oft auch gerötete, nässende, schuppende Haut und starker Juckreiz; Neigung zu (kleinen) schlecht oder nicht heilenden Verletzungen v. a. oberhalb des Innenknöchels	gamaschenartige, derbe, harte, feste Haut des gesamten unteren Drittels des Unterschenkels; offenes Bein (Ulcus cruris)	wird allmählich schlimmer	**Veneninsuffizienz, chronische → Krampfadern** Seite 313

Fuß/Sprunggelenk/Zehen, Beschwerden

Wie	Wie noch	Zusätzlich	Eventuell auch	Wann	Siehe auch
brennende Schmerzen in beiden Füßen	**v.a. nachts bzw. in Ruhe; oft sind auch die Unterschenkel betroffen; meist auch Kribbeln („Ameisenlaufen“)**	Besserung der Beschwerden durch Bewegung, z.B. Gehen	eingeschränkte Schmerz- und Temperaturempfindung; Symptome des diabetischen Fußes (siehe unten)	wird allmählich schlimmer	**Burning-Feet-Syndrom z.B. im Rahmen einer Polyneuropathie bei langjährigem Diabetes mellitus** Seite 294
bläuliche Verfärbung und offene Stelle am Fuß	**aus einem kleinen Einriss oder einer Druckstelle hervorgehend, was aufgrund eines eingeschränkten Schmerzempfindens nicht gespürt wurde; z.B. an den Fußsohlen oder Zehen**	oft gehen Symptome der peripheren arteriellen Verschlusskrankheit voran wie ziehende Schmerzen beim Gehen, die durch eine Gehpause wieder vergehen; extrem trockene, spröde, rissige Füße durch verminderte Schweißabsonderung	Ausbildung der offenen Stelle zum eiternden Geschwür, das bis in die tiefen Hautschichten reicht; Übergreifen der Infektion auf die Knochen und/oder auf andere Fußbereiche, z.B. Unterschenkel	wird allmählich schlimmer	**diabetisches Fußsyndrom bei langjährigem Diabetes mellitus** Seite 294
starke brennende Schmerzen im Vorfuß	**oft anfallsartig; meist im Bereich des 2., 3. und/oder 4. Mittelfußknochens mit Ausstrahlung in die Nachbarzehen (v.a. 3. und 4. Zehe)**	oft Verstärkung oder Auslösung des Schmerzes durch Druck auf die vordere Fußsohle		anfallsartig; meist besteht gleichzeitig ein Senk- oder Spreizfuß	**Morton-Neuralgie** Seite 9
Seitabknicken der Großzehe zur 2. Zehe hin	**schmerzhafte Vergrößerung des Großzehenballens, die sich als knöcherner Vorsprung am Fußrand zeigt; zunächst Druckbeschwerden z.B. beim Tragen fester Schuhe, später Dauerschmerzen v.a. an den Mittelfußknochen**	oft zusätzlich Über- oder Unterkreuzung der 2. Zehe und/oder zunehmende Krümmung der Nachbarzehen (Hammer- oder Krallenzehe)	es ist unmöglich, normale Schuhe zu tragen	wird allmählich schlimmer; oft durch langjähriges Tragen von zu engen, hohen Schuhen; Frauen sind besonders oft betroffen	**Ballenzehe (Hallux valgus)** Seite 284

Fuß/Sprunggelenk/Zehen, Beschwerden

Wie	Wie noch	Zusätzlich	Eventuell auch	Wann	Siehe auch
schmerzhafte Bewegungseinschränkung des Großzehengrundgelenks	**v. a. bei der Abrollbewegung; später immer stärker werdende Schmerzen auch in Ruhe sowie Einsteifung des Gelenks**	im weiteren Verlauf komplette Versteifung des Grundgelenks mit gleichzeitiger Absenkung der Großzehe	es ist unmöglich, normale Schuhe zu tragen	wird allmählich schlimmer; meist als Folge eines Gelenkknorpelverschleißes (Arthrose) des Großzehengrundgelenks	**Hallux rigidus** Seite 9
unerträgliche Schmerzen des Großzehengrund gelenks	**Schwellung und Rötung des Gelenks; v. a. in der Nacht; starke Berührungsempfindlichkeit, z. B. das Auflegen der Bettdecke wird als zu schmerzhaft empfunden**	Krankheitsgefühl; starke Beeinträchtigung des Schlafs durch die Schmerzen; später sind oft auch noch das Knie- und/oder Sprunggelenk betroffen	(mäßiges) Fieber, Kopfschmerzen, Erbrechen, erhöhter Puls	tritt plötzlich auf; dauert 1–3 Nächte an	**akuter Gichtanfall, → Gicht** Seite 301
Kribbeln, Taubheitsgefühle und Schmerzen am inneren Fußrand	**v. a. unter dem Innenknöchel mit Ausstrahlungen entlang der Fußsohle und der Fußinnenseite bis hin zu den Zehen**	v. a. starke Nachtschmerzen und dadurch bedingte Schlafstörungen, aber auch Schmerzen und Missempfindungen bei Belastung	Zehenbeugung und Zehenspreizung sind nur eingeschränkt möglich	wird allmählich schlimmer; v. a. nach (nicht vollständig ausgeheilten) Sprung gelenksverletzungen, z. B. bei Laufsportlern	**Tarsaltunnelsyndrom** Seite 9
stechende Schmerzen unter oder auf der Innenseite der Ferse	**Schmerzen zunächst v. a. auf harten Unterlagen mit Abklingen der Beschwerden bei Entlastung des Fußes**	Druckschmerzen der Muskulatur an der Fußsohle; morgendlicher Anlaufschmerz	Schmerzen auch in Ruhe	wird allmählich schlimmer, oft durch Übergewicht oder chronische Überlastung des Fußes (durch Sporttreiben)	**Fersensporn (Kalkaneussporn)** Seite 9

Fuß/Sprunggelenk/Zehen, Beschwerden

Wie	Wie noch	Zusätzlich	Eventuell auch	Wann	Siehe auch
Schmerzen im Bereich der Achillessehne	**anfangs v.a. bei Beginn und nach Beendigung einer Belastung (Laufen, Treppensteigen), später oft auch in Ruhe**	Verschlechterung der Beschwerden durch Barfußlaufen, Verbesserung durch Tragen von Schuhen mit Absatz	druckschmerzhafte Verdickung und Rötung über der Achillessehne; stärkste Schmerzen bis hin zur Gehunfähigkeit	wird allmählich schlimmer; z.B. bei Fehl- oder Überlastung (z.B. durch Sport)	**Achillodynie (akutes oder chronisches Schmerzsyndrom im Bereich der Achillessehne)** Seite 278
Hauteinrisse zwischen den Zehen in Verbindung mit (starken) Juckreizattacken	**weißliche Schuppung an Fußsohlen, -rändern, in den Zehenzwischenräumen, oft auf leicht geröteter Haut**	Schweißneigung der Füße	Nagelpilz mit gelblich bräunlicher Verdickung und Bröckelung des Nagels beim Nägelschneiden	wird allmählich schlimmer	**Fußpilz** Seite 299
kreisförmige Verhornung z.B. auf der kleinen Zehe	**die Verhornung reicht kegelförmig in die Tiefe und ist zunehmend stechend-schmerzhaft, v.a. beim Laufen**	vorangegangene Hornschwiele	Rötung, Schwellung und Eiteransammlung in bzw. um die Verhornung herum	wird allmählich schlimmer; oft durch langjähriges Tragen von zu engen Schuhen	**Hühneraugen** Seite 9
dornartig in die Tiefe der Fußsohle wachsende Warze	**ist mit einer Schwiele bedeckt und mit schwarzen punktförmigen Einblutungen durchsetzt; (stark) druckschmerzhaft, unscharf begrenzt**	meist an Druckstellen, z.B. am Großzehenballen	beetartige Ausbreitung mehrerer Fußsohlenwarzen	wird allmählich größer	**Dorn- oder Fußsohlenwarzen → Warzen** Seite 338

Gelenkschmerzen

Wie	Wie noch	Zusätzlich	Eventuell auch	Wann	Siehe auch
akut, asymmetrisch auf beiden Körperseiten (2–4 Gelenke)	**v. a. Knie- und Sprunggelenk; Schwellungen und oft auch Überwärmung der Gelenke, eingeschränkte Beweglichkeit; Schmerzen auch in Ruhe; Morgensteifigkeit; mäßiges Fieber (‹ 38,5 °C); Krankheitsgefühl; Bindehautentzündung mit geröteter Bindehaut, juckenden, brennenden Augen**	(vorangegangene) Symptome einer Harnröhrenentzündung, wie Brennen in der Harnröhre beim Wasserlassen und häufiges Entleeren geringer Harnmengen, oder einer akuten Darminfektion wie krampfartige Bauchschmerzen und Durchfall	schmerzlose Rötungen der Mundschleimhaut sowie an Eichel, Handflächen und Fußsohlen	setzt plötzlich ein, nach bzw. im Rahmen einer akuten bakteriellen Harnröhrenentzündung oder akuten bakteriellen Darminfektion (z. B. Salmonellose); 90 % der Betroffenen sind Männer; in 50 % der Fälle kommt es innerhalb von 6 Monaten zur Heilung; ansonsten chronischer Verlauf	**Reiter-Syndrom** Seite 9
	v. a. Knie- und Sprunggelenk; Schwellungen und oft auch Überwärmung der Gelenke, eingeschränkte Beweglichkeit; Schmerzen auch in Ruhe; Morgensteifigkeit	oft „Springen“ der Beschwerden von einem zum anderen Gelenk; mäßiges Fieber (‹ 38,5 °C), Krankheitsgefühl; oft Besserung der Beschwerden durch Kälte und Bewegung	wiederkehrende Beschwerden nach zunächst vermeintlichem Abklingen der Beschwerden	setzt plötzlich ein, z. B. im Rahmen oder als Folge einer Infektion mit Chlamydien oder Uroplasmen; mitunter auch im Rahmen einer Colitis ulcerosa oder Crohn-Krankheit	**begleitende oder postinfektiöse akute, nicht-eitrige Kniegelenkentzündung (Formen einer reaktiven Arthritis) als Folge einer Autoimmunreaktion → Arthritis** Seite 281
	v. a. Knie- und Sprunggelenk, seltener Ellbogen-, Hand- und/oder Fingergelenke; Schwellungen und oft auch Überwärmung der Gelenke, eingeschränkte Beweglichkeit; Schmerzen auch in Ruhe; Morgensteifigkeit; oft Besserung der Beschwerden durch Kälte und Bewegung	Schmerzen v. a. nachts oder am Morgen; oft wechselhafter Verlauf mit beschwerdenfreien Intervallen; Wochen bis Monate vorangegangene, sich ringförmig ausbreitende Hautrötung um einen Zeckenbiss, die dann in der Mitte verblasste	weitere Symptome einer manifesten Borreliose wie Gesichtslähmung mit Gesichtsasymmetrie und einseitigem Taubheitsgefühl der Gesichtshaut oder brennende, kribbelnde oder prickelnde Empfindungen an beliebigen Stellen des Körpers (Befall des Nervensystems)	setzt plötzlich ein; einige Wochen bis zu einem Jahr nach einer Borreliose-Infektion durch einen Zeckenbiss	**Lyme-Arthritis → Borreliose** Seite 290

Gelenkschmerzen

Wie	Wie noch	Zusätzlich	Eventuell auch	Wann	Siehe auch
akut, asymmetrisch auf beiden Körperseiten (2–4 Gelenke)	**v. a. obere Sprunggelenke (sie ermöglichen Beuge- und Streckbewegungen des Fußes); Schwellungen und oft auch Überwärmung der Gelenke, eingeschränkte Beweglichkeit; Schmerzen auch in Ruhe; Morgensteifigkeit**	hohes Fieber (> 39 °C); schmerzhafte, blaurote Knoten, die sich symmetrisch an den Streckseiten der Unterschenkel befinden	Husten und Atemnot	setzt plötzlich ein; betroffen sind v. a. junge Frauen	**Sarkoidose** Seite 330
	v. a. Knie-, Hüft-, Schulter- und/oder Ellbogengelenk; oft Wechsel der Beschwerden von einem zum anderen Gelenk; Schwellungen und oft auch Überwärmung der Gelenke, eingeschränkte Beweglichkeit; Schmerzen auch in Ruhe; Morgensteifigkeit; oft Besserung der Beschwerden durch Kälte und Bewegung	v. a. in der Nacht bzw. in den frühen Morgenstunden tief sitzende Schmerzen im Brust-, Kreuz- bzw. Gesäßbereich, zunehmende Steifigkeit der Lendenwirbelsäule, des Brustkorbs und des Nackens; es ist nicht mehr möglich, sich zu bücken oder den Kopf zur Seite zu drehen	wechselnde Schmerzen und Schwellungen an der Ferse oder an anderen Sehnenansätzen; Symptome einer Regenbogenhautentzündung wie dumpfe Augenschmerzen, die sich bei Lichteinfall verschlimmern; stark vorgebeugter Rumpf, starkes Mitbewegen der Arme beim Gehen	langsam über Wochen zunehmende Beschwerden; 80 % der Betroffenen sind Männer	**Bechterew-Krankheit** Seite 287
akut, asymmetrisch auf beiden Körperseiten (mehr als 4 Gelenke)	**v. a. Knie- und Sprunggelenk; Schwellungen und oft auch Überwärmung der Gelenke, eingeschränkte Beweglichkeit; Schmerzen auch in Ruhe; Morgensteifigkeit**	oft „Springen" der Beschwerden von einem zum anderen Gelenk; hohes Fieber (> 39 °C), schweres Krankheitsgefühl, vergrößerte Lymphknoten im Nacken	schmerzlose Knoten unter der Haut (Rheumaknoten), girlandenförmige Rötungen der Haut, z. B. am Rumpf; Symptome einer Herz(muskel)entzündung wie Herzrasen, Atembeschwerden	setzt plötzlich ein; während bzw. 1–3 Wochen nach einer (nicht vollständig ausgeheilten) bakteriellen Rachen- oder Mandelentzündung (Streptokokken-Angina) auftretend	**rheumatisches Fieber („Streptokokkenrheumatismus") als Folge einer Autoimmunreaktion → Arthritis** Seite 281

Gelenkschmerzen

Wie	Wie noch	Zusätzlich	Eventuell auch	Wann	Siehe auch
akut, heftig, pochend, oft nur Befall eines Gelenks	**v. a. Hüfte oder Knie; Schwellungen und immer auch Überwärmung und Rötung sowie stark eingeschränkte Beweglichkeit des Gelenks; Schmerzen auch in Ruhe; Morgensteifigkeit**	der Betroffene vermeidet wegen der starken Schmerzen ängstlich jede Bewegung; meist hohes Fieber (› 39 °C), schweres Krankheitsgefühl	Symptome einer bakteriellen Allgemeininfektion	setzt plötzlich ein; im Rahmen einer bakteriellen Infektionskrankheit (z. B. Mittelohr-, Hirnhautentzündung, Tuberkulose)	**direkt durch die Erreger bedingte begleitende eitrige Kniegelenk- oder Hüftentzündung (eitrige Arthritis)* → Arthritis** Seite 281
akut, unerträgliche Schmerzen eines Gelenks	**v. a. Großzehengrundgelenk, seltener Sprunggelenk-, später oft auch Kniegelenk; Schwellung und Rötung des Gelenks, v. a. in der Nacht; starke Berührungsempfindlichkeit, z. B. das Auflegen der Bettdecke wird als zu schmerzhaft empfunden**	starke Beeinträchtigung des Schlafs durch die Schmerzen, Krankheitsgefühl	(mäßiges) Fieber, Kopfschmerzen, Erbrechen, erhöhter Puls	tritt plötzlich auf; dauert 1–3 Nächte an	**akuter Gichtanfall, → Gicht** Seite 301
schubweise, asymmetrisch auf beiden Körperseiten	**z. B. an Knie-, Sprung- oder Fingerendgelenke; Schwellung und oft auch Überwärmung sowie oft starke Druck- bzw. Berührungsempfindlichkeit der Gelenke; Morgensteifigkeit; eingeschränkte Beweglichkeit; oft Besserung durch Kälte und Bewegung**	schubweise auftretende rötliche Herde mit silbrig glänzenden Schuppen (wie abgeschabtes Kerzenwachs) an bestimmten Hautstellen, z. B. an Knien, Unterschenkeln, über dem Kreuzbein, in der Gesäßfalte, auf der Kopfhaut	später zunehmende Versteifung und Funktionseinschränkung bis hin zu Fehlstellungen als Folge einer fortschreitenden Gelenkzerstörung; tief sitzende Rücken- oder Nackenschmerzen (bei Beteiligung der Wirbelsäule)	wird schubweise schlimmer; jedoch meist mit längeren Phasen der Besserung (im Gegensatz zur rheumatoiden Arthritis)	**Psoriasis-Arthritis → Schuppenflechte (Psoriasis)** Seite 333

*** sofort den Orthopäden/die Klinik aufsuchen wegen drohender Gelenkzerstörung**

Gelenkschmerzen

Wie	Wie noch	Zusätzlich	Eventuell auch	Wann	Siehe auch
schubweise, meist beidseitig symmetrisch, v.a. kleine (Finger)-Gelenke	**meist Fingergrund- und/oder Fingermittelgelenke (nie Fingerendgelenke); oft auch Hand-, seltener Knie- oder Sprunggelenk; Schwellung und Überwärmung; oft starke Druck- bzw. Berührungsempfindlichkeit; Morgensteifigkeit**	eingeschränkte Beweglichkeit, später zunehmende Versteifung und Funktionseinschränkung bis hin zur Deformierung des Kniegelenks durch fortschreitende Gelenkzerstörung; Knoten unter der Haut (Rheumaknoten)	Schwäche der gelenknahen Muskeln; trockene Augen und Mundschleimhaut (Sicca-Syndrom); Neigung zu Hautdefekten (z.B. an den Unterschenkeln) und Entzündungen des Rippenfells und Herzbeutels, Fieberschübe	wird schubweise schlimmer	**Arthritis, rheumatoide** Seite 282
schubweise, meist beidseitig symmetrisch	**z.B. in den Finger-, Hand-, Knie- und/oder Fußgelenken; besonders stark v.a. morgens; mitunter Schwellungen und Überwärmung; Müdigkeit, Schwäche und (leichtes) Fieber**	Schmerzen im Verlauf von gelenknahen Sehnen bei begleitender Sehnenscheidenentzündung; oft über Nasenrücken und Wangen verlaufende Rötung (Schmetterlingserythem)	weitere Hautveränderungen, z.B. flächige Rötungen an den Armen, Beschwerden infolge einer Herzbeutel-, Nieren-, Rippenfell oder Lungenentzündung	setzt plötzlich ein bzw. tritt schubweise auf; oft nach intensiver UV-Bestrahlung	**Lupus erythomatodes, systemischer** Seite 316
Knirschen oder Ziehen in Verbindung mit Bewegungsschmerzen in einem Gelenk	**Schmerzen nehmen mit der Zeit an Intensität zu; Steifigkeitsgefühl und Schmerzen besonders morgens nach dem Aufstehen oder nach einer Ruhephase**	zunehmend schmerzhafte Bewegungseinschränkung; oft witterungsbedingte Verstärkung der Beschwerden; oft Besserung der Beschwerden durch Wärme	Gelenkerguss und Schwellung bei akuter Entzündung (aktivierte Arthritis); Ruhe- und Nachtschmerzen	wird allmählich über Monate schlimmer	**Arthrose (z.B. des Knie-, Hüft-, Schulter-, Sprunggelenks)** Seite 282

Hand/Finger, Beschwerden

Wie	Wie noch	Zusätzlich	Eventuell auch	Wann	Siehe auch
diffus, wechselnd, meist mehrere Gelenke betreffend	**diffuse Schmerzen an Muskeln und Sehnen(ansätzen), die sich durch Bewegung oft bessern; Verschlechterung nachts und dadurch bedingte Schlafstörungen**	Taubheitsgefühle, z. B. im Gesicht, an Händen und Füßen, oft Symptome des chronischen Erschöpfungssyndroms wie starke Müdigkeit und Konzentrationsschwäche	Schluckbeschwerden, häufiges Schwitzen	tritt andauernd oder phasenweise (z. B. in stressbelasteten Situationen) auf	**Fibromyalgie** Seite 298
blaue Verfärbung eines Fingers	**Schwellung des Fingers und Spannungsgefühl**		vorübergehende eingeschränkte Beweglichkeit	tritt plötzlich auf, z. B. nach dem Tragen eines schweren Eimers	**Bluterguss durch geplatzte Vene (Melkerfinger)** Seite 9
Beschwerden der Hand, des Handgelenks oder der Finger mit Beteiligung des (Unter-)Arms					**→ Arm/Ellbogen/Unterarm, Beschwerden** Seite 242–245
akute Schmerzen in Hand- und/oder Fingergelenken mit Schwellung und Bewegungseinschränkung					**→ Gelenkschmerzen** Seite 255–258
kugelige Schwellung am Handgelenk oder am Finger	**prall-elastisch, oft druckempfindlich**	mitunter verminderte Griffstärke der Hand	ausstrahlende Schmerzen bis in den Ellbogen bzw. Oberarm; Kribbeln und Taubheitsgefühl	wird allmählich größer, z. B. durch chronische Überlastung der betroffenen Hand	**Überbein (Ganglion)** Seite 9
Knirschen oder Ziehen in den Fingergelenken in Verbindung mit Bewegungsschmerzen	**v. a. an den Fingerendgelenken (Heberden-Arthrose) oder am Daumengrundgelenk (Rizarthrose); Schmerzen nehmen langsam zu; Schmerzen und Steifigkeit v. a. morgens nach dem Aufstehen**	zunehmend schmerzhafte Bewegungseinschränkung; oft witterungsbedingte Verstärkung der Beschwerden	Mitbeteiligung des Handgelenks; Gelenkerguss und Schwellung bei akuter Entzündung (aktivierte Arthritis); Ruhe- und Nachtschmerzen	wird allmählich schlimmer	**Arthrose der Fingergelenke, → Arthrose** Seite 282

Hand/Finger, Beschwerden

Wie	Wie noch	Zusätzlich	Eventuell auch	Wann	Siehe auch
Kribbeln und Taubheitsgefühle im Daumen, Zeige-, Mittel- und in der Hälfte des Ringfingers	**v. a. starke Nachtschmerzen und dadurch bedingte Schlafstörungen; oft Aufwachen durch „eingeschlafene" Hand; Schmerzen strahlen oft entlang der Beugeseite der Hand (Handteller) in Ellbogen und Schulter aus**	Schwierigkeiten am Morgen, mit der Hand Gegenstände zu ergreifen; zunehmende Schwäche der Finger- und Handmuskeln, v. a. Schwierigkeiten beim Abspreizen des Daumens, später auch beim Beugen von Zeige- und Mittelfinger	Muskelschwund des daumenseitigen Handmuskels	wird allmählich schlimmer, oft durch chronische Überlastung, mitunter im Rahmen einer rheumatoiden Arthritis oder einer Schilddrüsenunterfunktion, gelegentlich ohne erkennbare Ursache	**Karpaltunnelsyndrom** Seite 310
Streck- und Beugehemmung mit schmerzhaftem Schnappen eines Fingers	**nach anfänglichem Festhaken springt der Finger klappmesserartig in Streckposition**	Druckschmerzen, eingeschränkte Streckfähigkeit, tastbare Verdickung der Sehne meist über dem Fingergrundgelenk auf der Innenseite der Hand	Knoten an der Beugeseite des Fingergrundgelenks	plötzlich auftretend, z. B. durch chronische Überlastung; tritt aber auch gehäuft bei Diabetes mellitus oder rheumatoider Arthritis auf	**Verdickung der Sehnenscheiden der Fingerbeugemuskulatur (schnellender Finger, Digitus saltans)** Seite 9
anfallsartig auftretende, brennende Schmerzen der Finger	**vorangegangene, zunächst weiße, später blaue und rote Verfärbung der Finger**	Kälte- und Taubheitsgefühl in den betroffenen Fingern		tritt oft durch Kälte auf	**Raynaud-Syndrom** Seite 326
zunehmende Verkrümmung eines oder mehrerer Finger(s)	**die betroffenen Finger können zunehmend schlechter gestreckt werden; Beginn oft am kleinen und Ringfinger**	tast- und sichtbare knotige und strangartige Verhärtungen in der Hohlhand (mitunter erstes Krankheitszeichen)	dauerhafte Verkrümmung und Gelenkschäden am betroffenen Finger (v. a. bei zu später oder nicht erfolgter Behandlung)	wird meist schubweise schlimmer; tritt gehäuft z. B. bei Diabetes mellitus auf, aber auch nach häufigen Sehnenscheidenentzündungen	**Dupuytrensche Kontraktur** Seite 9

Hüfte/Leiste, Beschwerden

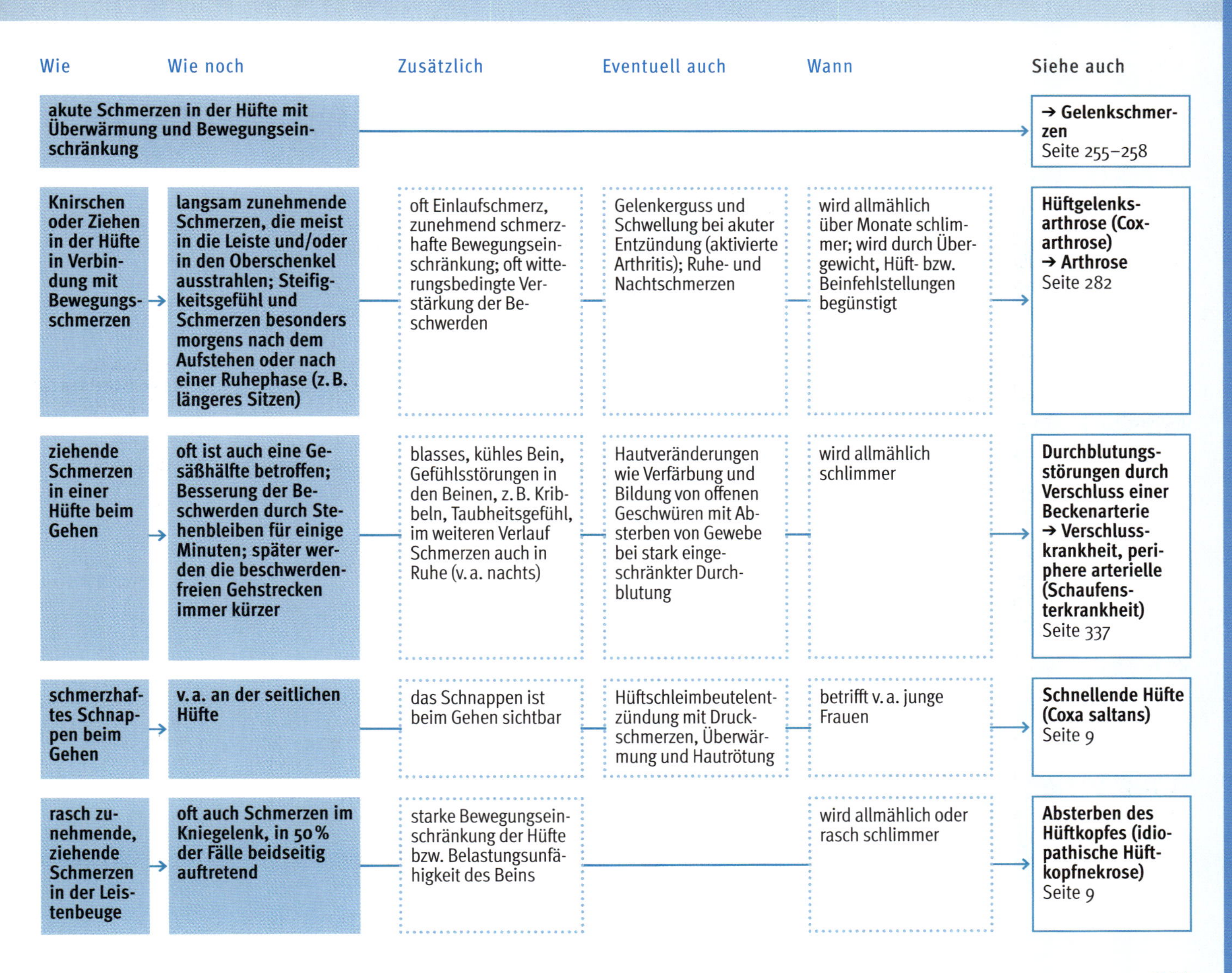

Wie	Wie noch	Zusätzlich	Eventuell auch	Wann	Siehe auch
akute Schmerzen in der Hüfte mit Überwärmung und Bewegungseinschränkung					**→ Gelenkschmerzen** Seite 255–258
Knirschen oder Ziehen in der Hüfte in Verbindung mit Bewegungsschmerzen	**langsam zunehmende Schmerzen, die meist in die Leiste und/oder in den Oberschenkel ausstrahlen; Steifigkeitsgefühl und Schmerzen besonders morgens nach dem Aufstehen oder nach einer Ruhephase (z. B. längeres Sitzen)**	oft Einlaufschmerz, zunehmend schmerzhafte Bewegungseinschränkung; oft witterungsbedingte Verstärkung der Beschwerden	Gelenkerguss und Schwellung bei akuter Entzündung (aktivierte Arthritis); Ruhe- und Nachtschmerzen	wird allmählich über Monate schlimmer; wird durch Übergewicht, Hüft- bzw. Beinfehlstellungen begünstigt	**Hüftgelenksarthrose (Coxarthrose) → Arthrose** Seite 282
ziehende Schmerzen in einer Hüfte beim Gehen	**oft ist auch eine Gesäßhälfte betroffen; Besserung der Beschwerden durch Stehenbleiben für einige Minuten; später werden die beschwerdenfreien Gehstrecken immer kürzer**	blasses, kühles Bein, Gefühlsstörungen in den Beinen, z. B. Kribbeln, Taubheitsgefühl, im weiteren Verlauf Schmerzen auch in Ruhe (v. a. nachts)	Hautveränderungen wie Verfärbung und Bildung von offenen Geschwüren mit Absterben von Gewebe bei stark eingeschränkter Durchblutung	wird allmählich schlimmer	**Durchblutungsstörungen durch Verschluss einer Beckenarterie → Verschlusskrankheit, periphere arterielle (Schaufensterkrankheit)** Seite 337
schmerzhaftes Schnappen beim Gehen	**v. a. an der seitlichen Hüfte**	das Schnappen ist beim Gehen sichtbar	Hüftschleimbeutelentzündung mit Druckschmerzen, Überwärmung und Hautrötung	betrifft v. a. junge Frauen	**Schnellende Hüfte (Coxa saltans)** Seite 9
rasch zunehmende, ziehende Schmerzen in der Leistenbeuge	**oft auch Schmerzen im Kniegelenk, in 50 % der Fälle beidseitig auftretend**	starke Bewegungseinschränkung der Hüfte bzw. Belastungsunfähigkeit des Beins		wird allmählich oder rasch schlimmer	**Absterben des Hüftkopfes (idiopathische Hüftkopfnekrose)** Seite 9

Hüfte/Leiste, Beschwerden

Wie	Wie noch	Zusätzlich	Eventuell auch	Wann	Siehe auch
ziehende Schmerzen in der Leiste	**Schmerzen strahlen in die Hoden bzw. Schamlippen und Oberschenkelinnenseite aus, Auslösen oder Verstärkung der Schmerzen v. a. durch Heben schwerer Gegenstände, beim Stuhlgang**	Schwellung in der Leistengegend, die im Stehen sicht- und tastbar ist; Verstärkung der Schwellung durch Heben von Gegenständen, Husten, Niesen oder Pressen	ständig tastbare Schwellung; plötzliche, starke Bauchschmerzen, Übelkeit und Erbrechen bei Einklemmen von Darmteilen*	fällt plötzlich auf oder wird allmählich schlimmer	**Leistenbruch (Leistenhernie)** Seite 314
ziehende Schmerzen in der Leiste mit Ausstrahlung in die Innenseite des Oberschenkels und/oder des Hüftgelenks	**mitunter strahlen sie auch in die Bauchdecke und/oder das Gesäß bzw. die Analregion aus; bei einer „weichen Leiste“ sind die Schmerzen v. a. entlang des Leistenbandes in Richtung Unterbauch lokalisiert; Auftreten der Schmerzen v. a. bei (sportlicher) Aktivität**	oft werden die Beschwerden mit Dauer und Intensität der Belastung schlimmer und halten meist noch Stunden nach Beendigung der Aktivität an; dagegen keine Ruhe- bzw. Nachtschmerzen		wird allmählich schlimmer; wird begünstigt u. a. auch durch falsche Trainingsbedingungen (z. B. falsche Schuhe, zu harter Bodenbelag) oder falsches bzw. übermäßiges Training	**chronischer Leistenschmerz, z. B. bei „weicher“ Leiste (oft Vorstadium eines Leistenbruchs)** Seite 314 **oder durch Überlastungssyndrom der Sehnenansätze bzw. der „heranziehenden“ Muskeln (Adduktoren) an der Innenseite des Oberschenkels** Seite 9 **mitunter auch urologische Ursachen, z. B. Wasserbruch (Hydrozele) oder eine Entzündung des Schambeins; selten entzündliche oder tumorbedingte Vergrößerungen der Leistenlymphknoten** Seite 9

*** sofort den (Not-)Arzt rufen**

Knie, Beschwerden

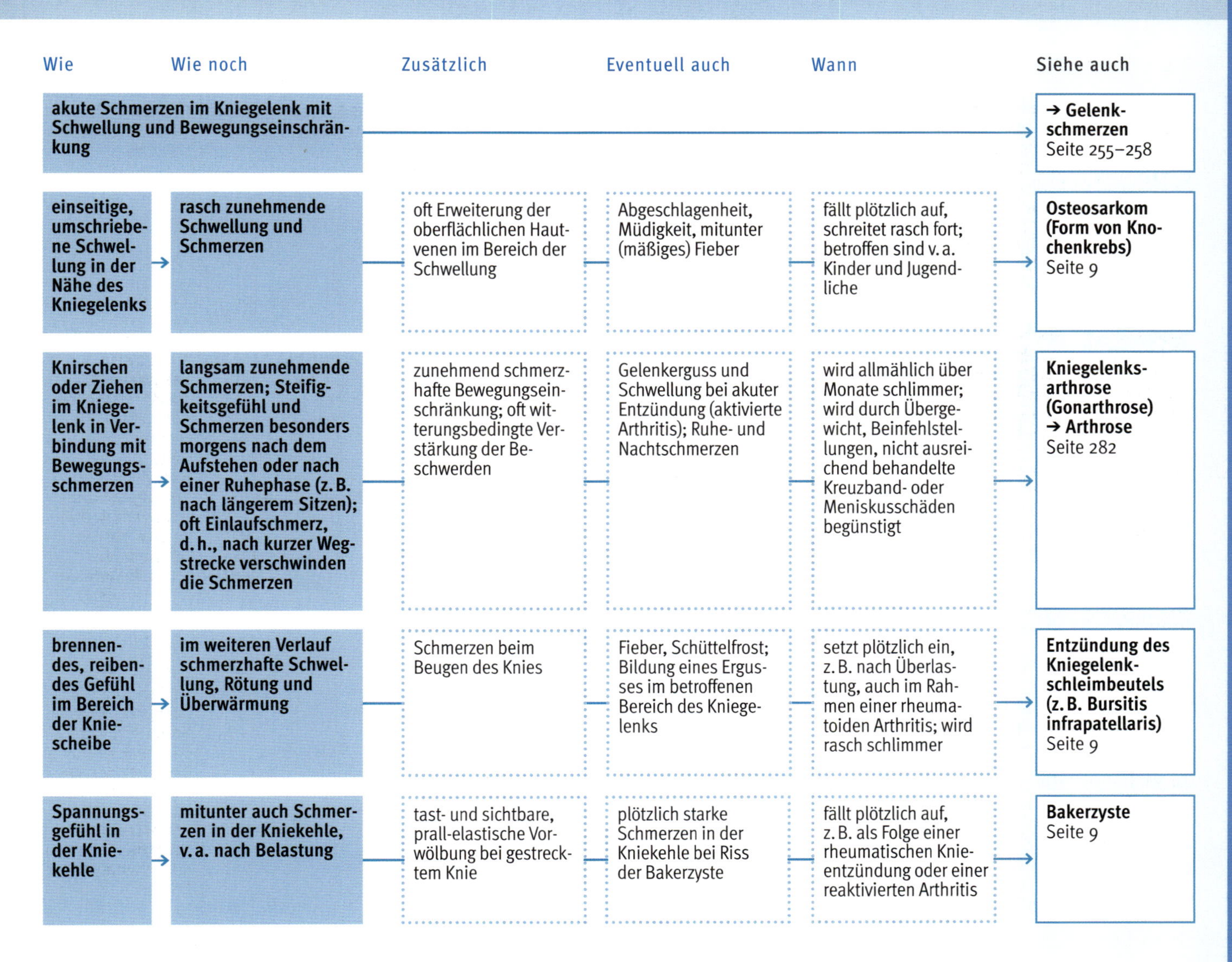

Wie	Wie noch	Zusätzlich	Eventuell auch	Wann	Siehe auch
akute Schmerzen im Kniegelenk mit Schwellung und Bewegungseinschränkung					**→ Gelenkschmerzen** Seite 255–258
einseitige, umschriebene Schwellung in der Nähe des Kniegelenks	**rasch zunehmende Schwellung und Schmerzen**	oft Erweiterung der oberflächlichen Hautvenen im Bereich der Schwellung	Abgeschlagenheit, Müdigkeit, mitunter (mäßiges) Fieber	fällt plötzlich auf, schreitet rasch fort; betroffen sind v. a. Kinder und Jugendliche	**Osteosarkom (Form von Knochenkrebs)** Seite 9
Knirschen oder Ziehen im Kniegelenk in Verbindung mit Bewegungsschmerzen	**langsam zunehmende Schmerzen; Steifigkeitsgefühl und Schmerzen besonders morgens nach dem Aufstehen oder nach einer Ruhephase (z. B. nach längerem Sitzen); oft Einlaufschmerz, d. h., nach kurzer Wegstrecke verschwinden die Schmerzen**	zunehmend schmerzhafte Bewegungseinschränkung; oft witterungsbedingte Verstärkung der Beschwerden	Gelenkerguss und Schwellung bei akuter Entzündung (aktivierte Arthritis); Ruhe- und Nachtschmerzen	wird allmählich über Monate schlimmer; wird durch Übergewicht, Beinfehlstellungen, nicht ausreichend behandelte Kreuzband- oder Meniskusschäden begünstigt	**Kniegelenksarthrose (Gonarthrose) → Arthrose** Seite 282
brennendes, reibendes Gefühl im Bereich der Kniescheibe	**im weiteren Verlauf schmerzhafte Schwellung, Rötung und Überwärmung**	Schmerzen beim Beugen des Knies	Fieber, Schüttelfrost; Bildung eines Ergusses im betroffenen Bereich des Kniegelenks	setzt plötzlich ein, z. B. nach Überlastung, auch im Rahmen einer rheumatoiden Arthritis; wird rasch schlimmer	**Entzündung des Kniegelenkschleimbeutels (z. B. Bursitis infrapatellaris)** Seite 9
Spannungsgefühl in der Kniekehle	**mitunter auch Schmerzen in der Kniekehle, v. a. nach Belastung**	tast- und sichtbare, prall-elastische Vorwölbung bei gestrecktem Knie	plötzlich starke Schmerzen in der Kniekehle bei Riss der Bakerzyste	fällt plötzlich auf, z. B. als Folge einer rheumatischen Knieentzündung oder einer reaktivierten Arthritis	**Bakerzyste** Seite 9

Muskelschwäche/Lähmung

Wie	Wie noch	Zusätzlich	Eventuell auch	Wann	Siehe auch
plötzliche, von den Beinen aufsteigende Muskelschwäche	**zunächst der Arme und Beine, später aufsteigende, symmetrische, schlaffe Lähmung mit Muskelschwund**	Schwierigkeiten zu schlucken, Schwierigkeiten zu atmen bis hin zur Atemlähmung*, keine Blasen- und Mastdarmstörungen	Herzrhythmusstörungen, starke Blutdruckschwankungen, aufsteigende Missempfindungen und Taubheitsgefühle in Armen und Beinen	tritt plötzlich, nach Infekten des Magen-Darm-Trakts oder der Atemwege oder als Impfkomplikation auf, oft nach 2–4 Wochen vollständige Heilung	**Guillain-Barré-Syndrom** Seite 303
Versteifung von Muskeln (Rigor)	**starres Gesicht, Handzittern in Ruhe, das bei gezielter Bewegung aufhört (Pillendreher-Termor), zunehmende Ungeschicklichkeit, Fallneigung, kleinschrittiger Gang**	Schriftbildveränderungen mit kleiner, krakeliger Schrift, vorgebeugter Oberkörper, zunehmende Schwierigkeiten zu schlucken	schmerzhafte Verspannung v. a. im Schulter-Nacken-Bereich; weitgehende Unbeweglichkeit	wird allmählich schlimmer	**Parkinson-Krankheit** Seite 324
symmetrische Schwäche der Oberarm- und Oberschenkelmuskulatur	**Schwierigkeiten, die Arme über den Kopf zu heben oder vom Stuhl aufzustehen, Heiserkeit (bei Kehlkopfbefall)**	Schwierigkeiten zu schlucken; später sind alle Muskeln – außer den Augenmuskeln – von der Schwäche betroffen; oft Gelenkschmerzen ohne Gelenkzerstörung	Symptome eines Raynaud-Syndroms wie Kälte- und Taubheitsgefühl in weißlichen Fingern bei entzündlichen Bindegewebserkrankungen (z. B. systemischer Lupus erythomatodes)	wird allmählich schlimmer	**entzündliche Erkrankung der Skelettmuskulatur bei Polymyositis** Seite 9
symmetrische Schwäche der Oberarm- und Oberschenkelmuskulatur in Verbindung mit Hautveränderungen	**fliederfarbener Hautausschlag in der Augenregion, unscharf begrenzte Rötungen an den Händen, Schwierigkeiten, die Arme über den Kopf zu heben oder vom Stuhl aufzustehen, Heiserkeit (bei Kehlkopfbefall)**	Schwierigkeiten zu schlucken; später sind alle Muskeln – außer den Augenmuskeln – von der Schwäche betroffen; oft Gelenkschmerzen ohne Gelenkzerstörung	Symptome eines Raynaud-Syndroms wie Kälte- und Taubheitsgefühl in weißlichen Fingern bei entzündlichen Bindegewebserkrankungen (z. B. systemischer Lupus erythomatodes)	wird allmählich schlimmer; u. U. bei Krebserkrankungen (z. B. malignes Melanom, Brust-, Eierstock- oder Darmkrebs)	**entzündliche Erkrankung der Skelettmuskulatur bei Dermatomyositis** Seite 9

*** sofort den (Not-)Arzt rufen**

Muskelschwäche/Lähmung

Wie	Wie noch	Zusätzlich	Eventuell auch	Wann	Siehe auch
rasche Ermüdbarkeit/Schwäche der Muskulatur	**zunächst v. a. unter Belastung; im Anfangsstadium sind meist v. a. die kleinen Muskeln betroffen, z. B. hängende Augenlider und Augenmuskellähmung mit Sehen von Doppelbildern, verzerrte Mimik**	Schwierigkeiten, den Kopf aufrecht zu halten, aufrecht zu sitzen und/oder zu schlucken, Sprechstörungen durch Ausbreitung der Erkrankung auf Lippen-, Zungen-, Gaumen- und Kehlkopfmuskulatur	Schwächung aller Muskeln mit Gefahr einer Atemlähmung*	wird allmählich schlimmer	**Myasthenie* (Myasthenia gravis)** Seite 320
asymmetrische, herdförmige Muskelschwäche an Armen und Beinen	**oft sind zunächst die Hände betroffen (Unsicherheit beim Greifen), später Nebeneinander von asymmetrischem Muskelschwund und spastischen Lähmungen, betroffen sind alle Muskeln außer den Augenmuskeln**	zunehmende Schwierigkeiten zu schlucken und zu sprechen, zunehmende Atemstörung	vollständige Lähmung und Atemlähmung*	wird allmählich schlimmer	**Amyotrophe Lateralsklerose*** Seite 280
asymmetrische Muskelschwäche an Armen und Beinen in Verbindung mit neurologischen Beschwerden	**im weiteren Verlauf asymmetrische spastische Lähmungen in Armen und Beinen**	häufig Schwierigkeiten zu schlucken	Erblindung auf einem Auge (bei abgestorbenem Sehnerv nach Sehnerventzündung), Blasen- und Mastdarmstörungen	wird allmählich schlimmer oder tritt schubweise auf	**Multiple Sklerose** Seite 320
Lähmung eines Arms in Verbindung mit Schmerzen im Nacken	**oft ist auch die Hand betroffen; vorangegangene Gefühlsstörungen, v. a. Kribbeln und Taubheitsgefühle**	stechende oder schneidende Schmerzen, die streifenförmig meist einseitig in Schulter und Arm bis in Hand und Finger ausstrahlen	Muskelschwund an Teilen der Schultergürtel-, Arm-, Hand- und Fingermuskulatur	setzt plötzlich ein oder wird allmählich schlimmer; oft durch chronische Fehlbelastung (z. B. im Zahnarztberuf)	**Einengung von Nervenwurzeln an der Halswirbelsäule durch degenerative Knochenwülste oder Bandscheibenvorfall im Bereich der Halswirbelsäule** Seite 284

*** sofort den (Not-)Arzt rufen**

Muskelschwäche/Lähmung

Wie	Wie noch	Zusätzlich	Eventuell auch	Wann	Siehe auch
plötzliche symmetrische Muskellähmungen am Kopf beginnend in Verbindung mit neurologischen Beschwerden →	**absteigende symmetrische Lähmung, die sich vom Kopf zum Nacken über Arme und Rumpf zu den Beinen (ohne Sensibilitätsstörungen) ausbreitet; vorangegangenes Sehen von Doppelbildern und Schwierigkeiten zu schlucken**	Übelkeit und Erbrechen (kein Fieber!), Verstopfung	Atemlähmung*	setzt plötzlich 12–36 Stunden nach dem Verzehr nicht ausreichend erhitzter Konserven ein →	**Botulismus*** Seite 9
symmetrische Muskelschwäche und Lähmung v. a. der Unterschenkel- und Fußmuskulatur →	**meist in Kombination mit Missempfindungen wie brennenden Schmerzen in den Füßen (Burning-Feet-Syndrom) und Muskelkrämpfen**	sockenförmig aufsteigendes Taubheitsgefühl, Gangunsicherheit	eingeschränkte Schmerz- und Temperaturempfindung; Störung der Schweißsekretion und/oder der Herzfunktion	wird allmählich schlimmer →	**Polyneuropathie bei langjährigem Diabetes mellitus** Seite 294 **oder Vitamin-B-Mangel oder Nebenwirkung von Medikamenten (Zytostatika, Metronidazol)**
plötzliche Schwäche in einem Arm oder Bein in Verbindung mit anfallsartigen Kopfschmerzen →	**mitunter auch vorübergehende Lähmung des Arms und/oder Beins; extrem heftige, einseitige, pulsierende oder pochende Kopfschmerzen in einer Kopfhälfte bzw. hinter dem Auge und/oder der Stirn**	Lärmempfindlichkeit, Schwindel, Übelkeit, Verschlimmerung der Schmerzen durch körperliche Aktivität, erhebliche Beeinträchtigung der Alltagsaktivitäten	Reizbarkeit, Schwitzen, Seh- und oder Sprachstörungen, Geruchs- und Geschmacksstörung, Erbrechen	oft in den frühen Morgenstunden einsetzend; z. B. nach Wetterumschwung, Genuss von bestimmten Nahrungsmitteln (z. B. Schokolade), Stress, hormoneller Umstellung (z. B. Einsetzen der Monatsblutung); Stunden bis Tage (ca. 4–72 Std.) andauernd →	**Migräne** Seite 319

*** sofort den (Not-)Arzt rufen**

Muskelschwäche/Lähmung

Wie	Wie noch	Zusätzlich	Eventuell auch	Wann	Siehe auch
plötzliche Lähmung von Armen und/oder Beinen in Verbindung mit heftigen Kopfschmerzen	**mitunter auch Augenmuskellähmung und/oder Gesichtslähmung; hohes Fieber (> 39 °C), schweres Krankheitsgefühl**	Übelkeit, Erbrechen; Nackensteife (bei Hirnhautentzündung), Krampfanfälle (bei Gehirnentzündung)	Bewusstseinstrübung*	entwickelt sich über Stunden	**bakterielle Hirnhautentzündung (Meningitis)** Seite 308 **Gehirnentzündung (Enzephalitis)** Seite 9
vorübergehende oder anhaltende Lähmung z. B. eines Arms und/oder Beins zusammen mit Kopfschmerzen	**mitunter auch vorübergehende oder anhaltende Seh-, Sprach- und/oder Gangstörungen, v. a. morgens starkes Druckgefühl im Kopf**	oft Verhaltensänderungen (z. B. erhöhte Reizbarkeit oder Teilnahmslosigkeit)	Übelkeit und Erbrechen (v. a. morgens), Krampfanfälle	tritt plötzlich auf, nach allmählich zunehmender Verschlimmerung der Kopfschmerzen	**Gehirntumor** Seite 300
plötzliche Gesichtsasymmetrie mit einseitig hängendem Mundwinkel	**Unfähigkeit, die Stirn zu runzeln, das Auge und/oder den Mund zu schließen**	vermehrter Tränen- und Speichelfluss, einseitiges Taubheitsgefühl der Gesichtshaut, einseitige Ohrgeräusche	gestörte Geschmackswahrnehmung	setzt plötzlich ein, z. B. im Rahmen einer Borreliose, nach einem Atemwegsinfekt oder auch ohne erkennbare Ursache	**Gesichtslähmung (periphere Fazialisparese)** Seite 301
Unfähigkeit, Daumen-, Zeige- und Mittelfinger zu beugen („Schwurhand")	**Unfähigkeit, den Daumen abzuspreizen; Schwierigkeiten am Morgen, mit der Hand Gegenstände zu greifen; vorangegangenes Kribbeln und Taubheitsgefühle, oft Aufwachen durch „eingeschlafene" Hand**	starke Nachtschmerzen und dadurch bedingte Schlafstörungen; Schmerzen strahlen oft entlang der Beugeseite der Hand (Handteller) in Ellbogen und Schulter aus	Muskelschwund der daumenseitigen Handmuskeln	wird allmählich schlimmer, oft durch chronische Überlastung, mitunter im Rahmen einer rheumatoiden Arthritis oder einer Schilddrüsenunterfunktion, gelegentlich ohne erkennbare Ursache	**Karpaltunnelsyndrom** Seite 310

*** sofort den (Not-)Arzt rufen**

Muskelschwäche/Lähmung/Zuckungen

Wie	Wie noch	Zusätzlich	Eventuell auch	Wann	Siehe auch
plötzliche Lähmung eines Fußes	**Fußheberschwäche oder -lähmung (Steppergang), vorangegangenes Taubheits- und/oder Kältegefühl im Unterschenkel und oft auch im Fuß**	(leichte) Schwellung des Unterschenkels; druckschmerzhafte Unterschenkelmuskulatur		plötzlich, z. B. nach Überanstrengung (z. B. Bergwandern ohne ausreichendes Training)	**Kompartment-Syndrom** Seite 9
Lähmung eines Beins in Verbindung mit Kreuzschmerzen (Lendenwirbelsäulenbereich)	**oft sind auch Gesäß und/oder Fuß betroffen (z. B. Fuß kann beim Laufen nicht mehr richtig angehoben werden); mitunter ausgeprägte Sensibilitätsstörungen im Afterbereich und an den Schenkelinnenseiten (Reithosenanästhesie)**	(heftig) ziehend, oft strahlen Schmerzen in Unterleib, Gesäß und/oder ein Bein aus; (vorangegangenes) Kribbeln und/oder Taubheitsgefühl sowie (Muskel-)Schwäche im Bein; kaum Linderung durch Schmerzmittel	Taubheit im Genitalbereich mit Unfähigkeit, den Urin oder Stuhl zu halten	setzt plötzlich ein oder wird allmählich schlimmer	**Einengung von Nervenwurzeln an der Lendenwirbelsäule durch degenerative Knochenwülste** Seite 9 **oder Bandscheibenvorfall im Bereich der Lendenwirbelsäule** Seite 284
plötzliche Lähmung einer Körperhälfte	**v. a. Lähmung eines Arms und/oder Beins, halbseitige Gesichtslähmung mit hängendem Mundwinkel**	stockendes oder verlangsamtes Sprechen, Sehstörungen, Verwirrtheit; (leichter) Schwindel, oft mit Gangstörungen	heftigste Kopfschmerzen	bei TIA (transistorische ischämische Attacke) nach wenigen Minuten bis Stunden wieder vergehend, bei Schlaganfall anhaltend	**Vorbote oder Folgeerscheinung eines Schlaganfalls (TIA) oder Schlaganfall** Seite 332
plötzlich auftretende, nicht kontrollierbare Muskelzuckungen und Steifwerden der Arme und Beine	**einige Minuten andauernde Bewusstlosigkeit, Schaum vor dem Mund**	nach dem Erwachen Desorientiertheit, Benommenheit und starkes Schlafbedürfnis	unwillkürlicher Urin- und/oder Stuhlabgang, Biss in die Zunge	nach übermäßigem Alkoholgenuss, evtl. auch nach zu wenig Schlaf	**epileptischer Anfall (Grand-Mal-Anfall)** Seite 297

Nacken, Beschwerden

Wie	Wie noch	Zusätzlich	Eventuell auch	Wann	Siehe auch
vom Nacken in Schulter und/oder Hinterkopf ausstrahlend	**dumpf und/oder ziehend, ein- oder beidseitig; oft Steifigkeitsgefühl im Hals und/oder Nacken**	oft besonders schlimm nach dem Aufstehen, Besserung im Tagesverlauf	„Schiefhals", Ohrensausen, Schwindel, Übelkeit, Kribbeln im Nacken	tritt plötzlich auf oder wird allmählich schlimmer	**degenerative Veränderungen der Halswirbel und/oder Bandscheiben** Seite 9
vom Nacken in Schulter und Arm ausstrahlend (einseitig)	**stechend oder schneidend, Verstärkung der Schmerzen bei Bewegungen, z. B. beim Heben des Arms**	bei zusätzlich (stark) verspanntem Nacken Verstärkung der Schmerzen auch bei Bewegungen des Kopfes, v. a. beim Drehen des Kopfes	Steifigkeitsgefühl im Hals bis hin zum Schiefhals, bohrende Schmerzen zwischen den Schulterblättern; (Hinter-)Kopfschmerzen; Taubheitsgefühle; Lähmungen	setzt plötzlich ein oder wird allmählich schlimmer, z. B. durch chronische Fehlbelastung (Computerarbeit); bei (bekannten) Verschleißerscheinungen der Halswirbelsäule	**(Nacken-)Schulter-Arm-Syndrom (Zervicobrachialsyndrom) bzw. HWS-Syndrom** Seite 310
plötzliche Nackensteifigkeit ohne Fieber	**einschießende, heftigste Kopfschmerzen (Vernichtungskopfschmerz)**	Übelkeit und Erbrechen, Krampfanfall	Bewusstseinstrübung bis hin zur Bewusstlosigkeit, neurologische Ausfälle, z. B. Sehen von Doppelbildern	setzt plötzlich ein, häufig bei körperlicher Anstrengung	**Platzen einer arteriellen Gefäßaussackung mit Subarachnoidalblutung* → Schlaganfall** Seite 332
zunehmend steifer Nacken ohne Fieber	**später Überstreckung von Kopf (mit Rückwärtsbeugung) und Rumpf durch vollständige Erstarrung der Nacken- und Rückenmuskulatur; stärkste Muskelschmerzen**	der Mund kann nicht mehr geöffnet werden; Verzerren des Gesichts zu einem Grinsen (Kieferklemme) durch krampfartige Starre der Gesichtsmuskulatur	Atem- und Herzstillstand, wenn das Gegengift (Antitoxin) zu spät gegeben wird	wenige Tage bis 2 Wochen nach einer Bagatellverletzung (z. B. Schürfwunde, Holzsplitterverletzung)	**Tetanus*** Seite 9
plötzliche Nackensteifigkeit mit Fieber	**meist hohes Fieber (> 39 °C); schmerzhafte Nackenbeugung, rasch schlimmer werdende Kopf- und Nackenschmerzen**	Lichtempfindlichkeit, Übelkeit, Erbrechen, Überempfindlichkeit gegenüber Schmerzreizen	Hautausschlag, Bewusstseinstrübung	nimmt über Stunden zu	**Hirnhautentzündung, bakterielle** Seite 308

*** sofort den (Not-)Arzt rufen**

Rückenschmerzen

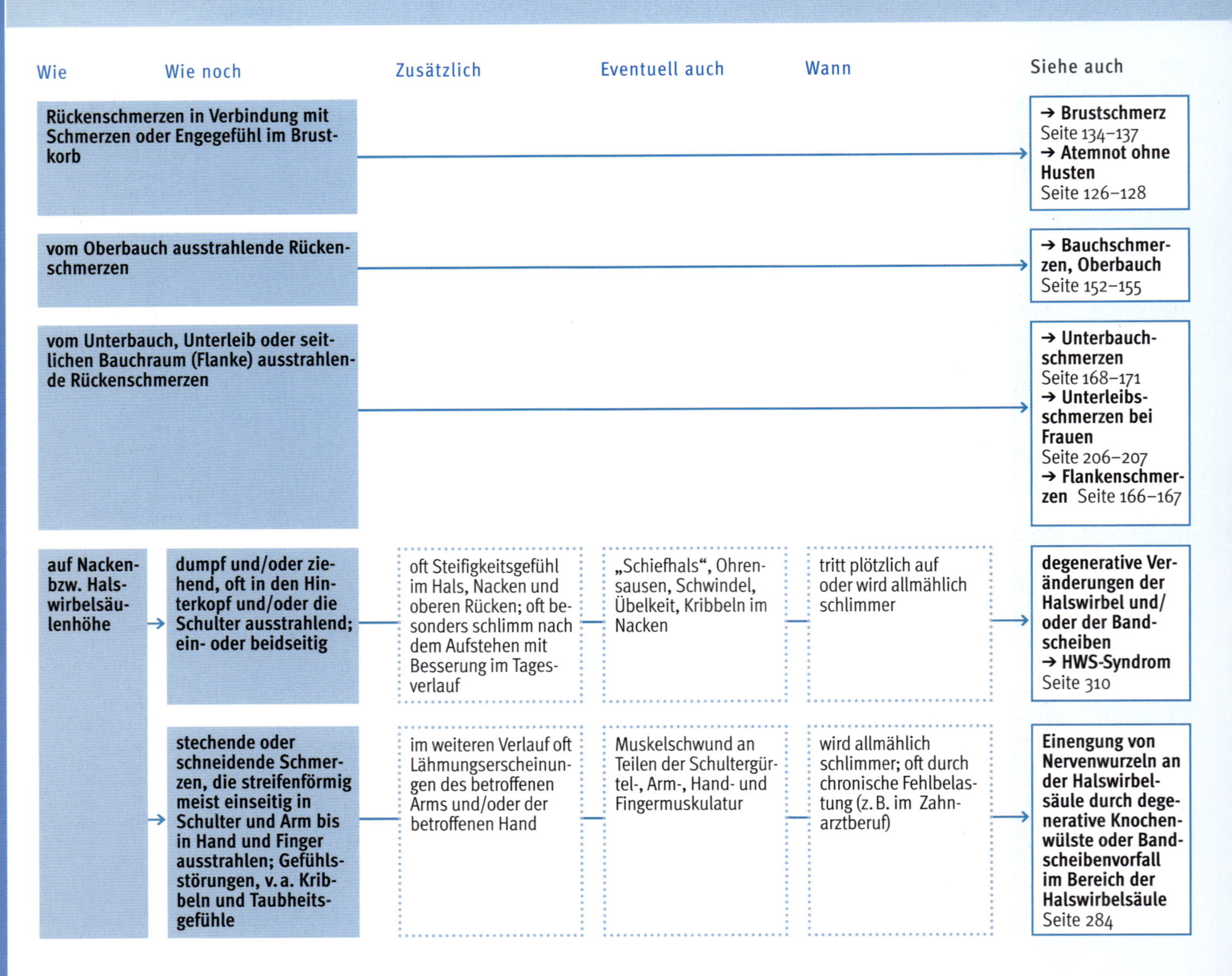

Wie	Wie noch	Zusätzlich	Eventuell auch	Wann	Siehe auch
Rückenschmerzen in Verbindung mit Schmerzen oder Engegefühl im Brustkorb					**→ Brustschmerz** Seite 134–137 **→ Atemnot ohne Husten** Seite 126–128
vom Oberbauch ausstrahlende Rückenschmerzen					**→ Bauchschmerzen, Oberbauch** Seite 152–155
vom Unterbauch, Unterleib oder seitlichen Bauchraum (Flanke) ausstrahlende Rückenschmerzen					**→ Unterbauchschmerzen** Seite 168–171 **→ Unterleibsschmerzen bei Frauen** Seite 206–207 **→ Flankenschmerzen** Seite 166–167
auf Nacken- bzw. Halswirbelsäulenhöhe	**dumpf und/oder ziehend, oft in den Hinterkopf und/oder die Schulter ausstrahlend; ein- oder beidseitig**	oft Steifigkeitsgefühl im Hals, Nacken und oberen Rücken; oft besonders schlimm nach dem Aufstehen mit Besserung im Tagesverlauf	„Schiefhals", Ohrensausen, Schwindel, Übelkeit, Kribbeln im Nacken	tritt plötzlich auf oder wird allmählich schlimmer	**degenerative Veränderungen der Halswirbel und/oder der Bandscheiben** **→ HWS-Syndrom** Seite 310
	stechende oder schneidende Schmerzen, die streifenförmig meist einseitig in Schulter und Arm bis in Hand und Finger ausstrahlen; Gefühlsstörungen, v. a. Kribbeln und Taubheitsgefühle	im weiteren Verlauf oft Lähmungserscheinungen des betroffenen Arms und/oder der betroffenen Hand	Muskelschwund an Teilen der Schultergürtel-, Arm-, Hand- und Fingermuskulatur	wird allmählich schlimmer; oft durch chronische Fehlbelastung (z. B. im Zahnarztberuf)	**Einengung von Nervenwurzeln an der Halswirbelsäule durch degenerative Knochenwülste oder Bandscheibenvorfall im Bereich der Halswirbelsäule** Seite 284

Rückenschmerzen

Wie	Wie noch	Zusätzlich	Eventuell auch	Wann	Siehe auch
auf Brusthöhe, v. a. bewegungs- oder belastungsabhängig	**stechende, ziehende, oft ringförmige Schmerzen, die meist auch in den Brustkorb ausstrahlen**	eingeschränkte Beweglichkeit, oft Druckschmerzen in der betroffenen Muskulatur	Schonhaltung (z. B. Buckelhaltung), Kribbeln oder Taubheitsgefühl entlang der Hals- und/oder Brustwirbelsäule	wird allmählich schlimmer	**im Bereich der Brustwirbelsäule degenerative Veränderungen oder Bandscheibenvorfall (selten)** Seite 284
auf Brust- oder Rippenhöhe, umschrieben	**einschießend, stechend oder ziehend an einer bestimmten Stelle, oft gürtelförmig ausstrahlend (z. B. in den Brustraum)**	Verschlimmerung durch Einatmen, Husten oder Pressen	eingeschränkte Beweglichkeit der Wirbelsäule	tritt plötzlich auf	**Interkostalneuralgie, z. B. als postzosterische Neuralgie bei Gürtelrose** Seite 303 **Bechterew-Krankheit** Seite 287
im Brust- oder Lendenwirbelsäulenbereich	**dumpf, drückend, oft auf eine bestimmte Stelle begrenzt; andauernd oder phasenweise**	eingeschränkte Beweglichkeit, oft Druckschmerzen in der betroffenen Muskulatur	Fehl- oder Schonhaltung	wird meist nach einigen Wochen allmählich besser; mitunter wiederkehrend; oft durch Fehlbelastung bzw. Fehlhaltung	**Verspannung der Rückenmuskulatur** Seite 9
	heftige, brennende Schmerzen in einem umschriebenen Bereich des oberen oder unteren Rückens mit geröteter, leicht verdickter Haut, der sich im weiteren Verlauf meist in Form eines halbseitigen Querstreifens ausbreitet	Gefühlsstörungen im betroffenen Hautbereich, später Bildung von stecknadelkopfgroßen, mit Flüssigkeit gefüllten, örtlich begrenzten, gruppiert stehenden, mitunter zusammenfließenden Bläschen		schießt meist plötzlich ein; Abheilung des Ausschlags nach ca. 10 Tagen, später mitunter monatelang bestehende Schmerzen und Missempfindungen (postzosterische Neuralgie)	**Gürtelrose (Herpes zoster)** Seite 303

Rückenschmerzen

Wie	Wie noch	Zusätzlich	Eventuell auch	Wann	Siehe auch
im Brust- und/oder Lendenwirbelsäulenbereich	**anhaltend oder v. a. bei Belastung; dumpf, bohrend, in der Tiefe der Wirbelsäule bzw. nicht genau lokalisierbar; Verstärkung bei Bewegung bzw. Besserung im Liegen**	Knochen- und Wirbelkörperbrüche ohne nennenswerte Gewalteinwirkung	allmähliche Abnahme der Körpergröße; Ausbildung eines Rundrückens und andere Verformungen des Rückens („Tannenbaumrücken“)	wird allmählich schlimmer	**Osteoporose (Knochenschwund)** Seite 9
	dumpf, meist als diffuse „Knochenschmerzen“, allgemeine Muskelschwäche	Gehstörungen, rasche Ermüdbarkeit	Krümmung und Deformierung der Wirbelsäule, z. B. Rundrücken	wird allmählich schlimmer	**Knochenerweichung (Osteomalazie), v. a. durch Störungen des Vitamin-D- und Phosphat-Stoffwechsels** Seite 9
	tief sitzend; v. a. in der Nacht bzw. in den frühen Morgenstunden; Schmerzen bessern sich durch Bewegung und treiben den Betroffenen daher buchstäblich aus dem Bett; Verstärkung der Schmerzen durch Husten, Niesen, Pressen	zunehmende Steifigkeit der Lendenwirbelsäule, des Brustkorbs und Nackens und damit Abnahme oder Verschwinden der Schmerzen; Unfähigkeit sich zu bücken oder den Kopf zur Seite zu drehen	wechselnde Schmerzen und Schwellungen einzelner großer Gelenke (z. B. Knie, Hüften), an der Ferse oder an anderen Sehnenansätzen; Symptome einer Regenbogenhautentzündung, z. B. dumpfe Augenschmerzen, die sich bei Lichteinfall verschlimmern; stark vorgebeugter Rumpf, starkes Mitbewegen der Arme beim Gehen	Beschwerden nehmen langsam über Wochen zu; 80 % der Betroffenen sind Männer	**Bechterew-Krankheit** Seite 287
Kreuzschmerzen (Lendenwirbelsäulenbereich)	**tief sitzend, meist zwischen unterer Lendenwirbelsäule und Kreuzbein lokalisiert**	Verstärkung oder Auslösung des Schmerzes durch Beugen und Drehen des Rumpfes	diffuse Ausstrahlung in die Beine	setzt plötzlich ein oder wird allmählich schlimmer, z. B. bei Crohn-Krankheit	**Entzündung der Kreuzbein-Darmbein-Gelenke (Sakroileitis)** Seite 9

Rückenschmerzen

Wie	Wie noch	Zusätzlich	Eventuell auch	Wann	Siehe auch
Kreuzschmerzen (Lendenwirbelsäulenbereich)	**plötzlich einschießend, stechend, Schmerzen strahlen in Gesäß und/oder Oberschenkel aus; stark eingeschränkte Beweglichkeit, Schonhaltung; Schmerzen sprechen gut auf Schmerzmittel an**	in den ersten Tagen ist es meist unmöglich, bestimmte Bewegungen und Haltungen (z. B. aufrecht stehen) einzunehmen; Besserung oft durch Anziehen der Beine im Liegen	nach schmerzarmem Intervall bzw. Beschwerdenfreiheit erneutes Auftreten der Schmerzen (chronischer Verlauf)	tritt plötzlich auf, z. B. nach Heben von Lasten oder schnellem Aufstehen; klingt in der Regel innerhalb weniger Tage von selbst ab	**Hexenschuss (Lumbalgie oder Lumboischialgie)** Seite 308
Kreuzschmerzen (Lendenwirbelsäulenbereich) und Gefühlsstörungen in einem Bein	**(heftig) ziehend, oft strahlen die Schmerzen in den Unterleib, das Gesäß und/oder ein Bein aus; Kribbeln und/oder Taubheitsgefühl sowie (Muskel-) Schwäche bis hin zu Lähmungserscheinungen des Beins; Schmerzen sprechen kaum auf Schmerzmittel an**	oft sind auch Gesäß und/oder Fuß betroffen (z. B. Fuß kann beim Laufen nicht mehr richtig angehoben werden); mitunter ausgeprägte Sensibilitätsstörungen im Afterbereich und den Schenkelinnenseiten (Reithosenanästhesie)	Taubheit im Genitalbereich mit Unfähigkeit, den Urin oder Stuhl zu halten	tritt plötzlich auf	**Einengung von Nervenwurzeln an der Lendenwirbelsäule durch degenerative Knochenwülste bzw. degenerative Veränderungen der Wirbelgelenke (Spinalstenose) oder Bandscheibenvorfall** Seite 284

Schulter, Beschwerden

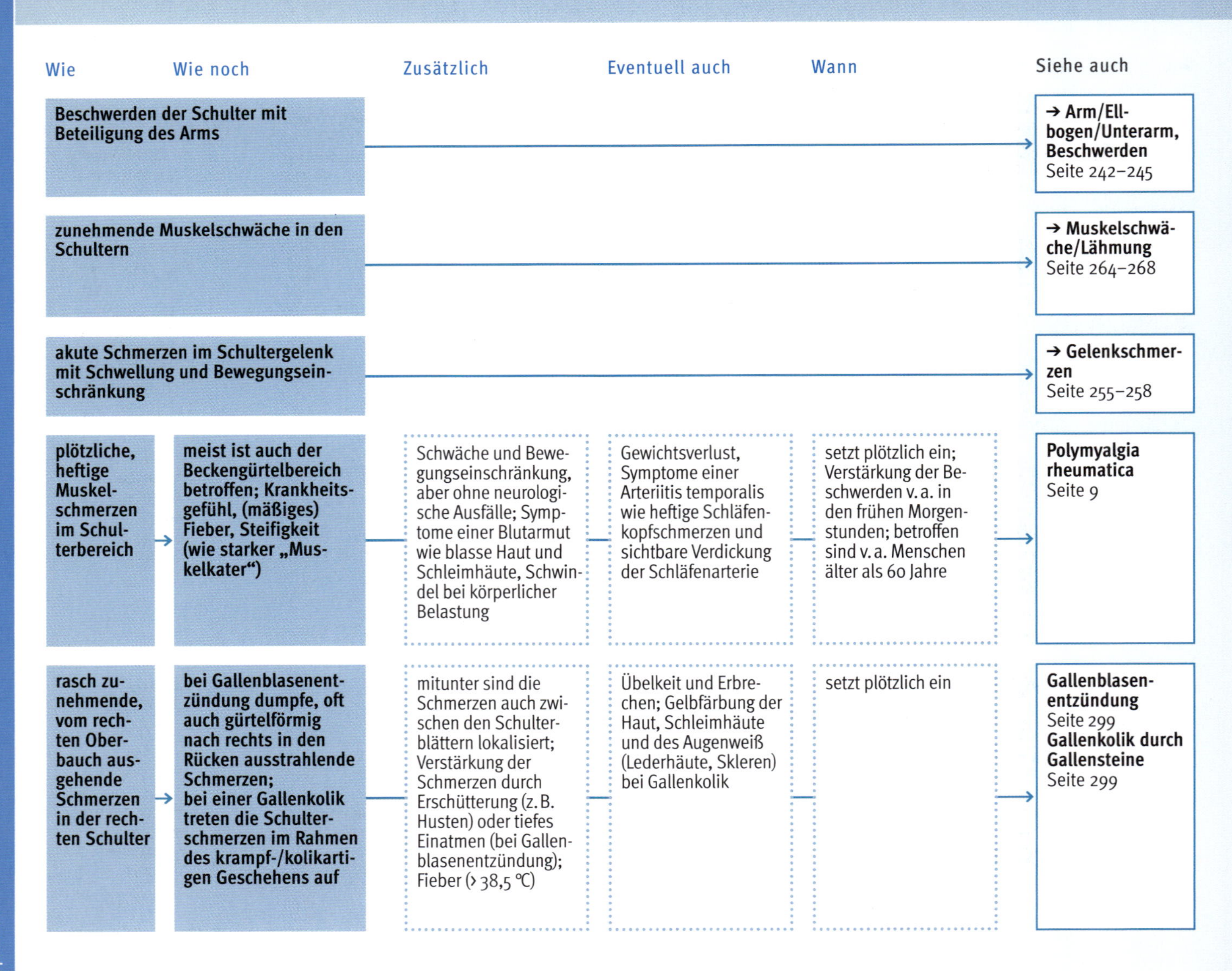

Wie	Wie noch	Zusätzlich	Eventuell auch	Wann	Siehe auch
Beschwerden der Schulter mit Beteiligung des Arms					**→ Arm/Ellbogen/Unterarm, Beschwerden** Seite 242–245
zunehmende Muskelschwäche in den Schultern					**→ Muskelschwäche/Lähmung** Seite 264–268
akute Schmerzen im Schultergelenk mit Schwellung und Bewegungseinschränkung					**→ Gelenkschmerzen** Seite 255–258
plötzliche, heftige Muskelschmerzen im Schulterbereich	**meist ist auch der Beckengürtelbereich betroffen; Krankheitsgefühl, (mäßiges) Fieber, Steifigkeit (wie starker „Muskelkater“)**	Schwäche und Bewegungseinschränkung, aber ohne neurologische Ausfälle; Symptome einer Blutarmut wie blasse Haut und Schleimhäute, Schwindel bei körperlicher Belastung	Gewichtsverlust, Symptome einer Arteriitis temporalis wie heftige Schläfenkopfschmerzen und sichtbare Verdickung der Schläfenarterie	setzt plötzlich ein; Verstärkung der Beschwerden v. a. in den frühen Morgenstunden; betroffen sind v. a. Menschen älter als 60 Jahre	**Polymyalgia rheumatica** Seite 9
rasch zunehmende, vom rechten Oberbauch ausgehende Schmerzen in der rechten Schulter	**bei Gallenblasenentzündung dumpfe, oft auch gürtelförmig nach rechts in den Rücken ausstrahlende Schmerzen; bei einer Gallenkolik treten die Schulterschmerzen im Rahmen des krampf-/kolikartigen Geschehens auf**	mitunter sind die Schmerzen auch zwischen den Schulterblättern lokalisiert; Verstärkung der Schmerzen durch Erschütterung (z. B. Husten) oder tiefes Einatmen (bei Gallenblasenentzündung); Fieber (> 38,5 °C)	Übelkeit und Erbrechen; Gelbfärbung der Haut, Schleimhäute und des Augenweiß (Lederhäute, Skleren) bei Gallenkolik	setzt plötzlich ein	**Gallenblasenentzündung** Seite 299 **Gallenkolik durch Gallensteine** Seite 299

Schulter, Beschwerden

Wie	Wie noch	Zusätzlich	Eventuell auch	Wann	Siehe auch
brennendes oder reibendes Gefühl in einer Schulter	**im weiteren Verlauf schmerzhafte Schwellung, Rötung und Überwärmung der Schulter**	Schmerzen bei Schulterbewegungen	Fieber, Schüttelfrost; Bildung eines Ergusses im betroffenen Schulterbereich	setzt plötzlich ein, z. B. nach mechanischer Überlastung, wird rasch schlimmer	**Entzündung des Schulterschleimbeutels (Bursitis subacromealis)** Seite 9
rasch schlimmer werdende Schmerzen in der Schulter	**Verstärkung der Beschwerden durch Anheben des Arms nach vorn oder zur Seite**	Schmerzen v. a. im Liegen auf der betroffenen Schulter; einschießender, stechender Schmerz z. B. beim Greifen in eine hintere Gesäßtasche	zunehmende Versteifung des Schultergelenks; hörbares Schnappen beim Senken des dazugehörigen Arms, Unfähigkeit, den Arm anzuheben	setzt plötzlich ein; durch chronische Überlastung (z. B. Überkopftätigkeiten)	**Einengung oder Einklemmung der zwischen Oberarmkopf und Schulterdach gelegenen Supraspinatus-Sehne (Impingement-Syndrom)** Seite 9
	in den nächsten Wochen zunehmende Einschränkung der Beweglichkeit („Einfrierphase“) und Versteifung; Verstärkung der Beschwerden v. a. beim Liegen auf der Schulter	Rückbildung der Schmerzen nach einigen Wochen bis Monaten, Bewegungseinschränkung im Schultergelenk bleibt jedoch	Muskelschwund und Bewegungsunfähigkeit der betroffenen Schulter	wird allmählich schlimmer, oft durch chronische Überlastung (z. B. Überkopftätigkeiten, Presslufthammer-Arbeit), aber auch ohne erkennbare Ursache	**Schultersteife (Frozen Shoulder)** Seite 9
plötzliche, heftigste Schmerzen in der Schulter	**Bewegungsunfähigkeit der Schulter, Verstärkung der Schmerzen beim Liegen auf der Schulter**	meist vorangegangene, monatelange, mäßige oder allmählich schlimmer werdende Schulterschmerzen		setzt plötzlich ein	**akute Kalkschulter (Bursitis calcarea)** Seite 9
Knirschen oder Ziehen in der Schulter	**Bewegungsschmerzen, die langsam zunehmen; Steifigkeitsgefühl und Schmerzen v. a. morgens nach dem Aufstehen**	zunehmend schmerzhafte Bewegungseinschränkung; oft witterungsbedingte Verstärkung der Beschwerden	Gelenkerguss und Schwellung bei akuter Entzündung (aktivierte Arthritis); Ruhe- und Nachtschmerzen	wird allmählich über Monate schlimmer	**Schultergelenksarthrose → Arthrose** Seite 282

3. Krankheiten von A bis Z

Hier finden Sie über 170 der im Symptom-Teil aufgeführten Krankheitsbilder, aufgelistet in alphabetischer Reihenfolge. Außerdem erfahren Sie, welche Ursachen der jeweiligen Krankheit zugrunde liegen und welche Möglichkeiten der Behandlung es gibt; Anregungen zur Vorbeugung oder Selbsthilfe runden die Krankheitsbeschreibungen ab.

Jede Krankheit ist in der Form eines Steckbriefs aufgebaut: Zunächst zeigen wir Ihnen wichtige Aspekte zur „Art der Erkrankung“ und, sofern sinnvoll, die jeweiligen Heilungsaussichten auf.
In den beiden nächsten Abschnitten stehen zum einen die Krankheitsursachen, zum anderen die verschiedenen Therapieansätze im Vordergrund – hier haben wir bewusst den Schwerpunkt auf wissenschaftlich anerkannte und in der Regel langjährig erprobte Verfahren gelegt.
Unter dem Stichwort „Selbsthilfe“ stellen wir Ihnen bewährte Maßnahmen zur Unterstützung des Heilungsprozesses vor oder weisen auf Möglichkeiten zur Vorbeugung hin.
Jeder „Krankheitssteckbrief“ endet mit einem Kapitel- bzw. Seitenverweis, der Ihnen einen raschen Zugang zu den Symptom-Beschreibungen der jeweiligen Krankheit im zweiten Teil des QUICKFINDERS erlaubt.
Insgesamt umfasst das Kapitel Kurzcharakterisierungen von über 170 Krankheiten z. B. der inneren Medizin, Neurologie, Gynäkologie oder Orthopädie – und damit einen Großteil der im Symptom-Teil aufgeführten Krankheiten. Nicht berücksichtigt wurden dagegen sehr seltene Krankheiten, von denen gemäß den offiziellen Erkrankungsstatistiken in Deutschland weniger als eine Person von 100 000 Einwohnern betroffen sind. Ebenso haben wir auf Krankheiten verzichtet, die für bestimmte Risikogruppen wie immungeschwächte Personen zwar gefährlich sein können, bei stabilem Allgemeinbefinden jedoch in der Regel kaum Beschwerden verursachen. Dazu gehören z. B. Mundsoor oder Zytomegalie. Bei der Auswahl der Kinderkrankheiten haben wir uns auf jene beschränkt, die auch für Erwachsene (z. B. nicht-immunisierte Schwangere) von Bedeutung sein können.

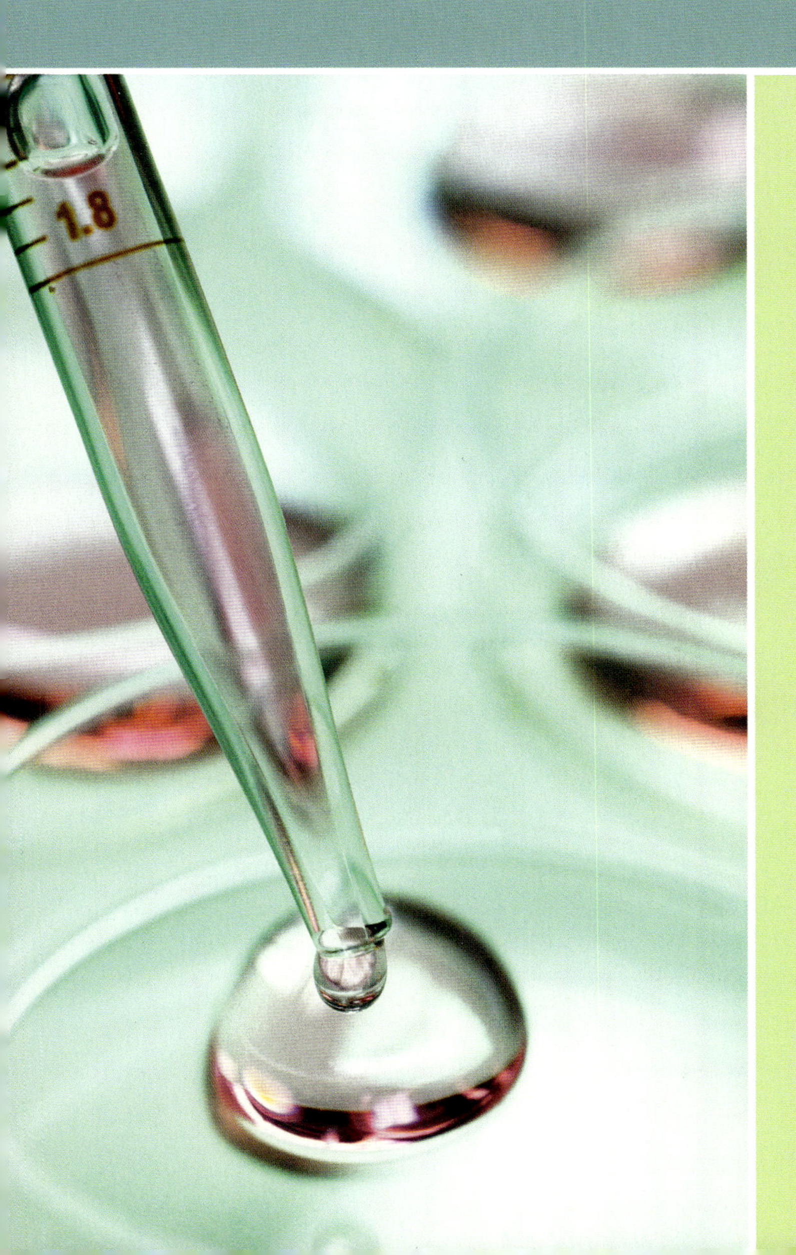

In diesem Kapitel

Achillodynie

ART DER ERKRANKUNG: schmerzhafte Reiz- bzw. Entzündungserscheinungen im Bereich der Achillessehne; langwieriger Heilungsprozess, „Spontanheilungen" möglich
URSACHE: überlastungsbedingter Verschleiß des Sehnengewebes oder Entzündungsprozesse im Sehnengleitgewebe, im darunterliegenden Schleimbeutel oder am Sehnenansatz am Fersenbein; mitunter auch narbige Veränderungen des Sehnengewebes als Folge eines nicht vollständig ausgeheilten Achillessehnen(ein)risses
THERAPIE: im Akutstadium kühlende Salbenverbände, schmerzstillende Medikamente sowie Entlastung des Fußes durch eine Bandage; evtl. physikalische Maßnahmen (z. B. Elektro-, Ultraschalltherapie), extrakorporelle Stoßwellentherapie, Akupunktur; bei ausbleibendem Erfolg evtl. operative Entfernung von vernarbtem bzw. degeneriertem Sehnengewebe zur Entlastung des Sehnenansatzes
SELBSTHILFE: Sportverzicht bis zum vollständigen Abklingen der Beschwerden; Fersenpolster, Spezialschuheinlagen zur Druckentlastung
MÖGLICHE SYMPTOME:

→ **Fuß/Sprunggelenk/Zehen, Beschwerden** *Seite 253*

Addison-Krankheit | Bronzehautkrankheit

ART DER ERKRANKUNG: primäre Unterfunktion der Nebennierenrinde mit eingeschränkter oder vollständig eingestellter Produktion v. a. der Hormone Kortisol und Aldosteron infolge einer allmählichen Zerstörung von Anteilen der Nebennierenrinde. Dadurch kommt es zu Störungen des Wasser-, Mineral- und Säure-Basen-Haushalts.
URSACHE: in ca. 75 % der Fälle vermutlich Autoimmunreaktion, bei der aus unbekannter Ursache Antikörper gegen die kortisonproduzierenden Zellen der Nebennierenrinde gebildet und diese dadurch zerstört werden; selten Metastasen oder eine Infektionskrankheit (z. B. Tuberkulose). Der sekundären Form liegt meist eine Störung der Hirnanhangdrüse (Hypophyse) zugrunde.
THERAPIE: lebenslange tägliche Substitution der fehlenden Hormone; zur Behandlung einer Addison-Krise sofortige Infusionen mit physiologischer Kochsalzlösung und Kortison
SELBSTHILFE: nicht möglich

→ **Abgeschlagenheit und Müdigkeit** *Seite 17* | **Gewichtsverlust** *Seite 33*
→ **Erbrechen** *Seite 165*
→ **Durchfall** *Seite 184*
→ **Haut, Verfärbung** *Seite 227*

AIDS/HIV-Infektion | acquired immune deficiency syndrome

ART DER ERKRANKUNG: nicht heilbare, erworbene Immunschwäche, bei der durch HIV-Viren (Retroviren) Immunzellen (v. a. T-Lymphozyten bzw. T-Helferzellen) zerstört werden. Dadurch kommt es zu einem zunehmenden Verlust der körpereigenen Abwehrkräfte.
URSACHE: Infektion mit dem humanen Immundefizienz-Virus (HIV) durch den Kontakt mit infizierten Körpersekreten, v. a. Blut oder Sperma (z. B. durch ungeschützten Geschlechtsverkehr)
THERAPIE: medikamentöse Kombinationstherapie gegen Retroviren mit dem Ziel, den Ausbruch des Vollbildes Aids so lange wie möglich hinauszuzögern; verschiedene Behandlungsmaßnahmen der durch die fortschreitende Immunschwäche auftretenden Erkrankungen
SELBSTHILFE: nicht möglich

→ **Fieber** *Seite 31* | **Gewichtsverlust** *Seite 33*
→ **Hals, Schwellung** *Seite 86*

Akne

ART DER ERKRANKUNG: Oberbegriff für Erkrankungen der Talgdrüsen und Haarfollikel (Haarbalg) mit Knötchen- und Pustelbildung auf der Haut, z. B. Akne vulgaris (v. a. in der Pubertät) oder Steroidakne

bei Kortisonbehandlung. Eine Entzündung mit Eiteransammlung in der Tiefe des Haarfolikels und seiner Umgebung nennt man Furunkel.
URSACHE: meist vererbte Veranlagung zu gesteigerter Talgproduktion (Seborrhö) sowie hormonelle Einflüsse (v. a. gesteigerte Produktion von männlichen Hormonen)
THERAPIE: äußerliche Behandlung der Hautpartien mit speziellen Cremes oder Salben (z. B. Antibiotika, Retinoide), in schweren Fällen Behandlung in Tablettenform; bei hormonellen Störungen z. B. Antibabypille oder Hormontabletten zur Senkung des Androgenspiegels. Reife Furunkel werden chirurgisch eröffnet.
SELBSTHILFE: Bei Akne für die tägliche Reinigung keine scharfen Seifen oder alkoholhaltigen Lotionen, sondern alkalifreie Waschlotionen verwenden. Pickel und Furunkel auf keinen Fall selbst ausdrücken.
MÖGLICHE SYMPTOME:
→ **Haut, knotige Veränderungen** *Seite 222*

Akustikusneurinom

ART DER ERKRANKUNG: langsam wachsender, gutartiger Tumor im Kleinhirnbrückenwinkel, der von den Schwan'schen Zellen des für den Gleichgewichts-/Gehörsinn zuständigen VIII. Hirnnervs ausgeht; häufigste im Schädelinneren vorkommende Nervengeschwulst
URSACHE: unbekannt
THERAPIE: operative Entfernung des Tumors bei Beschwerden oder raschem Wachstum; bis dahin engmaschige Kontrolluntersuchungen
SELBSTHILFE: nicht möglich
MÖGLICHE SYMPTOME:
→ **Hörvermögen, vermindertes** *Seite 92*

Altersbedingte Makuladegeneration | AMD, Makulopathie

ART DER ERKRANKUNG: fortschreitende Zerstörung der Sehsinneszellen an der Stelle des schärfsten Sehens der Netzhaut (Makula, gelber Fleck) durch Pigmentneubildungen; kann zu einem Verlust der Sehschärfe führen, eine vollständige Erblindung ist aber meist nicht zu erwarten. Besonders häufig ist die trockene Makuladegeneration mit einem landkartenähnlichen (geografischen) Gewebeschwund des Pigmentepithels der Netzhaut, seltener die feuchte Makuladegeneration (ca. 15%) mit Gefäßneubildungen und Narbenbildung im Bereich der Makula.
URSACHE: vermutlich erbliche Vorbelastung, evtl. auch intensive Sonnenbestrahlung, Bluthochdruck, langjähriger Nikotinkonsum
THERAPIE: bei der trockenen Form hochdosierte Gaben von Vitamin C, E und Beta-Karotin; bei der feuchten Form intraokulare Injektionen von Ranibizumab (Antikörper, der Gefäßneubildungen hemmt)
SELBSTHILFE: Verwendung einer vergrößernden Sehhilfe (z. B. Lupe)
MÖGLICHE SYMPTOME:
→ **Augen, gestörtes Sehen** *Seite 67*

Alzheimer-Krankheit | Alzheimer-Demenz

ART DER ERKRANKUNG: nicht heilbare degenerative Hirnerkrankung, die durch das fortschreitende Absterben von Nervenzellen im Gehirn zu einem vollständigen Verfall der geistigen und körperlichen Fähigkeiten führt. Betroffen sind v. a. Personen nach dem 65. Lebensjahr.
URSACHE: Ausgangspunkt für das Absterben der Gehirnzellen sind Ablagerungen von Eiweiß-Spaltprodukten (Amyloide); wie es dazu kommt, ist unklar; evtl. durch genetische Störungen (v. a. Genmutationen), Slow-Virus-Infektionen (z. B. Panenzephalitis) oder bestimmte stoffwechselbedingte Veränderungen.
THERAPIE: Behandlung mit Medikamenten, die die bei Demenz-Erkrankungen gestörten Botenstoffe Glutamat und Acetylcholin positiv beeinflussen und so das Fortschreiten der Erkrankung hinauszögern sollen. Begleitend Psychotherapie, Logopädie, Ergotherapie oder Physiotherapie zur Verzögerung der Pflegebedürftigkeit

SELBSTHILFE: nicht möglich
MÖGLICHE SYMPTOME:
- **Sprech- und Sprachstörungen** *Seite 55* | **Vergesslichkeit/ Gedächtnisstörungen** *Seite 58*
- **Geruchs- und Geschmacksstörungen** *Seite 75*

Amyotrophe Lateralsklerose

ART DER ERKRANKUNG: nicht heilbare Erkrankung mit fortschreitenden Lähmungen durch Absterben der Nervenzellen in Gehirn und Rückenmark, die die Skelettmuskulatur steuern; tritt v. a. nach dem 40. Lebensjahr auf.
URSACHE: unbekannt
THERAPIE: medikamentöse Behandlung mit v. a. Riluzol zur Verzögerung des Krankheitsprozesses. Begleitend u. a. Logopädie, Ergotherapie und Physiotherapie, um die Pflegebedürftigkeit möglichst lange hinauszuzögern
SELBSTHILFE: nicht möglich
MÖGLICHE SYMPTOME:
- **Sprech- und Sprachstörungen** *Seite 54*
- **Schluckbeschwerden** *Seite 113*
- **Muskelschwäche/Lähmung** *Seite 265*

Analabszess

ART DER ERKRANKUNG: abgekapselte Eiteransammlung als Folge einer eitrigen Entzündung im Bereich des Afters. In 50% der Fälle entsteht aus dem Analabszess eine Analfistel.
URSACHE: meist bakterielle Entzündung der in der Schleimhaut des Analkanals gelegenen Proktodealdrüsen
THERAPIE: operative Eröffnung des Abszesses, damit der Eiter abfließen kann (mit offener Wundheilung)
SELBSTHILFE: Duschen des Analbereichs nach jedem Stuhlgang sowie täglich warme Sitzbäder, z. B. mit Kamille.
MÖGLICHE SYMPTOME:
- **Anus, Beschwerden** *Seite 176*

Analfissur

ART DER ERKRANKUNG: tiefer Einriss in der Analschleimhaut, meist auf der Seite zum Steißbein hin, seltener auf der Seite zum Damm hin; meist langwieriger Heilungsprozess
URSACHE: unbekannt; oft besteht gleichzeitig ein chronisch erhöhter Druck des Schließmuskels (Sphinktertonus). Auslösende Faktoren sind v. a. harter Stuhl bzw. Verstopfung, ein häufiger Wechsel der Stuhlkonsistenz, Hämorrhoiden.
THERAPIE: schmerzstillende, entzündungshemmende Salben und Zäpfchen im Akutstadium, evtl. auch Injektion eines Betäubungsmittels; bei chronischem Verlauf spezielle Salben zur Entspannung des Schließmuskels; chirurgischer Eingriff, wenn die Analfissur trotzdem nicht abheilt
SELBSTHILFE: warme Sitzbäder, z. B. mit Kamille; evtl. kurzfristiger Einsatz von Milchzucker, um den Stuhl weicher zu machen; ballaststoffreiche Kost und Steigerung der Trinkmenge auf mindestens 2,5 Liter pro Tag
MÖGLICHE SYMPTOME:
- **Anus, Beschwerden** *Seite 175* | **Stuhl, blutiger** *Seite 199*

Analfistel

ART DER ERKRANKUNG: abnormer Gewebegang, der die Innenseite des Analkanals mit der äußeren Haut der Analregion verbindet und über den sich eitriges, evtl. mit Stuhl vermischtes Sekret entleert; meist langwieriger Heilungsprozess
URSACHE: in 50% der Fälle ein Analabszess; tritt zudem oft im Rahmen der Crohn-Krankheit (siehe Seite 292) auf.

THERAPIE: operative Entfernung des Fistelgangs
SELBSTHILFE: siehe Analabszess, Seite 280
MÖGLICHE SYMPTOME:
→ **Anus, Beschwerden** *Seite 174*

Anaphylaktischer Schock

ART DER ERKRANKUNG: unmittelbare, oft lebensbedrohliche allergische Reaktion des ganzen Organismus z. B. auf einen Insektenstich, auf Naturlatex, ein unverträgliches Medikament (auch Röntgenkontrastmittel) oder Nahrungsmittel
URSACHE: erbliche Veranlagung in Kombination mit Umweltfaktoren
THERAPIE: notärztliche Versorgung zur Stabilisierung der Vitalfunktionen; Verabreichung von Adrenalin, bei milderen Reaktionen auch Antihistaminika (Antiallergiemittel) und Kortison
SELBSTHILFE: nicht möglich
MÖGLICHE SYMPTOME:
→ **Angst in Verbindung mit körperlichen Symptomen** *Seite 19* | **Schwellungen** *Seite 53*
→ **Atemnot ohne Husten** *Seite 126* | **Herzrasen** *Seite 138*

Aortenklappen-Verengung, erworbene | Aortenklappenstenose

ART DER ERKRANKUNG: Verengung der Aortenklappe zwischen der linken Herzkammer und der Aorta. Bei fortschreitender Verengung kommt es durch den zunehmenden Strömungswiderstand des Blutes zu einer Verdickung der linken Herzkammer mit Brustschmerzen unter Belastung, plötzlicher, kurz andauernder Bewusstlosigkeit (Synkopen) und Gefahr einer Herzschwäche. Betroffen sind v. a. Personen im höheren Lebensalter.
URSACHE: meist arteriosklerotisch bedingter Elastizitätsverlust der Aortenklappe, selten narbiger Umbau der Klappe durch Entzündung der Herzinnenschicht (Endokarditis, siehe Seite 297)
THERAPIE: operativer Herzklappenersatz bei Anzeichen von (beginnender) Herzschwäche, Brustschmerzen oder anfallsartiger Ohnmacht
SELBSTHILFE: Meiden von körperlicher Überlastung
MÖGLICHE SYMPTOME:
→ **Atemnot ohne Husten** *Seite 127* | **Brustschmerz** *Seite 136*

Arteriitis temporalis | Riesenzellarteriitis

ART DER ERKRANKUNG: mit der Polymyalgia rheumatica (siehe Seite 325) verwandte, v. a. die Schläfen-, Augen- und zentrale Netzhautarterie betreffende akute Entzündung. Dadurch erhöhtes Schlaganfallrisiko; unbehandelt kommt es in 30 % der Fälle zur Erblindung; betroffen sind v. a. Frauen nach dem 50. Lebensjahr.
URSACHE: unbekannt; vermutlich Autoimmunerkrankung
THERAPIE: Kortison-Therapie, mindestens 24 Monate lang
SELBSTHILFE: nicht möglich
MÖGLICHE SYMPTOME:
→ **Fieber** *Seite 23*
→ **Augen, gestörtes Sehen** *Seite 68* | **Kopfschmerzen, akute** *Seite 95*

Arthritis

ART DER ERKRANKUNG: Oberbegriff für Gelenkerkrankungen unterschiedlicher Ursache als Folge einer akuten oder fortschreitenden Entzündung der Innenhaut der Gelenkkapsel. Betroffen sein können ein Gelenk (Monarthritis), wenige Gelenke (Oligoarthritis) oder viele Gelenke (Polyarthritis). Zudem kann eine Arthritis plötzlich, z. B. während bzw. nach einer Infektion (infektiöse oder reaktive Arthritis), als Begleiterscheinung einer Stoffwechsel- (z. B. Gicht) bzw. Autoimmunerkrankung (z. B. Psoriasis-Arthritis) oder als eigenständige Autoimmunkrankheit (rheumatoide Arthritis) auftreten. Die Heilungsaussichten reichen von völliger Beschwerdenfreiheit nach etwa 6 Wochen (v. a.

bei den reaktiven Formen) bis hin zur dauerhaften Gelenkversteifung und -fehlstellung (v. a. rheumatoide Arthritis).
URSACHE: eine Vielzahl von Ursachen, v. a. Infektionen, Autoimmun- und Stoffwechselerkrankungen
THERAPIE: schmerzstillende Medikamente (evtl. auch Kortison), bei bakterieller Infektion zusätzlich Antibiotika; evtl. operative Gelenkeröffnung zur Spülung des Gelenks, selten Entfernung der Gelenkinnenhaut (v. a. bei eitriger Arthritis). Therapie des chronischen Verlaufs siehe Arthritis, rheumatoide (unten)
SELBSTHILFE: siehe Arthritis, rheumatoide
MÖGLICHE SYMPTOME:
→ **Gelenkschmerzen** *Seite 255, 256, 257*

Arthritis, rheumatoide

ART DER ERKRANKUNG: chronisch-entzündliche Autoimmunerkrankung der Gelenke mit fortschreitender Versteifung und Fehlstellung von Gelenken. Zunächst v. a. an der Innenhaut der Gelenkkapsel, später sind zusätzlich Gelenkflächen, Sehnen, Bänder, Schleimbeutel und gelenknahe Knochen, mitunter auch Augen, Haut und innere Organe betroffen. Individuell unterschiedlicher Verlauf, oft aber schubweise Verschlechterung über mehrere Jahre hinweg. Beginn der Erkrankung in jedem Alter möglich, am häufigsten tritt sie zwischen dem 35. und 45. und nach dem 60. Lebensjahr auf; betrifft Frauen viermal häufiger als Männer.
URSACHE: unbekannt, evtl. erbliche Veranlagung
THERAPIE: medikamentöse Dauertherapie zur Eindämmung der Entzündung und Vorbeugung eines Schubs (z. B. Sulfasalazin, Methotrexat); medikamentöse Therapie im akuten Schub mit Kortison und schmerzstillenden Mitteln; begleitend regelmäßige Krankengymnastik, Ergotherapie
SELBSTHILFE: im Akutstadium Ruhigstellung und kühlende Maßnahmen (z. B. Eiskompressen mehrmals täglich für einige Minuten auf dem betroffenen Gelenk), zwischen den Schüben v. a. Wärmeanwendungen (z. B. warme Umschläge, Heublumensäckchen, Vollbäder)
MÖGLICHE SYMPTOME:
→ **Fieber** *Seite 31* | **Gewichtszunahme** *Seite 37* | **Lichtempfindlichkeit** *Seite 42* | **Schlafstörungen aufgrund körperlicher Ursachen** *Seite 46*
→ **Augen, Veränderungen** *Seite 73* | **Mundhöhle, Beschwerden** *Seite 105* | **Schluckbeschwerden** *Seite 115*
→ **Haut, knotige Veränderungen** *Seite 224*
→ **Arm/Ellbogen/Unterarm, Beschwerden** *Seite 245* | **Bein, Beschwerden** *Seite 246* | **Gelenkschmerzen** *Seite 258*

Arthrose

ART DER ERKRANKUNG: degenerative Veränderungen des Gelenkknorpels. Eine Überlastung des betroffenen Gelenks kann eine entzündliche Reaktion (aktivierte Arthrose) hervorrufen. Hierzulande leidet jeder Dritte über 60 Jahren unter einer behandlungsbedürftigen Arthrose, v. a. des Hüft- und Kniegelenks. Weitere häufig betroffene Gelenke sind u. a. Schulter-, Ellbogen- und Sprunggelenk.
URSACHE: bis zu einem gewissen Grad altersbedingt; begünstigende Faktoren sind v. a. (Sport-)Verletzungen am Gelenk oder an gelenknahen Knochen, Gelenkfehlstellungen, einseitige Gelenkbelastung, Entzündungsprozesse in den Gelenken, Übergewicht, Bewegungsmangel.
THERAPIE: im Frühstadium Abbau von Übergewicht, regelmäßige Bewegung, physikalische Therapie (z. B. Ultraschall, Infrarotlicht), evtl. auch Injektionsbehandlungen zur Anregung der Knorpelregeneration, Schmerzmittel. In fortgeschrittenen Stadien Kortison – oral oder intraartikuläre Injektionen; operativer Gelenkersatz, wenn alle Maßnahmen keine Besserung (mehr) bringen.
SELBSTHILFE: regelmäßige, dem Krankheitsbild und Alter entspre-

chende sportliche Aktivität zur Erhaltung der Gelenkbeweglichkeit durch Muskelaufbautraining; Vorsicht vor Überlastung der Gelenke.
MÖGLICHE SYMPTOME:
→ **Arm/Ellbogen/Unterarm, Beschwerden** *Seite 244* | **Fuß/Sprunggelenk/Zehen, Beschwerden** *Seite 251* | **Gelenkschmerzen** *Seite 258* | **Hand/Finger, Beschwerden** *Seite 259* **Hüfte/Leiste, Beschwerden** *Seite 261* | **Knie, Beschwerden** *Seite 263* | **Schulter, Beschwerden** *Seite 275*

Asthma bronchiale | Bronchialasthma

ART DER ERKRANKUNG: nicht heilbare, phasenweise oder chronische Entzündung der Bronchien, die mit einer Überempfindlichkeit und (zeitweiligen) Verengung der Bronchien einhergeht. Häufige Atemnotanfälle durch Kontakt mit Allergenen (z. B. Pollen, Tierhaare, Hausstaub) oder unspezifischen Reizen wie Tabakrauch, Kälte, Atemwegsinfekte, körperliche Anstrengung, bestimmte Medikamente (z. B. Azetylsalizylsäure), Stress. Das exogen-allergische Asthma zeigt sich meist zwischen dem 3. und 10. Lebensjahr; das nicht-allergische Asthma entwickelt sich oft nach einem Atemwegsinfekt und betrifft v. a. Personen ab dem 40. Lebensjahr; meist bestehen aber Mischformen.
URSACHE: sich vermutlich auf dem Boden einer erblichen Veranlagung entwickelnde Entzündung der Bronchialschleimhaut, mit der eine Überempfindlichkeit der Bronchialwand gegen eine Vielzahl von Reizen einhergeht; dadurch kann es durch den Kontakt mit dem Auslöser zu einem Asthmaanfall kommen.
THERAPIE: medikamentöse Dauertherapie nach Stufenplan zur Eindämmung der Entzündung mit (inhalierbarem) Kortison und bronchienerweiternden Wirkstoffen; begleitend z. B. Atem-, Entspannungs- und manuelle Therapien. Medikamentöse Akuttherapie mit rasch einsetzendem bronchienerweiternden Effekt, bei schwerer Atemnot auch Kortison oder Theophyllin.
SELBSTHILFE: Asthmaschulung, Erlernen von speziellen Atemtechniken (z. B. Lippenbremse) und atemerleichternden Körperhaltungen (z. B. Kutschersitz), regelmäßige Selbstkontrollen der Atmung (Peakflow-Meter-Messungen)
MÖGLICHE SYMPTOME:
→ **Angst in Verbindung mit körperlichen Symptomen** *Seite 20* | **Schläfrigkeit** *Seite 45*
→ **Gesichtsrötung** *Seite 76* | **Heiserkeit** *Seite 89* | **Kopfschmerzen, akute** *Seite 93* | **Kopfschmerzen, andauernde/anfallsartig auftretende** *Seite 97* | **Lippen, Veränderungen** *Seite 99*
→ **Atemgeräusche** *Seite 124* | **Herzrasen** *Seite 140* | **Husten mit Auswurf** *Seite 142* | **Husten, trockener** *Seite 144*
→ **Haut, Verfärbung** *Seite 231* | **Nagel, Veränderungen** *Seite 239*

Augenhöhlenentzündung | Orbitalphlegmone

ART DER ERKRANKUNG: lebensbedrohliche, akute, eitrige Entzündung der Augenhöhle (Orbita) mit der Gefahr, dass sich die Erreger ins Schädelinnere ausbreiten und z. B. eine Hirnhautentzündung und/oder bleibende Schädigungen am Sehnerv hervorrufen
URSACHE: meist fortgeleitete bakterielle Entzündung einer Nebenhöhlen-, Lidrand- oder Tränensackentzündung; seltener sind eitrige Prozesse im Gesicht (z. B. Lippenfurunkel), eine Mittelohr- oder Zahnwurzelentzündung die Ursache.
THERAPIE: Therapie mit hochdosiertem Antibiotikum, meist per Infusion im Krankenhaus
SELBSTHILFE: Bettruhe und Verzicht auf Tätigkeiten, die die Augen anstrengen (z. B. Lesen)
MÖGLICHE SYMPTOME:
→ **Augen, gestörtes Sehen** *Seite 65, 67* | **Augenlid, Veränderungen** *Seite 69* | **Augenschmerzen** *Seite 72*

Ballenzehe | Hallux valgus

ART DER ERKRANKUNG: Seitabknickung der Großzehe zur 2. Zehe hin bei gleichzeitig vergrößertem Großzehenballen. Die Veränderung der Belastungszone führt zu Knochenanlagerungen am Köpfchen des 1. Mittelfußknochens sowie zur Bildung eines Schleimbeutels, der zu häufigen Entzündungen neigt. Bei ausbleibender Behandlung Ausbildung von weiteren Zehendeformitäten (z. B. Krallen- oder Hammerzehen) und/oder einer Arthrose am Großzehengrundgelenk.
URSACHE: vermutlich erbliche Veranlagung in Kombination mit (langjährigem) Tragen ungünstiger Schuhe (v. a. zu spitz, zu eng, zu hohe Absätze)
THERAPIE: orthopädische Einlagen, druckentlastende Schaumstoffpolster, spezielle Abrollhilfen und Nachtschienen; bei ausbleibendem Erfolg operative Korrektur der abgewichenen Großzehe und anschließendes mehrwöchiges Tragen eines Vorfußentlastungsschuhs
SELBSTHILFE: bevorzugt barfuß gehen, bequeme Schuhe tragen
MÖGLICHE SYMPTOME:

→ **Fuß/Sprunggelenk/Zehen, Beschwerden** *Seite 252*

Bandscheibenvorfall | Discusprolaps

ART DER ERKRANKUNG: Austritt des gallertartigen Kerngewebes der Bandscheibe durch verschleißbedingte Risse in deren Faserknorpelring. Dadurch können die aus dem Rückenmark austretenden Nerven (Spinalnerven) eingeengt werden, mitunter kann auch das Rückenmark selbst eingeklemmt werden. Am häufigsten ist die Lendenwirbelsäule, seltener die Halswirbelsäule und sehr selten die Brustwirbelsäule (unter 1 %) betroffen.
URSACHE: lang andauernde Fehl- und Überlastung der Wirbelsäule in Kombination mit altersbedingten degenerativen Veränderungen der Bandscheiben. Begünstigende Faktoren sind Übergewicht, eine überwiegend sitzende Tätigkeit, mangelnde Bewegung.
THERAPIE: konservative Behandlung mit Injektionen von örtlichen Betäubungsmitteln und Kortisonpräparaten zur Schmerzlinderung, Abschwellung und Entzündungshemmung neben die eingeengte Nervenwurzel (periradikuläre Therapie) oder neben das Rückenmark (periradikuläre Infiltration). Begleitend Krankengymnastik, Wärmebehandlung (z. B. Fangopackungen), Elektro- und/oder manuelle Therapie. Bleibt der Behandlungserfolg aus, operative Entlastung des eingeengten Nervs (z. B. Laserabtragung, minimal-invasive Verfahren)
SELBSTHILFE: Erlernen rückenschonender Verhaltensweisen (z. B. Rückenschule) sowie regelmäßige körperliche Aktivität (z. B. gezieltes Krafttraining) zur Stärkung der Rückenmuskeln
MÖGLICHE SYMPTOME:

→ **Brustschmerz** *Seite 137*
→ **Arm/Ellbogen/Unterarm, Beschwerden** *Seite 243* | **Bein, Beschwerden** *Seite 248* | **Muskelschwäche/Lähmung** *Seite 265* | **Muskelschwäche/Lähmung/Zuckungen** *Seite 268* | **Rückenschmerzen** *Seite 270, 271, 273*

Bandwurmbefall

ART DER ERKRANKUNG: Befall des Menschen durch einen Rinder-, Schweine- oder Fischbandwurm, der sich v. a. im Magen-Darm-Trakt einnistet; Fischbandwürmer sind hierzulande sehr selten.
URSACHE: Verzehr von rohem Fleisch oder Fisch, das Vorstufen (Larven) von Bandwürmern enthält.
THERAPIE: Einnahme von Wurmmitteln
SELBSTHILFE: Verzicht auf den Verzehr von rohem Fleisch (Mett, Tartar) oder Fisch, um das Risiko zu reduzieren
MÖGLICHE SYMPTOME:

→ **Gewichtsverlust** *Seite 35*
→ **Bauchschmerzen, diffuse** *Seite 151* | **Erbrechen** *Seite 159*
→ **Juckreiz (ohne Hautausschlag)** *Seite 236*

Bartholinitis

ART DER ERKRANKUNG: akute, meist einseitige bakterielle Entzündung der Ausführungsgänge, selten auch des Körpers der Bartholin-Drüsen am Scheideneingang; Zystenbildung bei Verschluss des Ausführungsgangs; mitunter auch Bildung eines Abszesses
URSACHE: meist vom Scheidenvorhof ausgehende bakterielle Infektion, z. B. mit Escherichia coli, Staphylokokken, Neisserien, Chlamydien oder Gonokokken
THERAPIE: meist Antibiotika; operative Eröffnung einer Zyste oder eines Abszesses
SELBSTHILFE: warme Umschläge und warme Sitzbäder, z. B. mit Kamille, und mehrmals täglich Rotlichtbehandlung
MÖGLICHE SYMPTOME:
➔ **Scheide, schmerzhafte Veränderungen** *Seite 196*

Basaliom ➔ Hautkrebs

Basedow-Krankheit | Autoimmunhyperthyreose

ART DER ERKRANKUNG: Autoimmunkrankheit, bei der es durch eine Fehlreaktion des Immunsystems zur Bildung von Autoantikörpern gegen bestimmte Oberflächenstrukturen von Schilddrüsenzellen (TSH-Rezeptoren) kommt, wodurch diese vermehrt Hormone bilden. Die Folge ist eine Schilddrüsenüberfunktion, die zu einer Vergrößerung der Schilddrüse (Kropf, siehe Seite 313) führt. In 40 % der Fälle Spontanheilung, bei etwa der Hälfte der Betroffenen erneutes Auftreten nach Absetzen der Medikamente.
URSACHE: vermutlich erbliche Veranlagung; auslösende Faktoren sind z. B. Infektionen, Stress.
THERAPIE: siehe Therapie der Schilddrüsenüberfunktion, Seite 331; evtl. Einnahme von Kortison und/oder Bestrahlung der Augenhöhlen bei Beteiligung der Augen
SELBSTHILFE: siehe Schilddrüsenüberfunktion, Seite 331
MÖGLICHE SYMPTOME:
➔ **Angst in Verbindung mit körperlichen Symptomen** *Seite 19* | **Lichtempfindlichkeit** *Seite 42* | **Schwellungen** *Seite 52*
➔ **Augen, Veränderungen** *Seite 73*

Bauchaortenaneurysma

ART DER ERKRANKUNG: krankhafte Erweiterung bzw. Aussackung der Bauchschlagader (Aorta abdominalis) von mehr als 2,5 cm. In 95 % der Fälle findet sich die Aussackung unterhalb des Ursprungs der Nierengefäße (knapp oberhalb des Bauchnabels). Bei ausgeprägter Form besteht die Gefahr, dass die Bauchschlagader einreißt, mit der Folge des raschen inneren Verblutens. Die Erkrankung tritt gehäuft ab dem 60. Lebensjahr überwiegend bei Männern auf.
URSACHE: altersbedingte Wandschwäche der Bauchschlagader; begünstigende Faktoren sind v. a. Bluthochdruck, erhöhte Blutfettwerte, langjähriger Nikotinkonsum und ein Diabetes mellitus; tritt zudem familiär gehäuft auf.
THERAPIE: bei kleineren Aussackungen regelmäßige Kontrolluntersuchungen sowie (medikamentöse) Behandlung der Risikofaktoren. Bei rasch zunehmender Aussackung (mehr als 1 cm pro Jahr) und/oder einer Größe von über 5,4 cm operative Stabilisierung der ausgesackten Aorta durch ein Gefäßimplantat.
SELBSTHILFE: konsequenter Nikotinverzicht sowie Vermeiden von körperlicher Überlastung (z. B. Verzicht auf schweres Heben)
MÖGLICHE SYMPTOME:
➔ **Bauchschmerzen, diffuse** *Seite 150* | **Flankenschmerzen (im seitlichen Bauchraum)** *Seite 167*

Bauchfellentzündung, akute | Peritonitis

ART DER ERKRANKUNG: lebensbedrohliches Krankheitsbild, bei dem

die häutige Innenauskleidung der Bauchhöhle akut entzündet ist. Bei sofortiger Behandlung und Beseitigung der Ursache sind die Heilungsaussichten gut.
URSACHE: infektiöse Form: meist aufgrund der bakteriellen Erkrankung eines Bauchorgans, bei der Bakterien in die Bauchhöhle gelangen; seltenere nicht-infektiöse Form: meist durch krankhafte Veränderungen der Leber, Gallenblase oder Bauchspeicheldrüse mit Übertritt von Blut oder organspezifischen Sekreten in die Bauchhöhle
THERAPIE: sofortige intensivmedizinische Betreuung sowie Notoperation zur Beseitigung der Ursache; Spülung der Bauchhöhle und Absaugung der eitrigen Sekrete; Antibiotika per Infusion.
SELBSTHILFE: nicht möglich
MÖGLICHE SYMPTOME:
→ **Bauchschmerzen, diffuse** *Seite 150* | **Erbrechen** *Seite 161*

Bauchspeicheldrüsenentzündung | Pankreatitis

ART DER ERKRANKUNG: akute oder chronische Entzündung des Bauchspeicheldrüsengewebes mit Schädigung der Bauchspeicheldrüsenzellen und eingeschränkter Organfunktion. Während die akute Form bei rechtzeitiger Behandlung in den meisten Fällen folgenlos ausheilt, geht die chronische Form mit einer fortschreitenden, irreparablen Zerstörung von Bauchspeicheldrüsengewebe einher.
URSACHE: akute Form: in 45 % der Fälle Abflussbehinderung der Verdauungssäfte in den Darm durch Gallensteine, die in der Mündung von Gallengang und Bauchspeicheldrüsengang in den Zwölffingerdarm stecken bleiben, in 35 % der Fälle langjähriger übermäßiger Alkoholkonsum bzw. gesteigerte Empfindlichkeit gegen Alkohol auch bei mäßigem Genuss; mitunter auch Medikamente (z. B. Betablocker, Kortison) oder Virusinfektionen (z. B. Mumps); in 15 % der Fälle unklare Ursache. Chronische Form: chronischer Alkoholmissbrauch (in 80 % der Fälle), Gendefekte, eine Fehlanlage der Bauchspeicheldrüsengänge (Pancreas divisum), Medikamente (siehe links), Stoffwechselstörungen.
THERAPIE: akute Form: engmaschige intensivmedizinische Überwachung mit Kalorienzufuhr bei Nulldiät, Schmerzmittel, evtl. operative Entfernung des Gallensteins; bei ausbleibendem Erfolg operative Entfernung des zerstörten Bauchspeicheldrüsengewebes. Chronische Form: kohlenhydratreiche und fettarme Ernähung über mehrere kleinere Portionen am Tag verteilt; regelmäßige Einnahme von Verdauungsenzymen und/oder Insulin-Injektion bei eingeschränkter Produktion
SELBSTHILFE: konsequenter Verzicht auf Alkohol
MÖGLICHE SYMPTOME:
→ **Fieber** *Seite 26* | **Gewichtsverlust** *Seite 33*
→ **Bauchschmerzen, Oberbauch,** *Seite 153, 155* | **Erbrechen** *Seite 162*
→ **Durchfall** *Seite 184* | **Stuhl, Veränderungen** *Seite 204, 205*
→ **Bein, Beschwerden** *Seite 250*

Bauchspeicheldrüsenkrebs | Pankreaskarzinom

ART DER ERKRANKUNG: besonders aggressiver bösartiger Tumor, der meist von den Gangzellen ausgeht und den Pankreaskopf betrifft. Die Heilungsaussichten sind gering, besonders oft tritt die Erkrankung im 5. und 6. Lebensjahrzehnt auf; Männer sind etwas häufiger betroffen als Frauen.
URSACHE: unbekannt; mögliche Risikofaktoren sind langjähriger Nikotin- und/oder Alkoholkonsum sowie eine chronische Bauchspeicheldrüsenentzündung.
THERAPIE: operative Entfernung des Tumors, Chemo- und/oder Strahlentherapie
SELBSTHILFE: Reduzierung des Alkoholkonsums, um eine Bauchspeicheldrüsenentzündung zu vermeiden

MÖGLICHE SYMPTOME:

- **Gesichtsrötung** *Seite 78*
- **Bauchschmerzen, Oberbauch** *Seite 155* | **Erbrechen** *Seite 160*
- **Durchfall** *Seite 185*

Bechterew-Krankheit | Spondylarthritis ankylosans

ART DER ERKRANKUNG: entzündlich-rheumatische Erkrankung mit Befall vorwiegend der Wirbelsäule, mitunter auch einzelner Gelenke, die zu einer knöchernen Versteifung (Ankylose) der Wirbelsäule führt. Nicht selten kommt der Verlauf jedoch vor dem Endstadium zum Stillstand, sodass die Betroffenen zwar in ihrer Bewegung beeinträchtigt sind, aber voll erwerbsfähig bleiben; tritt meist zwischen dem 15. und 40. Lebensjahr auf, bei Männern viermal häufiger als bei Frauen.

URSACHE: unbekannt, evtl. ist eine Infektion der Verdauungs- oder Harnwege mit verschiedenen Bakterien auf der Basis einer erblichen Veranlagung der Auslöser.

THERAPIE: konsequent tägliche krankengymnastische Bewegungstherapie, um die Versteifung der Wirbelsäule hinauszuzögern; Schmerzmittel, während erhöhter Krankheitsaktivität auch Kortison und biotechnologisch hergestellte Medikamente („Biologicals")

SELBSTHILFE: krankengymnastische Übungen am Morgen zur Linderung der Morgensteifigkeit; Schlafen auf fester Matratze und kleinem Kopfkissen; möglichst aufrecht auf Stühlen mit fester ebener Sitzfläche sitzen; Wärmeanwendungen (z. B. warmes Vollbad, Wärmflasche) als Dauermaßnahme, jedoch Kälteanwendungen (z. B. Coldpacks) im akuten Schub

MÖGLICHE SYMPTOME:

- **Brustschmerz** *Seite 137*
- **Gelenkschmerzen** *Seite 256* | **Rückenschmerzen** *Seite 271, 272*

Beinvenenthrombose, tiefe

ART DER ERKRANKUNG: Verschluss der tief liegenden Beinvene durch ein Blutgerinnsel (Thrombus). Wird das Blutgerinnsel mit dem Blutstrom verschleppt, kommt es zu einer Lungenembolie.

URSACHE: Drei Faktoren sind an der Entstehung beteiligt: ein verlangsamter Blutfluss, eine ungünstige Zusammensetzung des Blutes, die das Blut stärker gerinnen lässt, und Schädigungen der Veneninnenwand, etwa durch eine Entzündung oder Verletzung. Wichtigste Risikofaktoren sind mehrtägige Bettruhe, sehr langes Sitzen auf Reisen, starke körperliche Belastung, ein Gipsverband, aber auch eine Schwangerschaft, Übergewicht, ausgeprägte Krampfadern und Blutgerinnungsstörungen. Besonders gefährdet sind auch Raucherinnen, die gleichzeitig die Antibabypille einnehmen.

THERAPIE: gerinnungshemmende Medikamente: zunächst Heparin, im Anschluss daran eine mindestens 6-monatige Behandlung mit Kumarinen zur Langzeit-Gerinnungshemmung

SELBSTHILFE: Kompressionstherapie (Wickeln, Strumpf) der Beine sowie regelmäßige Bewegung

MÖGLICHE SYMPTOME:

- **Fieber** *Seite 23* | **Schwellungen** *Seite 53*
- **Bein, Beschwerden** *Seite 247*

Bindehautentzündung | Konjunktivitis

ART DER ERKRANKUNG: ein- oder beidseitige Entzündung der Bindehaut des Auges. In der Regel heilt eine akute Bindehautentzündung nach etwa 2 Wochen folgenlos ab; die allergisch bedingte Form verläuft oft chronisch.

URSACHE: Infektion mit Erregern (v. a. Bakterien, Viren, Pilze), Allergien, äußere chemische-physikalische Reize (z. B. Zugluft, Staub, Tabakrauch), trockene Augen, evtl. auch im Rahmen einer Allgemein- oder einer anderen Augenerkrankung

THERAPIE: Antibiotika bei bakterieller Infektion, antiallergische Medikamente (z. B. Antihistaminika) bei allergisch bedingter Form. Tränenersatzflüssigkeit zur Milderung der Beschwerden, v. a. wenn physikalische oder chemische Reize die Ursache sind
SELBSTHILFE: mit kaltem Wasser getränkte Kompressen auf die geschlossenen Augenlider legen
MÖGLICHE SYMPTOME:
- **Konzentrationsstörungen** *Seite 42*
- **Augen, gerötete** *Seite 64* | **Augenschmerzen** *Seite 72*

Blasenentzündung | Zystitis

ART DER ERKRANKUNG: meist bakterielle Entzündung der Blasenschleimhaut; oft ist gleichzeitig die Harnröhre betroffen. Als Komplikation können die Erreger über die Harnleiter in die Nieren aufsteigen (Nierenbeckenentzündung). Oft chronischer Verlauf bei nicht vollständig ausgeheilter Blasenentzündung mit der Gefahr, dass sich eine Schrumpfblase entwickelt
URSACHE: v. a. Escherichia-coli-Bakterien; Begünstigung durch Fehlbildungen der Harnröhre, einen Dauerkatheter, Nierensteine, Östrogenmangel nach den Wechseljahren und eine vergrößerte Prostata
THERAPIE: Antibiotika
SELBSTHILFE: Steigerung der Trinkmenge auf bis zu 4 Liter pro Tag, um die Erreger auszuschwemmen, z. B. mit speziellen Blasentees (wie Brennnessel, Schachtelhalmkraut); Vermeiden von Alkohol, Kaffee, schwarzem Tee und säurehaltigen Säften, die die Blase zusätzlich reizen; zusätzlich Wärmeanwendungen (z. B. Wärmflasche)
MÖGLICHE SYMPTOME:
- **Fieber** *Seite 24*
- **Unterbauchschmerzen** *Seite 169*
- **Harnabgang, unwillkürlicher** *Seite 186* | **Harndrang, häufiger** *Seite 187* | **Urin, rötlich verfärbter (blutiger)** *Seite 208*

Blasenkrebs | Blasenkarzinom

ART DER ERKRANKUNG: meist von der Blasenschleimhaut ausgehender Tumor. Blasenkrebs ist nach dem Prostatakrebs der zweithäufigste Tumor im Urogentialbereich und macht 3 % aller Krebserkrankungen aus; tritt v. a. ab dem 60. Lebensjahr auf – bei Männern dreimal häufiger als bei Frauen. Die Heilungsaussichten hängen davon ab, in welchem Stadium der Tumor erkannt und behandelt wird.
URSACHE: Kontakt mit krebserregenden Stoffen aus der Umwelt, v. a. langjähriger Nikotinkonsum; bei Männern auch Harnabflussstörung (z. B. vergrößerte Prostata)
THERAPIE: Entfernung des Tumors, z. B. mit einer elektrischen Schlinge (im Rahmen einer Blasenspiegelung); spezielle Blasenspültherapie; im fortgeschrittenen Stadium operative Totalentfernung der Blase, evtl. auch kombinierte Chemo- und Strahlentherapie anstelle einer Operation.
SELBSTHILFE: Rauchverzicht
MÖGLICHE SYMPTOME:
- **Unterbauchschmerzen,** *Seite 170*
- **Harndrang, häufiger** *Seite 187* | **Urin, rötlich verfärbter (blutiger)** *Seite 209*

Blinddarmentzündung | Appendizitis

ART DER ERKRANKUNG: akute Entzündung des Wurmfortsatzes des Dickdarms (Appendix vermiformis). Platzt der Wurmfortsatz (Blinddarmdurchbruch), droht eine lebensgefährliche Bauchfellentzündung. Tritt oft zwischen dem 5. und 30. Lebensjahr auf.
URSACHE: unklar; evtl. Verlegung des Wurmfortsatzes durch Kotsteine, Fremdkörper oder Abknickung, dabei setzen sich in den verengten Abschnitt Bakterien fest und rufen eine eitrige Entzündung hervor; evtl. auch eine Virusinfektion (z. B. Mumps) oder Wurmbefall

THERAPIE: operative Entfernung (Appendektomie), bei (drohendem) Blinddarmdurchbruch Notoperation
SELBSTHILFE: nicht möglich
MÖGLICHE SYMPTOME:
→ **Fieber** *Seite 24*
→ **Bauchschmerzen, Oberbauch,** *Seite 152* | **Erbrechen** *Seite 158* **Unterbauchschmerzen** *Seite 168*

Blutarmut → Eisenmangelanämie

Blutdruck, niedriger | Hypotonie

ART DER ERKRANKUNG: Abfall des Blutdrucks auf unter 90–100 mmHg systolisch (erster Ton beim Blutdruckmessen)
URSACHE: Die primäre Form tritt familiär gehäuft auf und betrifft v. a. junge, schlanke Frauen. Die sekundäre Form ist oft Folge von Medikamenten oder einer anderen Erkrankung (z. B. hormonelle Störung, Herzkrankheit). Die orthostatische Dysregulation (Kreislauffehlregulation, bei der eine mangelnde Anpassung des Blutdrucks z. B. im Sitzen oder Stehen besteht) geht auf eine Regulationsstörung des Blutdrucks zurück, durch die das Blut in den Venen der Beine und im Magen-Darm-Trakt „versackt", z. B. bei Krampfadern oder Störungen des autonomen (d. h. zentral gesteuerten) Nervensystems (v. a. bei Diabetes mellitus). Die orthostatische Dysregulation ist die häufigste Ursache für plötzliche, kurz andauernde Bewusstlosigkeit (Synkopen).
THERAPIE: Ankurbelung des Kreislaufs durch regelmäßiges körperliches Training, Kneipp-Anwendungen und Saunabesuche; Tragen von Kompressionsstrümpfen
SELBSTHILFE: langsam aufstehen nach längerem Sitzen oder Liegen; Schlafen mit erhöhtem Oberkörper, Meiden übermäßig erwärmter Räume
MÖGLICHE SYMPTOME:
→ **Abgeschlagenheit und Müdigkeit** *Seite 15* | **Gewichtszunahme** *Seite 38* | **Konzentrationsstörungen** *Seite 40*
→ **Augen, gestörtes Sehen** *Seite 68* | **Ohrensausen, Ohrgeräusche** *Seite 109* | **Schluckbeschwerden** *Seite 115*
→ **Herzrasen** *Seite 139*

Bluthochdruck | arterielle Hypertonie

ART DER ERKRANKUNG: Blutdruckwerte, die bei mehrmaligem Messen an verschiedenen Tagen und zu verschiedenen Zeiten über 140/90 mmHg liegen; ab dem 50. Lebensjahr leidet fast jeder zweite Deutsche darunter. Bluthochdruck erhöht das Risiko u. a. für Herzschwäche, koronare Herzkrankheit, Schlaganfall, Durchblutungsstörungen der Extremitäten. Als Blutdruckentgleisung (hypertensive Krise) bezeichnet man Blutdruckwerte über 230/130 mmHg.
URSACHE: essenzielle (primäre) Form (in 90 % der Fälle): unbekannt; tritt aber familiär gehäuft auf und wird durch Faktoren wie Übergewicht, einseitige Ernährung, Bewegungsmangel, übermäßiger Kaffee- und Alkoholkonsum, langjähriges Rauchen und seelische (Dauer-)-Belastungen begünstigt; bei Frauen spielen zudem die hormonellen Veränderungen während der Wechseljahre eine Rolle. Sekundärer Bluthochdruck: v. a. bei chronischen Nierenerkrankungen, Verengungen der Nierenarterien und Nebennierentumoren; mitunter auch bei angeborener Verengung der Brustaorta oder hormonellen Störungen (z. B. Cushing-Syndrom, siehe Seite 293)
THERAPIE: Ausschalten der Risikofaktoren, v. a. Gewichtsreduktion, Rauchverzicht, Einschränkung des Kaffee- und Alkoholkonsums; regelmäßiges Ausdauertraining; oft zusätzlich medikamentöse Therapie (z. B. Betablocker, ACE-Hemmer); bei sekundärer Form Behandlung der Grunderkrankung.
SELBSTHILFE: Vermeiden von Kältereizen (z. B. kalte Güsse, Schwim-

men in kaltem Wasser) nach körperlicher Anstrengung oder Saunabesuch; bei stark erhöhtem Blutdruck auf Saunabesuche ganz verzichten. Stattdessen regelmäßige Wechselduschen am Morgen bzw. ansteigende Arm- oder Fußbäder am Abend

MÖGLICHE SYMPTOME:

- **Augen, gerötete** *Seite 64* | **Gesichtsrötung** *Seite 76* | **Kopfschmerzen, andauernde/anfallsartig auftretende** *Seite 97* | **Nase, verstopfte oder blutende** *Seite 108* | **Ohrensausen, Ohrgeräusche** *Seite 109*
- **Atemgeräusche** *Seite 125* | **Brustschmerz** *Seite 134*
- **Penis, schmerzlose Veränderungen** *Seite 195*

Blutvergiftung | Sepsis

ART DER ERKRANKUNG: schwere und unbehandelt oft tödlich verlaufende Allgemeininfektion als Folge einer anderen bakteriellen Infektion, z. B. einer infizierten Wunde

URSACHE: ständig oder periodisch aus einem Infektionsherd in den Blutkreislauf eindringende Bakterien, seltener auch Pilze, Viren oder Parasiten, oft durch medizinische Eingriffe, zentrale Venenkatheter, dauerhafte Beatmung, Blasenkatheter, Schock, schwere Verletzungen, Unfälle, Bauchspeicheldrüsenentzündung

THERAPIE: intensivmedizinische Betreuung, rasche Gabe von Antibiotika; evtl. operative Entfernung des Infektionsherds

SELBSTHILFE: nicht möglich

MÖGLICHE SYMPTOME:

- **Fieber** *Seite 28* | **Wärmeempfindlichkeit/starkes Schwitzen** *Seite 60*

Borreliose | Lyme-Borreliose

ART DER ERKRANKUNG: durch Zecken (Holzbock) übertragene bakterielle Erkrankung, die verschiedene Organe betrifft und verschiedene Stadien durchlaufen kann. Die Zeckendurchseuchungsrate in Europa liegt derzeit bei 5–35 %.

URSACHE: Infektion mit dem Bakterium Borrelia burgdorferi

THERAPIE: Antibiotika

SELBSTHILFE: nicht möglich; schützende Kleidung kann das Risiko, von einer Zecke gebissen zu werden, reduzieren.

MÖGLICHE SYMPTOME:

- **Fieber** *Seite 26*
- **Hörvermögen, vermindertes** *Seite 90*
- **Haut, Verfärbung** *Seite 230*
- **Gelenkschmerzen** *Seite 255*

Bronchialkarzinom → Lungenkrebs

Bronchitis, akute

ART DER ERKRANKUNG: Entzündung der Bronchialschleimhaut, meist im Rahmen einer Erkältungskrankheit

URSACHE: meist Viren, seltener Bakterien, sehr selten Pilze

THERAPIE: medikamentöse Behandlung mit schleimlösenden Substanzen, bei bakterieller Form mit Antibiotika

SELBSTHILFE: viel trinken, Inhalation mit Salzlösung, Rauchverzicht

MÖGLICHE SYMPTOME:

- **Fieber** *Seite 22*
- **Halsschmerzen** *Seite 80* | **Heiserkeit** *Seite 88*
- **Atemnot ohne Husten** *Seite 128* | **Husten mit Auswurf** *Seite 141*

Bronchitis, chronische/COPD

ART DER ERKRANKUNG: permanente Entzündung der Bronchialschleimhaut und hierzulande häufigste chronische Lungenerkrankung. Heilt die Entzündung nicht aus, kann sich eine COPD (chronic obstructive pulmonary disease) mit anhaltender Verengung und Über-

empfindlichkeit der Bronchien sowie mit anderen irreparablen Um- und Abbauprozessen des Lungengewebes entwickeln; weitere Folgen sind eine Überblähung der Lunge (Lungenemphysem) bzw. Ateminsuffizienz, Rechtsherzschwäche (Cor pulmonale).
URSACHE: langjähriges Rauchen (90 %), chronische Schädigung durch staubige Luft am Arbeitsplatz, sehr selten Antikörpermangelsyndrome (z. B. IgA-Mangel)
THERAPIE: konsequenter Rauchverzicht, Antibiotika bei (zusätzlichen) bakteriellen Infektionen; bronchienerweiterende Medikamente und Kortison bei Bedarf oder als Dauertherapie, spezielle Behandlung von Spätkomplikationen (Lungenemphysem, siehe Seite 315)
SELBSTHILFE: viel trinken; Atemgymnastik
MÖGLICHE SYMPTOME:

→ **Abgeschlagenheit und Müdigkeit** *Seite 16* | **Schlafstörungen aufgrund körperlicher Ursachen** *Seite 45*
→ **Gesichtsrötung** *Seite 76* | **Heiserkeit** *Seite 88* | **Kopfschmerzen, akute** *Seite 93* | **Kopfschmerzen, andauernde/anfallsartig auftretende** *Seite 97* | **Lippen, Veränderungen** *Seite 99*
→ **Atemgeräusche** *Seite 125* | **Bluthusten** *Seite 129* | **Herzrasen** *Seite 139* | **Husten mit Auswurf** *Seite 141*
→ **Haut, Verfärbung** *Seite 232* | **Nagel, Veränderungen** *Seite 239*

Brustkrebs | Mammakarzinom

ART DER ERKRANKUNG: meist vom Drüsenanteil des Brustgewebes ausgehender bösartiger Tumor, die häufigste Krebserkrankung bei Frauen (jährlich ca. 46 000 Neuerkrankungen). Häufigkeitsgipfel bei 63,5 Jahren, inzwischen ist jedoch jede fünfte betroffene Frau jünger als 50 Jahre. Die Heilungsaussichten hängen u. a. davon ab, in welchem Stadium der Tumor erkannt und behandelt wird.
URSACHE: erbliche Veranlagung bzw. ein Gendefekt; begünstigende Faktoren sind evtl. u. a. hormonbedingte Umbaureaktionen des Brustdrüsengewebes (Mastopathie), Kinderlosigkeit oder mehrjährige Hormonersatztherapie im höheren Lebensalter (über 60 Jahre).
THERAPIE: operative Entfernung des Tumors, wenn möglich als brusterhaltende Operation; evtl. auch Strahlen- und/oder Chemotherapie; evtl. Antiöstrogene oder Antikörper gegen Wachstumsfaktoren
SELBSTHILFE: monatliches Selbstabtasten der Brust; Frauen ab 50 wird alle 2 Jahre eine Mammographie zur Früherkennung empfohlen.
MÖGLICHE SYMPTOME:

→ **Brust (männliche), Veränderungen** *Seite 130* | **Brust (weibliche), Knoten/Schwellungen** *Seite 131* | **Brust (weibliche), Veränderungen** *Seite 132, 133*

Chlamydien-Infektion, genitale

ART DER ERKRANKUNG: Bakterielle Entzündung der Schleimhäute im Genitalbereich, z. B. von Scheide, Muttermund, Gebärmutter und/oder Eileiter bzw. Harnröhre; häufigste Ursache erworbener Unfruchtbarkeit. In der Schwangerschaft kann eine unbehandelte Chlamydieninfektion zu vorzeitigem Wehenbeginn (Früh- oder Fehlgeburt) und zu einer Ansteckung des Neugeborenen führen.
URSACHE: Infektion mit dem Bakterium Chlamydia trachomatis durch direkten Schleimhautkontakt (z. B. bei ungeschütztem Geschlechtsverkehr)
THERAPIE: Antibiotika
SELBSTHILFE: nicht möglich; zur Vorbeugung geschützter Geschlechtsverkehr (mit Kondomen)
MÖGLICHE SYMPTOME:

→ **Ausfluss, verstärkter aus der Scheide** *Seite 177*

Clusterkopfschmerzen | Bing-Horton-Syndrom

ART DER ERKRANKUNG: periodisch auftretender Kopfschmerz mit monate- bis jahrelangen beschwerdenfreien Intervallen zwischen den Krankheitsphasen

URSACHE: vermutlich Störung in den vom Hypothalamus gesteuerten Regelkreisen (v. a. Schlaf-Wach-Rhythmus); evtl. besteht eine familiäre Veranlagung. Während der Kopfschmerzphase können bestimmte Faktoren die Schmerzattacke auslösen, v. a. Alkohol (Rotwein), Nikotin, Glutamat, ätherische Öle, Stress.

THERAPIE: medikamentöse Akuttherapie mit Eintropfen eines örtlichen Betäubungsmittels in das Nasenloch der schmerzenden Kopfseite und/oder Triptane als Nasenspray oder Injektion unter die Haut. Im Anfangsstadium evtl. auch Inhalation von reinem Sauerstoff über eine Mund- oder Gesichtsmaske. Zur Vorbeugung von Anfällen eine spezielle medikamentöse Kombinationstherapie für maximal 3 Monate unter ärztlicher Aufsicht.

SELBSTHILFE: Führen eines Kopfschmerztagebuchs zur Ermittlung der Anfallsauslöser; im akuten Anfall aufrechte Haltung, Hinlegen verstärkt dagegen die Schmerzen.

MÖGLICHE SYMPTOME:

→ **Augen, gerötete** *Seite 64* | **Augenlid, Veränderungen** *Seite 70* | **Augenschmerzen** *Seite 71* | **Gesichtsrötung** *Seite 77* | **Gesichtsschmerzen** *Seite 79* | **Kopfschmerzen, andauernde/anfallsartig auftretende** *Seite 97*

Colitis ulcerosa

ART DER ERKRANKUNG: nicht heilbare, chronisch-entzündliche, meist in Schüben verlaufende Dickdarmerkrankung mit zahlreichen Entzündungsherden und leicht blutenden Geschwüren in der Dickdarmschleimhaut. Beginn der Entzündung meist im untersten Abschnitt des Dickdarms (Mastdarm, Rektum) mit allmählicher Ausbreitung auf den gesamten Dickdarm. Der Erkrankungsbeginn liegt meist zwischen dem 20. und 40. Lebensjahr.

URSACHE: vermutlich Autoimmunkrankheit

THERAPIE: entzündungshemmende Mittel, z. B. Kortison im akuten Schub, auch Immunsupressiva; bei Entzündung des gesamten Dickdarms länger als 10 Jahre operative Entfernung des Dickdarms (bei Erhaltung der Fähigkeit, den Stuhl zurückzuhalten)

SELBSTHILFE: individuell abgestimmte Ernährungsumstellung zur Vorbeugung von Mangelerscheinungen; bei Unverträglichkeit Verzicht auf bestimmte Speisen (z. B. Milchprodukte)

MÖGLICHE SYMPTOME:

→ **Fieber** *Seite 30* | **Gewichtsverlust** *Seite 34* | **Schwellungen** *Seite 51*
→ **Unterbauchschmerzen** *Seite 168*
→ **Stuhl, blutiger** *Seite 202*

Crohn-Krankheit | Morbus Crohn

ART DER ERKRANKUNG: nicht heilbare, chronisch-entzündliche, meist in Schüben verlaufende Darmerkrankung, die vom Mund bis zum Anus mehrere nicht zusammenhängende Stellen des Verdauungstrakts und zudem alle Schichten der Darmwand befallen kann. Besonders oft ist der Übergang vom Dünndarm zum Dickdarm betroffen. Erkrankungsbeginn meist zwischen dem 20. und 40. Lebensjahr

URSACHE: siehe Colitis ulcerosa (links); evtl. ist eine Genmutation (NOD2) ursächlich verantwortlich.

THERAPIE: entzündungshemmende Medikamente, z. B. Kortison, Immunsupressiva; evtl. chirurgische Entfernung von verengten Darmabschnitten, evtl. operativer Verschluss von Fisteln, evtl. Vitamin B_{12} per Infusion

SELBSTHILFE: siehe Colitis ulcerosa

MÖGLICHE SYMPTOME:

→ **Fieber** *Seite 30* | **Gewichtsverlust** *Seite 34* | **Schwellungen** *Seite 51*
→ **Unterbauchschmerzen** *Seite 168*
→ **Durchfall** *Seite 184* | **Stuhl, blutiger** *Seite 201*

Cushing-Syndrom

ART DER ERKRANKUNG: Krankheitsbild, das durch eine andauernd erhöhte Konzentration des Hormons Kortisol im Blutplasma verursacht wird und den gesamten Organismus betrifft.
URSACHE: meist gutartiger Tumor der Nebennierenrinde oder Hypophyse; selten Nebennierenrinden-Überfunktion infolge einer anderen Erkrankung (z. B. bei fortgeschrittenem Bronchialkarzinom). Das exogene Cushing-Syndrom entsteht infolge einer Dauerbehandlung mit hohen Dosen Kortison oder des Hormons ACTH.
THERAPIE: Behandlung der Ursache, wie beispielsweise operative Entfernung eines Tumors oder Änderung der Medikation zur Behandlung der exogenen Form.
SELBSTHILFE: nicht möglich
MÖGLICHE SYMPTOME:
→ **Abgeschlagenheit und Müdigkeit** *Seite 16* | **Durst** *Seite 21* | **Gewichtszunahme** *Seite 38*
→ **Gesichtsrötung** *Seite 77*

Darmkrebs

ART DER ERKRANKUNG: von der Darmschleimhaut ausgehender bösartiger Tumor meist im Bereich des Grimmdarms (Kolonkarzinom) oder Mastdarms (Rektumkarzinom); hierzulande zweithäufigste Krebserkrankung. Die Heilungsaussichten hängen davon ab, in welchem Stadium der Tumor erkannt und behandelt wird.
URSACHE: Familiäre Vorbelastung bzw. genetische Faktoren; Darmpolypen, langjährige chronisch-entzündliche Darmerkrankungen (v. a. Colitis ulcerosa). Begünstigende Faktoren sind eine ballaststoffarme, fett- und fleischreiche Ernährung, Übergewicht, langjähriger Nikotin- und Alkoholkonsum.
THERAPIE: operative Entfernung des betroffenen Darmabschnitts, evtl. Stahlen- und/oder Chemotherapie
SELBSTHILFE: Ab dem 50. Lebensjahr wird alle 10 Jahre eine Darmspiegelung zur Früherkennung empfohlen; bei genetisch vermuteter oder nachgewiesener Vorbelastung frühere und häufigere Darmspiegelungen (u.U. ab dem 25. Lebenjahr jährlich).
MÖGLICHE SYMPTOME:
→ **Gesichtsrötung** *Seite 78*
→ **Bauchschmerzen, diffuse** *Seite 151* | **Unterbauchschmerzen** *Seite 169*
→ **Durchfall** *Seite 185* | **Stuhl, blutiger** *Seite 200, 203* | **Stuhl, Veränderungen** *Seite 205*

Darmpolypen

ART DER ERKRANKUNG: Aussprossungen der Dickdarmschleimhaut, die entweder breit auf der Schleimhaut aufsitzen oder an einem Stiel aus der Darmwand herauswachsen. Besonders häufig sind die adenomatösen Polypen, die zu einem bösartigen Tumor entarten können.
URSACHE: evtl. erbliche Veranlagung
THERAPIE: Abtragung der Polypen z. B. mit einer Drahtschlinge im Rahmen einer Darmspiegelung.
SELBSTHILFE: siehe Darmkrebs, links
MÖGLICHE SYMPTOME:
→ **Stuhl, blutiger** *Seite 200*

Dellwarze → Warzen

Demenz, vaskuläre

ART DER ERKRANKUNG: Durchblutungsstörungen in Hirnregionen infolge kleinster, u.U. unbemerkter Schlaganfälle, wodurch es zu einer Sauerstoffunterversorgung und damit zum Absterben von Gehirnzellen kommt. Die vaskuläre (gefäßbedingte) Demenz ist

nach der Alzheimer-Krankheit die häufigste Demenzform (ca. 20%). Besonders oft betroffen sind Menschen im höheren Lebensalter.
URSACHE: arteriosklerotische Verengung oder Verschluss von gehirnversorgenden Gefäßen. Alle Faktoren, die eine Arteriosklerose (Verengung der Blutgefäße) begünstigen, erhöhen auch das Risiko für eine vaskuläre Demenz, z. B. langjähriges Rauchen, erhöhte Blutdruck-, Blutfett- und/oder Blutzuckerwerte.
THERAPIE: siehe Alzheimer-Krankheit, Seite 279
SELBSTHILFE: nicht möglich
MÖGLICHE SYMPTOME:
→ **Vergesslichkeit/Gedächtnisstörungen** *Seite 58*

Depression

ART DER ERKRANKUNG: häufigste psychische Erkrankung; wird bei Frauen doppelt so oft diagnostiziert wie bei Männern. Man unterscheidet einzelne depressive Episoden und eine immer wiederkehrende Depression, die zudem nach ihrer Schwere eingeteilt wird. Bei einigen Formen der Depression überwiegen körperliche Symptome, v. a. Schmerzen (larvierte Depression, somatoforme Störung). Seltener sind depressive Phasen, die sich mit euphorischen, manischen Phasen abwechseln (bipolare Depression). Weit verbreitet hingegen ist die Winterdepression durch Mangel an Licht (in den Wintermonaten).
URSACHE: unklar; vermutlich ein Zusammenwirken von genetischer Disposition, entwicklungsgeschichtlichen Einflüssen und aktuellen Erlebnissen
THERAPIE: meist zweigleisig mit Psychotherapie und antidepressiven Medikamenten; bei Winterdepression Lichttherapie
SELBSTHILFE: Sport, regelmäßiger Tagesablauf, Physiotherapie und Entspannungsübungen sind bei leichten depressiven Verstimmungen wirksam.
MÖGLICHE SYMPTOME:
→ **Abgeschlagenheit und Müdigkeit** *Seite 16* | **Gewichtsverlust** *Seite 35* | **Konzentrationsstörungen** *Seite 40* | **Schlafstörungen aufgrund körperlicher Ursachen** *Seite 47* | **Vergesslichkeit/Gedächtnisstörungen** *Seite 56*
→ **Ohrensausen, Ohrgeräusche** *Seite 109*
→ **Penis, schmerzlose Veränderungen** *Seite 195*
→ **Juckreiz (ohne Hautausschlag)** *Seite 237*

De-Quervain-Thyreoiditis → Schilddrüsenentzündung

Diabetes mellitus

ART DER ERKRANKUNG: Oberbegriff für chronische Störungen des Glukosestoffwechsels mit eingeschränkter Aufnahme von Glukose aus dem Blut in die Körperzellen und dadurch bedingter Erhöhung des Blutzuckerspiegels (Hyperglykämie); meist als Typ-1-Diabetes (oft bereits im Kindesalter) oder Typ-2-Diabetes (v. a. im höheren Lebensalter). In Deutschland sind ca. 8% der Bevölkerung betroffen; die Mehrzahl (90%) leidet an Typ-2-Diabetes. Bei konstant guter Blutzuckereinstellung und Ausschaltung der Risikofaktoren wie Übergewicht oder Bluthochdruck (v. a. bei Typ-2-Diabetes) können Akutkomplikationen wie Über- oder Unterzuckerung vermieden und diabetestypische Folgeerkrankungen (z. B. irreparable Nerven-, Nieren-, Augenschäden) hinausgezögert werden.
URSACHE: Typ-1-Diabetes: Autoimmunerkrankung mit rasch fortschreitender Zerstörung der Insulin produzierenden Zellen der Bauchspeicheldrüse (Betazellen) mit Folge eines absoluten Insulinmangels. Typ-2-Diabetes: verminderte Insulinempfindlichkeit von Gewebe in Kombination mit einer eingeschränkten bzw. zeitlich verzögerten Insulinproduktion mit Folge eines Insulinmangels in Relation zur Glukosemenge (relativer Insulinmangel); vermutlich erbli-

che Veranlagung im Zusammenspiel mit Umweltfaktoren, allen voran Überernährung und Bewegungsmangel

THERAPIE: Typ-1-Diabetes: lebenslanges Spritzen von Insulin zum Ausgleich des fehlenden körpereigenen Insulins. Typ-2-Diabetes: Bei mäßig erhöhten Blutzuckerwerten ist eine Normalisierung der Werte oft (noch) durch Ernährungsumstellung zur Gewichtsreduktion und Steigerung der körperlichen Aktivität möglich; ansonsten blutzuckersenkende Medikamente und bei nicht mehr ausreichender Insulinproduktion Insulintherapie wie beim Typ-1-Diabetes.

SELBSTHILFE: Diabetesschulung; regelmäßige Blutzuckerselbstkontrollen; regelmäßige ärztliche Kontrolluntersuchungen zur Vorbeugung von Folgeerkrankungen

MÖGLICHE SYMPTOME:

- **Abgeschlagenheit und Müdigkeit** *Seite 16* | **Durst** *Seite 21* **Gewichtsverlust** *Seite 34* | **Gewichtszunahme** *Seite 37* **Wärmeempfindlichkeit/starkes Schwitzen** *Seite 59*
- **Gesichtsrötung** *Seite 76* | **Hörvermögen, vermindertes** *Seite 91* **Kopfschmerzen, akute** *Seite 93* | **Mundgeruch** *Seite 103, 104* **Schwindel** *Seite 116* | **Zunge, Beschwerden/sichtbare Veränderungen** *Seite 119*
- **Bauchschmerzen, Oberbauch** *Seite 153* | **Erbrechen** *Seite 164*
- **Penis, schmerzhafte Veränderungen** *Seite 194* | **Penis, schmerzlose Veränderungen** *Seite 195*
- **Juckreiz (ohne Hautausschlag)** *Seite 236*
- **Bein, Beschwerden** *Seite 246, 249, 250* | **Fuß/Sprunggelenk/Zehen, Beschwerden** *Seite 252* | **Muskelschwäche/Lähmung** *Seite 266*

Diphtherie

ART DER ERKRANKUNG: schwere, mitunter tödlich verlaufende bakterielle Infektionskrankheit mit Befall v. a. der Schleimhaut von Mund, Rachen und Kehlkopf; zudem sind weitere Organschädigungen möglich (v. a. Herzmuskel, Nieren, Nervengewebe). Dank Schutzimpfung hierzulande inzwischen selten, seit einigen Jahren jedoch wieder deutliche Zunahme, v. a. durch versäumte Schutz- bzw. Auffrischimpfungen

URSACHE: Bakteriengift des Erregers Corynebacterium diphtheriae

THERAPIE: ein Gegengift (Diphtherie-Antitoxin) sowie Antibiotika; Überwachung der Vitalfunktionen (v. a. Atemfunktion) in der Klinik

SELBSTHILFE: Schutzimpfung im Kindesalter; Auffrischimpfungen im Erwachsenenalter alle 10 Jahre zur Vorbeugung

MÖGLICHE SYMPTOME:

- **Fieber** *Seite 28*
- **Halsschmerzen** *Seite 82* | **Heiserkeit** *Seite 88* | **Mundgeruch** *Seite 103*
- **Husten, trockener** *Seite 145*

Divertikulitis

ART DER ERKRANKUNG: akute Entzündung eines oder mehrerer Divertikel (sackförmige Ausstülpung der Darmschleimhaut); betroffen sind v. a. Menschen im höheren Lebensalter.

URSACHE: aufgestauter Darminhalt in einem Divertikel

THERAPIE: Antibiotika sowie krampflösende und schmerzstillende Medikamente, Bettruhe, Diät („Astronautenkost"); evtl. operative Entfernung des Divertikel tragenden Darmabschnitts bei Abszessbildung oder Darmverengung

SELBSTHILFE: ballaststoffreiche Diät, viel trinken und feucht-warme Wickel zur Nachbehandlung

MÖGLICHE SYMPTOME:

- **Fieber** *Seite 26*
- **Unterbauchschmerzen** *Seite 168*
- **Stuhl, blutiger** *Seite 200*

Dorn- bzw. Fußsohlenwarze ➔ Warze

Eierstock-/Eileiterentzündung | Adnexitis

ART DER ERKRANKUNG: bakterielle Entzündung von Eileiter und Eierstock. Bleibt die Behandlung unzureichend, drohen eine Bauchfellentzündung bzw. ein chronischer Verlauf und Unfruchtbarkeit.
URSACHE: von der Scheide und Gebärmutter aufsteigende bakterielle Infektion, z. B. mit Escherichia coli, Staphylokokken, Chlamydien, Gonokokken
THERAPIE: Antibiotika, Bettruhe, Schmerzmittel
SELBSTHILFE: mehrfach täglich kalte Umschläge auf den Unterleib; feucht-warme Umschläge noch einige Tage nach weitgehendem Abklingen der Beschwerden
MÖGLICHE SYMPTOME:

- **Fieber** *Seite 25*
- **Unterbauchschmerzen** *Seite 170*
- **Ausfluss, verstärkter aus der Scheide** *Seite 179* | **Blutungen außerhalb des Monatszyklus bzw. nach der Menopause** *Seite 180* | **Unterleibsschmerzen bei Frauen** *Seite 206*

Eierstockkrebs

ART DER ERKRANKUNG: besonders aggressiver, von unterschiedlichen Eierstockzellen ausgehender bösartiger Tumor, meist mit geringen Heilungsaussichten; tritt v. a. nach dem 40. Lebensjahr auf.
URSACHE: unklar; etwa 5 % treten familiär gehäuft auf; mögliche Risikofaktoren sind Zyklusstörungen bzw. Störungen beim Einsprung, Kinderlosigkeit.
THERAPIE: operative Entfernung des Tumors und meist auch der beiden Eierstöcke, Eileiter und Gebärmutter; Chemotherapie im Anschluss an die Operation
SELBSTHILFE: nicht möglich
MÖGLICHE SYMPTOME:

- **Unterbauchschmerzen** *Seite 171*
- **Blutungen außerhalb des Monatszyklus bzw. nach der Menopause** *Seite 181* | **Unterleibsschmerzen bei Frauen** *Seite 207*

Eierstockzyste

ART DER ERKRANKUNG: meist harmloser, mit Flüssigkeit gefüllter Hohlraum im Eierstock; bildet sich oft von selbst zurück. Reißt die Zystenwand oder kommt es zu einer Stieldrehung der Zyste um ihre eigene Achse (selten), ist eine Notoperation erforderlich. Besonders häufig ist die Follikel-Zyste, die sich aus einem Follikel (Eibläschen) bildet, wenn kein Eisprung stattgefunden hat.
URSACHE: meist hormonelle Einflüsse, z. B. hormonelles Ungleichgewicht in den Wechseljahren
THERAPIE: keine Therapie notwendig; bleibt die Zyste länger bestehen, evtl. Gestagenbehandlung oder, bei ausbleibendem Erfolg, operative Entfernung im Rahmen einer Bauchspiegelung
SELBSTHILFE: nicht möglich
MÖGLICHE SYMPTOME:

- **Unterbauchschmerzen** *Seite 170*
- **Blutungen außerhalb des Monatszyklus bzw. nach der Menopause** *Seite 180* | **Unterleibsschmerzen bei Frauen** *Seite 206*

Eisenmangelanämie

ART DER ERKRANKUNG: häufigste Form der Blutarmut infolge Bildungsstörung des roten Blutfarbstoffs (Hämoglobin) im Knochenmark bei Eisenmangel; betroffen sind v. a. Frauen.
URSACHE: v. a. Eisenverluste durch die monatliche Menstruationsblutung bei Frauen, oft unbemerkte chronische Blutungen, v. a. im

Magen-Darm-Trakt, aber auch nicht ausreichende Eisenzufuhr bei Kindern und Vegetariern, vermehrter Bedarf in Schwangerschaft, Stillzeit, Wachstum und bei Sportlern; verminderte Eisenaufnahme aus dem Verdauungstrakt (z. B. Sprue/Zöliakie)
THERAPIE: Behandlung der Ursache, Einnahme von Eisentabletten über 3–6 Monate
SELBSTHILFE: ausreichender Verzehr von (rotem) Fleisch
MÖGLICHE SYMPTOME:

- **Abgeschlagenheit und Müdigkeit** *Seite 15* | **Kälteempfindlichkeit/Frieren** *Seite 39* | **Konzentrationsstörungen** *Seite 41* | **Vergesslichkeit/Gedächtnisstörungen** *Seite 57*
- **Lippen, Veränderungen** *Seite 98* | **Ohrensausen, Ohrgeräusche** *Seite 109* | **Schwindel** *Seite 116* | **Zunge, Beschwerden/sichtbare Veränderungen** *Seite 119*
- **Atemnot ohne Husten** *Seite 127* | **Herzrasen** *Seite 139*
- **Haarausfall** *Seite 214* | **Haut, Verfärbung** *Seite 227*

Endokarditis | Herzinnenhautentzündung

ART DER ERKRANKUNG: akute oder subakute Entzündung der Herzinnenhaut, die zu Herzklappenfehlern, Embolien und unbehandelt mehr oder weniger rasch zum Herzversagen führen kann
URSACHE: am häufigsten bakteriell bedingt, z. B. durch Eindringen von Bakterien ins Blut über Venenkatheter, seltener im Anschluss an eine Infektion mit Streptokokken
THERAPIE: Antibiotika, in schweren Fällen operativer Ersatz von zerstörten Herzklappen
SELBSTHILFE: nicht möglich
MÖGLICHE SYMPTOME:

- **Fieber** *Seite 27*
- **Hautausschlag mit Fieber** *Seite 218* | **Haut, knotige Veränderungen** *Seite 224*

Endometriose

ART DER ERKRANKUNG: Herde von Gebärmutterschleimhaut außerhalb der Gebärmutterhöhle, deren Wachstum durch Hormone beeinflusst wird, sodass sie ähnliche zyklische Veränderungen durchlaufen wie die natürliche Gebärmutterschleimhaut (z. B. Blutung); häufige Absiedelungsorte sind z. B. Eierstöcke, Eileiter, Bauchfell, Becken, mitunter auch Darm oder Blase; trotz ausreichender Behandlung tritt die Erkrankung einige Monate später erneut auf.
URSACHE: unbekannt
THERAPIE: bei Kinderwunsch operative Entfernung im Rahmen einer Bauchspiegelung; ansonsten hormonelle Behandlung, z. B. mit gestagenhaltiger Antibabypille (ohne die übliche Pause nach dreiwöchiger Einnahme), testosteronähnlichen Substanzen; bei starken Menstruationsschmerzen Schmerzmittel
SELBSTHILFE: regelmäßige Bewegung, Erlernen einer Entspannungstechnik (z. B. Autogenes Training)
MÖGLICHE SYMPTOME:

- **Unterbauchschmerzen,** *Seite 171*
- **Unterleibsschmerzen bei Frauen,** *Seite 207*

Epilepsie

ART DER ERKRANKUNG: chronische Erkrankung des zentralen Nervensystems mit wiederholt auftretenden zerebralen (das Gehirn betreffend) Krampfanfällen, denen eine übersteigerte Entladungsaktivität von Nervenzellgruppen im Gehirn zugrunde liegt; Art und Ausmaß des Krampfanfalls hängen davon ab, wie groß der abnorm erregte Gehirnbezirk ist und welche Funktion er hat. Dabei kann ein Teil des Gehirns (fokale Anfälle) oder das gesamte Gehirn (generalisierter Anfall) betroffen sein; der häufige Grand-Mal-Anfall gehört zu den generalisierten Anfällen. Je nach Ursache wird zwischen idiopathischer (siehe Seite 298) und symptomatischer Epilepsie unterschieden.

URSACHE: erbliche Veranlagung bei der idiopathischen Form, Fehlfunktion und Anfall entwickeln sich hierbei ohne erkennbare Ursache; die symptomatische Form ist eine Begleiterkrankung einer Hirnschädigung, z. B. durch ein Schädel-Hirn-Trauma oder einen Tumor.
THERAPIE: medikamentöse Behandlung der idiopathischen Form mit Antiepileptika (z. B. Carbamazepin, Primidon) zur Unterdrückung der Anfälle; evtl. Implantation eines Impulsgebers zur Regulierung der Erregbarkeit des Gehirns über den Vagusnerv (Vagusnervstimulation); bei fokalen (herdförmigen) Anfällen evtl. operative Entfernung des Herds, der die abnormen Erregungen auslöst; bei sekundärer Form wenn möglich Behandlung der Grunderkrankung.
SELBSTHILFE: Führen eines Anfallkalenders, um mögliche Auslöser, wie z. B. Schlafmangel, zu erkennen und diese dann, wenn möglich, zu meiden; Mitführen eines Notfall- oder Epilepsiepasses
MÖGLICHE SYMPTOME:
→ **Muskelschwäche/Lähmung/Zuckungen** *Seite 268*

Erkältungskrankheit

ART DER ERKRANKUNG: weit verbreitete, meist virusbedingte Infektionskrankheit der oberen Atemwege; mitunter Ausdehnung auf Nebenhöhlen (Nasennebenhöhlenentzündung) und Ohren (Mittelohrentzündung)
URSACHE: meist Viren (v. a. Rhinoviren)
THERAPIE: symptomatische Behandlung, z. B. mit abschwellenden Nasentropfen (nicht länger als 5 Tage), Kochsalz- und Meerwasserlösungen zur Verflüssigung des Schleims, pflanzlichen Mitteln zum Inhalieren, Einnehmen oder Einreiben, Gurgeln mit lauwarmem Salzwasser bei Halsschmerzen, mindestens 2,5 l pro Tag trinken
SELBSTHILFE: siehe Therapie
MÖGLICHE SYMPTOME:
→ **Abgeschlagenheit und Müdigkeit** *Seite 15* | **Fieber** *Seite 22* | **Schnarchen** *Seite 50* | **Wärmeempfindlichkeit/starkes Schwitzen** *Seite 60*
→ **Geruchs- und Geschmacksstörungen** *Seite 74* | **Halsschmerzen** *Seite 80* | **Hals, Schwellung** *Seite 85* | **Heiserkeit** *Seite 88* | **Kopfschmerzen, akute** *Seite 93* | **Nase, rinnende oder verstopfte** *Seite 107* | **Nase, verstopfte oder blutende** *Seite 108*
→ **Herzrasen** *Seite 138* | **Husten mit Auswurf** *Seite 141* | **Husten, trockener** *Seite 144*

Feigwarzen → Warzen

Fersensporn | Kalkaneussporn

ART DER ERKRANKUNG: abnorme Knochenauswüchse (Sporne) im Bereich der Fußsohlen- oder Achillessehne an ihrem jeweiligen Ansatz am Fersenbein meist als Folge einer länger andauernden Entzündung; andererseits können die Sporne selbst eine Entzündung entfachen. 10 % der Bevölkerung über 40 Jahren leiden daran, Frauen häufiger als Männer; etwa die Hälfte der Betroffenen hat Beschwerden.
URSACHE: Fehl- bzw. Überlastung durch falsches Schuhwerk (auch durch Übergewicht), aber auch erblich bedingt oder angeboren (v. a. der Fersensporn im Ansatzgebiet der Achillessehne)
THERAPIE: Entlastung z. B. durch Einlagen, Fersenpolster oder Absatzerhöhung; Wärme- und Kälteanwendungen; Schmerzmittel oder Injektionen mit lokalen Betäubungsmitteln oder Kortison in den betroffenen Bereichen; evtl. operative Abtragung des Fersensporns
SELBSTHILFE: Belastungen wie langes Stehen vermeiden, abnehmen
MÖGLICHE SYMPTOME:
→ **Fuß/Sprunggelenk/Zehen, Beschwerden** *Seite 253*

Fibromyalgie

ART DER ERKRANKUNG: chronisches Schmerzsyndrom an Muskeln,

Bindegewebe und Knochen mit typischen schmerzhaften Druckpunkten; besonders betroffen sind Frauen zwischen 30 und 60 Jahren.
URSACHE: evtl. Störung der Schmerzverarbeitung in Gehirn und Rückenmark oder Serotoninmangel; evtl. erbliche Veranlagung
THERAPIE: allgemeine Maßnahmen wie regelmäßige Bewegung, das Erlernen einer Entspannungstechnik, Vermeiden von Stressauslösern; Krankengymnastik, Wärme- und Kälteanwendungen, Akupunktur
SELBSTHILFE: wie Therapie; Anschluss an eine Selbsthilfegruppe
MÖGLICHE SYMPTOME:

→ **Schlafstörungen aufgrund körperlicher Ursachen** *Seite 47*
→ **Hand/Finger, Beschwerden** *Seite 259*

Fußpilz

ART DER ERKRANKUNG: entzündliche Reaktion der Fußsohlen, Zehenzwischenräume, der seitlichen Fußränder, oft auch Veränderungen der Zehennägel durch Befall mit krankmachenden Pilzen
URSACHE: Infektion mit Pilzen, z. B. Dermatophyten
THERAPIE: ausreichend lange Behandlung mit pilzabtötenden Cremes, bei Nagelbefall evtl. auch in Tablettenform
SELBSTHILFE: Vermeiden von feuchten Füßen (sorgfältiges Abtrocknen, Sportschuhe nur beim Sport tragen) und Infektionen auf feuchten Böden (in Schwimmbad/Sauna etc. Badeschuhe tragen), desinfizierende Sprays verwenden
MÖGLICHE SYMPTOME:

→ **Haut, schuppende** *Seite 226*
→ **Fuß/Sprunggelenk/Zehen, Beschwerden** *Seite 254*

Gallenblasenentzündung | Cholezystis

ART DER ERKRANKUNG: akute oder chronische Entzündung der Gallenblasenwand; tritt oft nach dem 60. Lebensjahr auf.
URSACHE: in 95 % der Fälle (teilweise) Verlegung der Gallengänge durch einen Gallenstein; der gestörte Gallenabfluss begünstigt den Befall der Gallenblase durch Bakterien, z. B. Escherichia coli; die chronische Form ist Folge einer nicht ausgeheilten akuten Form oder häufiger (kleinerer) bzw. nicht beseitigter Gallensteine.
THERAPIE: Antibiotika; operative Entfernung der Gallenblase
SELBSTHILFE: nicht möglich
MÖGLICHE SYMPTOME:

→ **Fieber** *Seite 26*
→ **Bauchschmerzen, Oberbauch** *Seite 153* | **Erbrechen** *Seite 161*
→ **Schulter, Beschwerden** *Seite 274*

Gallenstein | Cholelithiasis

ART DER ERKRANKUNG: zu festen Steinen geformte Kristallablagerungen von Inhaltsstoffen der Gallenflüssigkeit in Gallenblase oder Gallengang, die den Gallenabfluss blockieren können und so eine Gallenblasen-, seltener eine Bauchspeicheldrüsenentzündung auslösen können. In 75 % der Fälle bleiben die Gallensteine symptomlos; ein eingeklemmter Gallenstein, z. B. im Gallenblasenhals, verursacht jedoch eine Gallenkolik.
URSACHE: erbliche Veranlagung; cholesterinreiche, ballaststoffarme Ernährung; Übergewicht, mitunter auch Einnahme von bestimmten Medikamenten; Leberzirrhose oder Crohn-Krankheit
THERAPIE: operative Entfernung von Gallensteinen und meist auch der Gallenblase, wenn Beschwerden auftreten
SELBSTHILFE: Abbau von Übergewicht, fettarme, ballaststoffreiche Ernährung zur Vorbeugung
MÖGLICHE SYMPTOME:

→ **Augen, Veränderungen,** *Seite 73*
→ **Bauchschmerzen, Oberbauch** *Seite 154* | **Erbrechen** *Seite 158* | **Flankenschmerzen (im seitlichen Bauchraum)** *Seite 167*
→ **Stuhl, Veränderungen** *Seite 204* | **Urin, Verfärbung** *Seite 211*

→ **Juckreiz (ohne Hautausschlag)** *Seite 236*
→ **Schulter, Beschwerden** *Seite 274*

Gebärmutterhalskrebs | Zervixkarzinom

ART DER ERKRANKUNG: vom Plattenepithel des Gebärmutterhalses ausgehender bösartiger Tumor. Meist werden die Vorstufen der Erkrankung bereits bei einer Früherkennungsuntersuchung (Pap-Abstrich) erkannt, sodass die Sterblichkeit stark zurückgegangen ist.
URSACHE: meist Infektion mit humanen Papillomaviren (HPV)
THERAPIE: Konisation (Ausschneiden) im Frühstadium; operative Entfernung der Gebärmutter im fortgeschrittenen Stadium; evtl. Strahlen- und/oder Chemotherapie im Anschluss an die Operation
SELBSTHILFE: Impfung gegen HPV-Infektion, regelmäßige gynäkologische Untersuchungen zur Früherkennung sowie geschützter Geschlechtsverkehr (z. B. mit Kondomen) zur Vorbeugung
MÖGLICHE SYMPTOME:
→ **Ausfluss, verstärkter aus der Scheide** *Seite 179* | **Blutungen außerhalb des Monatszyklus bzw. nach der Menopause** *Seite 181*

Gebärmutterkrebs | Korpus- oder Endometriumkarzinom

ART DER ERKRANKUNG: meist von der drüsigen Schleimhaut der Gebärmutter ausgehender bösartiger Tumor. Die Heilungsaussichten hängen davon ab, in welchem Stadium der Tumor erkannt und behandelt wird.
URSACHE: unklar; evtl. hormonelles Ungleichgewicht (v. a. ein Östrogenüberschuss gegenüber Gestagen während der Wechseljahre) oder Hormonersatztherapie bei Wechseljahrsbeschwerden
THERAPIE: operative Entfernung der Gebärmutter und meist auch der Eierstöcke; evtl. Strahlentherapie im Anschluss an die Operation
SELBSTHILFE: regelmäßige Vorsorgeuntersuchungen
MÖGLICHE SYMPTOME:
→ **Ausfluss, verstärkter aus der Scheide** *Seite 179* | **Blutungen außerhalb des Monatszyklus bzw. nach der Menopause** *Seite 181*

Gebärmuttermyom

ART DER ERKRANKUNG: gutartiger Tumor der Gebärmuttermuskulatur und häufigster gutartiger Tumor bei Frauen; tritt v. a. nach dem 30. Lebensjahr auf.
URSACHE: unbekannt; evtl. erbliche Veranlagung; das Wachstum des Myoms ist hormonabhängig (v. a. unter Östrogeneinfluss).
THERAPIE: operative Entfernung bei Beschwerden, raschem Wachstum oder unerfülltem Kinderwunsch; bis dahin regelmäßige gynäkologische Kontrolluntersuchungen
SELBSTHILFE: nicht möglich
MÖGLICHE SYMPTOME:
→ **Ausfluss, verstärkter aus der Scheide** *Seite 179* | **Blutungen außerhalb des Monatszyklus bzw. nach der Menopause** *Seite 180* | **Unterleibsschmerzen bei Frauen** *Seite 207*

Gehirntumor

ART DER ERKRANKUNG: gut- oder bösartiger Tumor, der seinen Ausgangspunkt im Hirngewebe oder dessen Hüllen hat; Beschwerdenbild (z. B. Schmerzintensität, neurologische Ausfälle, Krampfanfälle, Persönlichkeitsveränderungen) und Heilungsaussichten richten sich v. a. danach, welche Hirnregion betroffen ist bzw. wie schnell der Tumor wächst; dabei kann auch ein gutartiger Tumor bei problematischer Lage eine ungünstige Prognose haben.
URSACHE: unbekannt
THERAPIE: wenn möglich operative Entfernung des Tumors; ansonsten Strahlen- und/oder Chemotherapie; bei ausbleibendem Erfolg symptomatische Behandlung z. B. mit Medikamenten zur Unterdrückung von

Krampfanfällen oder Maßnahmen zur Milderung des Hirndrucks.
SELBSTHILFE: nicht möglich
MÖGLICHE SYMPTOME:
- **Augen, gestörtes Sehen** *Seite 67* | **Geruchs- und Geschmacksstörungen** *Seite 74* | **Kopfschmerzen, andauernde/anfallsartig auftretende** *Seite 96*
- **Muskelschwäche/Lähmung** *Seite 267*

Gerstenkorn | Hordeolum

ART DER ERKRANKUNG: eitrige Entzündung der Liddrüsen
URSACHE: Infektion mit Bakterien, meist Staphylokokken
THERAPIE: Meist öffnet sich der Eiterherd von selbst, sodass keine weitere Behandlung notwendig ist; ansonsten antibiotikahaltige Augentropfen oder -salben; mitunter auch Eröffnung des Gerstenkorns mit einem kleinen Schnitt, wenn die Behandlung erfolglos bleibt.
SELBSTHILFE: Wärmebehandlung mit einer Infrarotlampe und feucht-warmen Kompressen zur Linderung der Beschwerden und zur Förderung der „Reifung" des Gerstenkorns. Um zu verhindern, dass sich die Entzündung auf das umliegende Gewebe ausbreitet, darf ein Gerstenkorn nicht ausgedrückt werden.
MÖGLICHE SYMPTOME:
- **Augenlid, Veränderungen** *Seite 69*

Gesichtslähmung | Fazialisparese, periphere

ART DER ERKRANKUNG: meist eine Gesichtshälfte betreffende Lähmung der mimischen Gesichtsmuskulatur im Versorgungsgebiet des Gesichtsnervs (Nervus facialis) und häufigste Einzelnerverkrankung; bildet sich in 85% der Fälle innerhalb von 6 Wochen bis 6 Monaten von selbst zurück.
URSACHE: oft keine erkennbare Ursache (Auslöser evtl. kalte Zugluft); oft im Rahmen einer Borreliose oder einer Varizella-zoster-Infektion (Zoster oticus), seltener durch Virusinfekte, Mittelohrentzündung oder Diabetes mellitus
THERAPIE: Behandlung der Grunderkrankung; symptomatische Behandlung wie Augenklappe bei eingeschränktem Lidschluss und Bewegungsübungen der Gesichtsmuskulatur; evtl. Kortisonbehandlung
SELBSTHILFE: siehe Therapie
MÖGLICHE SYMPTOME:
- **Geruchs- und Geschmacksstörungen** *Seite 75*
- **Muskelschwäche/Lähmung** *Seite 267*

Gicht

ART DER ERKRANKUNG: Störung des Purinstoffwechsels mit Ablagerungen von Harnsäurekristallen in Gelenken und Nieren infolge eines erhöhten Harnsäurespiegels im Blut. Die Folgen sind Entzündungsreaktionen an Gelenken und Nierensteine. Tritt meist zwischen dem 40. und 60 Lebensjahr auf; meist sind Männer betroffen.
URSACHE: erbliche Veranlagung in Kombination mit einer purinreichen Ernährung (v. a. hoher Fleischanteil) und regelmäßigem Alkoholkonsum
THERAPIE: antientzündliche und schmerzlindernde Medikamente im akuten Gichtanfall; zur Basistherapie Medikamente, die die Harnsäurebildung hemmen oder die Harnsäureausscheidung erhöhen, medikamentöse Auflösung von Nierensteinen
SELBSTHILFE: kühlende Umschläge mit Alkohol und Ruhigstellung des betroffenen Gelenks im akuten Anfall; möglichst Verzicht auf Alkohol, fett- und purinarme Ernährung (v. a. keine Innereien, Hülsenfrüchte, Heringe, Ölsardinen)
MÖGLICHE SYMPTOME:
- **Schlafstörungen aufgrund körperlicher Ursachen** *Seite 46*
- **Fuß/Sprunggelenk/Zehen, Beschwerden** *Seite 253* | **Gelenkschmerzen** *Seite 257*

Glomerulonephritis

ART DER ERKRANKUNG: Entzündung der Nierenkörperchen, die für 10% aller Fälle von chronischem Nierenversagen verantwortlich ist. Die verschiedenen Formen reichen von relativ harmlosen Fällen ohne Einbußen der Nierenfunktion über eine chronische Form mit über Jahre zunehmender Abnahme der Nierenfunktion bis hin zu einer schweren akuten Form (rapid-progressive Glomerulonephritis), die unbehandelt in Monaten zum Nierenversagen führt.

URSACHE: oft im Anschluss an einen (Streptokokken-)Infekt, auch im Rahmen von Autoimmunkrankheiten, bei chronisch-entzündlichen Darmerkrankungen, Sarkoidose, oft ohne erkennbare Ursache

THERAPIE: bei leichtem Verlauf ohne Behandlung, u. U. Kortison und/oder Immunsuppressiva, regelmäßige Kontrolluntersuchungen

SELBSTHILFE: bei akuter Form nach einem Infekt körperliche Schonung, salz- und eiweißarme Kost

MÖGLICHE SYMPTOME:

→ **Durst** *Seite 21* | **Schwellungen** *Seite 51*
→ **Flankenschmerzen (im seitlichen Bauchraum)** *Seite 166*
→ **Harndrang, häufiger** *Seite 188* | **Urin, rötlich verfärbter (blutiger)** *Seite 208*

Golferarm → Tennisarm

Gonorrhö | Tripper

ART DER ERKRANKUNG: bakterielle Entzündung der Schleimhäute im Genitalbereich; bei entsprechenden Sexualpraktiken können auch Mund oder Darmtrakt betroffen sein. In Deutschland häufigste Geschlechtskrankheit, v. a. bei jungen Erwachsenen. Bleibt die Erkrankung unbehandelt, kann es bei beiden Geschlechtern durch ein Aufsteigen der Keime zu einem Befall der Geschlechtsorgane mit nachfolgender Unfruchtbarkeit kommen; in der Schwangerschaft kann eine Ansteckung des Neugeborenen die Folge sein; ebenso sind eitrige Gelenkentzündungen möglich; bei rechtzeitiger Behandlung sind die Heilungsaussichten jedoch gut.

URSACHE: bakterielle Infektion (Neisseria gonorrhoeae) durch direkten Schleimhautkontakt (z. B. bei ungeschütztem Geschlechtsverkehr)

THERAPIE: Antibiotika

SELBSTHILFE: nicht möglich; geschützter Geschlechtsverkehr (z. B. mit Kondomen) zur Vorbeugung

MÖGLICHE SYMPTOME:

→ **Ausfluss, verstärkter aus der Scheide** *Seite 178* | **Penis, schmerzhafte Veränderungen** *Seite 194* | **Scheide, schmerzhafte Veränderungen** *Seite 197*

Grauer Star | Katarakt

ART DER ERKRANKUNG: Krankheitsbild infolge einer Trübung der Augenlinse mit zunehmendem Nebel- und Schleiersehen; mit ca. 25 Millionen Betroffenen weltweit häufigste Erblindungsursache

URSACHE: v. a. natürlicher Alterungsprozess der Linse; mitunter Stoffwechselerkrankungen (v. a. Diabetes mellitus), grüner Star, Netzhautablösung, physikalische Einflüsse (z. B. Infrarotlicht, UV-Strahlen), selten angeboren

THERAPIE: langfristig operativer Ersatz der getrübten Linse durch eine künstliche Linse

SELBSTHILFE: nicht möglich; vorbeugend UV-Schutz der Augen durch Tragen einer Sonnenbrille

MÖGLICHE SYMPTOME:

→ **Augen, gestörtes Sehen** *Seite 66*

Grüner Star | Glaukom

ART DER ERKRANKUNG: langsam fortschreitende Schädigung des Sehnervs, die bei unzureichender Behandlung zur Erblindung führt. Meist besteht gleichzeitig ein erhöhter Augeninnendruck durch Abflussstörungen des Kammerwassers in den Kammerwinkeln; mitunter liegt eine Schädigung des Sehnervs trotz eines normalen Augeninnendrucks (Normaldruck-Glaukom) vor. Häufigste Form mit erhöhtem Augeninnendruck ist das primäre Offenwinkel-Glaukom, das schleichend, über Jahre unbemerkt verläuft; bei vollständiger Blockierung des Kammerwasserabflusses kommt es zu einem plötzlichen starken Anstieg des Augeninnendrucks (akuter Glaukom-Anfall), der bei zu später Behandlung zur Erblindung führen kann. Derzeit sind in Deutschland 800 000 Menschen erkrankt, die Dunkelziffer liegt deutlich höher.

URSACHE: Eine Vielzahl von Ursachen/Risikofaktoren kommen infrage; v. a. höheres Lebensalter (ab 65 Jahre), erbliche Vorbelastung, Kurzsichtigkeit, schwere Augenentzündungen, verschiedene Grunderkrankungen (z. B. Diabetes mellitus), längere Kortisonbehandlung. Wichtigster Risikofaktor für ein akutes Glaukom ist ein zu kurzer Augapfel (Weitsichtigkeit).

THERAPIE: medikamentöse Senkung des Augeninnendrucks (z. B. Latanoprost); evtl. Laserbehandlung, evtl. operative Schaffung eines künstlichen Abflusses für das Kammerwasser, um den Augeninnendruck zu senken.

SELBSTHILFE: Zur Vorbeugung wird ab dem 40. Lebensjahr einmal pro Jahr eine augenärztliche Untersuchung zur Glaukom-Früherkennung empfohlen.

MÖGLICHE SYMPTOME:

- **Augen, gerötete** *Seite 64* | **Augen, gestörtes Sehen** *Seite 65, 66* | **Augenschmerzen** *Seite 72* | **Kopfschmerzen, akute** *Seite 95*
- **Erbrechen** *Seite 164*

Guillain-Barré-Syndrom

ART DER ERKRANKUNG: akute entzündliche Erkrankung der peripheren Nerven und Nervenwurzeln; teilweise lebensbedrohlicher Verlauf durch erhebliche Störungen des autonomen (zentral gesteuerten) Nervensystems. Rückbildung der Symptome oft nach einigen Wochen; mitunter bleiben neurologische Defizite, wie z. B. Sensibilitätsstörungen, zurück; sehr selten chronischer Verlauf.

URSACHE: Autoimmunreaktion gegen die Oberfläche der Nervenfasern. Auslösende Faktoren sind „banale" Atemwegsinfekte (ca. 50 %) oder Magen-Darm-Infekte (ca. 20 %); mitunter auch als Komplikation nach einer Schutzimpfung.

THERAPIE: keine ursächliche Therapie möglich; intensivmedizinische Betreuung zur Überwachung der Vitalfunktionen sowie symptomatische Behandlung

SELBSTHILFE: nicht möglich

MÖGLICHE SYMPTOME:

- **Schluckbeschwerden** *Seite 111*
- **Muskelschwäche/Lähmung** *Seite 264*

Gürtelrose | Herpes zoster

ART DER ERKRANKUNG: nach durchgemachten Windpocken Reaktivierung der Viren in Ganglien der Rückenmarksnervenwurzeln oder des sensiblen Gesichtsnerven (Trigeminus), gürtelförmige Ausbreitung eines typischen Bläschenausschlags entlang der Nerven zur Haut hin; tritt meist im höheren Lebensalter auf.

URSACHE: Infektion mit reaktivierten Varizella-zoster-Viren

THERAPIE: symptomatisch, z. B. juckreizstillende Lotionen, Schmerzmittel; evtl. virushemmende Mittel zum Einnehmen

SELBSTHILFE: möglichst nicht aufkratzen (Fingernägel kurz schneiden)

MÖGLICHE SYMPTOME:

- **Gesichtsschmerzen** *Seite 79*
- **Brustschmerz** *Seite 135*
- **Flankenschmerzen (im seitlichen Bauchraum)** *Seite 167*

→ **Hautausschlag, juckender (ohne Fieber)** *Seite 216* | **Haut, Verfärbung** *Seite 230* | **Juckreiz (ohne Hautausschlag)** *Seite 237*
→ **Rückenschmerzen** *Seite 271*

Hagelkorn | Chalazion

ART DER ERKRANKUNG: durch einen Sekretstau in den Talgdrüsen (Meibom-Talgdrüsen) des Ober- oder Unterlids hervorgerufene Schwellung bzw. Knoten

URSACHE: Zu dem Sekretstau kommt es, wenn die Ausführungsgänge der Drüsen, etwa als Folge einer Entzündung (v. a. Gerstenkorn), verstopft sind.

THERAPIE: Kleinere Hagelkörner bilden sich nach einigen Wochen oft von selbst zurück, meist ist aber eine operative Entfernung durch den Augenarzt notwendig, anschließend wird die Wunde mit einem antibiotikahaltigen Augensalbenverband versorgt.

SELBSTHILFE: Nicht versuchen, das Hagelkorn auszudrücken.

MÖGLICHE SYMPTOME:

→ **Augenlid, Veränderungen** *Seite 69*

Hämorrhoiden

ART DER ERKRANKUNG: Krankheitsbild infolge eines vergrößerten arterio-venösen Polsters (Mastdarmschwellkörper) im Analkanal; betroffen sind hierzulande 70% der Erwachsenen.

URSACHE: erbliche Veranlagung; allgemeine konstitutionelle Bindegewebsschwäche; begünstigend sind überwiegend sitzende Tätigkeit; häufiges Pressen beim Stuhlgang oder chronischer Husten, Schwangerschaften; chronische Lebererkrankungen (z. B. Leberzirrhose).

THERAPIE: stadienabhängig und erst dann, wenn Beschwerden auftreten; antientzündliche Salben zur lokalen Anwendung; evtl. Zäpfchen mit Kortisonzusatz oder Lokalanästhetika; evtl. Gummibandligatur, Verödung oder operative Entfernung

SELBSTHILFE: ballaststoffreiche Ernährung zur Regulierung des Stuhlgangs und viel trinken; Sitzbäder z. B. mit Kamille

MÖGLICHE SYMPTOME:

→ **Anus, Beschwerden** *Seite 175* | **Stuhl, blutiger** *Seite 199*

Harninkontinenz

ART DER ERKRANKUNG: Funktionsstörung des Blasenschließmuskels, wodurch die Urinausscheidung nicht bzw. nur eingeschränkt willentlich beeinflusst werden kann. Sie tritt v. a. nach dem 50. Lebensjahr auf, Frauen sind häufiger als Männer betroffen. Es werden verschiedene Formen unterschieden, die beiden häufigsten sind die Stress- und die Dranginkontinenz.

URSACHE: Stressinkontinenz: v. a. Beckenbodenschwäche; Dranginkontinenz: Erkrankungen des Urogenitaltrakts (z. B. Blasenentzündung; gutartige Prostatavergrößerung), selten Erkrankungen des Nervensystems (z. B. multiple Sklerose); Überlaufinkontinenz bei gestörter Blasenentleerung (z. B. bei ausgeprägter Prostatavergrößerung), Absenkung der Gebärmutter; Reflexinkontinenz: Querschnittslähmung

THERAPIE: Stressinkontinenz: Beckenbodengymnastik zur Stärkung der Beckenbodenmuskulatur, evtl. Medikamente zur Erhöhung des Schließmuskeltonus, evtl. minimal invasiver Einsatz eines Vaginalbands (TVT-Methode); Drang- und Überlaufinkontinenz: Behandlung der ursächlichen Erkrankung

SELBSTHILFE: ausreichende Flüssigkeitszufuhr und sorgfältige Hautpflege zur Vorbeugung von Infektionen im Genitalbereich; Blasentraining; Beckenbodengymnastik

MÖGLICHE SYMPTOME:

→ **Harnabgang, unwillkürlicher** *Seite 186*

Harnstein | Nierenstein, Urolithiasis

ART DER ERKRANKUNG: zu festen Steinen geformte Kristallablagerun-

gen von bestimmten Substanzen, die normalerweise im Urin gelöst sind. Wandern die Steine von der Niere über den Harnleiter in die Blase, kommt es zur Nierenkolik; zudem können sie den Harnabfluss blockieren; kommt v. a. zwischen dem 30. und 60. Lebensjahr vor. Kleine Steine gehen in 80% der Fälle spontan ab.
URSACHE: Begünstigende Faktoren sind v. a. Stoffwechselerkrankungen (z. B. Gicht, chronisch-entzündliche Darmerkrankungen wie Crohn-Krankheit), hormonelle Störungen (z. B. Überfunktion der Nebenschilddrüsen), Infektionen und Verengungen im Urogenitaltrakt; Schmerzmitteleinnahme, eiweißreiche Kost, zu geringe Flüssigkeitszufuhr, einseitige Diäten.
THERAPIE: allgemeine Maßnahmen wie deutliche Erhöhung der Trinkmenge, Bewegung, Wärmeanwendungen (z. B. Auflegen einer Wärmflasche); krampf- und steinauflösende Mittel; extrakorporale Stoßwellen-Lithotripsie (ESWL) bei Steinen mit einem Durchmesser von mehr als 5 mm; bei ausbleibendem Erfolg Entfernung des Steins, z. B. mittels Schlinge
SELBSTHILFE: zur Vorbeugung täglich mindestens 2,5 l trinken; ausgewogene Mischkost (wenig tierisches Eiweiß)
MÖGLICHE SYMPTOME:

- **Erbrechen** *Seite 158* | **Flankenschmerzen (im seitlichen Bauchraum)** *Seite 166* | **Unterbauchschmerzen** *Seite 169*
- **Hoden/Damm, Beschwerden** *Seite 190* | **Urin, rötlich verfärbter (blutiger)** *Seite 209*

Hashimoto-Thyreoiditis → Schilddrüsenentzündung

Hautkrebs

ART DER ERKRANKUNG: bösartige Veränderungen der Haut. Häufigster Hautkrebs ist das Basaliom, das von den Basalzellen der Haut und Haarfollikel ausgeht und selten zu Metastasen neigt; das spinozelluläre Karzinom hat seinen Ursprung in den Epithelzellen der Stachelzellschicht der Oberhaut und neigt mäßig zur Metastasierung; gefährlichste Hautkrebsform ist das früh zu Metastasen neigende maligne Melanom, das aus den melaninbildenden Zellen der Haut entsteht und sich oft aus zunächst harmlosen Pigmentflecken entwickelt.
URSACHE: Basaliom und spinozelluläres Karzinom: langandauernde Sonneneinwirkung, vermutlich krebserregende Stoffe (z. B. Arsen, Teer im Tabakrauch); Risikofaktoren des malignen Melanoms sind v. a. helle Haut, viele Muttermale, häufige Sonnenbrände.
THERAPIE: operative Entfernung; evtl. Chemo-, Strahlen- und/oder Immuntherapie mit Interferonen im Anschluss; malignes Melanom evtl. (auch) Überwärmungstherapie mittels Kurzwellen
SELBSTHILFE: monatliche Selbstuntersuchung der Haut, v. a. der Pigmentflecken, zur Früherkennung sowie Vermeiden intensiver Sonneneinstrahlung
MÖGLICHE SYMPTOME:

- **Augenlid, Veränderungen** *Seite 70* | **Lippen, Veränderungen** *Seite 99*
- **Haut, Verfärbung** *Seite 228* | **Haut, Wucherungen** *Seite 234*

Hepatitis, virusbedingte

ART DER ERKRANKUNG: virusbedingte akute oder chronische Entzündung der Leber; weltweit kommt am häufigsten Hepatitis B vor.
URSACHE: Fünf Virenarten, die mit den Buchstaben A bis E bezeichnet werden, verursachen 95% aller Hepatitiden. Besonders gefährlich sind die fast nur durch Blut- und sexuellen Kontakt oder während der Geburt übertragenen Hepatitis B und C, die oft chronisch verlaufen, in eine Leberzirrhose übergehen und den Boden für einen Leberkrebs bieten. Die Hepatitis A wird v. a. durch verseuchte Speisen oder Trinkwasser übertragen, verläuft nie chronisch, kann in seltenen Fällen aber zum Leberversagen führen. Hepatitis D ist eine zusätzliche Infek-

tion bei bereits bestehender Hepatitis B-Infektion, die Hepatitis E wird nur in Asien, Afrika und Mexiko übertragen.
THERAPIE: kein Alkohol, möglichst keine Medikamente; Gabe von Interferonen und anderen antiviralen Mitteln bei Hepatitis B und C
SELBSTHILFE: geschützter Geschlechtsverkehr (z. B. mit Kondomen) sowie Schutzimpfungen gegen Hepatitis A und B zur Vorbeugung
MÖGLICHE SYMPTOME:

- **Abgeschlagenheit und Müdigkeit** *Seite 14* | **Fieber** *Seite 24* | **Schläfrigkeit** *Seite 44* | **Vergesslichkeit/Gedächtnisstörungen** *Seite 57*
- **Augen, Veränderungen** *Seite 73*
- **Bauchschmerzen, Oberbauch** *Seite 153* | **Erbrechen** *Seite 162*
- **Stuhl, Veränderungen** *Seite 204* | **Urin, Verfärbung** *Seite 211*
- **Juckreiz (ohne Hautausschlag)** *Seite 236*

Herpes-simplex-Infektion | Lippen-/Genitalherpes

ART DER ERKRANKUNG: wiederkehrende Infektion mit typischer Bläschenbildung an der Haut (z. B. Lippenherpes), an anderen umschriebenen Hautarealen oder im Genitalbereich (Genitalherpes) mit Herpes-simplex-Viren; mitunter sind auch die Augen (z. B. Lidrand, Hornhaut) betroffen. Der Genitalherpes gehört zu den Geschlechtskrankheiten.
URSACHE: Lippenherpes: Infektion mit Herpes-simplex-Viren Typ 1; Genitalherpes: Infektion mit Herpes-simplex-Viren Typ 2; die Viren siedeln sich in bestimmten Teilen der Nerven an und können durch bestimmte Auslöser (z. B. fieberhafter Infekt) reaktiviert werden.
THERAPIE: virushemmende Salben zur lokalen Anwendung (vor der Bläschenbildung); evtl. auch zum Einnehmen (v. a. Genitalherpes)
SELBSTHILFE: Zinkpaste zum Austrocknen der Bläschen; zur Vorbeugung möglichst die Auslöser meiden (z. B. Auftragen von Sunblockern für die Lippen bei intensiver Sonneneinwirkung)
MÖGLICHE SYMPTOME:

- **Augenlid, Veränderungen** *Seite 69* | **Lippen, Veränderungen** *Seite 98*
- **Ausfluss, verstärkter aus der Scheide** *Seite 178* | **Penis, schmerzhafte Veränderungen** *Seite 192* | **Scheide, schmerzhafte Veränderungen** *Seite 196*
- **Haut, Verfärbung** *Seite 230*

Herzinfarkt | Myokardinfarkt

ART DER ERKRANKUNG: akuter Sauerstoffmangel eines Herzmuskelabschnitts durch Verschluss eines Herzkranzgefäßes (Koronararterie) mit Absterben von Gewebe. Verantwortlich ist ein Blutgerinnsel, das sich an einer aufgebrochenen Ablagerung (arteriosklerotischer Plaque) in einem Herzkranzgefäß gebildet hat. In Deutschland erleiden jedes Jahr etwa 280 000 Menschen einen Herzinfarkt, etwa 170 000 sterben daran.
URSACHE: Meist entsteht ein Herzinfarkt auf dem Boden der koronaren Herzkrankheit (siehe Seite 312).
THERAPIE: Bei Brustschmerzen, die länger als 15 Minuten andauern oder auf Nitroglycerin nicht ansprechen, muss sofort der Notarzt gerufen werden; intensivmedizinische Therapie, evtl. medikamentöse Lyse-Therapie zur Auflösung des Blutgerinnsels, wenn möglich operative Intervention wie Aufdehnung des verschlossenen Herzkranzgefäßes und Einbringung eines Stent-Implantats.
SELBSTHILFE: Rauchverzicht, gesunde Ernährung (mediterrane Kost), Vermeiden von Übergewicht, regelmäßiger Sport und Entspannungsübungen
MÖGLICHE SYMPTOME:

- **Angst in Verbindung mit körperlichen Symptomen** *Seite 20* | **Wärmeempfindlichkeit/starkes Schwitzen** *Seite 59*
- **Atemgeräusche** *Seite 125* | **Brustschmerz** *Seite 134*

Bauchschmerzen, Oberbauch *Seite 154* | **Erbrechen** *Seite 164*
Arm/Ellbogen/Unterarm, Beschwerden *Seite 242*

Herzrhythmusstörungen

ART DER ERKRANKUNG: zu schneller, zu langsamer und/oder unregelmäßiger Herzschlag
URSACHE: v. a. Herzerkrankungen (z. B. koronare Herzkrankheit, Herzklappenfehler, Herzmuskelentzündung), Schilddrüsenüberfunktion, bestimmte Medikamente
THERAPIE: Behandlung der Grundkrankheit, bei Gesunden meist keine Behandlung nötig; Betablocker bei zu schnellem Puls, Schrittmacher bei zu langsamem Puls und wiederholtem Schwindel bzw. Ohnmachten, bei lebensbedrohlichen Rhythmusstörungen Einsatz eines automatisierten externen Defibrillators (AED-Gerät), evtl. chirurgische Therapie
SELBSTHILFE: nicht möglich
MÖGLICHE SYMPTOME:

Abgeschlagenheit und Müdigkeit *Seite 14* | **Angst in Verbindung mit körperlichen Symptomen** *Seite 19*
Schluckbeschwerden *Seite 115*
Brustschmerz *Seite 134*

Herzschwäche | Herzinsuffizienz

ART DER ERKRANKUNG: Unfähigkeit des Herzens, den Körper mit genügend Blut und damit Sauerstoff zu versorgen; bei uns sind 3 % der 50- bis 60-Jährigen und 10 % der 70- bis 80-Jährigen betroffen.
URSACHE: vielfältig; v. a. Bluthochdruck, koronare Herzkrankheit (siehe Seite 312), auch Herzklappenfehler, krankhafte Herzmuskelverdickungen (Kardiomyopathien), Herzmuskelentzündung, Perikarditis (siehe Seite 324), Herzrhythmusstörungen
THERAPIE: Therapie der Grundkrankheit, medikamentös mit ACE-Hemmern, Betablockern, entwässernden Mitteln, Digitalis, bei drohendem Herzversagen Herztransplantation
SELBSTHILFE: bei dekompensierter Herzschwäche Bettruhe, körperliche Schonung, sonst leichtes, angepasstes Training, salzarme Kost, häufigere kleine Mahlzeiten, reduzierte Flüssigkeitszufuhr
MÖGLICHE SYMPTOME:

Abgeschlagenheit und Müdigkeit *Seite 18* | **Gewichtsverlust** *Seite 35* | **Gewichtszunahme** *Seite 37* | **Schlafstörungen aufgrund körperlicher Ursachen** *Seite 45, 49* | **Vergesslichkeit/Gedächtnisstörungen** *Seite 57* | **Wärmeempfindlichkeit/starkes Schwitzen** *Seite 59*
Gesichtsrötung *Seite 77* | **Lippen, Veränderungen** *Seite 99*
Atemgeräusche *Seite 125* | **Atemnot ohne Husten** *Seite 127* | **Herzrasen** *Seite 139* | **Husten mit Auswurf** *Seite 142*
Harnmenge, verminderte *Seite 188*
Haut, Verfärbung *Seite 232* | **Nagel, Veränderungen** *Seite 239*
Bein, Beschwerden *Seite 247* | **Fuß/Sprunggelenk/Zehen, Beschwerden** *Seite 251*

Heuschnupfen | Pollenallergie, allergische Rhinitis

ART DER ERKRANKUNG: allergische, d. h. fehlgesteuerte Immunreaktion des Organismus gegen bestimmte Pollen (Inhalationsgene), die über den Atem in den Körper gelangen; betroffen sind hierzulande ca. 15 % der Bevölkerung. Bei nicht ausreichender Behandlung besteht ein erhöhtes Risiko für Asthma bronchiale (siehe Seite 283).
URSACHE: erbliche Veranlagung in Kombination mit Umweltfaktoren
THERAPIE: Vermeidung der Auslöser (z. B. kein Aufenthalt im Freien bei Pollenflug, Einbau eines Pollenfilters im Auto); antiallergische Medikamente (z. B. Antihistaminika), in schweren Fällen auch Kortison; evtl. abschwellende Nasentropfen als Begleitmaßnahme; evtl. Hyposensibilisierung zur Senkung der Allergiebereitschaft

SELBSTHILFE: Pollengitter vor dem Fenster anbringen; bei Pollenflug täglich Haare waschen und die Tageskleidung nicht im Schlafzimmer aufbewahren

MÖGLICHE SYMPTOME:

→ **Fieber** *Seite 22* | **Schnarchen** *Seite 50*
→ **Augen, gerötete** *Seite 64* | **Geruchs- und Geschmacksstörungen** *Seite 74* | **Nase, rinnende oder verstopfte** *Seite 107*

Hexenschuss | Lumbalgie, Lumboischialgie

ART DER ERKRANKUNG: plötzliche, in die Lenden-Kreuzbein-Region einschießende Schmerzen, meist durch abrupte Bewegung wie Heben, schnelles Aufstehen, Drehen; mitunter Übergang in eine chronische Form.

URSACHE: v. a. starke Verspannung der Rückenmuskulatur, z. B. durch Fehlhaltung oder schwache Muskulatur (Bewegungsmangel), psychische Belastungen

THERAPIE: schmerz- und muskelentspannende Mittel

SELBSTHILFE: Wärme, Rückentraining

MÖGLICHE SYMPTOME:

→ **Bein, Beschwerden** *Seite 248* | **Rückenschmerzen** *Seite 273*

Hirnhautentzündung | Meningitis

ART DER ERKRANKUNG: schwere, akute infektiöse Entzündung der Hirnhäute mit milderen bis hin zu lebensgefährlichen Verläufen; die Heilungsaussichten variieren je nach Schwere der Erkrankung und Art der Erreger; mitunter auch bleibende Schäden, z. B. Hörverlust oder Sprachstörungen.

URSACHE: Infektion mit Viren (z. B. Coxsackie-, Herpes-simplex-Viren); Infektion mit FSME-Viren bei der durch einen Zeckenbiss übertragenen Frühsommermeningoenzephalitis (FSME); Bakterien (v. a. Meningo-, Pneumokokken, Haemophilus influenzae)

THERAPIE: intensivmedizinische Betreuung zur Sicherung der Vitalfunktionen; hochdosierte Antibiotikainfusionen bei bakterieller Form; virushemmende Mittel bei virusbedingter Form

SELBSTHILFE: im akuten Stadium nicht möglich; körperliche Schonung in der Genesungsphase; zur Vorbeugung Schutzimpfung gegen Meningo- oder Pneumokokken bzw. FSME-Viren

MÖGLICHE SYMPTOME:

→ **Fieber** *Seite 27* | **Lichtempfindlichkeit** *Seite 43* | **Vergesslichkeit/Gedächtnisstörungen** *Seite 58*
→ **Hörvermögen, vermindertes** *Seite 91* | **Kopfschmerzen, akute** *Seite 94*
→ **Erbrechen** *Seite 163*
→ **Hautausschlag mit Fieber** *Seite 218*
→ **Muskelschwäche/Lähmung** *Seite 267* | **Nacken, Beschwerden** *Seite 269*

Hodenkrebs | Hodenkarzinom

ART DER ERKRANKUNG: meist vom Keimzellgewebe eines Hodens ausgehender bösartiger Tumor. Der Hodenkrebs macht zwar nur 1 % aller bösartigen Tumoren beim Mann aus, ist jedoch der häufigste bösartige Tumor bei den 20- bis 40-Jährigen. Die Heilungsaussichten hängen davon ab, in welchem Stadium der Tumor erkannt und behandelt wird.

URSACHE: unbekannt; evtl. Erhöhung des Krankheitsrisikos durch einen Hodenhochstand bei der Geburt

THERAPIE: operative Entfernung des befallenen Hodens (Orchidektomie); oft im Anschluss Chemo- und/oder Strahlentherapie

SELBSTHILFE: Zur Vorbeugung regelmäßig den Hoden selbst auf Knoten abtasten.

MÖGLICHE SYMPTOME:

→ **Hoden/Damm, Beschwerden** *Seite 190*

Hodgkin-Krankheit

ART DER ERKRANKUNG: zur Gruppe der malignen (bösartigen) Lymphome (Lymphknotenvergrößerungen) gehörende Erkrankung, bei denen der Tumor von den Zellen des Lymphgewebes ausgeht; es besteht v. a. eine Entartung der B-Lymphozyten zu speziellen Tumorzellen (Sternberg-Reed-Riesenzellen). Bei frühzeitiger Behandlung gute Heilungsaussichten.

URSACHE: unbekannt; evtl. vorangegangene Infektion mit dem Epstein-Barr-Virus

THERAPIE: Strahlentherapie, evtl. kombiniert mit Chemotherapie

SELBSTHILFE: nicht möglich

MÖGLICHE SYMPTOME:

- **Abgeschlagenheit und Müdigkeit** *Seite 17* | **Fieber** *Seite 29* | **Gewichtsverlust** *Seite 32* | **Schlafstörungen aufgrund körperlicher Ursachen** *Seite 47* | **Wärmeempfindlichkeit/starkes Schwitzen** *Seite 61*
- **Hals, Schwellung** *Seite 86*
- **Hautausschlag mit Fieber** *Seite 220* | **Haut, schuppende** *Seite 225* | **Haut, Verfärbung** *Seite 228* | **Juckreiz (ohne Hautausschlag)** *Seite 236*

Hornhautentzündung | Keratitis

ART DER ERKRANKUNG: akute Entzündung der Augenhornhaut. Bei der tiefen bakteriellen Hornhautentzündung durchdringen Keime innerhalb weniger Stunden das gesamte Hornhautgewebe und verursachen einen schweren Defekt (kriechendes Hornhautgeschwür) bis hin zum Hornhautdurchbruch und der Gefahr zu erblinden. Weitere Komplikationen sind eine Eiteransammlung in der Vorderkammer (Hypopyon) sowie Entwicklung eines grünen Stars.

URSACHE: Infektion mit Bakterien (z. B. Pneumokokken, Staphylokokken, Streptokokken), Viren (v. a. Herpes-simplex-Viren, Varizellen) oder (selten) Pilzen. Begünstigende Faktoren sind eine Hornhautreizung (z. B. durch zu langes Tragen von Kontaktlinsen) bzw. eine kleine Verletzung der Hornhaut, eine Austrocknung des Auges (z. B. bei unvollständigem Lidschluss im Rahmen einer Gesichtslähmung), mangelnde Tränensekretion (z. B. bei Sjögren-Syndrom) oder übermäßige Sonneneinstrahlung (v. a. bei Herpesinfektionen).

THERAPIE: rasche Einleitung der Therapie zur Vermeidung von Komplikationen, entweder mit Antibiotika bei bakterieller Form (u.U. auch per Infusion in der Klinik) oder viren- bzw. pilzhemmenden Mitteln bei Virus- oder Pilzinfektion; Augentropfen zur Erweiterung der Pupille bei Beteiligung der Vorderkammer; bei Narbenbildung evtl. operative Hornhautübertragung (Keratoplastik)

MÖGLICHE SYMPTOME:

- **Lichtempfindlichkeit** *Seite 42*
- **Augen, gerötete** *Seite 64* | **Augen, gestörtes Sehen** *Seite 65* | **Augenschmerzen** *Seite 72*

Hörsturz

ART DER ERKRANKUNG: plötzlich auftretende, meist einseitige Hörverminderung bis hin zum Hörverlust in Kombination mit Ohrgeräuschen (Tinnitus); unterschiedliche Heilungsaussichten von einigen Tagen Dauer bis hin zu bleibenden Beschwerden. Jährlich erkranken in Deutschland ca. 8000 Menschen meist zwischen dem 30. und 50. Lebensjahr.

URSACHE: unklar; evtl. Durchblutungsstörungen im Innenohr, Blutdruckschwankungen, seelische Belastung, Störungen im Bereich der Halswirbelsäule, Virusinfekte

THERAPIE: Infusionen mit durchblutungsfördernden Mitteln und Vitamin B; evtl. auch Kortison; evtl. Sauerstoffüberdrucktherapie im Anschluss an die Infusionsbehandlung.

SELBSTHILFE: Erlernen einer Entspannungstechnik oder eines speziellen Stressbewältigungsprogramms zum besseren Umgang mit Stress im Alltag.

MÖGLICHE SYMPTOME:

➔ **Hörvermögen, vermindertes** *Seite 90*

HWS-Syndrom

ART DER ERKRANKUNG: Oberbegriff für anhaltende Beschwerden im Bereich von Halswirbelsäule und Nacken; strahlen die Schmerzen in Schulter und Arm aus, besteht zusätzlich eine Nerveneinengung, und es liegt ein Schulter-Arm-Syndrom vor.

URSACHE: Fehlhaltung, Muskelverspannungen, Verschleißerscheinungen der Wirbelkörpergelenke und/oder Bandscheiben im Bereich der Halswirbelsäule; ein akutes HWS-Syndrom ist meist die Folge einer plötzlichen Überstreckung des Halses (Beschleunigungsverletzung, z. B. bei einem Autounfall).

THERAPIE: Schmerz-, evtl. auch muskelentspannende Mittel; Kälte- (feucht-kalte Umschläge) und Wärmeanwendungen (z. B. Fangopackungen), evtl. lokale Betäubungsmittel in verspannte Muskeln oder in den Bereich eines eingeengten Nervs; begleitend oft Krankengymnastik; evtl. Halskrause (bei akuter Form)

SELBSTHILFE: zur Vorbeugung Ergonomie am Arbeitsplatz, regelmäßige Bewegung, Erlernen rückenschonender Verhaltensweisen (z. B. Rückenschule), z. B. angemessene Sitzhaltung

MÖGLICHE SYMPTOME:

➔ **Kopfschmerzen, andauernde/anfallsartig auftretende** *Seite 96*
Ohrensausen, Ohrgeräusche *Seite 109* | **Schwindel** *Seite 118*

➔ **Arm/Ellbogen/Unterarm, Beschwerden** *Seite 242* | **Nacken, Beschwerden** *Seite 269*

Influenza | Echte Grippe, Epidemische Grippe

ART DER ERKRANKUNG: akute, meist in Epidemien während der kalten Jahreszeit auftretende Viruserkrankung. Mögliche Komplikationen sind u. a. eine Lungenentzündung, Entzündungen des Gehirns, Herzmuskels und Herzbeutels, selten auch der perakute Todesfall innerhalb weniger Stunden nach Ausbruch der Erkrankung. Besonders gefährlich für Personen mit geschwächter Abwehr, ältere Menschen und Patienten mit Vorerkrankungen.

URSACHE: Infektion mit Influenza-Viren vom Typ A, B oder C sowie verschiedenen Subtypen

THERAPIE: Behandlung mit virushemmenden Medikamenten möglichst innerhalb der ersten 24 bis 48 Stunden nach Auftreten der ersten Symptome. Bei abwehrgeschwächten Betroffenen evtl. Antibiotika zur Vorbeugung einer bakteriellen Zweitinfektion; ansonsten symptomatisch, z. B. fiebersenkende und schmerzlindernde Medikamente.

SELBSTHILFE: siehe Erkältungskrankheit (Seite 298); zur Vorbeugung wird eine jährliche Grippeschutzimpfung empfohlen.

MÖGLICHE SYMPTOME:

➔ **Abgeschlagenheit und Müdigkeit** *Seite 15* | **Fieber** *Seite 25* | **Wärmeempfindlichkeit/starkes Schwitzen** *Seite 60*

➔ **Halsschmerzen** *Seite 80* | **Kopfschmerzen, akute** *Seite 93*

➔ **Husten mit Auswurf** *Seite 141* | **Husten, trockener** *Seite 144*

Karpaltunnelsyndrom

ART DER ERKRANKUNG: durch Einengung des Meridianusnervs im Karpal-(Handwurzel-)tunnel an der Beugeseite des Handgelenks hervorgerufenes und hierzulande häufigstes Nervenengpass-Syndrom. Rund 10 % der über 40-Jährigen, Frauen doppelt so häufig wie Männer, sind betroffen. Bei angemessener Behandlung sind die Heilungsaussichten gut.

URSACHE: degenerative Vorgänge im Bindegewebe; begünstigend wirken v. a. chronische Überlastung; mitunter auch im Rahmen einer rheumatoiden Arthritis oder Schilddrüsenunterfunktion.

THERAPIE: nachts, mitunter auch tagsüber Tragen einer gepolsterten Handgelenkschiene zur Schonung, entzündungshemmende Medikamente (evtl. auch Kortison); evtl. Injektion von lokalen Betäubungsmitteln und/oder Kortisonpräparaten in den Karpaltunnel; evtl. operative Spaltung des Karpaltunnels
SELBSTHILFE: möglichst Vermeiden von überlastenden Aktivitäten der Hände, z. B. ergonomische Tastatur für die PC-Arbeit, häufige Pausen für die Hände
MÖGLICHE SYMPTOME:
- **Schlafstörungen aufgrund körperlicher Ursachen** *Seite 49*
- **Hand/Finger, Beschwerden** *Seite 260* | **Muskelschwäche/Lähmung** *Seite 267*

Kehlkopfentzündung | Laryngitis

ART DER ERKRANKUNG: akute oder chronische Entzündung der Kehlkopfschleimhaut
URSACHE: akute Form: meist Infektion mit Viren, seltener Bakterien; mitunter auch durch Überbeanspruchung der Stimme, allergische Reaktionen oder das Einatmen von Reizstoffen (z. B. Tabakrauch). Chronische Form: chronische Entzündungen der Bronchien, Nasennebenhöhlen oder Gaumenmandeln; aber auch Dauerbelastung der Stimme, übermäßiger Nikotinkonsum, ständiges Atmen durch den Mund bei chronisch behinderter Nasenatmung, staub- bzw. abgasreiche Umgebung, sehr trockenes oder heißes Raumklima, selten Allergien
THERAPIE: Antibiotika bei bakterieller Infektion; ansonsten symptomatisch, z. B. Inhalationen (etwa mit Salbei), Halswickel, Befeuchten der Raumluft (nasse Tücher über Heizung hängen); Ausschalten bzw. Vermeiden der Auslöser, v. a. Rauchverzicht, Schonung der Stimme
SELBSTHILFE: siehe Therapie
MÖGLICHE SYMPTOME:
- **Heiserkeit** *Seite 88*
- **Husten, trockener** *Seite 144*

Kehlkopfkrebs | Larynxkarzinom

ART DER ERKRANKUNG: meist von der Kehlkopfschleimhaut ausgehender, auf der bzw. ober- oder unterhalb der Stimmritze auftretender bösartiger Tumor. Die Heilungsaussichten hängen davon ab, ob der Tumor zur raschen Metastasierung neigt bzw. in welchem Stadium er erkannt und behandelt wird.
URSACHE: unbekannt; wichtigste Risikofaktoren sind langjähriger Nikotin- und/oder Alkoholkonsum.
THERAPIE: Entfernung des Tumors mittels Laser oder durch Operation; evtl. mit (Teil-)Entfernung des Kehlkopfes
SELBSTHILFE: Nikotin- und Alkoholverzicht
MÖGLICHE SYMPTOME:
- **Heiserkeit** *Seite 89*
- **Husten, trockener** *Seite 145*

Kleieflechte | Pityriasis versicolor

ART DER ERKRANKUNG: harmlose Pilzinfektion der Haut, die jedoch dazu neigt, wiederzukehren
URSACHE: Infektion mit dem Hauthefepilz Pityrosporum ovale; erbliche Veranlagung oft in Kombination mit starkem Schwitzen; mitunter auch bei abwehrgeschwächten Personen, Diabetikern oder in der Schwangerschaft
THERAPIE: Anti-Pilz-Mittel zur lokalen Anwendung
SELBSTHILFE: evtl. vorbeugende Behandlung mit Anti-Pilz-Mitteln (vom Arzt) in Zeiten starken Schwitzens (z. B. im Urlaub)
MÖGLICHE SYMPTOME:
- **Haut, schuppende** *Seite 226* | **Haut, Verfärbung** *Seite 227*

Knötchenflechte | Lichen ruber planus

ART DER ERKRANKUNG: häufige entzündliche Erkrankung der Haut und Schleimhäute mit typischen Hautverdickungen; oft an charakteristischen Hautstellen (z. B. Handgelenkbeuge, Unterarme, Halsseiten, Genitalbereich); die Krankheit kann allerdings vielfältige Formen annehmen und der Heilungsprozess langwierig sein, Spontanheilungen (nach Monaten) sind häufig.
URSACHE: unbekannt; evtl. sind Autoimmunprozesse an der Entstehung beteiligt; tritt zudem gehäuft in Zusammenhang mit starkem Stress, aber auch mit rheumatischen oder Lebererkrankungen bzw. nach Einnahme von Malariamitteln auf.
THERAPIE: symptomatisch mit antientzündlichen, juckreizstillenden Salben zur lokalen Anwendung (v. a. Kortison); evtl. Antihistaminika und/oder Interferone zum Einnehmen; evtl. Behandlung mit UV-Licht oder PUVA-Therapie
SELBSTHILFE: Meiden von Nikotin, Alkohol und scharfem Essen
MÖGLICHE SYMPTOME:

→ **Mundhöhle, Beschwerden** *Seite 106* | **Zunge, Beschwerden/sichtbare Veränderungen** *Seite 120*
→ **Hautausschlag, juckender (ohne Fieber)** *Seite 215* | **Haut, knotige Veränderungen** *Seite 223*

Knotenrose | Erythema nodosum

ART DER ERKRANKUNG: akute allergisch-entzündliche Erkrankung des Unterhautgewebes
URSACHE: vermutlich Entzündung von Blutgefäßen in der Unterhaut durch Ablagerung von Immunkomplexen, bei Infektionen mit Streptokokken, nach Medikamenteneinnahme, bei Sarkoidose, chronisch-entzündlichen Darmerkrankungen (z. B. Crohn-Krankheit), Tuberkulose, selten im 1. Schwangerschaftsdrittel
THERAPIE: entzündungshemmende Medikamente
SELBSTHILFE: unterstützend Bettruhe
MÖGLICHE SYMPTOME:

→ **Haut, knotige Veränderungen** *Seite 223*

Kontaktekzem, allergisches

ART DER ERKRANKUNG: allergische Hautreaktion als Folge einer fehlgesteuerten, überschießenden Immunreaktion auf den Kontakt mit bestimmten Stoffen, z. B. nickelhaltige Metalllegierungen, Appreturen in Textilien, Salbengrundlagen (z. B. Wollwachs), Putz-, Lösungsmittel.
URSACHE: erbliche Veranlagung in Kombination mit Umweltfaktoren
THERAPIE: Vermeiden der Auslöser; Kortisonsalben zur lokalen Anwendung
SELBSTHILFE: Vermeiden von hautschädigenden Einflüssen, z. B. durch Tragen von Handschuhen beim Arbeiten in nassem Milieu; rückfettende Salben zur Hautpflege
MÖGLICHE SYMPTOME:

→ **Zunge, Beschwerden/sichtbare Veränderungen** *Seite 119*
→ **Hautausschlag, juckender (ohne Fieber)** *Seite 215* | **Haut, schuppende** *Seite 226* | **Haut, Verfärbung** *Seite 230*

Koronare Herzkrankheit | KHK

ART DER ERKRANKUNG: durch Einlagerung von Fetten und anderen Blutbestandteilen in die Herzkranzgefäßwand hervorgerufene Entzündungsreaktionen mit Bindegewebswucherungen (Plaques) und Verkalkungen (Arteriosklerose), die auf Dauer Gefäßverengungen zur Folge haben. Instabile Plaques können aufplatzen und durch Auflagerung eines Thrombus (Blutgerinnsel) einen Herzinfarkt ohne vorausgehende Warnsymptome auslösen.
URSACHE: Hauptrisikofaktoren sind Rauchen, Bluthochdruck, Diabetes mellitus, erhöhte Blutfettwerte, Übergewicht, erbliche Veranlagung und höheres Lebensalter.

THERAPIE: konsequentes Ausschalten der Risikofaktoren und ggf. medikamentöse Regulierung von erhöhtem Blutdruck bzw. erhöhten Blutfett- und/oder Blutzuckerwerten; medikamentöse Behandlung von stabilen Angina-pectoris-Beschwerden. Bei drohendem Herzinfarkt oder bei Angina pectoris-Anfällen unter geringer Belastung Erweiterung der Herzkranzgefäße durch Ballondillatation und Stent-Implantat; evtl. Bypass-Operation

SELBSTHILFE: ausgewogene, fett- und kalorienarme Ernährung zur Gewichtsreduktion, regelmäßige Bewegung, Rauchverzicht, Einschränkung des Alkoholkonsums

MÖGLICHE SYMPTOME:

- **Angst in Verbindung mit körperlichen Symptomen** *Seite 19, 20* | **Schlafstörungen aufgrund körperlicher Ursachen** *Seite 45*
- **Atemnot ohne Husten** *Seite 127* | **Brustschmerz** *Seite 136*
- **Arm/Ellbogen/Unterarm, Beschwerden** *Seite 242*

Krampfadern | Varizen

ART DER ERKRANKUNG: krankhaft erweiterte Venen, die sich auf der Haut der Beine als geschlängelte, bläulich gefärbte Stränge zeigen und durch eine Venenschwäche infolge eines Venenklappendefekts hervorgerufen werden; durch die chronische Rückflussstörung des Blutes besteht zudem meist eine chronische Veneninsuffizienz und die Neigung zu schlecht heilenden Unterschenkelgeschwüren. Hierzulande häufigste Erkrankung der oberflächlichen Beinvenen, sie betrifft etwa 20% der Erwachsenen.

URSACHE: Der Entstehungsmechanismus ist unbekannt; wird begünstigt durch erbliche Veranlagung, Alter, hormonelle Einflüsse bei Frauen (z. B. Schwangerschaft), stehende oder sitzende Tätigkeit, Bewegungsmangel, evtl. Übergewicht; die sekundäre Form ist oft Folge einer Abflussbehinderung in den tiefen Venen (siehe tiefe Beinvenenthrombose, Seite 287).

THERAPIE: Kompressionstherapie (Wickeln), evtl. Verödung von Krampfadern (Sklerosierung), evtl. operative Entfernung der betroffenen Venen (Strippen)

SELBSTHILFE: kühlende Umschläge, kalte Unterschenkel- und Kniegüsse, Wassertreten

MÖGLICHE SYMPTOME:

- **Schwellungen** *Seite 52*
- **Bein, Beschwerden** *Seite 248, 249* | **Fuß/Sprunggelenk/ Zehen, Beschwerden** *Seite 251*

Kropf | Struma

ART DER ERKRANKUNG: Vergrößerung der Schilddrüse durch Jodmangel. Mit zunehmender Größe steigt das Risiko für knotige Veränderungen und die Entwicklung einer Schilddrüsenautonomie, wodurch es zur ungesteuerten Produktion von Schilddrüsenhormonen mit der Gefahr einer Schilddrüsenüberfunktion kommt. Ganz Deutschland ist Jodmangelgebiet; ca. 30% der Bevölkerung leidet an einem Kropf.

URSACHE: Jodmangel; Auslöser einer thyreotoxischen Krise v. a. jodhaltige Kontrastmittel bei Röntgenkontrastuntersuchungen

THERAPIE: Kropf ohne Autonomie: medikamentöse Behandlung mit Jodid-Tabletten oder Thyroxin (Schilddrüsenhormon); ansonsten evtl. operative (Teil-)Entfernung der Schilddrüse

SELBSTHILFE: kontinuierliche ausreichende Versorgung mit Jod – jodiertes Speisesalz enthält in Deutschland dafür zu wenig Jod, deshalb ist der zusätzliche Verzehr von Meeresfischen mindestens 2-mal pro Woche erforderlich.

MÖGLICHE SYMPTOME:

- **Hals, Schwellung** *Seite 83* | **Heiserkeit** *Seite 89*
- **Atemgeräusche** *Seite 124* | **Atemnot ohne Husten** *Seite 128*

Leberzirrhose

ART DER ERKRANKUNG: Zerstörung von Leberzellen und der normalen Leberstruktur mit vermehrter Bildung von Bindegewebe. Der gestörte Blutdurchfluss durch die Leber und die verminderte Entgiftungs- und Syntheseleistung (z. B. Bildung von Galle, Faktoren der Blutgerinnung) bewirken zahlreiche Krankheitssymptome.
URSACHE: v. a. Alkoholmissbrauch (60 %), seltener chronische Hepatitis B, C, D, Autoimmunerkrankungen, Medikamente, Chemikalien, Eisen- und Kupferstoffwechselstörungen, seltene Stoffwechselerkrankungen, Tropenkrankheiten
THERAPIE: striktes Alkoholverbot, Meiden aller leberschädigenden Medikamente, Behandlung der jeweiligen Ursache, wie z. B. antivirale Mittel bei chronischer Hepatitis, Immunsuppressiva bei Autoimmunkrankheiten, Vitamingabe bei Vitaminmangel
SELBSTHILFE: evtl. eiweißarme Kost
MÖGLICHE SYMPTOME:

- → **Abgeschlagenheit und Müdigkeit** *Seite 14, 18* | **Gewichtsverlust** *Seite 36* | **Schläfrigkeit** *Seite 44* | **Schwellungen** *Seite 51* | **Vergesslichkeit/Gedächtnisstörungen** *Seite 57*
- → **Mundgeruch** *Seite 103* | **Zunge, Beschwerden/sichtbare Veränderungen** *Seite 119*
- → **Brust (männliche), Veränderungen** *Seite 130*
- → **Haarausfall** *Seite 214* | **Hautausschlag mit Fieber** *Seite 220* | **Hautblutung** *Seite 221* | **Juckreiz (ohne Hautausschlag)** *Seite 236* | **Nagel, Veränderungen** *Seite 238*

Leistenbruch | Leistenhernie, erworbene

ART DER ERKRANKUNG: meist einseitige krankhafte Ausstülpung des Bauchfells durch eine Lücke in der Bauchwand im Leistenbereich; hierzulande sind jährlich 200 000 Personen neu betroffen.
URSACHE: anatomisch oder operativ bedingte Gewebsschwächung
THERAPIE: operative Behebung
SELBSTHILFE: nicht möglich
MÖGLICHE SYMPTOME:

- → **Unterbauchschmerzen** *Seite 170*
- → **Hüfte/Leiste, Beschwerden** *Seite 262*

Leukämie

ART DER ERKRANKUNG: bösartiges Wachstum von blutbildenden Zellen; die Heilungsaussichten hängen von der Art der Leukämie ab.
URSACHE: oft unklar, evtl. genetisch, durch Viren, Chemikalien oder Strahlen bedingt
THERAPIE: Zytostatika, Bestrahlung, Stammzell- bzw. Knochenmarktransplantation
SELBSTHILFE: nicht möglich
MÖGLICHE SYMPTOME:

- → **Abgeschlagenheit und Müdigkeit** *Seite 18* | **Fieber** *Seite 30* | **Gewichtsverlust** *Seite 32* | **Schlafstörungen aufgrund körperlicher Ursachen** *Seite 47* | **Wärmeempfindlichkeit/starkes Schwitzen** *Seite 61*
- → **Hals, Schwellung** *Seite 86*
- → **Penis, schmerzhafte Veränderungen** *Seite 194*
- → **Hautblutung** *Seite 220* | **Haut, Verfärbung** *Seite 228* | **Juckreiz (ohne Hautausschlag)** *Seite 235*

Lipom/Lipofibrom

ART DER ERKRANKUNG: häufig vorkommende, langsam wachsende, gutartige Wucherung der Fettzellen (Lipom) bzw. des Fett- und Bindegewebes (Lipofibrom) im Unterhautgewebe meist an Armen, Beinen oder Rumpf; treten einzeln oder an mehreren Stellen gleichzeitig auf.
URSACHE: vermutlich erbliche Veranlagung
THERAPIE: operative Entfernung, meist unter örtlicher Betäubung

SELBSTHILFE: nicht möglich
MÖGLICHE SYMPTOME:
- **Haut, knotige Veränderungen** *Seite 224* | **Haut, Wucherungen** *Seite 233*

Lungenembolie

ART DER ERKRANKUNG: lebensgefährlicher Verschluss einer Lungenarterie durch Einschwemmung eines abgelösten Blutgerinnsels (Embolus), das meist aus einer Bein- oder Beckenvene stammt und mit dem Blutstrom verschleppt wurde. Die Überlebenschancen hängen vom Ausmaß der Rechtsherzbelastung ab.
URSACHE: fast immer Thrombose (Verschluss durch Blutgerinnsel) der tiefen Bein- oder Beckenvenen
THERAPIE: evtl. Entfernung des Blutgerinnsels aus der Lungenarterie über einen Katheter oder operativ
SELBSTHILFE: nicht möglich
MÖGLICHE SYMPTOME:
- **Angst in Verbindung mit körperlichen Symptomen** *Seite 20* | **Fieber** *Seite 24*
- **Gesichtsrötung** *Seite 76*
- **Bluthusten** *Seite 129* | **Brustschmerz** *Seite 135* | **Herzrasen** *Seite 138* | **Husten mit Auswurf** *Seite 142*

Lungenemphysem

ART DER ERKRANKUNG: Zerstörung von Lungenbläschen, dadurch Überblähung der Lunge und Verminderung der Fläche zur Aufnahme von Sauerstoff; gehört zu den häufigsten Lungenerkrankungen und tritt v. a. nach dem 50. Lebensjahr auf.
URSACHE: v. a. Nikotinkonsum bzw. chronische Bronchitis/COPD (siehe Seite 290), seltener genetische Faktoren
THERAPIE: konsequenter Rauchverzicht, optimale Behandlung von chronischen Atemwegserkrankungen und wiederholten Infekten (Antibiotika), in schweren Fällen Lungentransplantation
SELBSTHILFE: siehe Therapie, Impfung gegen Grippe und Pneumokokken-Bakterien
MÖGLICHE SYMPTOME:
- **Abgeschlagenheit und Müdigkeit** *Seite 16*
- **Gesichtsrötung** *Seite 76*
- **Atemgeräusche** *Seite 125* | **Bluthusten** *Seite 129*
- **Haut, Verfärbung** *Seite 232*

Lungenentzündung

ART DER ERKRANKUNG: Entzündung der Lungenbläschen und/oder des dazwischenliegenden Gewebes. Abhängig von Ursache und Allgemeinbefinden des Betroffenen variieren Verlauf und Heilungsaussichten von mild bis lebensbedrohlich bzw. von vollständiger Genesung bis hin zu bleibenden Lungenschäden.
URSACHE: meist Bakterien, seltener Viren, Parasiten und Pilze (atypische Formen)
THERAPIE: Bei abwehrgeschwächten bzw. älteren Menschen und (Klein-)Kindern ist meist ein stationärer Aufenthalt mit intensivmedizinischer Betreuung erforderlich. Antibiotika bei bakterieller, virushemmende Mittel bei viraler Form; evtl. Sauerstoffzufuhr per Nasensonde; bei atypischen Formen symptomatisch (z. B. fiebersenkende, schmerzlindernde Mittel).
SELBSTHILFE: strikte Bettruhe, ausreichende Flüssigkeitszufuhr, Schonung während der Genesungsphase
MÖGLICHE SYMPTOME:
- **Abgeschlagenheit und Müdigkeit** *Seite 15* | **Fieber** *Seite 25*
- **Mundgeruch** *Seite 102*
- **Bluthusten** *Seite 128* | **Husten mit Auswurf** *Seite 141*
- **Flankenschmerzen (im seitlichen Bauchraum)** *Seite 166*

Lungenkrebs | Lungen- bzw. Bronchialkarzinom

ART DER ERKRANKUNG: meist von der Bronchialschleimhaut ausgehender bösartiger Tumor, oft in den oberen Lungenflügeln; hierzulande häufigste Krebserkrankung; betrifft v. a. Männer zwischen dem 55. und 65. Lebensjahr. Die Heilungsaussichten hängen davon ab, in welchem Stadium der Tumor erkannt und behandelt wird.
URSACHE: häufig schädigende Substanzen, die mit der Atemluft in die Lunge gelangen; wichtigster Risikofaktor ist Rauchen.
THERAPIE: operative Entfernung des betroffenen Lungenlappens bzw. einer Lungenhälfte; evtl. Chemo- und/oder Strahlentherapie im Anschluss an die Operation
SELBSTHILFE: Rauchverzicht (auch zur Vorbeugung); Einhaltung arbeitsmedizinischer Vorschriften
MÖGLICHE SYMPTOME:
- **Heiserkeit** *Seite 89*
- **Atemgeräusche** *Seite 124* | **Bluthusten** *Seite 129* | **Brust (männliche), Veränderungen** *Seite 130* | **Brust (weibliche), Veränderungen** *Seite 133* | **Brustschmerz** *Seite 137* | **Husten mit Auswurf** *Seite 143*

Lupus erythematodes, systemischer | SLE

ART DER ERKRANKUNG: schwere, nicht heilbare Autoimmunerkrankung, bei der sich Autoantikörper und Immunkomplexe in der Haut und in inneren Organen ablagern und diese schädigen; 90 % der Betroffenen sind Frauen zwischen 20 und 30 Jahren.
URSACHE: unklar; vermutlich genetische Veranlagung im Zusammenspiel mit verschiedenen Umweltfaktoren (v. a. UV-Bestrahlung, Medikamente, Infektionen)
THERAPIE: symptomatisch je nach Organbefall; Schmerzmittel evtl. in Kombination mit Chloroquin und/oder Kortison; bei schwerem Verlauf auch (zeitweilig) Immunsupressiva zur Unterdrückung der Aktivität des Immunsystems oder Filterung der Antikörper aus dem Blut (Plasmapherese)
SELBSTHILFE: Anschluss an eine Selbsthilfegruppe
MÖGLICHE SYMPTOME:
- **Fieber** *Seite 31* | **Gewichtszunahme** *Seite 37* | **Lichtempfindlichkeit** *Seite 42*
- **Augen, Veränderungen** *Seite 73* | **Gesichtsrötung** *Seite 78* | **Mundhöhle, Beschwerden** *Seite 105* | **Schluckbeschwerden** *Seite 115*
- **Hautausschlag mit Fieber** *Seite 219*
- **Bein, Beschwerden** *Seite 246* | **Gelenkschmerzen** *Seite 258*

Magen-Darm-Infekt, banaler

ART DER ERKRANKUNG: harmlose, in der Regel 1–2 Tage andauernde Reizung oder Entzündung der Schleimhäute von Magen, Dünn- und/oder Dickdarm
URSACHE: meist virusbedingt; bakterielle Formen verlaufen schwerer (siehe auch Salmonelleninfektion, Seite 329).
THERAPIE: symptomatisch, v. a. Ausgleich des Mineralsalz- und Flüssigkeitsverlusts durch viel Trinken von stillem, mineralhaltigem Wasser, Tee, Elektrolytlösungen
SELBSTHILFE: Salzstangen; bei Durchfall geriebene Äpfel (mit Schale), bei Abklingen der Beschwerden leichte Aufbaukost z. B. mit Reis- oder Haferschleim; bei Erbrechen Getränke langsam löffel- bzw. schluckweise zu sich nehmen
MÖGLICHE SYMPTOME:
- **Fieber** *Seite 23*
- **Kopfschmerzen, akute** *Seite 93* | **Mundgeruch** *Seite 104* | **Zunge, Beschwerden/sichtbare Veränderungen** *Seite 120*
- **Bauchschmerzen, diffuse** *Seite 149* | **Bauchschmerzen, Oberbauch** *Seite 152* | **Erbrechen** *Seite 160, 161*

→ **Durchfall** *Seite 182* | **Stuhl, blutiger** *Seite 201*
→ **Hautausschlag mit Fieber** *Seite 219*

Magenkrebs | Magenkarzinom

ART DER ERKRANKUNG: von den Drüsen oder dem Zylinderepithel der Magenschleimhaut ausgehender bösartiger Tumor und weltweit fünfhäufigste Krebserkrankung; hierzulande rückläufig. Die Heilungsaussichten hängen davon ab, in welchem Stadium der Tumor erkannt und behandelt wird.
URSACHE: unklar; vermutlich genetische Faktoren in Kombination mit häufigem Verzehr geräucherter oder gepökelter Fleisch- und Wurstwaren bzw. in Salzlake konservierter Speisen mit hohem Nitratgehalt sowie langjährigem Nikotin- und/oder Alkoholkonsum; Vorerkrankungen der Magenschleimhaut, v. a. Autoimmungastritis, nicht behandelter Helicobacter-pylori-(HP-)Befall bzw. Magengeschwür
THERAPIE: operative (Teil-)Entfernung des Magens und ggf. Anlage eines Ersatzmagens (meist aus einem Stück Dünndarm); evtl. Chemo- oder Strahlentherapie
SELBSTHILFE: nicht möglich
MÖGLICHE SYMPTOME:
→ **Gewichtsverlust** *Seite 35*
→ **Gesichtsrötung** *Seite 78* | **Mundgeruch** *Seite 101* | **Schluckbeschwerden** *Seite 113*
→ **Aufstoßen** *Seite 148* | **Bauchschmerzen, Oberbauch** *Seite 155* | **Bluterbrechen** *Seite 156* | **Erbrechen** *Seite 160*
→ **Durchfall** *Seite 185* | **Stuhl, blutiger** *Seite 203*

Magenschleimhautentzündung | Gastritis

ART DER ERKRANKUNG: akute oder chronische Entzündung der Magenschleimhaut; in den westlichen Ländern ist ca. die Hälfte der Bevölkerung von der chronischen Form betroffen. Entzündung bleibt meist auf die oberste Bindegewebsschicht beschränkt; selten kommt es zu größeren Defekten mit Blutungen (erosive Gastritis) und dem Risiko für die Entstehung eines Ulkus (Geschwürs), bei dem auch die tieferen Wandschichten betroffen sind.
URSACHE: akute Form: Schmerzmittel, v. a. nichtsteroidale Antirheumatika, Acetylsalicylsäure, Kortison; exzessiver Alkoholgenuss, Rauchen; Lebensmittelvergiftung; starker Konsum von magenreizenden Lebensmitteln (z. B. Kaffee), Stresssituationen, Verletzungen, Verbrennungen, Unfälle, nach Operationen, nach Leistungssport („Runners stomach"). Chronische Form: am häufigsten Infektion mit dem Bakterium Helicobacter pylori (Typ B); selten Autoimmungastritis (Typ A), bei der sich Antikörper v. a. gegen bestimmte Zellen der Magenschleimhaut richten; selten Substanzen, die die Magenschleimhaut schädigen, wie Gallenreflux, langjähriger Alkoholkonsum (Typ C).
THERAPIE: Akute Form heilt bei Vermeiden der Auslöser meist ohne spezifische Therapie von selbst ab; bei HP-Befall u. U. spezielle Antibiotikatherapie; evtl. medikamentöse Hemmung der Magensäureproduktion (siehe Refluxkrankheit, Seite 327); Verzicht auf magenbelastende Substanzen (Alkohol, Kaffee, Nikotin bzw. Absetzen oder Wechsel der auslösenden Medikamente); Substitution eines evtl. vorhandenen Vitamin-B-Mangels bei Autoimmungastritis per Infusion.
SELBSTHILFE: regelmäßige Entspannungsübungen bei stressbedingter Gastritis; Tee-Zwieback-Diät bei akuter Form für 24–36 Stunden, danach Aufbaukost mit Kartoffeln und Gemüse
MÖGLICHE SYMPTOME:
→ **Mundgeruch** *Seite 100* | **Zunge, Beschwerden/sichtbare Veränderungen** *Seite 120*
→ **Aufstoßen** *Seite 148* | **Bauchschmerzen, Oberbauch** *Seite 152* | **Bluterbrechen** *Seite 156, 157*
→ **Stuhl, blutiger** *Seite 202*

Magen- und Zwölffingerdarmgeschwür

ART DER ERKRANKUNG: umschriebener, auch tiefere Wandschichten betreffender Defekt der Schleimhaut des Magens oder Zwölffingerdarms. Jährlich erkranken etwa 150 von 100 000 Deutschen an einem Zwölffingerdarmgeschwür und ca. 50 von 100 000 an einem Magengeschwür.

URSACHE: v. a. chronische Magenschleimhautentzündung infolge einer Infektion mit Helicobacter-pylori-Bakterien; genetische Faktoren; Einnahme von nichtsteroidalen Antirheumatika; selten Überfunktion der Nebenschilddrüse, Zollinger-Ellison-Syndrom, akutes Stressulkus, z. B. nach großer Operation oder starken Verbrennungen

THERAPIE: siehe Magenschleimhautentzündung, Seite 317

SELBSTHILFE: siehe Magenschleimhautentzündung, Seite 317

MÖGLICHE SYMPTOME:

- **Gewichtsverlust** *Seite 34*
- **Mundgeruch** *Seite 101*
- **Aufstoßen** *Seite 148* | **Bauchschmerzen, diffuse** *Seite 149* | **Bauchschmerzen, Oberbauch** *Seite 152, 154* | **Bluterbrechen** *Seite 157* | **Erbrechen** *Seite 158, 161*
- **Stuhl, blutiger** *Seite 202*

Malaria | Wechselfieber

ART DER ERKRANKUNG: schwere, durch einen Stich der Anophelesmücke übertragene, oft chronisch verlaufende Infektionskrankheit; die Mücke ist zwar in sumpfigen Gebieten tropische Länder beheimatet, doch durch den Ferntourismus nimmt die Erkrankung auch hierzulande immer mehr zu. Es gibt verschiedene Krankheitsformen, die häufigste und schwerste Form ist die Malaria tropica, die unbehandelt in 20% der Fälle zum Tode führt.

URSACHE: einzelliger Parasit der Gattung Plasmodium, der durch den Stich der weiblichen Anophelesmücke übertragen wird. Er infiziert zunächst die Leberzellen und wird von dort in die Blutbahn geschwemmt, wo er die roten Blutkörperchen befällt.

THERAPIE: medikamentöse Therapie mit Antimalariamittel (z. B. Chinin bei schwerem Verlauf der Malaria tropica)

SELBSTHILFE: nicht möglich; zur Vorbeugung ausreichender Schutz vor Mückenstichen, z. B. das Tragen von heller Kleidung, die die ganze Haut bedeckt, Repellents und Moskitonetze über dem Bett; medikamentöse Vorbeugung (nach ärztlicher Absprache)

MÖGLICHE SYMPTOME:

- **Fieber** *Seite 28*

Malignes Melanom → Hautkrebs

Mandelentzündung | Tonsillitis, Angina tonsillaris

ART DER ERKRANKUNG: akute, eitrige, bakterielle Entzündung der Gaumenmandeln. Bei ausreichend langer Antibiotikatherapie vollständige Ausheilung nach ca. 2 Wochen, ansonsten oft chronischer Verlauf; selten kann sich ein Abszess im Rachenraum (Peritonsillarabszess) entwickeln; in sehr seltenen Fällen setzt die Streptokokken-Infektion Autoimmunprozesse in Gang, die dann u. a. rheumatisches Fieber mit einer akuten Entzündung der großen Gelenke (z. B. Knie) oder eine Glomerulonephritis (siehe Seite 302) auslösen können.

URSACHE: Infektion mit Bakterien, meist Streptokokken

THERAPIE: Antibiotika

SELBSTHILFE: Gurgeln mit Salzwasser, Salbei- oder Kamillentee; in kaltes Wasser getauchte Halswickel, die mehrmals täglich für 10 Minuten locker um den Hals gelegt werden.

MÖGLICHE SYMPTOME:

- **Fieber** *Seite 25*
- **Halsschmerzen** *Seite 80, 82* | **Hals, Schwellung** *Seite 85* | **Mundgeruch** *Seite 100, 102*

Masern | Morbilli

ART DER ERKRANKUNG: ansteckende Infektionskrankheit mit typischem Hautausschlag. Schwere Komplikationen wie Mittelohr-, Lungen- und/oder Gehirnentzündung sind relativ häufig, weshalb die Weltgesundheitsorganisation (WHO) es sich zum Ziel gesetzt hat, mit der Schutzimpfung Masern weltweit auszurotten.
URSACHE: Infektion mit Masernviren
THERAPIE: symptomatisch, z. B. mit fiebersenkenden Medikamenten, bei zusätzlicher bakterieller Infektion Antibiotika
SELBSTHILFE: Bettruhe in abgedunkelten Räumen, Wadenwickel zur Fiebersenkung
MÖGLICHE SYMPTOME:
→ **Hörvermögen, vermindertes** *Seite 91*
→ **Hautausschlag mit Fieber** *Seite 217*

Menière-Krankheit

ART DER ERKRANKUNG: in der Regel nicht heilbares Krankheitsbild mit anfallsartigem Drehschwindel, Ohrgeräuschen (Tinnitus) und schwankendem Hörvermögen; in Deutschland treten rund 9000 Neuerkrankungen pro Jahr auf.
URSACHE: unklar; meist besteht eine Ansammlung von (Lymph-)-Flüssigkeit in den Gehörgängen und im Gangsystem des Gleichgewichtsorgans.
THERAPIE: im akuten Anfall Bettruhe, Medikamente gegen Übelkeit und Schwindel; evtl. Infusionen zur Verbesserung der Innenohrdurchblutung; evtl. medikamentöse Dauertherapie zur Steigerung der Durchblutung und Milderung des Schwindels; evtl. Psychopharmaka oder Psychotherapie bei starker psychischer Beeinträchtigung.
SELBSTHILFE: spezielle Gleichgewichtsübungen; Verzicht auf Alkohol, Rauchen, Koffein, evtl. salzarme Kost; stets Medikamente bei sich tragen, um während eines Anfalls rasch reagieren zu können.
MÖGLICHE SYMPTOME:
→ **Hörvermögen, vermindertes** *Seite 92* | **Schwindel** *Seite 117*
→ **Erbrechen** *Seite 163*

Migräne

ART DER ERKRANKUNG: anfallsweise auftretende, 4–72 Stunden anhaltende, heftige Kopfschmerzattacken, oft mit vegetativen Störungen und/oder neurologischen Ausfällen (Migräne mit Aura). Eine der häufigsten, meist in der Pubertät das erste Mal auftretenden neurologischen Erkrankungen; hierzulande ist etwa jeder Zehnte betroffen.
URSACHE: unklar; da Migräne familiär gehäuft auftritt, spielen vermutlich Gendefekte eine Rolle. Individuell verschiedene Auslöser, häufige sind z. B. Genuss von bestimmten Nahrungsmitteln (z. B. Schokolade), Wetterumschwung, Stress, hormonelle Umstellung (z. B. Regelblutung).
THERAPIE: Medikamente gegen Übelkeit und Schmerzen, bei sehr starken Schmerzen Mutterkornalkaloide oder Triptane (beide nie gleichzeitig einnehmen!); Bettruhe im abgedunkelten Raum; evtl. medikamentöse Basistherapie mit Betablockern
SELBSTHILFE: Führen eines Kopfschmerztagebuchs zur Ermittlung der Auslöser; vorbeugende Maßnahmen wie ein regelmäßiger Schlaf-Wach-Rhythmus, Entspannungsübungen oder ein spezielles Stressbewältigungsprogramm zum Abbau von Stress im Alltag
MÖGLICHE SYMPTOME:
→ **Abgeschlagenheit und Müdigkeit** *Seite 14* | **Lichtempfindlichkeit** *Seite 43*
→ **Augen, gestörtes Sehen** *Seite 66* | **Augenschmerzen** *Seite 71* | **Geruchs- und Geschmacksstörungen** *Seite 75* | **Hörvermögen, vermindertes** *Seite 92* | **Kopfschmerzen, andauernde/anfallsartig auftretende** *Seite 97* | **Schwindel** *Seite 117*
→ **Erbrechen** *Seite 163*
→ **Muskelschwäche/Lähmung** *Seite 266*

Mittelohrentzündung | Otitis media

ART DER ERKRANKUNG: ein- oder beidseitige Entzündung der Mittelohrschleimhaut, oft als Folge einer Erkältungskrankheit. Selten Ausbreitung auf die Hohlräume des Warzenfortsatzes (Mastoiditis) oder die Hirnhäute (Hirnhautentzündung). Häufig wiederkehrende Mittelohrentzündungen können bleibende Trommelfellschäden mit Schwerhörigkeit nach sich ziehen bzw. in eine chronische Form übergehen.
URSACHE: meist Bakterien, die vom Nasen-Rachen-Raum über die Ohrtrompete ins Mittelohr gelangen
THERAPIE: abschwellende Nasentropfen zur Tubenbelüftung; evtl. Antibiotika, evtl. Trommelfellschnitt
SELBSTHILFE: Zwiebelsäckchen, das mehrmals täglich für 30 Minuten auf das betroffene Ohr gelegt wird
MÖGLICHE SYMPTOME:

- **Fieber** *Seite 23*
- **Hörvermögen, vermindertes** *Seite 90, 91* | **Ohrenschmerzen** *Seite 110* | **Schwindel** *Seite 118*

Multiple Sklerose

ART DER ERKRANKUNG: nicht heilbare, entzündliche, meist in Schüben verlaufende Erkrankung von Gehirn und Rückenmark mit herdförmiger Entmarkung von Nervensträngen; dadurch werden Informationen über die betroffenen Nerven nur noch unvollständig oder gar nicht mehr weitergeleitet. Mit ca. 120 000 Erkrankten hierzulande häufigste neurologische Erkrankung; Frauen sind fast doppelt so häufig betroffen wie Männer; Krankheitsbeginn meist zwischen dem 20. und 40. Lebensjahr. Der Krankheitsverlauf variiert von monate- oder jahrelangen beschwerdenfreien Phasen bis hin zu rasch eintretender Invalidität, ebenso sind Art und Intensität der Symptome individuell unterschiedlich, je nachdem, welche Bereiche im zentralen Nervensystem betroffen sind.
URSACHE: unklar; vermutlich kommt es durch äußere Einflüsse bzw. eine Virusinfektion auf dem Boden einer erblichen Veranlagung zu Autoimmunprozessen.
THERAPIE: im akuten Schub hochdosierte Kortisonbehandlung; als Basistherapie z. B. Interferon, Immunmodulatoren oder Immunsuppressiva, die die Aktivität des Immunsystems unterdrücken; begleitend Krankengymnastik, Ergo- und/oder Logotherapie, physikalische Therapie; evtl. Blasentraining bei eingeschränkter Blasenfunktion
SELBSTHILFE: so lange wie möglich aktiv bleiben; Anschluss an eine Selbsthilfegruppe
MÖGLICHE SYMPTOME:

- **Abgeschlagenheit und Müdigkeit** *Seite 16* | **Sprech- und Sprachstörungen** *Seite 54*
- **Augen, gestörtes Sehen** *Seite 65, 68* | **Augenschmerzen** *Seite 71* | **Schluckbeschwerden** *Seite 112* | **Schwindel** *Seite 117*
- **Penis, schmerzlose Veränderungen** *Seite 195* | **Stuhl, Veränderungen** *Seite 205*
- **Muskelschwäche/Lähmung** *Seite 265*

Myasthenie | Myasthenia gravis

ART DER ERKRANKUNG: nicht heilbare Autoimmunkrankheit, bei der sich Antikörper gegen bestimmte Rezeptoren der Muskelzellen richten und so zu einer Störung bei der Übertragung von Nervensignalen auf Muskelzellen führen. Jährlich erkranken hierzulande 5 von 100 000 Einwohnern, meist zeigen sich die ersten Anzeichen nach dem 30. Lebensjahr; besonders betroffen sind Frauen. Krankheitsbild und Krankheitsverlauf sind individuell unterschiedlich; bei 20 % der Betroffenen bleibt die Erkrankung auf die Augen beschränkt; in schweren Fällen ist die gesamte Skelett- und Atemmuskulatur betroffen.
URSACHE: unklar; tritt familiär gehäuft auf. Meist besteht gleichzeitig eine Vergrößerung des Thymus.

THERAPIE: keine ursächliche Therapie möglich; in 75% der Fälle Besserung der Beschwerden durch operative Entfernung eines vergrößerten Thymus; ansonsten Cholinesterasehemmer und Medikamente zur Unterdrückung der Aktivitäten des Immunsystems (Immunsuppressiva); bei schwerem Verlauf auch Filterung der Antikörper aus dem Blut (Plasmapherese)
SELBSTHILFE: ausreichende Ruhephasen einplanen, Stressbelastungen vermeiden
MÖGLICHE SYMPTOME:
- **Sprech- und Sprachstörungen** *Seite 54*
- **Augen, gestörtes Sehen** *Seite 67* | **Augenlid, Veränderungen** *Seite 70* | **Schluckbeschwerden** *Seite 112*
- **Muskelschwäche/Lähmung** *Seite 265*

Nagelpilz | Onychomykose

ART DER ERKRANKUNG: Veränderungen der Zehennägel und sehr viel seltener der Fingernägel durch Befall mit Pilzen
URSACHE: siehe Fußpilz (Seite 299); bei Fingernägeln oft Hefepilze
THERAPIE: siehe Fußpilz
SELBSTHILFE: siehe Fußpilz; zur Vorbeugung bei Fingernagelbefall behutsame Maniküre (z. B. kein Zurückschieben des Nagelhäutchens)
MÖGLICHE SYMPTOME:
- **Nagel, Veränderungen** *Seite 238*

Nahrungsmittelallergie

ART DER ERKRANKUNG: allergische, d. h. fehlgesteuerte Immunreaktion des Organismus gegen bestimmte Nahrungsmittel bzw. Nahrungsmittelbestandteile (z. B. Milchzucker, Laktose – Laktoseintoleranz) und/oder -zusatzstoffe, die über Mund und Magen-Darm-Trakt in den Körper gelangen. Mitunter ist eine Nahrungsmittelallergie schwer von einer Nahrungsmittelunverträglichkeit oder Pseudoallergie abzugrenzen, bei denen das Immunsystem nicht beteiligt ist.
URSACHE: erbliche Veranlagung in Kombination mit Umweltfaktoren
THERAPIE: Vermeiden der Auslöser; evtl. individuell abgestimmter Diätplan, falls eine Vermeidung nicht vollständig möglich ist; evtl. antiallergische Medikamente (z. B. Antihistaminika), in schweren Fällen auch Kortison; evtl. Hyposensibilisierung zur Senkung der Allergiebereitschaft
SELBSTHILFE: nicht möglich
MÖGLICHE SYMPTOME:
- **Angst in Verbindung mit körperlichen Symptomen** *Seite 19*
- **Bauchschmerzen, diffuse** *Seite 149* | **Bauchschmerzen, Oberbauch** *Seite 152* | **Erbrechen** *Seite 159*
- **Durchfall** *Seite 183*
- **Haut, Verfärbung** *Seite 229*

Nasennebenhöhlenentzündung | Sinusitis

ART DER ERKRANKUNG: Entzündung der Nasennebenhöhlenschleimhaut; oft sind Kiefer- und Stirnhöhle, seltener die Siebbeinzellen und die Keilbeinhöhle betroffen. Häufig chronischer Verlauf bei nicht ausreichender Behandlung
URSACHE: meist bakterielle Infektion im Anschluss an eine virusbedingte Erkältungskrankheit
THERAPIE: siehe Erkältungskrankheit, Seite 298, zusätzlich Wärmebehandlung (z. B. mit Rotlicht), evtl. Antibiotika, evtl. Punktion des Eiters und Spülung der Nebenhöhlen
SELBSTHILFE: 2-mal täglich Dampfbäder, z. B. mit Kamille
MÖGLICHE SYMPTOME:
- **Fieber** *Seite 22* | **Schnarchen** *Seite 50*
- **Augenschmerzen** *Seite 71* | **Geruchs- und Geschmacksstörungen** *Seite 74* | **Gesichtsschmerzen** *Seite 79* | **Mundgeruch** *Seite*

100 | **Nase, rinnend oder verstopfte** *Seite 107* | **Nase, verstopfte oder blutende** *Seite 108*

Nesselsucht | Urtikaria

ART DER ERKRANKUNG: Hautausschlag als Teil einer Abwehrreaktion auf bestimmte Reizauslöser, die von bestimmten Abwehrzellen des Immunsystems (Mastzellen) über eine Freisetzung von Histamin hervorgerufen wird. Das Krankheitsbild variiert von leichten Beschwerden, die nach wenigen Stunden von selbst abklingen (akute Form), bis hin zu mehrere Wochen anhaltenden, behandlungsbedürftigen Beschwerden (chronische Form). Außerdem kann sich ein Quincke-Ödem (schmerzlose, umschriebene Schwellungen, z. B. von Gesicht, Hals, Armen) entwickeln.

URSACHE: meist allergische bzw. pseudoallergische Reaktion, v. a. gegen bestimmte Nahrungsmittel oder Medikamente; bei der chronischen Form meist keine Ursache feststellbar; evtl. Autoimmunerkrankung; Auslöser können physikalische (z. B. Druck, Kälte, Hitze) bzw. chemische Reize (z. B. Medikamente), Infektionen oder Stress sein.

THERAPIE: Bei der akuten Form ist meist keine Behandlung nötig; bei der chronischen Form Einnahme von Antihistaminika (u.U. auch als Infusion, v. a. bei Quincke-Ödem).

SELBSTHILFE: Vermeiden der Auslöser, z. B. Absetzen der Medikamente, Verzicht auf bestimmte Nahrungsmittel, Schutz vor Kälte

MÖGLICHE SYMPTOME:

- **Schwellungen** *Seite 53*
- **Lippen, Veränderungen** *Seite 98*
- **Hautausschlag, juckender (ohne Fieber)** *Seite 215*

Neurodermitis | Atopisches Ekzem

ART DER ERKRANKUNG: chronisch-entzündliche, in Schüben verlaufende Hauterkrankung mit allergischer Komponente. Hierzulande sind 10–20% der Bevölkerung betroffen, davon etwa 5% Erwachsene; in ca. 85% der Fälle beginnt die Erkrankung vor dem 6. Lebensjahr. Nach Jahren tritt meist eine deutliche Besserung ein bis hin zum Verschwinden der Beschwerden.

URSACHE: meist familiäre Vorbelastung für eine Überempfindlichkeit auf bestimmte Umweltstoffe oder Reize, mit der eine „überschießende" Reaktion des Immunsystems einhergeht; die Ursache hierfür ist unklar; evtl. auch psychosomatische Einflüsse. Häufige Schubauslöser sind u. a. Atemwegsinfekte, Klimaveränderung oder allergenreiche Luft (z. B. Pollenflug).

THERAPIE: im akuten Schub entzündungshemmende Cremes oder Salben, evtl. auch Kortison; Einnahme von Antihistaminika; evtl. Antibiotika bei bakterieller Superinfektion (erneute Ansteckung); Basistherapie: Intervallbehandlung mit Harnstoffsalben (ca. 5%ig)

SELBSTHILFE: Vollbäder mit rückfettenden Badezusätzen, sorgfältige Pflege der Haut mit fettenden Cremes, keine enge Wollkleidung, regelmäßige Entspannungsübungen

MÖGLICHE SYMPTOME:

- **Hals, Schwellung** *Seite 85* | **Lippen, Veränderungen** *Seite 98*
- **Hautausschlag, juckender (ohne Fieber)** *Seite 216* | **Haut, Verfärbung** *Seite 229*

Nierenbeckenentzündung, akute

ART DER ERKRANKUNG: Entzündung des Nierenbeckens und oft auch des Nierenkelchgewebes als häufige Komplikation einer Blasenentzündung. Frauen sind etwa dreimal häufiger betroffen als Männer. Unerkannt geht sie oft in die chronische Form der Nierenbeckenentzündung über.

URSACHE: meist Bakterien (v. a. Escherichia coli), die von der Blase über die Harnwege aufsteigen.

THERAPIE: Antibiotika, Bettruhe
SELBSTHILFE: siehe Blasenentzündung, Seite 288
MÖGLICHE SYMPTOME:
- **Fieber** *Seite 25*
- **Erbrechen** *Seite 161* | **Flankenschmerzen (im seitlichen Bauchraum)** *Seite 166*
- **Harndrang, häufiger** *Seite 187* | **Urin, rötlich verfärbter (blutiger)** *Seite 208*

Niereninsuffizienz, chronische

ART DER ERKRANKUNG: fortschreitende, nicht mehr rückgängig zu machende Leistungseinschränkung der Nieren durch Zerstörung von Nierengewebe; durch die zunehmend eingeschränkte Ausscheidung von Stoffwechselprodukten kommt es im weiteren Verlauf auch zur Schädigung von anderen Organen sowie Störungen des Wasser-, Mineralstoff- und Säure-Basen-Haushalts; im Endstadium ist die Nierenfunktion vollständig erloschen.
URSACHE: v. a. Diabetes mellitus, Bluthochdruck, Glomerulonephritis, chronische Nierenbeckenentzündung, Zystennieren
THERAPIE: Behandlung der Grundkrankheit; konsequente Behandlung eines Bluthochdrucks; ansonsten stadienabhängig; anfangs Erhöhung der Flüssigkeitszufuhr (bei ausgeglichenem Wasserhaushalt), stark wirksame entwässernde Medikamente, Vermeiden von nierenschädigenden Medikamenten, später Behandlung einer renalen Anämie, Übersäuerung und/oder eines Kalziummangels; eiweißreduzierte Diät; in fortgeschrittenen Stadien Blutwäsche (Dialyse) und möglichst Nierentransplantation
SELBSTHILFE: zur Vorbeugung Vermeiden von Übergewicht und damit Diabetes mellitus
MÖGLICHE SYMPTOME:
- **Abgeschlagenheit und Müdigkeit** *Seite 14, 18* | **Gewichtsverlust** *Seite 36* | **Schlafstörungen aufgrund körperlicher Ursachen** *Seite 48* | **Vergesslichkeit/Gedächtnisstörungen** *Seite 57*
- **Augenlid, Veränderungen** *Seite 70* | **Mundgeruch** *Seite 104*
- **Brust (männliche), Veränderungen** *Seite 130*
- **Erbrechen** *Seite 165*
- **Harnmenge, verminderte** *Seite 188*
- **Juckreiz (ohne Hautausschlag)** *Seite 235*
- **Bein, Beschwerden** *Seite 250*

Nierenstein → Harnstein

Nierenversagen, akutes

ART DER ERKRANKUNG: akut einsetzende Abnahme der Nierenfunktion, die sich bei rechtzeitiger Behandlung wieder normalisieren kann.
URSACHE: vielfältig; v. a. Schock, Blutvergiftung, Herzversagen, rapid-progressive und andere Formen der Glomerulonephritis, Medikamente, Röntgenkontrastmittel, Thrombosen, Tumoren
THERAPIE: Behandlung der Grundkrankheit, bilanzierte Flüssigkeits- und Mineralstoffzufuhr, evtl. stark wirksame entwässernde Medikamente, evtl. Dialyse (Blutwäsche)
SELBSTHILFE: nicht möglich
MÖGLICHE SYMPTOME:
- **Abgeschlagenheit und Müdigkeit** *Seite 14* | **Vergesslichkeit/Gedächtnisstörungen** *Seite 57*
- **Mundgeruch** *Seite 104*
- **Harnmenge, verminderte** *Seite 188*

Non-Hodgkin-Krankheit

ART DER ERKRANKUNG: zur Gruppe der malignen (bösartigen) Lymphome gehörende Erkrankung mit Bildung von bösartigen Lymphozyten, die zu unterschiedlichen, z.T. langsam verlaufenden oder sehr

rasch aggressiv fortschreitenden Krankheitsbildern führen können, wie z. B. einer chronisch lymphatischen Leukämie
URSACHE: meist unbekannt, evtl. Immundefekte, Bestrahlungen, radioaktive Stoffe, Viren, Bakterien
THERAPIE: Zytostatika, Bestrahlung, Stammzelltransplantation
SELBSTHILFE: nicht möglich
MÖGLICHE SYMPTOME:

→ **Abgeschlagenheit und Müdigkeit** *Seite 17* | **Fieber** *Seite 30* | **Gewichtsverlust** *Seite 32* | **Schlafstörungen aufgrund körperlicher Ursachen** *Seite 47* | **Wärmeempfindlichkeit/starkes Schwitzen** *Seite 61*
→ **Hals, Schwellung** *Seite 86*
→ **Durchfall** *Seite 185*
→ **Hautblutung** *Seite 220* | **Haut, schuppende** *Seite 225* | **Haut, Verfärbung** *Seite 228* | **Juckreiz (ohne Hautausschlag)** *Seite 236*

Osteoporose | Knochenschwund

ART DER ERKRANKUNG: Skeletterkrankung infolge eines verminderten Kalksalzgehaltes des Knochens und einem damit einhergehenden hohen Risiko für Knochenbrüche. Häufigste Knochenerkrankung im höheren Lebensalter; hierzulande sind etwa 7 Millionen ältere Menschen, v. a. Frauen, betroffen.
URSACHE: in 95% der Fälle altersbedingte, physiologische, zunehmende Verringerung der Knochenmasse; pathologisch als Folge einer Langzeittherapie mit Kortison oder Heparin; hormonellen (z. B. Nebenschilddrüsenüberfunktion) oder Darmerkrankungen (z. B. Crohn-Krankheit). Risikofaktoren sind u. a. Bewegungsmangel, Untergewicht, Rauchen, übermäßiger Alkoholgenuss, häufiger Verzehr von raffiniertem Zucker, Unterversorgung mit Kalzium und Vitamin D.
THERAPIE: Ausschalten der Risikofaktoren; regelmäßige, dem Alter und der Knochenbelastbarkeit angemessene körperliche Aktivität, kalziumreiche Ernährung, täglich ca. 10 Minuten Sonnenlicht zur Anregung der körpereigenen Vitamin-D-Bildung; evtl. Schmerzmittel; evtl. Medikamente zur Erhöhung der Knochendichte
SELBSTHILFE: siehe Therapie
MÖGLICHE SYMPTOME:

→ **Rückenschmerzen** *Seite 272*

Parkinson-Krankheit

ART DER ERKRANKUNG: Beschleunigtes Absterben von dopaminproduzierenden Nervenzellen im Bereich der „schwarzen Substanz" im Hirnstamm, das zu einem Dopaminmangel führt. Trotz anfangs guter Behandlungsmöglichkeiten schreitet die Erkrankung häufig bis zur Invalidität fort. Hierzulande sind etwa 250 000 Personen betroffen, die Häufigkeit steigt mit zunehmendem Alter.
URSACHE: unbekannt
THERAPIE: lebenslange medikamentöse Behandlung zum Ausgleich des Dopaminmangels; bei allmählichem Wirkungsverlust evtl. Tiefenstimulation zur Verbesserung der Bewegungsstörungen; begleitend Krankengymnastik, Sprach-, Ergo- und Atemtherapie
SELBSTHILFE: täglich Gymnastik zur Lockerung von Muskelgruppen und mimische Übungen zur Lockerung der Gesichtsmuskulatur
MÖGLICHE SYMPTOME:

→ **Sprech- und Sprachstörungen** *Seite 55* | **Wärmeempfindlichkeit/starkes Schwitzen** *Seite 60*
→ **Geruchs- und Geschmacksstörungen** *Seite 75* | **Schluckbeschwerden** *Seite 112* | **Schwindel** *Seite 116*
→ **Muskelschwäche/Lähmung** *Seite 264*

Perikarditis | Herzbeutelentzündung

ART DER ERKRANKUNG: akute oder chronische, mitunter infektiös bedingte Entzündung des Herzbeutels, evtl. mit Bildung eines ent-

zündlichen Ergusses. Folgenlose Ausheilung der Erkrankung meist nach 4–6 Wochen; bei bekannter Ursache hängen die Heilungsaussichten von der zugrundeliegenden Erkrankung ab.
URSACHE: in 70% unklar; Infektion mit Viren, seltener mit Bakterien; im Rahmen einer Autoimmunerkrankung (z. B. Lupus erythomatodes), seltener einer anderen Erkrankung (z. B. Herzinfarkt, Tuberkulose, Metastasen)
THERAPIE: antientzündliche und schmerzlindernde Mittel (evtl. auch Kortison); bei bakterieller Infektion Antibiotika; bei akuter Ergussbildung Punktion zur Entlastung des Herzbeutels; ansonsten Behandlung der Grunderkrankung.
SELBSTHILFE: Bettruhe, Schonung in der Genesungsphase
MÖGLICHE SYMPTOME:
→ **Brustschmerz** *Seite 134*

Pfeiffersches Drüsenfieber | Infektiöse Mononukleose

ART DER ERKRANKUNG: akute Virusinfektion, die durch Speichel übertragen wird. Während die akute Phase oft nur 2–3 Wochen anhält, dauert die eigentliche Genesungsphase mit ausgeprägter Müdigkeit oft Monate an; mögliche Komplikationen sind z. B. Hirnhautentzündung oder ein Guillain-Barré-Syndrom.
URSACHE: Infektion mit dem Epstein-Barr-Virus
THERAPIE: keine spezifische Therapie möglich; evtl. schmerz- und fiebersenkende Medikamente.
SELBSTHILFE: Bettruhe, körperliche Schonung in der Genesung
MÖGLICHE SYMPTOME:
→ **Abgeschlagenheit und Müdigkeit** *Seite 15* | **Fieber** *Seite 22*
→ **Augen, Veränderungen** *Seite 73* | **Halsschmerzen** *Seite 81* | **Hals, Schwellung** *Seite 85* | **Mundgeruch** *Seite 102*
→ **Stuhl, Veränderungen** *Seite 204*
→ **Juckreiz (ohne Hautausschlag)** *Seite 236*

Pneumothorax

ART DER ERKRANKUNG: teilweises oder komplettes Zusammenfallen eines Lungenflügels durch Eindringen von Luft in den Raum zwischen beiden Rippenfellblättern
URSACHE: oft keine erkennbar, mitunter bei Lungenerkrankungen und -verletzungen, nach ärztlichen Eingriffen
THERAPIE: Notarzt rufen! In der Klinik Entfernung der Luft aus dem Rippenfellraum durch Unterdruck
SELBSTHILFE: nicht möglich
MÖGLICHE SYMPTOME:
→ **Atemnot ohne Husten** *Seite 126* | **Brustschmerz** *Seite 135*

Polymyalgia rheumatica

ART DER ERKRANKUNG: entzündliche Gefäßerkrankung vorwiegend im Schulter-, Oberarm-, Beckengürtel-, Oberschenkelbereich, z.T. auch in anderen Gefäßbereichen (siehe Arteriitis temporalis, Seite 281). Betroffen sind v. a. Frauen nach dem 50. Lebensjahr.
URSACHE: unbekannt; vermutlich Autoimmunerkrankung
THERAPIE: siehe Arteriitis temporalis
SELBSTHILFE: nicht möglich
MÖGLICHE SYMPTOME:
→ **Schulter, Beschwerden** *Seite 274*

Prostataentzündung | Prostatitis

ART DER ERKRANKUNG: akute oder chronische, meist bakteriell bedingte Entzündung der Prostata. Die Erkrankung kann in jedem Alter auftreten. In seltenen Fällen entwickelt sich ein Prostataabszess.
URSACHE: Infektion mit Bakterien; seltener mit Viren oder Pilzen; bei chronischer Form besteht meist eine Verengung der Harnröhre.
THERAPIE: Antibiotika bzw. Antiviren- oder Antipilzmittel; bei Abszessbildung operative Eröffnung

SELBSTHILFE: körperliche Schonung
MÖGLICHE SYMPTOME:
- **Fieber** *Seite 26*
- **Unterbauchschmerzen** *Seite 169*
- **Anus, Beschwerden** *Seite 176* | **Harndrang, häufiger** *Seite 187* | **Hoden/Damm, Beschwerden** *Seite 191* | **Penis, schmerzhafte Veränderungen** *Seite 193* | **Urin, rötlich verfärbter (blutiger)** *Seite 208*

Prostatakrebs | Prostatakarzinom

ART DER ERKRANKUNG: meist von den Drüsenzellen der Prostata ausgehender bösartiger Tumor. Prostatakrebs ist der häufigste Tumor im Urogenitalbereich bei Männern. Pro Jahr kommt es zu ca. 40 000 Neuerkrankungen. Besonders betroffen sind Männer ab 60 Jahren. Die Heilungsaussichten hängen davon ab, in welchem Stadium der Tumor erkannt und behandelt wird.
URSACHE: unbekannt; es besteht eine erbliche Veranlagung.
THERAPIE: bei kleinem Tumor evtl. Zerstörung durch Hitze mittels speziellem Ultraschall (HiFU) oder durch Einbringen kleiner, radioaktiver Kapseln (Seeds), ansonsten operative Entfernung der Prostata; Strahlen- oder Chemotherapie anstelle der oder im Anschluss an die Operation; evtl. auch medikamentöse Unterdrückung von Testosteron (z. B. mit Anti-Androgenen)
SELBSTHILFE: Männern ab 45 Jahren wird zur Früherkennung eine jährliche ärztliche Tastuntersuchung der Prostata empfohlen.
MÖGLICHE SYMPTOME:
- **Schlafstörungen aufgrund körperlicher Ursachen** *Seite 49*
- **Harnabgang, unwillkürlicher** *Seite 186* | **Harnmenge, verminderte** *Seite 189* | **Hoden/Damm, Beschwerden** *Seite 191* | **Penis, schmerzhafte Veränderungen** *Seite 193* | **Urin, rötlich verfärbter (blutiger)** *Seite 209*

Prostatavergrößerung, gutartige | benigne Prostatahyperplasie

ART DER ERKRANKUNG: abnorme Vermehrung des Prostatagewebes; häufige Folge ist eine Einengung der ableitenden Harnwege mit Blasenentleerungsstörungen. Häufigste Männerkrankheit, etwa die Hälfte ist bis zum 60. Lebensjahr betroffen, bis zum 80. Lebensjahr steigt der Anteil auf 90 % an.
URSACHE: unbekannt; vermutlich hormonelle Veränderungen in Kombination mit genetischer Veranlagung und Umwelteinflüssen
THERAPIE: stadienabhängige Behandlung: (pflanzliche) Medikamente zur Verbesserung der Blasenentleerung und Verkleinerung der Prostata; in fortgeschrittenen Stadien operative Abtragung des wuchernden Gewebes mit einer elektrischen Schlinge; evtl. Entlastung der Blase und Nieren durch einen Katheter
SELBSTHILFE: Meiden von Kälte und starken alkoholischen Getränken, regelmäßige Bewegung
MÖGLICHE SYMPTOME:
- **Schlafstörungen aufgrund körperlicher Ursachen** *Seite 49*
- **Harnabgang, unwillkürlicher** *Seite 186* | **Harndrang, häufiger** *Seite 187* | **Harnmenge, verminderte** *Seite 189* | **Hoden/Damm, Beschwerden** *Seite 191* | **Penis, schmerzhafte Veränderungen** *Seite 193*

Raynaud-Syndrom

ART DER ERKRANKUNG: Gefäßerkrankung durch plötzlich auftretende Durchblutungsstörungen der Finger, seltener der Zehen. Von der primären (vasospastischen) Form sind v. a. jüngere Frauen betroffen.
URSACHE: primäre Form: unbekannt; sekundäre Form: z. B. bei Lupus erythomatodes, Sklerodermie, Kälteagglutininkrankheit oder bei langjährigem Diabetes mellitus; mitunter auch arteriosklerotisch bedingt oder bei Medikamenteneinnahme (z. B. Betablocker)

THERAPIE: bei primärer Form möglichst Vermeiden der Auslöser (z. B. Warmhalten der Finger); bei sekundärer Form Behandlung der Grunderkrankung
SELBSTHILFE: siehe Therapie
MÖGLICHE SYMPTOME:
→ **Kälteempfindlichkeit/Frieren** *Seite 39*
→ **Haut, Verfärbung** *Seite 227*
→ **Hand/Finger, Beschwerden** *Seite 260*

Refluxkrankheit

ART DER ERKRANKUNG: vermehrter Rückfluss (Reflux) von saurem Mageninhalt in die Speiseröhre infolge eines gestörten Verschlussmechanismus des unteren Speiseröhren-Schließmuskels. V. a. die in den Magensäften enthaltene aggressive Salzsäure reizt und schädigt die Schleimhaut der Speiseröhre, wobei der Übergang zu einer refluxbedingten Speiseröhrenentzündung fließend ist. Häufigste Komplikation ist eine krankhafte Umbildung der Speiseröhrenschleimhaut (Barrett-Syndrom), die unbehandelt in Speiseröhrenkrebs münden kann.
URSACHE: unbekannt; in 90 % der Fälle besteht gleichzeitig ein Zwerchfellbruch; begünstigende Faktoren: v. a. Übergewicht, fettreiche Ernährung, Nikotin-, Alkohol- und/oder starker Kaffeekonsum
THERAPIE: Medikamente zur Bindung der Magensäure bzw. zur Hemmung der Magensäurebildung und/oder zur Beschleunigung der Magenentleerung; bei ausgeprägten Schleimhautveränderungen evtl. operative Verstärkung des Schließmuskels. Vermeiden der auslösenden Faktoren wie süße Speisen, Tomatensoße, Kaffee, kohlensäure- bzw. säurehaltige Getränke; Abbau von Übergewicht, kleine fettarme Mahlzeiten
SELBSTHILFE: keine Mahlzeiten am späten Abend, sich nicht unmittelbar nach dem Essen hinlegen, bequeme Kleidung (die den Bauch nicht einschnürt), nachts auf einem etwas erhöhten Kopfteil schlafen oder sich zum Einschlafen auf die rechte Seite drehen.
MÖGLICHE SYMPTOME:
→ **Schlafstörungen aufgrund körperlicher Ursachen** *Seite 45*
→ **Heiserkeit** *Seite 89* | **Mundgeruch** *Seite 101* | **Schluckbeschwerden** *Seite 114*
→ **Brustschmerz** *Seite 137* | **Husten, trockener** *Seite 144*
→ **Aufstoßen** *Seite 148*

Regenbogenhautentzündung | Iritis

ART DER ERKRANKUNG: entzündliche Erkrankung der Regenbogenhaut (Iris) des Auges
URSACHE: Meist besteht ein Zusammenhang mit chronisch-entzündlichen Erkrankungen der Wirbelsäule (z. B. Bechterew-Krankheit, siehe Seite 287) oder Gelenke (z. B. Arthritis, rheumatoide, siehe Seite 282); seltener Bakterien (z. B. Borrelien, Yersinien, Chlamydien), Viren oder Pilze; mitunter bleibt die Ursache unklar.
THERAPIE: Augentropfen zur Erweiterung der Pupillen, um die Regenbogenhaut ruhig zu stellen; zusätzlich lokale Kortisonanwendung; bei bakterieller Infektion Antibiotika; bis zum Abklingen der Entzündung engmaschige augenärztliche Kontrollen der Sehschärfe und des Augeninnendrucks
SELBSTHILFE: körperliche Ruhe
MÖGLICHE SYMPTOME:
→ **Lichtempfindlichkeit** *Seite 42*
→ **Augen, gerötete** *Seite 64* | **Augen, gestörtes Sehen** *Seite 65*
Augenschmerzen *Seite 72*

Reizdarm

ART DER ERKRANKUNG: funktionelle Störung der Darmmotorik, die sich v. a. bei 20- bis 40-Jährigen das erste Mal bemerkbar macht. Hier-

zulande sind etwa 10–20 % der Bevölkerung betroffen, Frauen doppelt so häufig wie Männer. Sind die auslösenden Faktoren bekannt und können sie weitgehend vermieden werden, ist eine Besserung möglich.
URSACHE: keine organische Ursache feststellbar; evtl. gestörte Schmerzwahrnehmung oder -verarbeitung im Gehirn und/oder Funktionsstörungen der Nerven im Magen-Darm-Trakt; evtl. verstärkte Kontraktionen der Magen- und Darmmuskeln; Auslösung oder Verstärkung der Beschwerden durch psychische Faktoren (z. B. Stress, starke Emotionen)
THERAPIE: Ernährungsberatung zur Analyse und ggf. Veränderung des bisherigen Ernährungsverhaltens; Wärmeanwendungen (z. B. Wärmflasche, Wärmewickel), bei starken Beschwerden evtl. auch Antidepressiva zur Erhöhung der Schmerzschwelle und damit Linderung der Beschwerden
SELBSTHILFE: kleine ballaststoffreiche Mahlzeiten, regelmäßig Sport, reichliche Trinkmenge, langsames Essen und Verzicht auf zu fette und zu süße Speisen; Führen eines Ernährungstagebuchs, um mögliche Auslöser herauszufinden
MÖGLICHE SYMPTOME:
→ **Bauchschmerzen, diffuse** *Seite 150*
→ **Durchfall** *Seite 183* | **Stuhl, Veränderungen** *Seite 205*

Reizmagen

ART DER ERKRANKUNG: Oberbegriff für wiederkehrende, individuell variierende Beschwerden im (Ober-)Bauch, die mindestens 3 Monate anhalten oder immer wieder für Tage bzw. Wochen auftreten. Hierzulande sind 25 % der Bevölkerung betroffen, Frauen doppelt so häufig wie Männer; die Dunkelziffer liegt höher. Sind die auslösenden Faktoren bekannt und können sie weitgehend vermieden werden, ist eine Besserung möglich.
URSACHE: keine organische Ursache feststellbar; evtl. Funktionsstörungen der Nerven im Magen-Darm-Trakt; evtl. Übersäuerung des Magensaftes; evtl. verlangsamte oder beschleunigte Magen-Darm-Passage des Nahrungsbreies; Auslösung oder Verstärkung der Beschwerden durch psychische Faktoren (z. B. Stress)
THERAPIE: siehe Reizdarm, evtl. Säureblocker und/oder standardisierte Pflanzenextrakte zur Regulierung der Magenbewegung
SELBSTHILFE: siehe Reizdarm Seite 327
MÖGLICHE SYMPTOME:
→ **Aufstoßen** *Seite 148* | **Bauchschmerzen, Oberbauch** *Seite 155* | **Erbrechen** *Seite 159*

Restless-Legs-Syndrom | RLS

ART DER ERKRANKUNG: wiederkehrende, v. a. in Ruhephasen (z. B. nachts) auftretende Missempfindungen und Unruhegefühl in den Beinen mit heftigem Bewegungsdrang. Betroffen sind 5 % der Bevölkerung, damit eine der häufigsten neurologischen Erkrankungen. Erkrankungsbeginn liegt meist zwischen dem 30. und 40. Lebensjahr.
URSACHE: unbekannt; evtl. Störung im Botenstoffwechsel im Gehirn (Dopaminstoffwechsel)
THERAPIE: bei starken Beschwerden Dopamin-Tabletten
SELBSTHILFE: z. B. abendliches Fahrradfahren, Bürstenmassage der Beine, Kneipp-Anwendungen
MÖGLICHE SYMPTOME:
→ **Schlafstörungen aufgrund körperlicher Ursachen** *Seite 48*
→ **Bein, Beschwerden** *Seite 249*

Rippenfellentzündung, akute | Pleuritis

ART DER ERKRANKUNG: Entzündung des Rippenfells (Pleura), mit oder ohne Flüssigkeitsansammlung (feuchte oder trockene Form). Bei angemessener Behandlung sind die Heilungsaussichten gut.

URSACHE: Infektion mit Bakterien, Viren, Pilzen; oft als Begleiterscheinung einer Lungenentzündung, Bauchspeicheldrüsenentzündung, Lungenembolie, Tuberkulose oder von rheumatischen Erkrankungen; selten nach Herzoperation.
THERAPIE: Behandlung der Grunderkrankung; Antibiotika bei bakterieller, Antipilz- oder antivirale Mittel bei Pilz- oder Virusinfektion; Schmerzmittel; evtl. Abziehen der Flüssigkeitsansammlung (Pleurapunktion)
SELBSTHILFE: nicht möglich
MÖGLICHE SYMPTOME:
→ **Brustschmerz** *Seite 135* | **Husten, trockener** *Seite 145*

Rosazea | Kupferfinnen

ART DER ERKRANKUNG: nicht heilbare, chronisch-entzündliche Hautkrankheit, v. a. der Gesichtshaut; tritt meist nach dem 30. Lebensjahr auf, bei Männern etwas häufiger. Durch frühzeitiges Vermeiden der krankheitsverstärkenden Faktoren kann der Verlauf positiv beeinflusst werden.
URSACHE: unbekannt; verschiedene Faktoren, z. B. extreme Kälte und Wärme bzw. starke UV-Strahlung, aber auch Bluthochdruck wirken sich ungünstig auf den Verlauf aus.
THERAPIE: möglichst Vermeiden der krankheitsverstärkenden Faktoren (siehe Selbsthilfe); entzündungshemmende Mittel zur innerlichen und äußerlichen Anwendung; evtl. Abtragung von Hautwucherungen mittels Laser.
SELBSTHILFE: Kälteschutz im Winter, ausreichender Sonnenschutz im Sommer; Einschränkung des Konsums von Kaffee und schwarzem Tee; milde, nicht-reizende Seifen und Cremes für die tägliche Hautpflege.
MÖGLICHE SYMPTOME:
→ **Haut, knotige Veränderungen** *Seite 222*

Röschenflechte | Pityriasis rosea

ART DER ERKRANKUNG: harmlose, nicht ansteckende, oft hartnäckige, entzündliche Hauterkrankung mit charakteristischen Hauterscheinungen, die im Allgemeinen nach einigen Wochen wieder abklingen; junge Männer sind besonders oft betroffen.
URSACHE: unbekannt; evtl. Virusinfektion
THERAPIE: meist keine spezielle Behandlung erforderlich; bei starkem Juckreiz Kortisonsalben zur Lokalanwendung
SELBSTHILFE: Vermeiden von hautreizenden Einflüssen, z. B. eingeschränktes Waschen der betroffenen Hautstellen und Verzicht auf Seife, kein langes heißes Duschen, kein Solarium, das Tragen von hautverträglicher, weicher, atmungsaktiver Kleidung
MÖGLICHE SYMPTOME:
→ **Haut, schuppende** *Seite 226* | **Haut, Verfärbung** *Seite 229*

Röteln | Rubella

ART DER ERKRANKUNG: in der Regel harmlose Virusinfektion mit typischem Hautausschlag. Erkrankt eine Schwangere (v. a. im 1. Schwangerschaftsdrittel), sind Missbildungen beim Embryo (Rötelnembryopathie) möglich.
URSACHE: Infektion mit Rubellaviren
THERAPIE: keine spezielle Behandlung erforderlich; bei Ansteckung in der Schwangerschaft Gabe von Antikörpern
SELBSTHILFE: körperliche Schonung
MÖGLICHE SYMPTOME:
→ **Hals, Schwellung** *Seite 84*
→ **Hautausschlag mit Fieber** *Seite 217*

Salmonelleninfektion

ART DER ERKRANKUNG: akute, bakterielle Entzündung der Darmwand durch Verzehr von kontaminierten (verseuchten) Lebensmitteln (z. B. Rohei, nicht ausreichend erhitzte Geflügelprodukte). Bei Risikogruppen (z. B. Kleinkinder, Ältere, immungeschwächte Personen) kann die Erkrankung tödlich verlaufen.

URSACHE: Infektion mit Salmonella enteriditis

THERAPIE: symptomatisch, v. a. Ausgleich des Mineralsalz- und Flüssigkeitsverlusts durch reichliches Trinken von stillem, mineralhaltigem Wasser, (gesüßtem) Tee und Elektrolytlösungen (bei Risikopersonen evtl. als Infusion in der Klinik); evtl. Mittel gegen Durchfall oder Erbrechen, evtl. Antibiotika

SELBSTHILFE: siehe Magen-Darm-Infekt, Seite 316

MÖGLICHE SYMPTOME:

→ **Bauchschmerzen, diffuse** *Seite 149* | **Erbrechen** *Seite 161*
→ **Durchfall** *Seite 182* | **Stuhl, blutiger** *Seite 201*

Sarkoidose | Morbus Boeck

ART DER ERKRANKUNG: chronische, meist schubförmig verlaufende Systemerkrankung des Bindegewebes mit Bildung kleiner Knötchen (Granulome); besonders oft sind Lymphknoten, Lunge, Leber, Haut, Augen, Herz und Gelenke befallen; gehäuftes Auftreten zwischen dem 20. und 40. Lebensjahr. Spontanheilungen sind häufig; ebenso ist eine bleibende Einschränkung der Lungenfunktion möglich. Eine Variante ist die akut auftretende Form (Löfgren-Syndrom), die v. a. jüngere Frauen betrifft.

URSACHE: unklar; tritt aber familiär gehäuft auf.

THERAPIE: symptomatisch, z. B. fiebersenkende oder schleimlösende Mittel bei Husten; evtl. Behandlung mit Kortison

SELBSTHILFE: Anschluss an eine Selbsthilfegruppe

MÖGLICHE SYMPTOME:

→ **Fieber** *Seite 27*
→ **Haut, knotige Veränderungen** *Seite 223*
→ **Gelenkschmerzen** *Seite 256*

Scheidenentzündung | Vaginitis

ART DER ERKRANKUNG: akute oder chronische Entzündung der Scheide, oft unter Mitbeteiligung der äußeren Geschlechtsorgane (Vulvovaginitis).

URSACHE: meist Infektion mit Bakterien, (Hefe-)Pilzen oder seltenen Parasiten (v. a. Trichomonaden); mitunter auch Östrogenmangel, eine Störung des chemischen Gleichgewichts (z. B. durch chemische Verhütungsmittel) oder mechanische Reizung (z. B. Pessar)

THERAPIE: bei bakterieller Infektion Antibiotika, bei Trichomonadeninfektion Metronidazol, bei Pilzinfektion pilzabtötende Salben, Vaginaltabletten oder Zäpfchen; bei Östrogenmangel evtl. östrogenhaltige Salben oder Zäpfchen

SELBSTHILFE: Biojoghurt (auf einen Tampon aufgetragen) enthält Milchsäure bildende Bakterien (auch als Scheidenzäpfchen oder -tabletten in der Apotheke erhältlich), die die Scheidenflora regenerieren. Ansonsten Verzicht auf Intimsprays, parfümierte Seifen oder Badezusätze; Tragen von atmungsaktiver Unterwäsche aus Naturmaterialien

MÖGLICHE SYMPTOME:

→ **Ausfluss, verstärkter aus der Scheide** *Seite 177, 178* | **Scheide, schmerzhafte Veränderungen** *Seite 196, 197*

Schilddrüsenentzündung | Thyreoiditis

ART DER ERKRANKUNG: Oberbegriff für verschiedene, durch eine Entzündung des Schilddrüsengewebes bedingte Erkrankungen. Die infektiöse Form (akute Schilddrüsenentzündung) verläuft meist akut und heilt nach angemessener Behandlung in der Regel folgenlos aus; ebenso sind die Heilungsaussichten der meist subakut verlaufenden De-Quervain-Thyreoiditis mit einer 80%igen Spontanheilung sehr gut. Dagegen führt die zu den Autoimmunerkrankungen zählende Hashimoto-Thyreoiditis (Autoimmunthyreoiditis) zu einer irreparablen Zerstörung von Schilddrüsengewebe und damit zu einer nicht heilbaren Schilddrüsenunterfunktion.

URSACHE: Hashimoto-Thyreoiditis: vermutlich erbliche Veranlagung; auslösende Faktoren sind v. a. schwere Viruserkrankungen (z. B. Hepatitis, Pfeiffersches Drüsenfieber), mitunter auch Stress. De-Quervain-Thyreoiditis: unklar; tritt oft im Anschluss an einen Atemwegsinfekt auf; evtl. genetische Disposition. Akute Schilddrüsenentzündung: meist Folge einer bakteriellen, selten virusbedingten Infektion; mitunter auch Folge einer Strahlentherapie oder Verletzung

THERAPIE: Hashimoto-Thyreoiditis: lebenslange Einnahme von Schilddrüsenhormonen. De-Quervain-Thyreoiditis: meist keine besondere Behandlung nötig; evtl. kurzzeitig Kortison. Akute Schilddrüsenentzündung: Antibiotika bei bakterieller Form

SELBSTHILFE: nicht möglich

MÖGLICHE SYMPTOME:

→ **Fieber** *Seite 24*

→ **Halsschmerzen** *Seite 81* | **Hals, Schwellung** *Seite 83*

Schilddrüsenkrebs

ART DER ERKRANKUNG: meist von den Follikelzellen der Schilddrüse ausgehender bösartiger Tumor und häufigste Krebserkrankung der hormonproduzierenden Drüsen; Frauen sind etwa 3-mal häufiger betroffen als Männer. Die Heilungsaussichten hängen davon ab, in welchem Stadium der Tumor erkannt und behandelt wird.

URSACHE: Unklar; evtl. erbliche Faktoren und Röntgenbestrahlungen im Hals- und Kopfbereich im Kindesalter; eine Vorerkrankung der Schilddrüse (z. B. ein Kropf) erhöhen das Erkrankungsrisiko.

THERAPIE: operative Entfernung des befallenen Schilddrüsenlappens bzw. der gesamten Schilddrüse; meist Radiojod- bzw. Chemo- und/oder Strahlentherapie im Anschluss an die Operation; lebenslange Einnahme von Schilddrüsenhormonen.

SELBSTHILFE: nicht möglich

MÖGLICHE SYMPTOME:

→ **Hals, Schwellung** *Seite 83*

→ **Durchfall** *Seite 185*

Schilddrüsenüberfunktion | Hyperthyreose

ART DER ERKRANKUNG: übermäßige Bildung und Ausschüttung der Schilddrüsenhormone T4 (Thyroxin) und T3 (Trijodthyronin), wodurch es zu einer Steigerung des Energieumsatzes und damit der Stoffwechselvorgänge des Organismus kommt.

URSACHE: In 70% der Fälle ist die Basedow-Krankheit verantwortlich, weitere Ursachen sind eine Schilddrüsenautonomie (Kropf), ein hormonproduzierender Knoten (autonomes Adenom), mitunter auch die subakute Form einer Schilddrüsenentzündung oder Schilddrüsenkrebs bzw. eine Überdosierung von Schilddrüsenhormonen.

THERAPIE: Behandlung der ursächlichen Erkrankung; Medikamente, die die Bildung bzw. Freisetzung von Schilddrüsenhormonen hemmen; evtl. Radiojodtherapie.

SELBSTHILFE: Meiden von jodhaltigen Röntgenkontrastmitteln bei Erkrankung

MÖGLICHE SYMPTOME:

→ **Abgeschlagenheit und Müdigkeit** *Seite 17* | **Angst in Verbindung mit körperlichen Symptomen** *Seite 19* | **Fieber** *Seite 29* | **Gewichtsverlust** *Seite 34* | **Konzentrationsstörungen** *Seite 41* | **Schlafstörungen aufgrund körperlicher Ursachen** *Seite 46* | **Vergesslichkeit/Gedächtnisstörungen** *Seite 56* | **Wärmeempfindlichkeit/starkes Schwitzen** *Seite 59*

→ **Schluckbeschwerden** *Seite 113*

→ **Brust (männliche), Veränderungen** *Seite 130* | **Herzrasen** *Seite 140*

→ **Durchfall** *Seite 183*

→ **Nagel, Veränderungen** *Seite 238*

Schilddrüsenunterfunktion | Hypothyreose

ART DER ERKRANKUNG: verminderte Produktion und Ausschüttung von Schilddrüsenhormonen, v. a. T4 (Thyroxin), mit Verminderung des Energieumsatzes und damit der Stoffwechselvorgänge des Organismus. Bleibt die Erkrankung unerkannt bzw. unbehandelt, kann sich ein lebensgefährliches Myxödemkoma mit Gefahr eines Herzversagens entwickeln.

URSACHE: meist Hashimoto-Thyreoiditis (Schilddrüsenentzündung); seltener vorausgegangene Behandlung einer Schilddrüsenüberfunktion, operative Entfernung der Schilddrüse, sehr selten auch Insuffizienz der Hirnanhangdrüse. Der seltenen angeborenen Form liegt meist eine Fehlbildung der Schilddrüse zugrunde.

THERAPIE: lebenslange Einnahme von Schilddrüsenhormonen

SELBSTHILFE: nicht möglich

MÖGLICHE SYMPTOME:

- **Abgeschlagenheit und Müdigkeit** *Seite 18* | **Gewichtszunahme** *Seite 37* | **Kälteempfindlichkeit/Frieren** *Seite 39* | **Konzentrationsstörungen** *Seite 40* | **Schwellungen** *Seite 53* | **Vergesslichkeit/Gedächtnisstörungen** *Seite 56*
- **Heiserkeit** *Seite 89*
- **Brust (weibliche), Veränderungen** *Seite 133*
- **Haarausfall** *Seite 214* | **Nagel, Veränderungen** *Seite 238*

Schlafapnoe-Syndrom

ART DER ERKRANKUNG: anfallsweise auftretende, länger als 10 Sekunden andauernde Atempausen im Schlaf, die mehr als 10-mal pro Schlafstunde auftreten. In 90% der Fälle ruft eine Erschlaffung der Rachenmuskulatur einen Verschluss der Atemwege hervor (obstruktive Form). Tritt v. a. ab dem 40. Lebensjahr auf, hierzulande sind 4% der Männer und 2% der Frauen betroffen.

URSACHE: evtl. Störung der Koordination von Schlaf-Wach-Rhythmus und Atmung. Wichtigste Risikofaktoren sind: Übergewicht (besteht in 80% der Fälle), Verengung der Atemwege z. B. durch vergrößerte Gaumen-/Rachenmandeln; bestimmte Medikamente, Nikotin-, Alkoholgenuss.

THERAPIE: Überdruckbeatmung mithilfe einer Nasenmaske während des Schlafs (nCPAP-Therapie) zur Offenhaltung der Atemwege; evtl. Kieferaufbissschienen; Abbau von Übergewicht, Rauch- und Alkoholverzicht, regelmäßiger Schlafrhythmus

SELBSTHILFE: Schlafen in Seitenlage

MÖGLICHE SYMPTOME:

- **Schläfrigkeit** *Seite 44* | **Schlafstörungen aufgrund körperlicher Ursachen** *Seite 48* | **Schnarchen** *Seite 50*

Schlaganfall | Hirnschlag, Hirninfarkt, Apoplexie

ART DER ERKRANKUNG: Absterben von Hirngewebe durch verminderte Sauerstoffzufuhr. Pro Jahr treten in Deutschland etwa 180 000 Schlaganfälle auf; er ist damit dritthäufigste Todesursache. Innerhalb von sechs Monaten ist ein Drittel verstorben, von den Überlebenden ist ein Drittel dauerhaft pflegebedürftig.

URSACHE: Verschluss einer hirnversorgenden Arterie als Folge einer Arteriosklerose. Verschleppung eines auf einer hirnversorgenden Arterie aufgelagerten Blutgerinnsels in eine kleinere innere Hirnarterie bei Arteriosklerose oder ein aus dem Herzvorhof stammendes ins Gehirn verschlepptes Blutgerinnsel (häufig bei Vorhofflimmern). Selten infolge einer Hirnblutung durch den Riss eines Blutgefäßes (subarachnoidale bzw. intrazerebrale Blutung).

THERAPIE: Intensivtherapie zur Sicherung der Vitalfunktionen, evtl. Sauerstoffgabe über einen Nasenschlauch; evtl. medikamentöse Lyse-Therapie zur Auflösung des Blutgerinnsels, evtl. operative Behandlung des Hirndrucks bzw. von Hirnblutungen; Behandlung möglicher Grundkrankheiten; Anschlussbehandlung mit Krankengym-

nastik, Logopädie, Rehabilitation, zur Vorbeugung einer weiteren Gerinnselbildung mit Acetylsalicylsäure oder Kumarinen
SELBSTHILFE: Rauchverzicht, Abbau von Übergewicht, regelmäßige Bewegung zur Vorbeugung einer Arteriosklerose
MÖGLICHE SYMPTOME:
- **Sprech- und Sprachstörungen** *Seite 54* | **Vergesslichkeit/ Gedächtnisstörungen** *Seite 58*
- **Augen, gestörtes Sehen** *Seite 67* | **Hörvermögen, vermindertes** *Seite 92* | **Kopfschmerzen, akute** *Seite 93, 94* | **Schluckbeschwerden** *Seite 111* | **Schwindel** *Seite 116*
- **Erbrechen** *Seite 163, 164*
- **Muskelschwäche/Lähmung/Zuckungen** *Seite 268* | **Nacken, Beschwerden** *Seite 269*

Schulter-Arm-Syndrom → HWS-Syndrom

Schuppenflechte | Psoriasis

ART DER ERKRANKUNG: nicht heilbare, schubweise verlaufende, chronisch-entzündliche Hauterkrankung; in 10–20% der Fälle sind auch die Gelenke (Psoriasis-Arthritis) betroffen. Verschiedene Formen, am häufigsten ist die Psoriasis vulgaris. Das Krankheitsbild variiert individuell von leichtem bis schwerem, häufigem oder seltenem Befall, wobei es auch beim Betroffenen selbst von Schub zu Schub wechseln kann. Rund 3% der Bevölkerung ist betroffen, damit ist sie hierzulande eine der häufigsten Hauterkrankungen. Erkrankungsbeginn oft in der Pubertät oder zwischen dem 40. und 50. Lebensjahr.
URSACHE: vermutlich Autoimmunerkrankung; auslösende Faktoren sind u. a. Infektionskrankheiten, Stress, hormonelle Umstellung, Klimaveränderungen, bestimmte Medikamente (z. B. Betablocker).
THERAPIE: wenn möglich Vermeiden der Auslöser; Cremes und Salben zum Entfernen der Schuppen (z. B. Harnstoff) oder zur Eindämmung der übermäßigen Schuppenbildung; evtl. Medikamente zur Normalisierung der Verhornung der Haut; evtl. kurzzeitige lokale Anwendungen von Kortison; evtl. UV-Licht- oder PUVA-Therapie
SELBSTHILFE: Vollbäder in Koch- und Meersalz; Verzicht auf schäumende Badezusätze und Duschlotionen
MÖGLICHE SYMPTOME:
- **Hals, Schwellung** *Seite 85*
- **Anus, Beschwerden** *Seite 174* | **Penis, schmerzhafte Veränderungen** *Seite 192* | **Scheide, schmerzhafte Veränderungen** *Seite 196*
- **Haut, schuppende** *Seite 225* | **Haut, Verfärbung** *Seite 228, 229* | **Nagel, Veränderung** *Seite 239*
- **Arm/Ellbogen/Unterarm, Beschwerden** *Seite 245* | **Gelenkschmerzen** *Seite 257*

Sehnenscheidenentzündung | Tendovaginitis

ART DER ERKRANKUNG: akute oder chronische Entzündung des Sehnengleitgewebes einer Sehnenscheide oft im Bereich des Sehnenansatzes; meist ist auch die Sehne selbst entzündet (Tendinitis), v. a. am Unterarm und Handgelenk.
URSACHE: meist mechanische Überlastung (z. B. häufige PC-Arbeit); selten im Rahmen einer rheumatischen Erkrankung oder nach Verletzung der Sehnenscheide
THERAPIE: Schmerzlinderung durch Ruhigstellen (Bandage) und kühlende Maßnahmen (z. B. kalte Kompressen, Coldpacks), evtl. Schmerzmittel und/oder eine Kortisoninjektion in den betroffenen Bereich. Bei chronischer Entzündung v. a. Wärmeanwendungen (z. B. Fangopackungen).
SELBSTHILFE: wenn möglich Vermeiden der auslösenden Belastung bzw. ausreichende Pausen bei monotonen Belastungen (z. B. Fingergymnastik) einplanen.

MÖGLICHE SYMPTOME:

→ **Arm/Ellbogen/Unterarm, Beschwerden** *Seite 244*

Sjögren-Syndrom

ART DER ERKRANKUNG: rheumatische Erkrankung mit chronischer Entzündung von Tränen- und Speicheldrüsen, die langfristig zu einer Schädigung der betroffenen Drüsen führt. Sie tritt entweder als eigenständige Erkrankung (primäre Form) oder im Rahmen einer anderen rheumatischen Erkrankung (sekundäre Form), z. B. der rheumatoiden Arthritis, auf. Nach der rheumatoiden Arthritis zweithäufigste rheumatische Erkrankung; Frauen sind häufiger betroffen als Männer.

URSACHE: unbekannt; vermutlich Autoimmunerkrankung

THERAPIE: keine ursächliche Therapie möglich; zur Linderung der Symptome z. B. Tränenersatzflüssigkeit bei trockenen Augen, Lutschen von Bonbons zur Anregung des Speichelflusses; Behandlung der Grunderkrankung.

SELBSTHILFE: siehe Therapie

MÖGLICHE SYMPTOME:

→ **Lichtempfindlichkeit** *Seite 42*

→ **Augen, Veränderungen** *Seite 73* | **Mundhöhle, Beschwerden,** *Seite 105* | **Schluckbeschwerden** *Seite 115*

Spannungskopfschmerzen

ART DER ERKRANKUNG: häufigste Kopfschmerzform; sie wird als chronisch bezeichnet, wenn sie mehr als 15 Tage im Monat bzw. mehr als 180 Tage im Jahr auftritt.

URSACHE: unbekannt; auslösende Faktoren sind u. a. einseitige körperliche Belastung, ständige Fehlhaltung, Alkohol- und Nikotinkonsum, Angst oder Stresssituationen.

THERAPIE: Vermeiden der Auslöser; Wärme- (z. B. heiße Dusche) oder Kälteanwendungen (z. B. Eisabreibung des Gesichts); evtl. kurzfristiger Einsatz von Schmerzmitteln

SELBSTHILFE: Führen eines Kopfschmerztagebuchs zur Ermittlung der Anfallsauslöser; Entspannungsübungen, Kneipp-Anwendungen

MÖGLICHE SYMPTOME:

→ **Kopfschmerzen, andauernde/anfallsartig auftretende** *Seite 96*

Speiseröhrenentzündung | Ösophagitis

ART DER ERKRANKUNG: meist nicht-infektiöse akute oder chronische Entzündung der Speiseröhrenschleimhaut

URSACHE: meist Folge der Refluxkrankheit (siehe Seite 327); Alkoholismus; Säure- und Laugenverätzungen; Folge einer Strahlentherapie oder des Einsatzes einer Magensonde; bestimmte Medikamente; sehr selten durch Infektion mit Pilzen oder Viren (v. a. bei Personen mit Abwehrschwäche)

THERAPIE: siehe Refluxkrankheit, wenn die Entzündung reflux-bedingt ist; Antipilz- oder antivirale Mittel bei Pilz- bzw. Virusinfektion

SELBSTHILFE: Ausschalten der Risikofaktoren wie Vermeiden von schleimhautschädigenden Substanzen (z. B. Nikotin und Alkohol); siehe auch Refluxkankheit

MÖGLICHE SYMPTOME:

→ **Schlafstörungen aufgrund körperlicher Ursachen** *Seite 45*

→ **Heiserkeit** *Seite 89* | **Mundgeruch** *Seite 101* | **Schluckbeschwerden** *Seite 114*

→ **Brustschmerz** *Seite 137* | **Husten, trockener** *Seite 144*

→ **Aufstoßen** *Seite 148* | **Bluterbrechen** *Seite 157*

→ **Stuhl, blutiger** *Seite 203*

Speiseröhrenkrebs | Ösophaguskarzinom

ART DER ERKRANKUNG: von der Schleimhaut ausgehender, aggressiver bösartiger Tumor. Jährlich erkranken hierzulande sechs von

100 000 Einwohnern. Betroffen sind v. a. Männer zwischen dem 50. und 70. Lebensjahr. Trotz Behandlung sind die Heilungsaussichten meist gering.
URSACHE: Vorerkrankungen, z. B. krankhafte Umbildung der Speisenröhrenschleimhaut (Barrett-Syndrom), als Folge der Refluxkrankheit, Beweglichkeitsstörungen der Speiseröhre (z. B. Achalasie), seltener Schleimhautschädigungen, z. B. durch Verätzungen oder chronischen Eisenmangel (Plummer-Vinson-Syndrom). Generell erhöhtes Erkrankungsrisiko durch schleimhautschädigende Einflüsse, wie langjähriger Konsum von hochprozentigem Alkohol, starkes Rauchen, häufiger Genuss von Nitriten und Nitraten (z. B. in gepökelten Fleischwaren), heiße Getränke
THERAPIE: endoskopische Abtragung im Frühstadium; Chemo- und Strahlentherapie in Kombination zur Verkleinerung des Tumors und anschließende Operation; ist der Tumor inoperabel, endoskopische Erweiterung der Speiseröhre mit Stent-Einsatz.
SELBSTHILFE: nicht möglich
MÖGLICHE SYMPTOME:

- **Schluckbeschwerden** *Seite 114*
- **Bluterbrechen** *Seite 157*
- **Stuhl, blutiger** *Seite 203*

Spinozelluläres Karzinom → **Hautkrebs**

Subarachnoidalblutung → **Schlaganfall**

Syphilis

ART DER ERKRANKUNG: durch Geschlechtsverkehr oder bei der Geburt (heutzutage selten) übertragene, chronische, bakterielle Infektionskrankheit, die in drei Stadien verläuft; in den meisten Fällen kann Syphilis heute geheilt werden.
URSACHE: Infektion mit dem Bakterium Treponema pallidum
THERAPIE: Penicillin oder andere Antibiotika (z. B. Tetrazykline) bei Penicillinallergie; Spätstadien erfordern oft eine mehrwöchige antibiotische Behandlung.
SELBSTHILFE: geschützter Geschlechtsverkehr (mit Kondomen) zur Vorbeugung
MÖGLICHE SYMPTOME:

- **Lippen, Veränderungen** *Seite 99* | **Zunge, Beschwerden/ sichtbare Veränderungen** *Seite 120*
- **Ausfluss, verstärkter aus der Scheide** *Seite 177* | **Penis, schmerzlose Veränderungen** *Seite 194* | **Scheide, schmerzlose Veränderungen** *Seite 198*
- **Hautausschlag mit Fieber** *Seite 219*

Tennisarm

ART DER ERKRANKUNG: überlastungsbedingte Reizung bzw. Entzündung des Sehnenansatzes der langen Hand- und Fingerstreckmuskeln an der Außenseite des Ellbogens. Ist die Innenseite des Ellbogens betroffen, besteht ein Golferarm.
URSACHE: z. B. nach monotoner Belastung (wie Hämmern) oder durch falsche Spieltechnik (z. B. falsche Belastung beim Aufschlag im Rahmen des Tennis- oder Golfspielens)
THERAPIE: lokale Kälte- und Wärmeanwendungen, Behandlung mit Ultraschall; evtl. Tragen einer Epikondylitisspange; bei starken Schmerzen Injektionen zur Eindämmung der Entzündung in den Sehnenansatzbereich; evtl. Stoßwellentherapie (v. a. bei chronischem Verlauf); evtl. operative Behandlung bei ausbleibendem Erfolg der konservativen Therapie
SELBSTHILFE: Schonung des Arms bzw. erst wieder Belastung, wenn die Symptome vollständig abgeklungen sind; gezielte Dehn- und Kräftigungsübungen (kann man sich vom Physiotherapeu-

ten zeigen lassen), ausreichende, mindestens 10-minütige Aufwärmübungen vor dem Tennis- oder Golfspiel

MÖGLICHE SYMPTOME:

→ **Arm/Ellbogen/Unterarm, Beschwerden** *Seite 244*

Trigeminusneuralgie

ART DER ERKRANKUNG: schwerste anfallsartige Schmerzattacken im Versorgungsgebiet des Trigeminusnervs (V. Hirnnerv), v. a. im Bereich des Ober- und Unterkiefers sowie des Mundes. Erkrankungsbeginn meist nach dem 40. Lebensjahr; Frauen sind doppelt so häufig betroffen wie Männer.

URSACHE: vermutlich Druckschädigung der Trigeminusnervwurzel durch eine kreuzende (degenerativ veränderte) Arterie in der Nähe des Hirnstamms, durch die es zu einer lokalen Entmarkung des Nervs mit Überspringen der Signale von Berührungsfasern auf Schmerzfasern kommt (idiopathische Form); selten auch als Folge einer multiplen Sklerose oder eines Tumors (sekundäre Form)

THERAPIE: medikamentöse Behandlung mit speziellen schmerzstillenden Wirkstoffen und/oder gezielte Injektion von lokalen Betäubungsmitteln; mitunter auch operative Intervention zur Trennung von Nerv und Arterie

SELBSTHILFE: nicht möglich

MÖGLICHE SYMPTOME:

→ **Gesichtsschmerzen** *Seite 79*

Tuberkulose

ART DER ERKRANKUNG: chronische Infektionskrankheit, die v. a. die Atemwege, aber auch alle anderen Organe befallen kann, z. B. Haut, Nieren und Knochen. Besonders gefährdet sind HIV-Infizierte, Menschen mit anderen Immundefekten, Drogenabhängige, Alkoholiker, Obdachlose und Unterernährte.

URSACHE: Infektion mit dem Bakterium Mycobacterium tuberculosis, die Eintrittspforte sind meist die Atemwege, seltener eine verletzte Haut.

THERAPIE: bei Ansteckungsgefahr (offene Lungentuberkulose) in der Klinik überwachte Behandlung mit speziellen Antibiotika (Tuberkulostatika), symptomatische Behandlung von Begleiterkrankungen; andere Verlaufsformen: Behandlung zu Hause auf die gleiche Weise.

SELBSTHILFE: Verzicht auf Rauchen und Alkohol

MÖGLICHE SYMPTOME:

→ **Abgeschlagenheit und Müdigkeit** *Seite 18* | **Fieber** *Seite 29* **Gewichtsverlust** *Seite 36* | **Schlafstörungen aufgrund körperlicher Ursachen** *Seite 46* | **Wärmeempfindlichkeit/starkes Schwitzen** *Seite 61*

→ **Hals, Schwellung** *Seite 86*

→ **Bluthusten** *Seite 129* | **Husten mit Auswurf** *Seite 143*

→ **Urin, rötlich verfärbter (blutiger)** *Seite 210*

Typhus (Typhus abdominalis)

ART DER ERKRANKUNG: schwere, bakterielle Allgemeininfektion, die hierzulande v. a. Reisende betrifft, die sich in Regionen mit einem unzureichenden hygienischen Standard aufgehalten haben. Die Übertragung erfolgt durch verunreinigtes Wasser oder Nahrung bzw. durch direkten Kontakt mit erkrankten Personen oder Dauerausscheidern.

URSACHE: Infektion mit Salmonella typhie bzw. paratyphie

THERAPIE: Antibiotika, meist Einweisung in Isolierstation einer Klinik

SELBSTHILFE: nicht möglich; eine Schutzimpfung zur Vorbeugung bietet einen 70- bis 80%igen Schutz.

MÖGLICHE SYMPTOME:

→ **Fieber** *Seite 29*

→ **Zunge, Beschwerden/sichtbare Veränderungen** *Seite 121*

→ **Stuhl, blutiger** *Seite 201*

→ **Hautausschlag mit Fieber** *Seite 219* | **Haut, Verfärbung** *Seite 231*

Venenentzündung, oberflächliche, akute | Thrombophlebitis, akute

ART DER ERKRANKUNG: nicht-infektiöse Entzündung der oberflächlichen Venen in den Beinen oder Armen, mit Bildung eines Blutgerinnsels im betroffenen Venenabschnitt
URSACHE: lokale Schädigung der Venenwand, v. a. durch Injektionen bzw. Infusionen, Verletzungen, Insektenstiche; gelegentlich auch in ausgeprägten Krampfadern oder als Begleiterscheinung einer anderen Erkrankung, z. B. der Bauchspeicheldrüse; mitunter ist keine Ursache erkennbar.
THERAPIE: Kompressionsverband und kühlende Umschläge, z. B. mit Alkohol; zusätzlich heparinhaltige Gels oder Salben; sind längere Abschnitte betroffen, meist auch Heparin-Spritzen, um die Blutgerinnung zu hemmen
SELBSTHILFE: keine Bettruhe, sondern möglichst viel Bewegung
MÖGLICHE SYMPTOME:

→ **Fieber** *Seite 23*
→ **Bein, Beschwerden** *Seite 247*

Veneninsuffizienz, chronische → Krampfadern

Verschlusskrankheit, periphere arterielle | „Schaufensterkrankheit"

ART DER ERKRANKUNG: Durchblutungsstörungen infolge einer fortschreitenden Verengung bzw. eines Verschlusses v. a. in den Beinarterien (periphere Arterien), mitunter auch in der vorgeschalteten Gefäßversorgung (z. B. Bauchschlagader, Beckenarterie). Bei andauernder Sauerstoffunterversorgung kommt es zur Bildung von schlecht heilenden Geschwüren und einem allmählichen Absterben von Gewebe (beginnend an den Zehen). Das Erkrankungsrisiko steigt mit zunehmendem Lebensalter; von den über 65-Jährigen sind rund 18% und hierbei v. a. Raucher und Diabetiker betroffen. Bei rechtzeitiger Behandlung und Ausschalten der Risikofaktoren kann das Fortschreiten der Erkrankung gestoppt werden.
URSACHE: in 95% der Fälle Arteriosklerose
THERAPIE: stadienabhängige Behandlung. Stadium II: Rauchverzicht und tägliches Gehtraining; medikamentöse Normalisierung eines Bluthochdrucks, erhöhter Blutfette und/oder eines erhöhten Blutzuckerspiegels; Medikamente zur Vermeidung von Blutgerinnseln (z. B. mit Acetylsalicylsäure) und/oder zur Verbesserung der Fließeigenschaften des Blutes. Stadium III und IV: Ballondilatation zur Erweiterung mit Stent-Einsatz; im Extremfall Amputation, wenn Teile des Fußes (z. B. Zehen) abgestorben sind.
SELBSTHILFE: tägliche Inspektion und Pflege der Füße, um Wunden vorzubeugen bzw. um sie rechtzeitig zu entdecken
MÖGLICHE SYMPTOME:

→ **Arm/Ellbogen/Unterarm, Beschwerden** *Seite 242* | **Bein, Beschwerden** *Seite 247* | **Hüfte/Leiste, Beschwerden** *Seite 261*

Verstopfung | Obstipation

ART DER ERKRANKUNG: verzögerte, oft auch erschwerte, gelegentlich unvollständige Darmentleerung. Betroffen sind bis zu 30% der Bevölkerung, die älter als 60 Jahre ist.
URSACHE: meist funktionell bedingt, d. h. ohne organische Ursache (chronisch-habituelle Obstipation); begünstigende Faktoren sind eine ballaststoffarme Ernährung, mangelnde Flüssigkeitszufuhr, Bewegungsmangel und eine Unterdrückung des Stuhlreflexes (z. B. aus „Zeitgründen"). Weitere Ursachen sind u. a. Reizdarm und organische Darmerkrankungen, die zur Verengung des Darmlumens führen (z. B. Crohn-Krankheit, Divertikulitis), fieberhafte Erkrankungen, Hämorrhoiden und Analfissuren, Schilddrüsenunterfunktion, bestimmte Medikamente (z. B. Antidepressiva), Abführmittelmissbrauch, selten

auch Parkinson-Krankheit, Multiple Sklerose oder ein langjähriger Diabetes mellitus.
THERAPIE: bei chronisch-habitueller Obstipation Ernährungsumstellung hin zu einer ballaststoffreichen Kost und Steigerung der Flüssigkeitsmenge, regelmäßige sportliche Aktivität und möglichst umgehend die Toilette aufsuchen, wenn sich der Stuhlreflex einstellt; ansonsten Behandlung der Ursache bzw. Absetzen oder Wechsel des Medikaments bei medikamentenbedingter Verstopfung.
SELBSTHILFE: 10-minütige leichte Bauchdeckenmassage vor dem Aufstehen; vor dem Frühstück 1 Glas warmes Wasser trinken
MÖGLICHE SYMPTOME:
→ **Durchfall** *Seite 182* | **Stuhl, Veränderungen** *Seite 204*

Vorhofflimmern

ART DER ERKRANKUNG: häufigste Herzrhythmusstörung, die bei 4% der über 60-Jährigen auftritt und zu einem völlig unregelmäßigen Herzschlag führt, wobei die Pulsfrequenz normal, verlangsamt oder beschleunigt sein kann.
URSACHE: von Lungenvenen und/oder der unteren Hohlvene ausgehende, hochfrequente Impulse, die unregelmäßig und deutlich gebremst auf die Herzkammern übergeleitet werden; häufig auch bei Mitralklappenfehlern, Herzmuskelschwäche, Bluthochdruck, Schilddrüsenüberfunktion, Lungenembolie, Medikamenten
THERAPIE: Behandlung einer möglichen zugrundeliegenden Krankheit. Die Therapiemöglichkeiten wie Rhythmusregulierung medikamentös oder mittels chirurgischer Verödung des AV-Knotens (Ablation), Frequenzkontrolle und Blutverdünnung richten sich nach der Grunderkrankung und nach dem Bedürfnis des Patienten.
SELBSTHILFE: nicht möglich
MÖGLICHE SYMPTOME:
→ **Atemnot ohne Husten** *Seite 126* | **Herzrasen** *Seite 139*

Warzen

ART DER ERKRANKUNG: einzelne, mitunter auch in Gruppen zusammenstehende, gutartige Knotenbildung(en) der Körperhaut (z. B. Dellwarzen), der Genital(schleim)haut (z. B. die durch Geschlechtsverkehr übertragenen Feigwarzen) und/oder der Hornhaut (z. B. Dorn- bzw. Fußsohlenwarzen). Die Übertragung erfolgt v. a. durch Hautkontakt. Warzen neigen dazu, erneut aufzutreten, und machen deshalb oft wiederholte Behandlungen nötig. Andererseits können sich einige Arten auch ohne Behandlung von selbst zurückbilden (z. B. Dellwarzen bei Kindern).
URSACHE: v. a. Papillomaviren (Dorn- und Feigwarzen), mitunter auch Pockenviren (Dellwarzen)
THERAPIE: lokale Anwendungen von Tinkturen oder Pflaster (z. B. Salicylsäure) oder Entfernung z. B. mittels Laser oder flüssigem Stickstoff (Kryotherapie); Dellwarzen werden meist mit einem speziellen Instrument abgetragen.
SELBSTHILFE: Warzen sollten keinesfalls aufgekratzt oder (z. B. mit einer Nagelschere) weggeschnitten werden.
MÖGLICHE SYMPTOME:
→ **Anus, Beschwerden** *Seite 175* | **Ausfluss, verstärkter aus der Scheide** *Seite 177* | **Penis, schmerzlose Veränderungen** *Seite 195* | **Scheide, schmerzlose Veränderungen** *Seite 198*
→ **Haut, Wucherungen** *Seite 233, 234*
→ **Fuß/Sprunggelenk/Zehen, Beschwerden** *Seite 254*

Windpocken | Varizellen

ART DER ERKRANKUNG: hoch ansteckende Infektionskrankheit mit typischem Hautausschlag. V. a. bei Erwachsenen sind schwere Verlaufsformen mit der Gefahr von Sekundärinfektionen (z. B. Lungen-, Gehirn-, Nieren- oder Herzentzündung) möglich. Erkrankt eine Schwangere, kann dies u.U. zu Fehlbildungen des Ungeborenen führen.

URSACHE: Erstinfektion mit Varizella-zoster-Viren; eine Reaktivierung der in den Nervenzellen verbleibenden Erreger ruft eine Gürtelrose (siehe Seite 303) hervor.
THERAPIE: juckreizstillende Puder oder austrocknende Lotionen, evtl. Antihistaminika zum Einnehmen
SELBSTHILFE: Verzicht auf Vollbäder sowie feuchte Umschläge und Salben wegen der Infektionsgefahr
MÖGLICHE SYMPTOME:
- **Hautausschlag mit Fieber** *Seite 217*

Wundrose | Erysipel

ART DER ERKRANKUNG: akute Entzündung von Haut und Unterhaut, meist einseitig am Unterschenkel, seltener am Arm oder im Gesicht
URSACHE: Infektion mit Streptokokken, die über eine kleine Verletzung in die Haut eindringen
THERAPIE: Antibiotika
SELBSTHILFE: zur Unterstützung die betroffene Region ruhig stellen und kühlen
MÖGLICHE SYMPTOME:
- **Fieber** *Seite 27*
- **Gesichtsrötung** *Seite 78*
- **Hautblutung** *Seite 220* | **Haut, Verfärbung** *Seite 231*
- **Bein, Beschwerden** *Seite 250*

Zöliakie/Sprue | Glutenintensive Enteropathie

ART DER ERKRANKUNG: Unverträglichkeit des Klebereiweißes Gluten, die unbehandelt eine chronische Entzündung der Dünndarmschleimhaut mit einer erheblichen Beeinträchtigung der Nährstoffaufnahme und einer allmählichen Zerstörung der Zotten der Dünndarmschleimhaut (Zotten-Atrophie) verursacht.
Besteht die Erkrankung von Geburt an, wird sie als Zöliakie bezeichnet; tritt sie erst im Erwachsenenalter auf (erste Symptome oft zwischen dem 30. und 40. Lebensjahr), wird sie Sprue genannt. Bei konsequentem Meiden von Gluten meist vollständiges Abklingen der Schleimhautschädigungen.
URSACHE: vererbbare, genetisch bedingte Autoimmunerkrankung
THERAPIE: lebenslange, glutenfreie Diät
SELBSTHILFE: striktes Vermeiden von glutenhaltigen Nahrungsmitteln wie Produkten aus Weizen, Roggen, Hafer, Gerste, Dinkel und Grünkern
MÖGLICHE SYMPTOME:
- **Bauchschmerzen, diffuse** *Seite 151*
- **Durchfall** *Seite 183* | **Stuhl, Veränderungen** *Seite 205*
- **Hautblutung** *Seite 221*
- **Bein, Beschwerden** *Seite 250*

Zungenkrebs

ART DER ERKRANKUNG: meist von der Schleimhaut der Zunge (Plattenepithel) ausgehender bösartiger Tumor. Die Heilungsaussichten hängen davon ab, in welchem Stadium der Tumor erkannt und behandelt wird.
URSACHE: unbekannt; wichtigster Risikofaktor ist langjähriger Tabakkonsum (v. a. Pfeife rauchen).
THERAPIE: operative Entfernung des Tumors, bei größeren u. U. teilweise Entfernung von Zunge und Unterkiefer; evtl. Strahlen- und Chemotherapie im Anschluss an die Operation
SELBSTHILFE: Konsequentes Vermeiden von Nikotin- und Alkoholmissbrauch zur Vorbeugung
MÖGLICHE SYMPTOME:
- **Mundgeruch** *Seite 102* | **Zunge, Beschwerden/sichtbare Veränderungen** *Seite 120*

Symptome-Register

Die **fett** gesetzten Seitenzahlen verweisen auf die Hauptseiten dieses Symptoms

Beschwerden-Register

Die **fett** gesetzten Seitenzahlen verweisen auf die Hauptseiten der Krankheiten

Bücher und Adressen, die weiterhelfen

➜ Fintelmann, V./Ullman M.: **Warnsignale des Körpers.** GRÄFE UND UNZER VERLAG, München

➜ Hehlmann, A.: **Leitsymptome.** Urban & Fischer, München

➜ Herold, G.: **Innere Medizin.** Verlegt und herausgegeben von Gerd Herold, Köln

➜ Klumbies, G./Sigusch, H.: **Differenzialdiagnostisches Denken.** Wissenschaftliche Verlagsgesellschaft mbH, Stuttgart

➜ Reitz, Sonja: **Seelische Beschwerden, körperliche Ursachen.** GRÄFE UND UNZER VERLAG, München

➜ Renz-Polster, H./Krautzig, S./Braun, J.: **Basislehrbuch Innere Medizin.** Urban & Fischer, München

➜ Schaenzler, N.: **Wörterbuch der Medizin.** Südwest Verlag, München

➜ Schaenzler, N./Bieger, W.P.: **Laborwerte.** GRÄFE UND UNZER VERLAG, München

➜ Schaenzler, N./Riker, U.: **Medizinische Fachbegriffe.** GRÄFE UND UNZER VERLAG, München

➜ **Robert Koch Institut**
Nordufer 20, 13353 Berlin
www.rki.de

➜ **Bundesministeriums für Gesundheit (BMG)**
Referat Öffentlichkeitsarbeit
D-11055 Berlin
www.bmg.bund.de
Auf der Homepage des Bundesministeriums für Gesundheit werden u. a. Pressemitteilungen zu aktuellen Gesundheitsfragen veröffentlicht.

➜ **Bundesministerium für Gesundheit, Familie und Jugend**
Radetzkystraße 2, A-1030 Wien
www.bmgfj.gv.at

➜ **Bundesamt für Gesundheit (BAG)**
CH-3003 Bern
www.bag.admin.ch

➜ **Arbeitsgemeinschaft der Wissenschaftlichen Medizinischen Fachgesellschaften (AWMF)**
Wissenschaftlich begründete Leitlinien für Diagnostik und Therapie zu den häufigsten Krankheitsbildern.
www.uni-duesseldorf.de/awmf/ll/ll_list.htm

Über die Autoren

Dr. Nicole Schaenzler, Jahrgang 1963, ist promovierte Philologin und seit knapp 15 Jahren als Medizinjournalistin tätig. Als Fachautorin hat sie zahlreiche Bücher zu medizinischen Themen verfasst. Sie ist Herausgeberin eines Gesundheitsmagazins in München.
Von Dr. Nicole Schaenzler bei GU bisher erschienen:
GU Kompass Laborwerte
GU Kompass Medizinische Fachbegriffe

Dr. med. Christoph Koppenwallner, Jahrgang 1946, absolvierte das Medizinstudium mit Promotion an der Ludwig-Maximilians-Universität, München. Als Stipendiat der Deutschen Forschungsgemeinschaft führte ihn der Weg über das Pathologische Institut der Universität München in die Medizinische Klinik Innenstadt der Universität München. Dort erhielt er von 1974 bis 1983 eine breite internistische Ausbildung. Das Curriculum umfasste die wesentlichen Teilgebiete der Inneren Medizin wie Gastroenterologie, Nephrologie, Endokrinologie, Hämatologie und Onkologie, Kardiologie, Intensivmedizin und Radiologie. Als wissenschaftlicher Assistent publizierte er auf dem Gebiet der neuromuskulären Erkrankungen und vervollständigte dadurch seine Ausbildung in den rheumatologischen und neurologischen Krankheitsbildern. Seit 1984 führt Dr. Koppenwallner eine internistische Praxis in München mit breitem diagnostischem Spektrum.

Impressum

© 2007 GRÄFE UND UNZER VERLAG GmbH, München
Alle Rechte vorbehalten. Nachdruck, auch auszugsweise, sowie Verbreitung durch Bild, Funk, Fernsehen, Internet, durch fotomechanische Wiedergabe, Tonträger und Datenverarbeitungssysteme jeder Art nur mit schriftlicher Genehmigung des Verlages.

Programmleitung: Ulrich Ehrlenspiel
Redaktion: Barbara Fellenberg
Lektorat: Angelika Lang
Bildredaktion: Henrike Schechter
Layout und Umschlaggestaltung: independent Medien-Design GmbH, Claudia Hautkappe
Satz: Wolfgang Lehner, München
Repro: Fotolito Longo, Bozen
Druck und Bindung: Druckhaus Kaufmann, Lahr

Bildnachweis: Cover: beide Bilder von Corbis; Illustrationen: Isabelle J. Fischer; Gettyimages: Seite 5, 277

Printed in Germany
ISBN 978-3-8338-0761-9
1. Auflage 2007

Wichtiger Hinweis
Der vorliegende Quickfinder informiert über hierzulande besonders häufige Krankheitsbilder und ihre Symptome sowie teilweise auch über ihre Ursachen und Behandlungsmöglichkeiten. Er ersetzt keine Beratung bzw. Untersuchung durch den Arzt. Nur dieser kann über Diagnose, Therapie und Dosierung von Präparaten entscheiden. Medizinische Erkenntnisse sind einem ständigen Wandel unterworfen. Die Autoren haben größte Sorgfalt darauf verwendet, dass alle Angaben dem aktuellen Wissensstand entsprechen. Es können jedoch immer bislang noch nicht bekannte unerwünschte Wirkungen oder sonstige Gründe auftreten, wegen denen eine diagnostische oder therapeutische Methode nicht mehr angewendet werden darf oder sollte. Eine Haftung der Autoren oder des Verlags für eventuell entstandene Schäden, die aus den im Buch gegebenen Hinweisen entstehen, ist daher ausgeschlossen.

Umwelthinweis
Dieses Buch wurde auf chlorfrei gebleichtem Papier gedruckt. Um Rohstoffe zu sparen, haben wir auf Folienverpackung verzichtet.

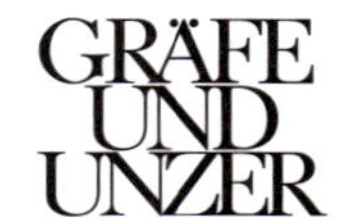

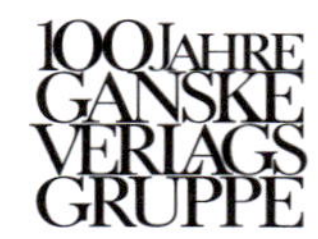

Ein Unternehmen der
GANSKE VERLAGSGRUPPE

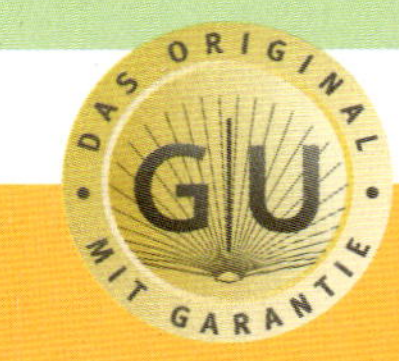

Unsere Garantie

Alle Informationen in diesem Ratgeber sind sorgfältig und gewissenhaft geprüft. Sollte dennoch einmal ein Fehler enthalten sein, schicken Sie uns das Buch mit dem entsprechenden Hinweis an unseren Leserservice zurück. Wir tauschen Ihnen den GU-Ratgeber gegen einen anderen zum gleichen oder ähnlichen Thema um.

Liebe Leserin und lieber Leser,

wir freuen uns, dass Sie sich für ein GU-Buch entschieden haben. Mit Ihrem Kauf setzen Sie auf die Qualität, Kompetenz und Aktualität unserer Ratgeber. Dafür sagen wir Danke! Wir wollen als führender Ratgeberverlag noch besser werden. Daher ist uns Ihre Meinung wichtig. Bitte senden Sie uns Ihre Anregungen, Ihre Kritik oder Ihr Lob zu unseren Büchern. Haben Sie Fragen oder benötigen Sie weiteren Rat zum Thema? Wir freuen uns auf Ihre Nachricht!

Wir sind für Sie da!
Montag–Donnerstag: 8.00–18.00 Uhr;
Freitag: 8.00–16.00 Uhr
Tel.: 0180-5005054*
Fax: 0180-5012054*
E-Mail: leserservice@graefe-und-unzer.de

P.S.: Wollen Sie noch mehr Aktuelles von GU wissen, dann abonnieren Sie doch unseren kostenlosen GU-Online-Newsletter und/oder unsere kostenlosen Kundenmagazine.

GRÄFE UND UNZER VERLAG
Leserservice | Postfach 86 03 13 | 81630 München

*(0,14 €/Min. aus dem dt. Festnetz)